CORE TEXT 第2版

コアテキスト 1

人体の構造と機能

■編集
下　　正宗　医療法人財団東京勤労者医療会理事長
前田　　環　守口敬仁会病院
村田　哲也　鈴鹿中央総合病院副院長
森谷　卓也　川崎医科大学病理学教授

■執筆
小島　英明　元佐世保共済病院部長
下　　正宗　医療法人財団東京勤労者医療会理事長
立山　義朗　広島西医療センター診療部長
前田　　環　守口敬仁会病院
村田　哲也　鈴鹿中央総合病院副院長
森谷　卓也　川崎医科大学病理学教授
八木橋朋之　八木橋眼科医院院長

医学書院

〈コアテキスト〉1　人体の構造と機能

2003年 2月15日発行	第1版第1刷	
2008年 4月 1日発行	第1版第7刷	
2010年 3月15日発行	第2版第1刷ⓒ	
2021年 5月 1日発行	第2版第4刷	

編者代表　　下　　正宗
　　　　　　しも　まさむね

発　行　者　　株式会社　医学書院
　　　　　　代表取締役　金原　　俊
　　　　　　〒113-8719　東京都文京区本郷 1-28-23
　　　　　　電話　03-3817-5600（社内案内）
　　　　　　　　　03-3817-5781（編集部）
　　　　　　　　　03-3817-5657（販売部）

組版　ウルス
印刷・製本　三美印刷

本書の複製権・翻訳権・上映権・譲渡権・貸与権・公衆送信権（送信可能化権を含む）は株式会社医学書院が保有します．

ISBN978-4-260-00969-0

本書を無断で複製する行為（複写，スキャン，デジタルデータ化など）は，「私的使用のための複製」など著作権法上の限られた例外を除き禁じられています．大学，病院，診療所，企業などにおいて，業務上使用する目的（診療，研究活動を含む）で上記の行為を行うことは，その使用範囲が内部的であっても，私的使用には該当せず，違法です．また私的使用に該当する場合であっても，代行業者等の第三者に依頼して上記の行為を行うことは違法となります．

JCOPY　〈出版者著作権管理機構　委託出版物〉
本書の無断複製は著作権法上での例外を除き禁じられています．複製される場合は，そのつど事前に，出版者著作権管理機構（電話 03-5244-5088, FAX 03-5244-5089, info@jcopy.or.jp）の許諾を得てください．

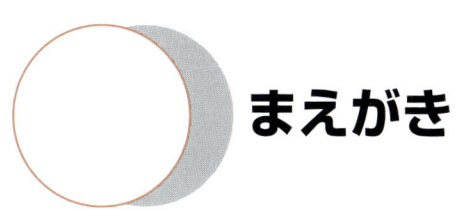
まえがき

■第2版の発刊にあたって

『コアテキスト』第1巻の初版が発行されてから,丸7年が経過した。実は,本書の初版が発行された2003年春に早くも第2次の看護師国家試験出題基準が出され,構成を「看護師国家試験出題基準に準拠する」ことをうたう本書は,発刊1年目にして課題を背負ってしまった。今回,ようやくその解決を図ることができて,ほっとしている。

その間に,病院機能の分化,医学の発展と新しい診断機器の開発や医療内容・技術の高度化が進み,看護師の養成コースにも四年制大学卒業者が多く登場してきた。いまや,新しいこうした進歩を支え,また情勢の変化に対応できる人材養成が求められる状況となっている。さらに卒業後の研修の場面でも,准看護師,看護師,学士の看護師と,さまざまなキャリアをもった看護職者が同時に研修を受ける現実が生まれている。看護職者としての能力開発が,卒業前のキャリアの違いを問わず求められる時代になっているといえる。

そのような情勢の中で,2009年4月に保健師助産師看護師国家試験出題基準の改定(看護師国家試験では第3次)が行われた。看護師国家試験については,本書が対象とする専門基礎分野に限れば,小項目レベルでは大きな変更はないが,大項目・中項目の組み換え・追加があり,小項目が含まれるジャンルに多少移動が生じることとなった。第2版でも出題基準の改定を意識して,できるだけその構成に準じたが,主として医学的な観点から,一部については項目の入れ替えや追加を行った。

第2版でとくに留意した点は,出題基準に従って「感覚器」などの章を配置し,また章を分割してそれぞれのジャンルとして整理したことと,各章の記載量・図表数を増やして内容をより詳細に,かつ豊かに解説したことである。各分野での新しい知見も加え,大学レベルでの学習・教育にも堪えられるものとなっている。

■本書の構成と使い方

紙面構成は初版と同様で,基本となる事項を本文に記載している。そのほか,本文の理解を深めるために3つの欄を置いた。「Word」「ワンポイント」「ステップアップ」である。「Word」では,欄外で専門用語が参照できるようになっており,辞書的な使用が可能である。「ワンポイント」では,本文のみでは十分に理解しにくいと考えられる事項や間違いやすい事項に関して説明を加えた。「ステップアップ」は,本文内容をより発展的に理解するための事項を扱っている。また,2つのコラムが本文の間に挟まるように配置されているが,一度は本文を読み進めたあと,コラム類に戻って視点を換えるなどして読んでほしい。

図表に関しては,わかりにくかった部分や誤解を生じやすい側面を改良し,また新規のものに差し替え,新たに図を追加した。さらに今改訂では,重要な語句などについて索引に英語表現を加えた。本書は索引に多数の言葉をあげてあるので,索引を十分に活

用して理解を深めてほしい。

■ **本書の特徴**

　本書は，医療の世界を志す看護学生を主な対象としてつくられた教科書である。看護師となるまでの教育コースが分化しても，医療現場に配属された際に行う看護業務は同じである。その意味で，基本的に学ばなくてはならない事項やそのレベルは同じである。その最も基本となる内容を指し示すという趣旨で，本書に「コア」を冠している。本書で十分に学んでほしい。

　初版は医学生にも好評で，専門の医学書で学ぶ前の入門書としても活用され，また薬学生などにも使われてきたようである。臨床的な事項にも多数言及してあるので，医療現場に入って少しでも疑問に思ったときに，ちょっと本書を開いて知識を再確認するという活用もできる。

　末永く座右において活用してほしい。

2010 年 1 月

編者を代表して　下 正宗

初版への「まえがき」

■本書の企画に至るまで

　1984年に大学を卒業し，その後，病理学を専門とした医師たちが，1996年の日本病理学会総会のときに同世代の「病理医の会」を作った。出身大学も違い，所属も大学，研究所，市中病院などさまざまであったが，人体病理学，外科病理学を学び医療に貢献していこうという点で，気心の一致したグループであった。

　20世紀も終わろうとする学会の折に，「看護学校の講義をしているが，どの教科書も"帯に短し，たすきに長し"で教えにくい」というあるメンバーの発言がきっかけとなり，ひとしきり看護教育の話題で持ちきりとなった。ちょうど，看護の基礎教育では新カリキュラムが提示されて，心理・社会的側面を重視した教育が推進されるようになり，身体的な側面の理解に必要な生物学・医学に基づく教育内容の比重が相対的に低くなってきた時期であった。一般病院で働いているメンバーからは，「心理・社会的な面の重視もよいが，疾患の理解をもとにした看護展開ができないと困る。EBM（根拠に基づく医療）を実践するには，しっかりした解剖学・生理学・病理学の理解が必要だ」という発言があり，多くの賛同が得られた。

■本書の特徴

　本シリーズの著者は，先にあげたメンバーのほか，医療現場や教育現場で，実際に学生や若手スタッフとともに医療を実践している医師たちである。現場に働く医師としての問題意識から，チーム医療を実践していくメンバーに対して，「最低限このくらいの知識は共有していてほしい」という観点から執筆されている。"コアテキスト"には，このような意味合いが込められている。

　本書の紙面構成にあたっては，できるだけ図表を多く用い，文字だけでは理解しにくい点をビジュアルな構成にすることによって補うように努めた。なかでもとくに意を用いたのは，図の示し方であった。コンピュータ作図技術が威力を発揮してくれた。高校を卒業して初めて医学的な領域にふれる学生にも，美しい図を見ながら理解が深められるような内容構成になっていると考えている。

　本書は，看護学生，若手の看護師はもちろんのこと，リハビリテーションや薬学，臨床検査，放射線検査などの分野の学生やスタッフにも，医学・医療の基礎を学ぶのに役立つと考えている。最近，多くの人材が育ってきている介護分野の人たちにも活用してもらいたいと思っている。また本書には，教科書的な用途のほか，外来や病棟，検査室で，ちょっと疑問に思った点について，さっと開いて調べてみるというような使い方も期待している。もちろん，自己学習にも困らないだけの十分な解説を盛り込んである。

■本書の構成

　本シリーズの全巻の基本的な構成は，「看護師国家試験出題基準」に準拠したものになっているが，医学をはじめ，看護やその他関連の専門職種の資格取得にかかわる国家試験出題基準は，職種にかかわりなくおおよそ似通った構成となっているので，本書は看護師以外の職種を目ざす学生の基礎的な学習にも役立つものと考えている。

　第1巻はいわゆる「専門基礎分野」に属する学問領域で構成されているが，「解剖生理

学」「生化学」「栄養学」および「病理学」「薬理学」「微生物学」といった教科の学問の垣根を取り払い，これらを融合させて機能別に構成しているので，各教科の内容が関連づけて理解できるようになっているのが特徴である。第1巻は，第2巻以降の「疾病の成り立ちと回復の促進（疾病総論・各論）」の理解に必要な基本的な内容をカバーしている（第2～4巻は続刊の予定）。

■本書のさし示す方向

これまでの医学教育は教科の配列に従って，解剖学・生理学などを履修後に，病理学・薬理学などを履修し，さらに内科学・外科学などに進むという段階的な手順をふむことが標準的であった。しかし，このような教育方法論では，先に学んだ教科が，あとに学ぶ教科と遊離してしまい，せっかくの医学への興味がそがれてしまうことも多かった。看護学などの医療関連職種における医学教育でも，この弊害は例外ではなかったはずである。

本書は，このような段階的な履修という構成を完全には払拭できていない面もあるが，病んでいる患者を目の前に奮闘している医師たちの思いが随所に込められている。専門基礎分野も，病んでいる患者を理解するために必要な事項として，臨床に引き寄せて執筆されている。患者に接するときにどのような医学的知識が必要なのかを，本書は適切に指し示すことができたと考えている。

「医学がわかるスタッフ」として現場で活躍できるように成長するための座右の書として，本書が活用されることを期待している。

2003年1月

編者を代表して　下　正宗

目次

第1章　生命と恒常性〈ホメオスタシス〉　　　　森谷卓也

A. 細胞・組織・器官 ……………………… 3
　a. 細胞 ……………………………………… 3
　　① 細胞の構造 …………………………… 3
　　　1. 細胞の大きさと形 ………………… 3
　　　2. 細胞の構成要素 …………………… 3
　　　3. 細胞表面の構造と細胞の結合 …… 4
　　　4. 核の構造 …………………………… 4
　　② 細胞小器官 …………………………… 5
　　③ 細胞の増殖と分化・成長 …………… 6
　　　1. 細胞の増殖 ………………………… 6
　　　2. 細胞の分化と成長 ………………… 9
　b. 遺伝子と遺伝情報 ……………………… 9
　c. 組織 …………………………………… 10
　　1. 上皮組織 …………………………… 10
　　2. 結合組織 …………………………… 12
　　3. 筋組織 ……………………………… 13
　　4. 神経組織 …………………………… 13
　d. 器官 …………………………………… 14
　　系（器官系） ……………………………… 15
B. 内部環境の恒常性〈ホメオスタシス〉 …… 16
　a. 体液 …………………………………… 16
　　1. 体液の区分 ………………………… 16
　　2. 生体内での水分出納バランス …… 18
　b. 体液の電解質 ………………………… 18
　c. 体液の酸塩基平衡 …………………… 19
　d. 体温 …………………………………… 20
　　1. 部位による基準値 ………………… 20
　　2. その他による体温の違い ………… 20
　　3. 体温の平衡 ………………………… 20
　　4. 熱の産生 …………………………… 21
　　5. 熱の放散 …………………………… 21
　e. ホメオスタシス（恒常性） …………… 21
C. 生体のリズム …………………………… 22
　a. サーカディアンリズム ………………… 22
　b. 睡眠と覚醒 …………………………… 22

第2章　血液　　　　下　正宗

A. 血液の成分と機能 ……………………… 27
　a. 血液の成分の分類 …………………… 28
　b. 血液の物理化学的特性 ……………… 29
　c. 血液の働き …………………………… 30
　　1. 赤血球 ……………………………… 31
　　2. 白血球 ……………………………… 36
　　3. 血小板 ……………………………… 37
　　4. 血漿成分 …………………………… 37
　d. 造血と造血因子 ……………………… 39
B. 止血機構 ………………………………… 42
　a. 止血・凝固と線溶 …………………… 42
　　1. 一次止血 …………………………… 42
　　2. 二次止血（血液凝固） ……………… 43
　　3. 血栓の溶解 ………………………… 45
　b. 止血機構の検査（凝固時間・出血時間・
　　　プロトロンビン時間） ……………… 45
　　1. 全血凝固時間 ……………………… 45
　　2. 出血時間 …………………………… 45
　　3. プロトロンビン時間（PT） ………… 46
　　4. 活性化部分トロンボプラスチン時間
　　　（APTT） …………………………… 47
　c. 血管内凝固 …………………………… 47
C. 血液型 …………………………………… 48
　a. ABO式血液型 ………………………… 48
　b. Rh式血液型 …………………………… 49
　c. その他の血液型と不規則抗体 ……… 49
　d. 輸血 …………………………………… 49

第3章　生体の防御機構　　　　　　　　　　　　　　　　　　　　　　　　下　正宗

A. 非特異的生体防御機構 ……………… 55
　a. 生体表面(皮膚・粘膜)の防御機構 …… 57
　　1. 物理的防御機構 …………………… 57
　　2. 化学的防御機構 …………………… 57
　　3. 生物学的防御機構 ………………… 57
　b. 食細胞とサイトカイン ………………… 59
　　1. 非特異的生体防御にかかわる細胞 … 59
　　2. サイトカイン ……………………… 60
　c. 胸腺・脾臓・リンパ節 ………………… 61
　　1. 胸腺 ………………………………… 61
　　2. 脾臓 ………………………………… 62
　　3. リンパ節 …………………………… 63
　　4. その他の免疫にかかわる器官 …… 64
B. 特異的生体防御反応(免疫系) ……… 65
　a. 免疫系の細胞および補体 ……………… 67
　　1. 免疫担当細胞 ……………………… 67
　　2. 補体 ………………………………… 69
　b. 抗原と抗体 ……………………………… 70
　　1. 抗原と抗体 ………………………… 70
　　2. 抗体(免疫グロブリン) …………… 72
　c. 液性免疫 ………………………………… 74
　d. 細胞性免疫 ……………………………… 75
　e. アレルギー反応 ………………………… 76
　　1. Ⅰ型アレルギー …………………… 76
　　2. Ⅱ型アレルギー …………………… 79
　　3. Ⅲ型アレルギー …………………… 79
　　4. Ⅳ型アレルギー …………………… 79

第4章　循環器系　　　　　　　　　　　　　　　　　　　　　　　　　　　　村田哲也

A. 心臓血管系 …………………………… 83
　a. 心臓の構造 ……………………………… 83
　　1. 心臓の解剖 ………………………… 83
　　2. 心臓の組織学 ……………………… 86
　b. 心臓の機能 ……………………………… 86
　　1. 心臓の運動 ………………………… 86
　　2. 心臓の機能 ………………………… 88
　　3. 心臓と神経 ………………………… 88
B. 血管系 ………………………………… 89
　a. 動脈系と静脈系 ………………………… 90
　　1. 動脈と静脈 ………………………… 90
　　2. 循環系 ……………………………… 91
　　3. 動脈と主な枝 ……………………… 92
　　4. 還流血管(静脈) …………………… 92
　　5. 門脈 ………………………………… 96
　b. 脈拍 ……………………………………… 97
　c. 血圧 ……………………………………… 97
C. リンパ系 ……………………………… 97
　a. リンパの働き …………………………… 97
　b. リンパの流れ …………………………… 98
　　1. リンパ管の走行 …………………… 98
　　2. リンパのうっ滞 …………………… 98
D. 循環器系の発達・老化 ……………… 99
　a. 胎児の血液循環 ………………………… 99
　　1. 胎児循環の基本 …………………… 99
　　2. 出生と胎児循環 …………………… 99
　b. 血管の老化 ……………………………… 100

第5章　呼吸器系　　　　　　　　　　　　　　　　　　　　　　　　　　　　立山義朗

A. 呼吸器 ………………………………… 106
　a. 鼻腔の構造と機能 ……………………… 106
　b. 咽頭・喉頭の構造と機能 ……………… 107
　　1. 咽頭 ………………………………… 108
　　2. 喉頭 ………………………………… 108
　c. 気管・気管支の構造と機能 …………… 110
　　1. 気管 ………………………………… 110
　　2. 気管支 ……………………………… 111
　d. 肺の構造と機能 ………………………… 111
　　1. 肺の構造 …………………………… 111
　　2. 気道・肺の組織 …………………… 113
　　3. 肺の脈管系 ………………………… 116
　e. 呼吸運動 ………………………………… 117
　　1. 呼吸運動とは ……………………… 117
　　2. 呼吸筋の働き ……………………… 117
　f. 呼吸機能 ………………………………… 119

1. 呼吸機能にかかわる運動 ……… 119
   2. 肺機能検査 ……………………… 120
   3. 声帯と発声 ……………………… 123
B. ガス交換 …………………………… 123
   a. 外呼吸と内呼吸 ………………… 123
   b. ガス分圧 ………………………… 124

C. 酸素・二酸化炭素の運搬 ………… 125
   a. 酸素 ……………………………… 125
   b. 二酸化炭素 ……………………… 126
D. 呼吸調節 …………………………… 128
   a. 呼吸中枢 ………………………… 129
   b. 呼吸に影響を与える因子 ……… 129

第6章　神経系

小島英明

A. 神経細胞と神経組織 ……………… 135
   a. 神経細胞と情報伝達 …………… 136
      1. 神経細胞——その特徴 ……… 136
      2. 電気信号の伝達 ……………… 138
      3. 電気信号は一方通行 ………… 140
      4. 柔軟な回路網の形成 ………… 142
      5. 電気信号を速く伝える仕組み … 143
   b. 神経膠細胞 ……………………… 145
      1. 星状膠細胞（星状細胞）と
         血液脳関門 …………………… 145
      2. 乏突起膠細胞とシュワン細胞，
         および髄鞘 …………………… 146
      3. ミクログリア（小膠細胞） … 147
      4. 脳室上衣細胞・脈絡叢細胞 … 147
B. 神経系を守る仕組みと血管 ……… 148
   a. 硬膜と静脈 ……………………… 151
   b. クモ膜と脳脊髄液（髄液） …… 153
   c. 軟膜 ……………………………… 153
   d. 脳の動脈 ………………………… 153
C. 中枢神経系 ………………………… 156
   a. 大脳の構造と機能 ……………… 156
      1. 大脳半球 ……………………… 156
      2. 脳の溝（脳溝）と脳の盛り
         上がり（脳回） ……………… 157
      3. 前頭葉，頭頂葉，後頭葉，側頭葉 … 157

      4. 連合野 ………………………… 158
      5. 優位半球と劣位半球 ………… 159
      6. 皮質 …………………………… 159
      7. 白質 …………………………… 162
   b. 視床と視床下部の構造と機能 … 163
   c. 脳幹の構造と機能 ……………… 163
   d. 小脳の構造と機能 ……………… 164
   e. 脊髄の構造と機能 ……………… 165
   f. 脊髄反射 ………………………… 166
   g. 中枢神経系の統合機能 ………… 167
D. 末梢神経系 ………………………… 169
   a. 末梢神経の構造 ………………… 169
   b. 脳神経 …………………………… 170
   c. 脊髄神経と神経叢 ……………… 175
   d. 運動神経系 ……………………… 177
      1. 錐体路 ………………………… 177
      2. 錐体外路 ……………………… 178
   e. 体性感覚系 ……………………… 179
      1. 体性感覚系の2つの特徴 …… 179
      2. 3つの経路と感覚の種類 …… 179
   f. 自律神経系 ……………………… 181
      1. 交感神経系 …………………… 182
      2. 副交感神経 …………………… 184
      3. 拮抗支配 ……………………… 184

第7章　運動器系

森谷卓也

A. 骨格 ………………………………… 191
   a. 骨の構造と機能 ………………… 191
      1. 骨の構造 ……………………… 191
      2. 骨の機能 ……………………… 193
      3. 骨の種類 ……………………… 194
   b. 体の支柱 ………………………… 195
   c. 四肢の骨 ………………………… 196

      1. 上肢の骨 ……………………… 196
      2. 下肢の骨 ……………………… 197
   d. 頭蓋骨と胸郭 …………………… 198
      1. 頭蓋骨 ………………………… 198
      2. 胸郭 …………………………… 201
B. 関節 ………………………………… 201
   a. 関節の構造と機能 ……………… 201

- 1. 不動関節 ……………………… 202
- 2. 可動関節 ……………………… 202
  - b. 関節可動域 …………………… 204
- C. 骨格筋 **204**
  - a. 骨格筋の構造 ………………… 205
    - 1. 骨格筋の付着と腱 …………… 205
    - 2. 筋線維の構造 ………………… 206
  - b. 筋収縮の機構 ………………… 207
    - 1. 筋収縮の機構 ………………… 208
    - 2. 筋収縮とエネルギー ………… 208
    - 3. 筋収縮の種類 ………………… 209
    - 4. 等張性収縮と等尺性収縮 …… 209
  - c. 抗重力筋 ……………………… 210
    - 1. 上肢帯の筋 …………………… 210
    - 2. 背部の筋 ……………………… 210
    - 3. 腹壁の筋群 …………………… 212
    - 4. 下肢帯の筋 …………………… 212
  - d. 四肢の筋 ……………………… 213
    - 1. 上肢の筋 ……………………… 213
    - 2. 下肢の筋 ……………………… 214
  - e. 頸部の筋 ……………………… 216
    - 1. 胸鎖乳突筋 …………………… 216
    - 2. 舌骨に関与する筋群 ………… 217
    - 3. 後頸筋 ………………………… 217
  - f. 表情筋 ………………………… 217
  - g. 呼吸筋 ………………………… 218
    - 1. 横隔膜 ………………………… 218
    - 2. 肋間筋 ………………………… 218
  - h. 骨盤底筋 ……………………… 218
    - 1. 腸腰筋 ………………………… 218
    - 2. 殿筋群 ………………………… 218
- D. 体位と姿勢 **219**
  - a. 体位と構え …………………… 220
    - 1. 基本的体位の種類と特徴 …… 220
    - 2. 特殊な体位 …………………… 221
  - b. 体位と神経・筋の発達 ……… 222

第8章 感覚器系

八木橋朋之・小島英明・森谷卓也

- A. 視覚 …………………… 八木橋朋之 … **228**
  - a. 光の通り道――眼球 ………… 228
    - 1. 角膜 …………………………… 229
    - 2. 前房 …………………………… 229
    - 3. 瞳孔 …………………………… 230
    - 4. 水晶体 ………………………… 230
    - 5. 後房 …………………………… 230
    - 6. 硝子体 ………………………… 230
    - 7. 網膜 …………………………… 230
  - b. 情報の伝達――視神経と視中枢 … 232
    - 1. 視神経 ………………………… 233
    - 2. 視中枢 ………………………… 233
  - c. 眼球付属器 …………………… 233
    - 1. 眼瞼と結膜 …………………… 233
    - 2. 涙器 …………………………… 234
    - 3. 外眼筋 ………………………… 234
    - 4. 眼窩脂肪組織 ………………… 235
    - 5. 眼窩 …………………………… 235
  - d. 連携と相互作用 ……………… 235
    - 1. 血管系 ………………………… 235
    - 2. 神経系 ………………………… 235
    - 3. 眼球運動 ……………………… 236
    - 4. 両眼視 ………………………… 237
  - e. 全身と眼 ……………………… 237
- B. 聴覚 …………………………… 小島英明 … **237**
- C. 平衡覚(平衡感覚) **238**
- D. 味覚 **238**
- E. 嗅覚 **239**
- F. 体性感覚 **239**
  - a. 表在感覚(皮膚感覚) ………… 239
  - b. 深部感覚 ……………………… 240
- G. 内臓感覚 **241**
- H. 皮膚・粘膜の構造と機能 …… 森谷卓也 … **241**
  - a. 皮膚の構造と機能 …………… 241
    - 1. 表皮 …………………………… 241
    - 2. 真皮 …………………………… 243
    - 3. 皮下組織 ……………………… 243
  - b. 粘膜と漿膜 …………………… 244
    - 1. 粘膜 …………………………… 244
    - 2. 漿膜 …………………………… 244

第9章　内分泌系

前田　環

- A. ホルモンの種類 249
  - a. ホルモンの化学的性質 249
  - b. ホルモンの作用機序 252
- B. ホルモン分泌の調節 252
  - a. 調節ホルモン・拮抗ホルモン 253
    1. 調節ホルモン 253
    2. 拮抗ホルモン 254
  - b. フィードバック機構 254
- C. 内分泌器官の構造とホルモンの機能 255
  - a. 視床下部 255
  - b. 下垂体 257
    1. 下垂体の構造と機能 257
    2. 下垂体ホルモン 257
  - c. 甲状腺 259
    1. 甲状腺の構造と機能 259
    2. 甲状腺ホルモン 260
  - d. 副甲状腺（上皮小体） 262
    1. 副甲状腺の構造と機能 262
    2. 副甲状腺ホルモン（パラソルモン） 262
  - e. 膵島（ランゲルハンス島） 262
    1. 膵島の構造と機能 262
    2. 膵島ホルモン 263
  - f. 副腎皮質 264
    1. 副腎皮質の構造と機能 264
    2. 副腎皮質ホルモン 266
  - g. 副腎髄質 268
    1. 副腎髄質の構造と機能 268
    2. 副腎髄質ホルモン 268
  - h. 消化管 269
  - i. 腎臓 269
    1. レニン-アンギオテンシン-アルドステロン系 269
    2. エリスロポエチン 269
    3. 活性型ビタミンD 269
  - j. 性腺 270
    1. テストステロン 270
    2. エストロゲン 270
    3. プロゲステロン 271
  - k. その他（心臓・胸腺・松果体） 271
    1. 心房性ナトリウム利尿ペプチド（ANP） 271
    2. チモシン（サイモシン） 271
    3. メラトニン 271

第10章　消化器系

村田哲也

- A. 食欲 275
  - a. 血糖調節中枢 275
    1. 血糖 275
    2. 血糖の維持 275
    3. 血糖を調節するホルモン 276
  - b. 食欲調節の中枢 277
- B. 咀嚼 278
  - a. 咀嚼 278
    1. 咀嚼 278
    2. 咀嚼に関与する臓器群 278
    3. 咀嚼運動と消化 279
  - b. 歯・口腔の構造と機能 279
    1. 口腔の構成臓器群 279
    2. 唾液腺 280
- C. 嚥下 281
  - a. 嚥下の過程 281
  - b. 咽頭の構造と機能 281
  - c. 食道の構造と機能 282
    1. 食道の構造 282
    2. 食道の組織 283
- D. 消化と吸収 283
  - a. 胃の構造と機能 283
    1. 胃の構造 283
    2. 胃の組織 283
    3. 胃の機能 285
  - b. 十二指腸の構造と機能 286
    1. 十二指腸の構造 286
    2. 十二指腸の組織 287
    3. 十二指腸の機能 288
  - c. 空腸と回腸の構造と機能 290
    1. 空腸・回腸の構造 290
    2. 空腸・回腸の組織 290
    3. 空腸・回腸の機能 290
  - d. 結腸と直腸の構造と機能 291

- 1. 結腸の構造 ……………………… 291
- 2. 直腸・結腸の組織 ……………… 292
- 3. 直腸・結腸の機能 ……………… 292
- e. 肛門の構造と機能 …………………… 292
- f. 肝臓と胆嚢の構造と機能 …………… 293
  - ① 肝臓 ……………………………… 293
    - 1. 肝臓の構造 …………………… 293
    - 2. 肝臓の組織 …………………… 294
    - 3. 肝臓の機能 …………………… 295
  - ② 胆嚢 ……………………………… 297
    - 1. 胆嚢の構造 …………………… 297
    - 2. 胆嚢の組織 …………………… 297
    - 3. 胆嚢の機能 …………………… 297
- g. 膵臓の構造と機能 …………………… 297
  - 1. 膵臓の構造 …………………… 297
  - 2. 膵臓の組織 …………………… 298
  - 3. 膵臓の機能 …………………… 299

第11章 代謝   村田哲也

- A. 生体内の化学反応と酵素 ……………… 303
  - a. 異化作用と同化作用 ………………… 303
    - 1. 異化作用 ……………………… 303
    - 2. 同化作用 ……………………… 304
  - b. 酵素 …………………………………… 304
- B. 栄養所要量と基礎代謝 ………………… 305
  - a. 食事摂取基準 ………………………… 306
    - 1. 「食事摂取基準」とは ………… 306
    - 2. 日本人の推定エネルギー必要量 …… 306
    - 3. 脂質・タンパク質の食事摂取基準 … 307
    - 4. ビタミンの食事摂取基準 …… 309
    - 5. ミネラルの摂取量 …………… 310
    - 6. 食物繊維の摂取量 …………… 312
  - b. 基礎代謝 ……………………………… 314
- C. 各種栄養素の代謝 ……………………… 315
  - a. 炭水化物(糖質)の代謝 …………… 315
    - 1. 炭水化物の代謝 ……………… 315
    - 2. 解糖系 ………………………… 317
    - 3. クエン酸回路 ………………… 318
    - 4. 電子伝達系(呼吸鎖) ………… 320
    - 5. 糖新生 ………………………… 320
    - 6. β 酸化 …………………… 322
  - b. 脂質の代謝 …………………………… 322
    - 1. 脂質の消化・吸収 …………… 323
    - 2. 脂質の利用 …………………… 324
    - 3. エネルギー過剰と脂肪酸の合成 … 325
  - c. タンパク質の代謝 …………………… 326
    - 1. タンパク質の消化・吸収 …… 326
    - 2. アミノ酸の用途 ……………… 326
    - 3. アミノ酸の分解と排泄 ……… 328
  - d. 核酸の代謝 …………………………… 328
    - 1. 核酸代謝 ……………………… 328
    - 2. DNAとRNA …………………… 329
  - e. ビタミン・ミネラル(電解質)の代謝 … 329
    - 1. ビタミンの代謝 ……………… 329
    - 2. ミネラル(電解質)の代謝 …… 330

第12章 泌尿器系   下 正宗

- A. 尿の生成と腎臓の働き ………………… 337
  - a. 腎臓の構造 …………………………… 342
    - 1. 腎臓の位置と周囲臓器 ……… 342
    - 2. 腎臓の大きさ・重量・形 …… 343
    - 3. 腎臓の肉眼的構造 …………… 343
    - 4. 腎臓の顕微鏡的構造 ………… 344
    - 5. 腎臓の血管系と神経系 ……… 347
  - b. 糸球体濾過 …………………………… 348
    - 1. 濾過膜の構造 ………………… 348
    - 2. 濾過に働く力 ………………… 350
  - c. 再吸収と分泌 ………………………… 351
  - d. 尿路系(上部尿路) …………………… 354
- B. 細胞外液の調節 ………………………… 355
  - a. 体液浸透圧の調節 …………………… 355
    - 1. 細胞外液の浸透圧が上昇した場合 …… 356
    - 2. 細胞外液の浸透圧が低下した場合 …… 356
  - b. 体液量の調節 ………………………… 356
    - 1. レニン-アンギオテンシン-アルドステロン系 …… 357
    - 2. 心房性ナトリウム利尿ペプチド

|　　　　　(ANP) ·· 357
　　3. 電解質平衡（とくにカリウム濃度の
　　　　調節） ······································· 358
C. 排尿 ··· 360
　a. 膀胱の構造と神経支配 ················· 360
　　1. 膀胱の構造 ······························ 360
　　2. 神経支配 ································· 361
　b. 尿道の構造と神経支配 ················· 361
　　1. 尿道の構造 ······························ 361
　　2. 神経支配 ································· 362
　c. 排尿の仕組み ································ 362
　　1. 不随意反応 ······························ 362
　　2. 随意排尿反応 ··························· 363
D. 排便 ··· 364
　a. 直腸・肛門の構造と神経支配 ······· 364
　b. 排便の仕組み ································ 365

第13章　生殖と老化　　　　　　　　　　　　　　　　　　　　　　　　　　　前田 環

A. 女性の生殖器系 ································ 371
　a. 卵巣の構造と機能 ························ 371
　b. 卵管・子宮・腟・外生殖器（外性器）の
　　構造と機能 ··································· 372
　　1. 卵管 ······································· 372
　　2. 子宮 ······································· 372
　　3. 腟 ··· 374
　　4 外生殖器（外性器） ·················· 374
　c. 性周期 ··· 375
　　1. 卵巣の周期的変化 ···················· 375
　　2. 子宮内膜の周期的変化 ············· 377
　　3. その他の変化 ··························· 377
　d. 妊娠・分娩・産褥 ························ 379
　　1. 妊娠 ······································· 379
　　2. 分娩 ······································· 379
　　3. 産褥 ······································· 380
　e. 乳腺 ··· 380
B. 男性の生殖器系 ································ 381
　a. 精巣・精巣上体の構造と機能 ······· 381
　　1. 精巣 ······································· 381
　　2. 精巣上体 ································· 382
　　3. 精管と尿道 ······························ 382
　b. 精子の形成 ··································· 382
　c. 付属生殖腺の構造と機能 ·············· 383
　　1. 精嚢 ······································· 383
　　2. 前立腺 ···································· 383
　　3. 尿道球腺 ································· 384
　　4. 精液 ······································· 384
　d. 外生殖器（外性器） ······················ 384
　　1. 陰嚢 ······································· 384
　　2. 陰茎 ······································· 384
C. 受精と発生 ······································· 385
　a. 受精 ··· 385
　b. 胎児の発育 ··································· 385
　　1. 発育の過程 ······························ 385
　　2. 性の決定 ································· 387
　　3. 胎児付属物 ······························ 388
D. 成長と老化 ······································· 390
　a. 組織および臓器の形態的加齢変化 ···· 390
　　1. 運動器系の変化 ······················· 391
　　2. 神経系の変化 ··························· 391
　　3. 生殖器系の変化 ······················· 391
　b. 組織および臓器の機能的加齢変化 ···· 391
　　1. 運動機能の変化 ······················· 391
　　2. 感覚機能・精神活動の変化 ······· 391
　　3. 免疫機能の変化 ······················· 392
　　4. 呼吸・循環機能の変化 ············· 392
　　5. 消化・吸収機能の変化 ············· 392
　　6. 腎機能（泌尿器系）の変化 ······· 393
　c. 代謝機能の加齢変化 ····················· 393

推薦図書・参考文献 ··· 395
索引 ··· 397

人体の構造と機能

第1章

生命と恒常性
〈ホメオスタシス〉

本章の
学習目標

　本章では，ヒトの身体について，その基本の構造と機能を学ぶ。すなわち，ヒトの身体がどのように生体としての自己を維持し，生命活動を営んでいるのか，また日常生活においてどのように機能を果たしているのかを，その正常な状態に即して学習する。

　個々の人体を形づくり，また生命活動を営む最小の単位は細胞である。細胞にはさまざまな小器官が存在し，驚くほど多様で，精密な機能が営まれている。また細胞内には，種や個体の遺伝情報や，個体自身を維持する仕組みが備わっており，さらに個々の活動を支えるための種々の物質交換やさまざまな物質の同化と異化（すなわち代謝）が行われている。また，外的刺激や外的環境の変化に対して，つねに細胞内の状態・条件を一定に保つように細かな調節機構が働いている。なかでも酸素，栄養，水分（体液）などの調節機構は，生命維持にとって必須のものである。そして，それぞれが複雑に関与し合って，最終的には身体全体が一定の状態に保たれるように，また毎日，健康な生活が維持できるように，調節がなされている。

　細胞が集まって組織ができており，組織はそれぞれ生理的なまとまった機能と形態・構造を備えた臓器や系を構成し，それぞれが特定の異なった役割を担っている。また，人体の表面は皮膚や粘膜などでおおわれて，外部環境との境界をつくり，生体の調節機構にも深くかかわっている。

　外界が変化しても，体液の状態を含めて，体内の状態は一定になるように細かく変動しながら調節がなされており，恒常性（ホメオスタシス）が保たれている。また，睡眠と覚醒を含めて，体内の生理的状態は1日の中で周期的に変動しながら，全体としてはバランスが保たれている。

　本章では，人体の細胞レベルでの成り立ちと，そのさまざまな機構や形態の理解を通して，これらが異常をきたした場合の変化や障害，さらに疾患を学習する土台となるべき基礎知識を習得することを目標とする。

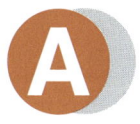 # 細胞・組織・器官

　生体をつくる最小の単位として**細胞**があり，細胞が集まって**組織**をつくる。組織は，特定の機能と構造をもった，細胞の機能的な集合単位である。さらに，組織が有機的に結合して**器官**がつくられる。いくつかの器官が一連の働きを有する系統のことを**系**（または**器官系**）とよぶ。

> **ワンポイント　臓器**
> しばしば器官と同じ意味で用いられるが，臓器はとくに腹腔・胸腔などの身体内部の器官（内臓器官）をさすことが多い（☞ ワンポイント「器官・臓器・内臓」，p.15）。

a　細胞

　細胞とは，すべての生命体を形づくる最小単位の構造物である。細胞の構造は多くの生物に共通しており，**核**や**細胞小器官**の構造も共通している。他方，形や大きさはさまざまである。

1　細胞の構造

1　細胞の大きさと形

　細胞の大きさは，ヒトでは $10～30\,\mu m$ ❶ のものが多いが，細胞の種類によって一定ではない。赤血球は通常，直径およそ $7\,\mu m$，筋細胞（筋線維）は数 mm～十数 cm であり，神経細胞は 1 m もの突起を有することもある。
　細胞の形もさまざまであるが，大きく次のように分けられる。
　①一定の形を保っているもの：球形（脂肪細胞），円柱状（胃や腸の粘膜上皮細胞），扁平（血管内皮細胞），紡錘形（線維芽細胞）など。
　②状況によって変形するもの：白血球，移行上皮（尿路上皮）細胞など。

2　細胞の構成要素

　細胞は**核**と**細胞質**に分かれる。核は通常 1 個であるが，2 つ以上の核をもつ細胞もある（骨髄巨核球，破骨細胞，横紋筋細胞など）。例外として，赤血球は核をもたない（発生過程で**脱核**❷ する）。
　細胞質は**細胞膜**で囲まれており，内部は**細胞質ゾル**（**サイトゾル**）に満たされ，その中にはさまざまな**細胞小器官**が存在する（図 1-1）。

Word ❶
長さの単位と μm
　μm は，「マイクロメートル」と読む。μ（マイクロ）は $1/10^6 (= 10^{-6})$ を示す，SI 単位系の接頭語。m（ミリ）は $1/10^3 (= 10^{-3})$，n（ナノ）は $1/10^9 (= 10^{-9})$。なお，細菌の大きさは，$0.5～30\,\mu m$。

Word ❷
脱核
　赤血球になる前の段階にある赤芽球が成熟する途上で，細胞から核が放出され，次の段階の網〔状〕赤血球になることをいう。

図 1-1 細胞の構造

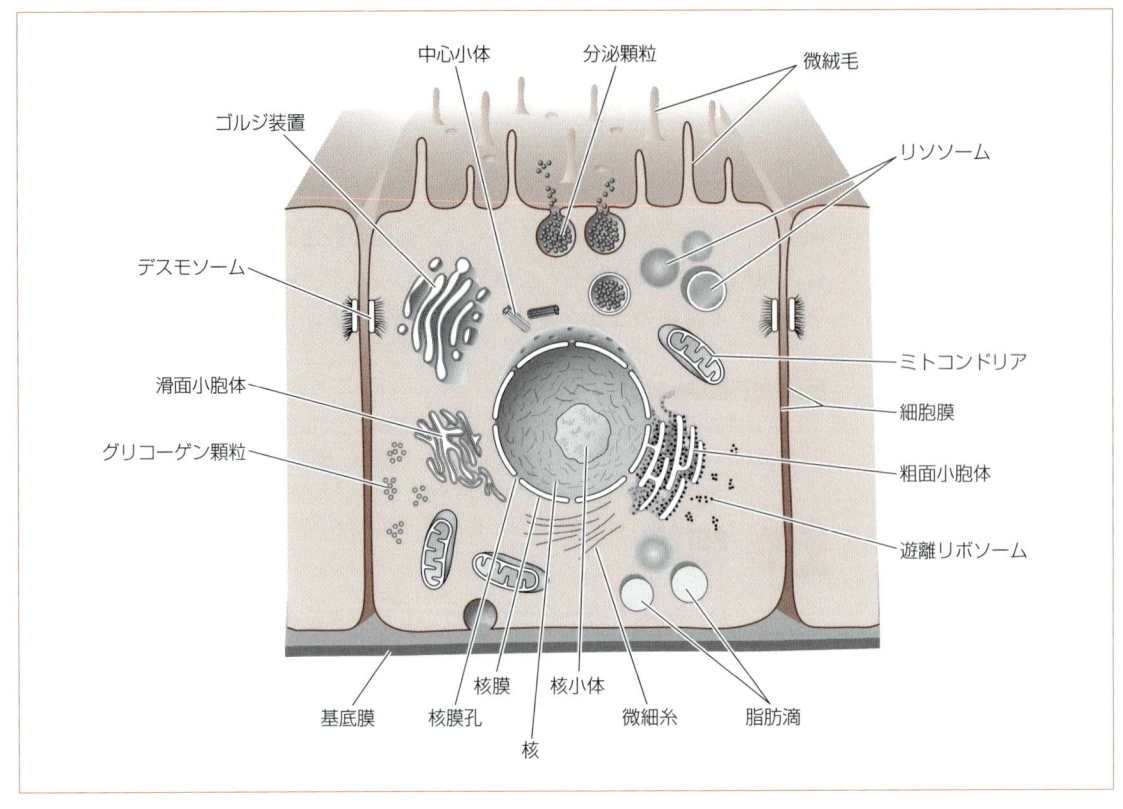

原核細胞と真核細胞

細胞は**原核細胞**と**真核細胞**に分けられる。原核細胞は明確な核構造、ミトコンドリア・小胞体などの細胞小器官をもたず、細菌に代表される**原核生物**の構成体である。一方、真核細胞は、核膜に包まれた核を有する細胞で構成され、①染色体を有する核の存在、②効率のよいエネルギー代謝(酸素要求量が多い)、③さまざまな機能をもつ細胞小器官の存在、などの特徴がある。真核細胞は、ヒトなど高等動物をはじめとする動物、および植物類、小さいものではかび(真菌)などを構成する。真核細胞から成る生物を**真核生物**とよぶ。

> **Word** ❸
> **細胞間質**
> **間質**とは実質に対する概念で、細胞間のすき間を埋める物質を総称する。細胞間質は単に間質ともいわれ、結合組織性の細胞、線維、基質から成る。基質は**細胞間(細胞外)基質**または**細胞間(細胞外)マトリックス**などともいわれる。細胞自身の産生するコラーゲンやプロテオグリカンなどを主成分とし、細胞どうしを結合する役割を果たしている(**細胞間結合質**という)。なお、組織間を埋めるのが、**結合組織**である(☞ A-c-2「結合組織」、p.12)。

3 細胞表面の構造と細胞の結合

細胞どうしは機械的な**接着結合**や、**密着結合**(閉鎖帯)、物質輸送に有利な**連結結合**などの形式で結合し、**細胞間質**❸と合わさって**組織**を形成する。自由表面には微絨毛(じゅうもう)などの突起が存在することがある。

4 核の構造

核は**核膜、染色質**(クロマチン)、**核小体、核液**から構成されている。核膜は二重構造(脂質二重層)をしており、しばしば小胞体とつながっていることがある。核膜にはときに**核膜孔**が存在し、ここで核と細胞質ゾルが交通している。染色質には DNA(デオキシリボ核酸)がある。核小体はリボ核酸(RNA)を主成分とし、1〜数個存在する(☞ A-b「遺伝子と遺伝情報」、p.9)。

A 細胞・組織・器官

表 1-1 真核細胞を構成する構造物と機能

構造物	機能
核	遺伝情報の伝達と保持
小胞体	タンパク質合成,脂質合成,解毒,イオン輸送
リボソーム	タンパク質合成
ゴルジ装置(体)	分泌顆粒形成,多糖体やリポタンパク質の合成
リソソーム	細胞内外物質の消化・加水分解
ミトコンドリア	エネルギー産生・呼吸,異化代謝
中心小体	細胞分裂や線毛形成に関与
細胞膜	外界との隔壁,細胞間結合,物質輸送

2 細胞小器官

細胞小器官はすべての真核細胞の細胞質ゾル内に存在し,生体を構成する物質(タンパク質や脂質など)の合成や,エネルギー代謝などの重要な生命機能を担っている(**表 1-1**)。

①**ミトコンドリア(糸粒体)**:細胞内におけるエネルギーの産生,呼吸に関与する重要な細胞小器官である。クエン酸回路に関与する酵素をつくり,「ATP(アデノシン三リン酸)の産生工場」といわれる。タンパク質や脂質の合成を行う酵素もここでつくられる。

②**小胞体**:リボソームが付着していない**滑面小胞体**と,リボソームが付着している**粗面小胞体**に分けられる。滑面小胞体はステロイドホルモンの合成や,解毒,イオン輸送に関与する。粗面小胞体は,リボソームによってタンパク質や脂質の合成に関与する。

③**リボソーム**:タンパク質合成の場である。小胞体に付着するものとそうでないもの(遊離リボソーム)とがある。

④**ゴルジ装置(ゴルジ体)**:分泌顆粒の形成,糖タンパク質やリポタンパク質の合成にかかわる。

⑤**リソソーム(水解小体)**:細胞外から取り込んだ物質や,変性・死滅した細胞小器官,過剰に産生された物質の処理調節(加水分解)を行う。

⑥**中心小体**:核分裂に関与し,線毛とも関係が深い。

⑦**細胞膜**:細胞内外の環境の境界をなし,高度に選択性をもつフィルター機能(選択的透過性)を果たす。また周囲との接着による情報交換を担い,ときに抗体分子と結合する受容体(レセプター)を表面にもつ。

> **Word** ❹
> **細胞骨格構成成分**
> **微小管**:細胞分裂や細胞の骨格,大きな分子の移動にかかわり,中心小体や線毛に関係する。
> **マイクロフィラメント**:細胞自身の移動や形態変化に関与し,**アクチン**や**ミオシン**がある。
> **中間径フィラメント**:上皮細胞に存在する**サイトケラチン**,間葉系細胞に存在する**ビメンチン**,筋系細胞に存在する**デスミン**,神経系細胞にみられる**神経フィラメント**および**神経膠フィラメント**がある。

> **ステップアップ**
> **細胞と細胞骨格**
> 生体を構成する成分のうち,水分は重量で約 60%を占めるが,その**60%近く(全体重の約 35%)**が細胞内に分布する。細胞膜・細胞小器官膜は,この水分を内部に閉じ込めるような特有の構造をしている。この構造はリン脂質を主成分とする**脂質二重層**によって,「親水性部分-疎水性部分-親水性部分」の基本構造でできている。これに膜タンパク質が加わったものを**単位膜**とよぶ(**図 1-2**)。
> 一方,**細胞骨格(サイトスケルトン)**は細胞質ゾルに存在し,線維状の収縮性タンパク質で構成され,細胞の形状を維持し,また細胞内のエネルギーを運動に変える役割も担う。細胞骨格には,**微小管**,**マイクロフィラメント**,**中間径フィラメント**がある❹。

図 1–2 単位膜の構造

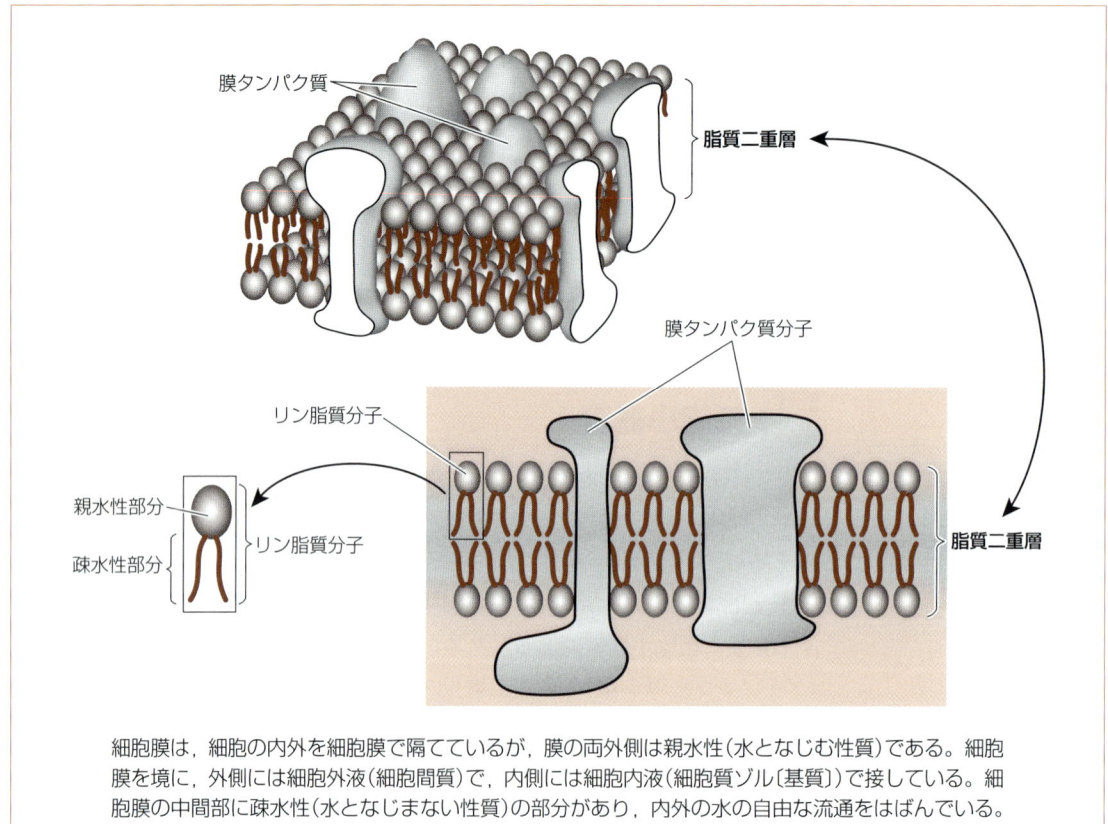

細胞膜は，細胞の内外を細胞膜で隔てているが，膜の両外側は親水性（水となじむ性質）である。細胞膜を境に，外側には細胞外液（細胞間質）で，内側には細胞内液（細胞質ゾル〔基質〕）で接している。細胞膜の中間部に疎水性（水となじまない性質）の部分があり，内外の水の自由な流通をはばんでいる。

> **ワンポイント　生体膜**
>
> 生体膜は**細胞膜**と**細胞小器官膜**とに分けられ，ともに似通った構造をし，役割も似ている。基本構造は脂質二重層である（図 1–2）。

3　細胞の増殖と分化・成長

1　細胞の増殖

細胞には寿命があり，生体は寿命の尽きた細胞をたえず補わなければならない。新しい細胞は既存の細胞の分裂（**細胞分裂**）によってのみ生じ，個体はつねに細胞やその集団の死と新生を繰り返している（『コアテキスト2』第2章 A–d–3「再生」の項参照）。

通常，細胞の大きさは一定で，**体細胞分裂**❺ では，細胞分裂によって生じる細胞はもとの細胞と同一である。組織・臓器（器官）や個体の大きさは，細胞数によって決まる（ただし，肥大や萎縮のような例外もある）。

遺伝子を含む **DNA**（デオキシリボ核酸）は，核の中にある**染色体**の中にしまい込まれている（図1–3）。体細胞分裂に先立って，まずもと同じ染色体が2組つくられる。さらに，核分裂と同時に染色体はそれぞれの核に入り，つづいておこる細胞質の分裂をもって，細胞分裂の1周期が完結する。この過程

> **Word ❺**
> **体細胞分裂**
> 細胞分裂には**体細胞分裂**と**減数分裂**がある。生殖にかかわる後者の細胞分裂に対して，生体をつくっている細胞（体細胞）の再生・増殖にかかわる分裂が体細胞分裂である。

図 1–3　DNA・染色体と臓器・組織の関係

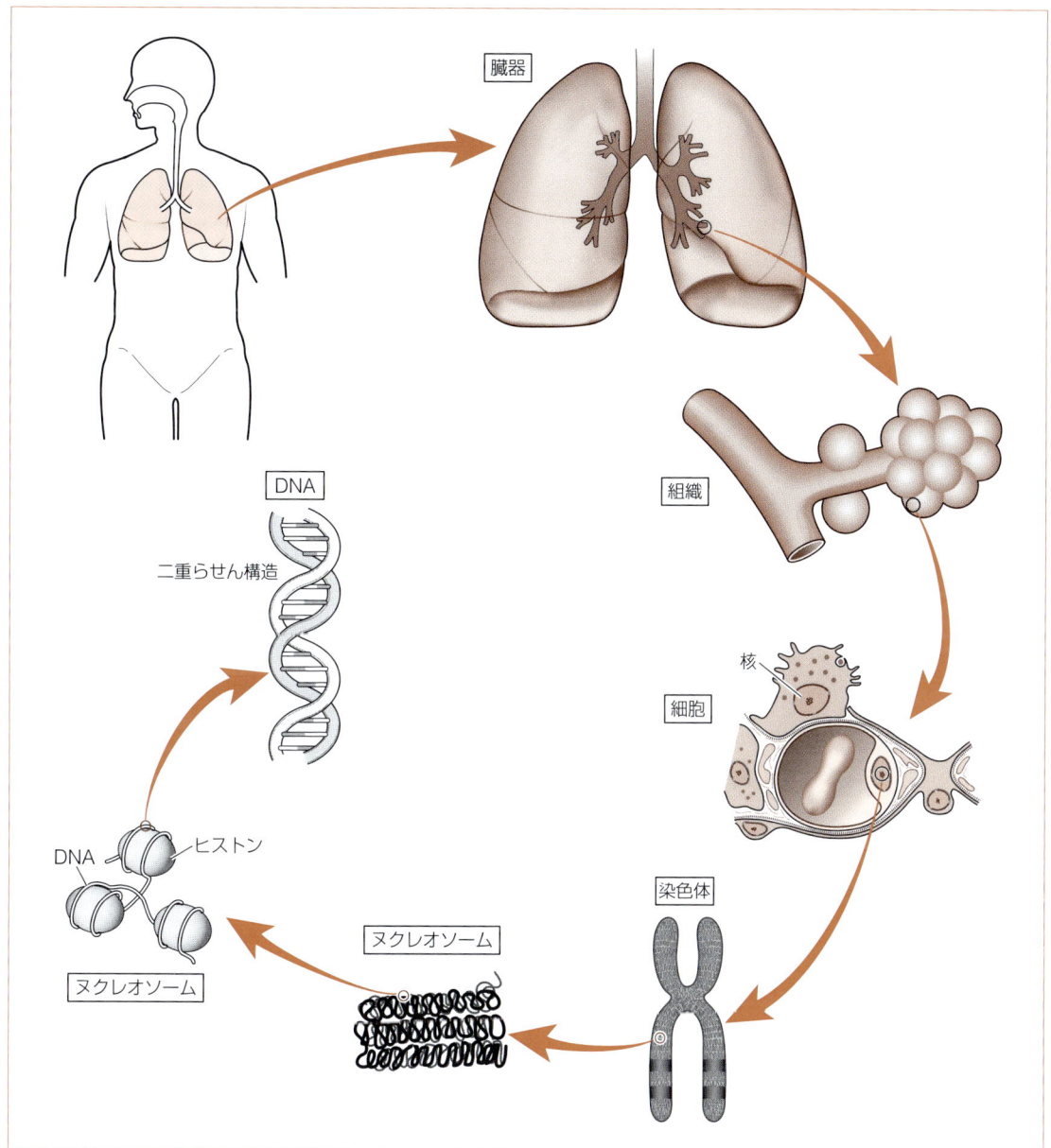

Word ❻

有糸分裂
細胞分裂に際して，紡錘糸，さらに連続糸（紡錘糸の中間部）など糸状構造体がみられるところから，この名がある。

で同じ遺伝子をもつ細胞が2つできる（☞ A–b「遺伝子と遺伝情報」，p.9）。

細胞分裂の形式には**有糸分裂❻**と**無糸分裂**がある。有糸分裂は**染色体**が関与する細胞分裂で，ヒトではこの形式をとる（図 1–4）。

ステップアップ

細胞分裂の周期

すべての細胞はDNAの合成を行って分裂する。細胞分裂には周期（分裂周期）があり，**分裂期（M）**，**分裂間期（I）**，**休止期**の3つに分かれる（図 1–5）。分裂期は細胞分裂がおこっている時期，分裂間期は分裂期よりはるかに長く，核の中で次の分裂への準備が行われている時期である。分裂間期はさらに，DNA合成前期（G_1），DNA合成期（S），DNA合成後期（G_2）に分けられる。休止期（G_0）は分裂の周期に入らない時期をいう。

図1-4 有糸分裂

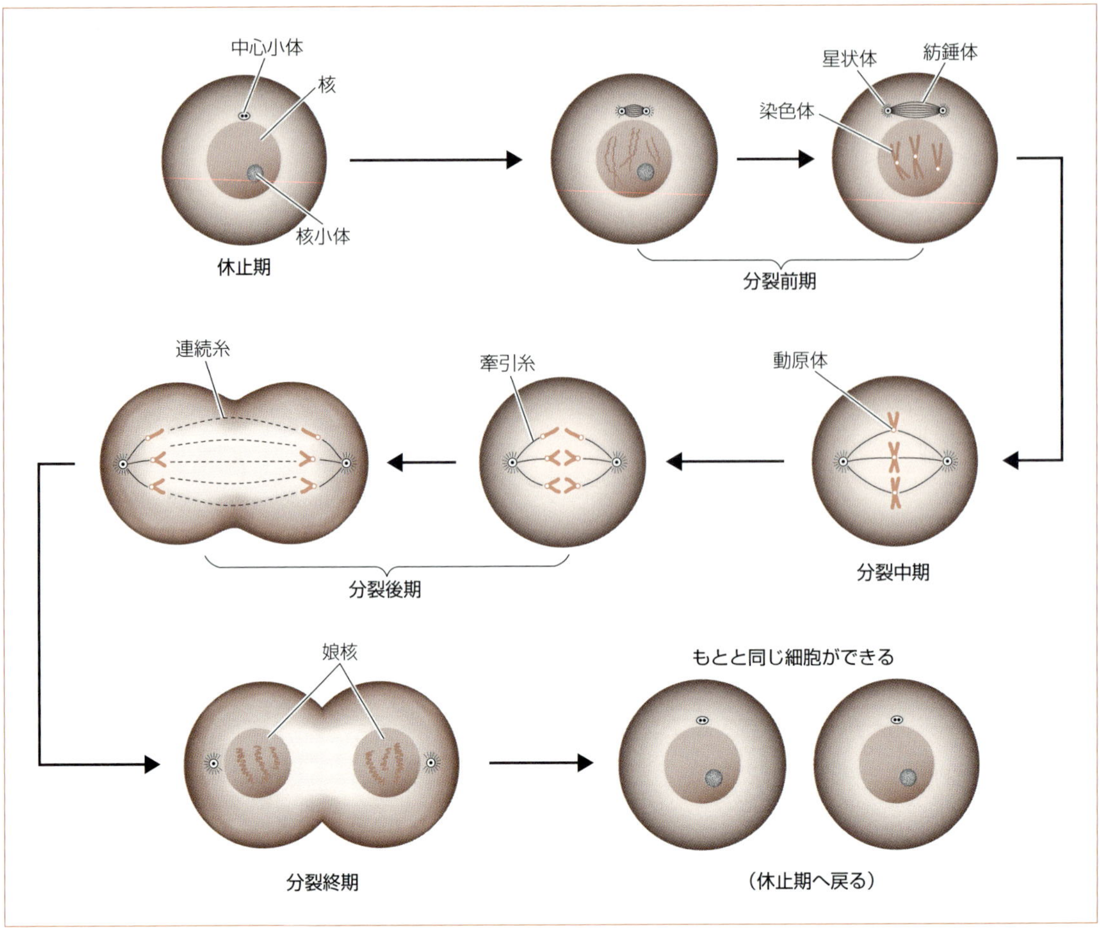

図1-5 細胞増殖の周期

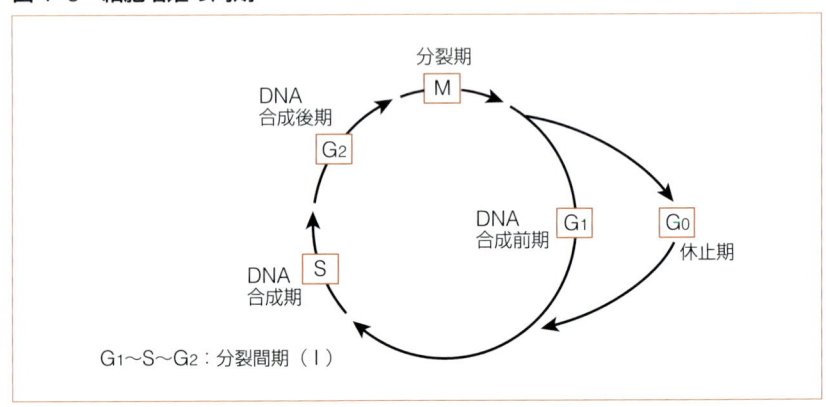

ワンポイント　細胞分裂をしない細胞

生体の多くの器官・組織は、細胞分裂によって新しい細胞でおきかえられ、新生しているが、細胞によっては分裂をしないものがある。**永久細胞**ともよばれ、神経細胞や心筋の細胞がそれである。これらの細胞は、一度死滅すると再生しない。

A 細胞・組織・器官

2 細胞の分化と成長

細胞が分裂し，機能または形態のうえで固有の特徴がつくられていく現象を，**細胞の分化**という。分化をとげた細胞は，分裂を停止する。これに対して，細胞の容積が増し，あるいは細胞の数が増加する現象を，**成長**という。

> **ワンポイント ▶ 成長と肥大の違い**
> 臓器や組織の容積の増大も肥大というが，肥大は外的な要因に対する生体の後天的な適合形態であり，多くが病的で個体に特異的な現象であるのに反し，成長は，成育途上でプログラムされた生理的現象である点で異なる。

ステップアップ

細胞の分化と成長
細胞の分化は次のような例にみられる。生体をおおう皮膚のうち，表皮基底層では盛んに細胞分裂をおこしているが，この細胞が分化して角(質)層などの表皮を形成すると，もはや分裂をやめ，生体表面の防御壁(バリアー)として機能したあと，**落屑**❼ として生体から離れる。一方，**成長**は，細胞の容積が増大する脂肪細胞や，小児期の長管骨の骨端部などでみられる。

Word ❼
落屑
角質が皮膚表面に異常に沈着した状態を鱗屑といい，これがはがれて脱落したものをさす。病的な状態でよく目だつ。

Word ❽
遺伝子の塩基配列
ヌクレオチド配列ともいう。DNAはリン酸，糖，塩基から成るヌクレオチドの複合体である。DNAの塩基はアデニン(A)，グアニン(G)，シトシン(C)，チミン(T)の4種類あり，これらの配列のしかたに遺伝情報の暗号が保存されている。

b 遺伝子と遺伝情報

DNA(デオキシリボ核酸)は遺伝物質として2つの役割を果たしている。1つは，DNAを鋳型として同じDNAの再生(遺伝情報の伝達と保持)を行うことである。遺伝情報はDNAの中にある**遺伝子**によって担われているが，そのDNAは細胞分裂によって，同じ2つの細胞内に再生される。これを**複製**という。

もう1つは，生体を形づくり，同時にDNAを収納する「容器」として必要な細胞をつくるために，タンパク質の合成にかかわることである。DNAの遺伝情報は，**遺伝子の塩基配列**❽ によって決まっている。遺伝情報はまず**RNA**(リボ核酸)に写し取られ，細胞質に運ばれて，指定したアミノ酸配列をもつタンパク質として合成される。あらゆる種類のタンパク質(ヒトでは2万数千

図 1-6 遺伝情報の伝達とタンパク質の合成

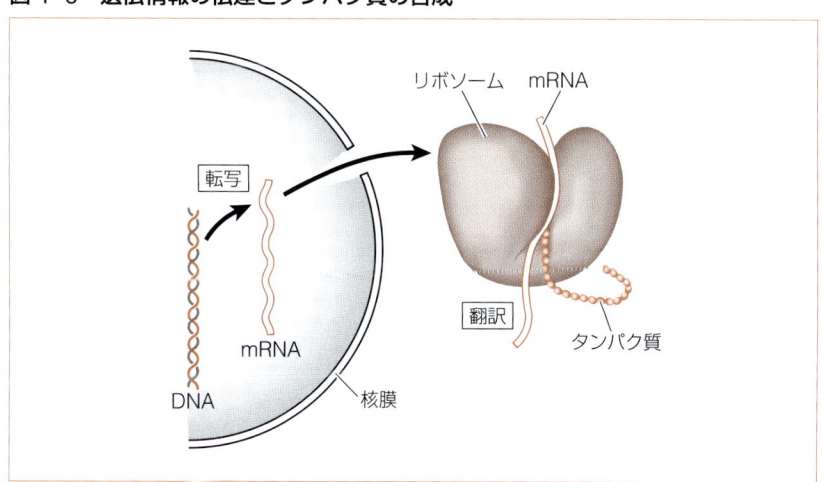

種類もある)の合成は，DNA の設計図に基づいて行われる(図 1–6)。

> **ワンポイント ▶ DNA**
>
> DNA は核とミトコンドリアに存在する。遺伝子は DNA のうちの遺伝情報を担う部分をさすが，核の DNA では 2 万数千種類ものタンパク質を合成するのに対して，ミトコンドリアでは十数種類しかない。多細胞生物では，生殖細胞以外の細胞はすべて同じ DNA をもち，同じ遺伝情報(遺伝子)をもっている。なお，ミトコンドリアは自己複製能力をもっており，ある発生初期の単細胞生物が別の細胞に寄生したのではないか，と推測されている。

> **ワンポイント ▶ DNA と RNA の構造**
>
> DNA は二本鎖であるが，RNA は一本鎖である。DNA は特有の**二重らせん構造**をしている(図 1–3 参照)。

ステップアップ

RNA の役割

DNA からの遺伝情報は mRNA(**メッセンジャー**〔**伝令**〕**RNA**)に流れ(これを**転写**とよぶ)，核外へ出てリボソームへ運ばれる。また，tRNA(**トランスファー**〔**転移**〕**RNA**)がアミノ酸をリボソームへ運ぶ。さらに，リボソームの一部をなしている rRNA(**リボソームRNA**)が，情報を**翻訳**してアミノ酸をつなぎ合わせ，目的のタンパク質ができる。

ゲノムと DNA 鑑定

体細胞は，両親から引き継いだ 23 本ずつ(そのうちの 1 本は性染色体)から成る 2 組(合計 46 本)の**染色体**をもっている。その各組には DNA によって，それぞれの親の遺伝情報がすべて担われている。このような遺伝情報をもつ基本単位(染色体)を**ゲノム**という。個体はそれぞれすべて異なるゲノムをもっており，かつそのゲノム(細胞核内のDNA)はどれも同じなので，ある個体の身体部分(例えば皮膚や毛髪)の遺伝子の塩基配列を調べれば，その個体のものであるかどうかがわかる。これを利用したのが **DNA 鑑定**である。

C 組織

組織には**上皮組織**と**非上皮組織**がある。非上皮組織は，結合組織(支持組織)，筋組織，神経組織に大別される(表 1–2)。

1 上皮組織

上皮組織とは，体の自由表面をおおう膜状の細胞層(**上皮**❾)から成る細胞群をいう。上皮細胞どうしが密接し，細胞間質をほとんどもたないのが特徴である。通常，上皮の下には**結合組織**があり，両者の間に**基底膜**が存在する(図 1–7)。上皮組織には，**扁平上皮**，**円柱上皮**，**移行上皮**がある(図 1–8)。

> **Word** ❾
> **上皮**
> 上皮とも上皮組織ともいう。**上皮細胞**が細胞間結合によって緊密につながり，1 層から数層で構成され，生体表面や内腔の内面をおおう薄い膜状の組織(図 1–7)。

表 1–2 組織の分類

上皮組織	非上皮組織		
	支持組織 (結合組織)	筋組織	神経組織
扁平上皮 円柱上皮 移行上皮	疎性結合組織 密性結合組織 軟骨組織 骨組織	平滑筋 骨格筋 心筋	中枢神経系 末梢神経系

図 1-7 上皮細胞

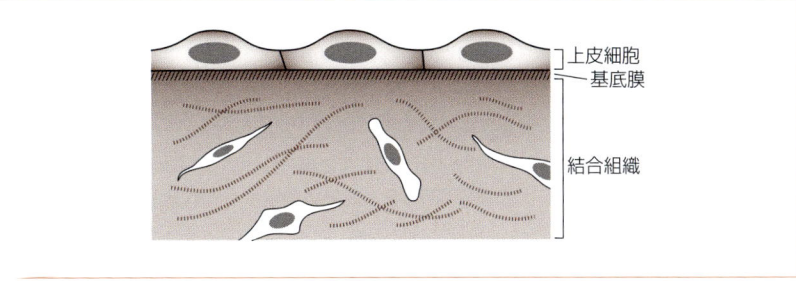

図 1-8 上皮の種類

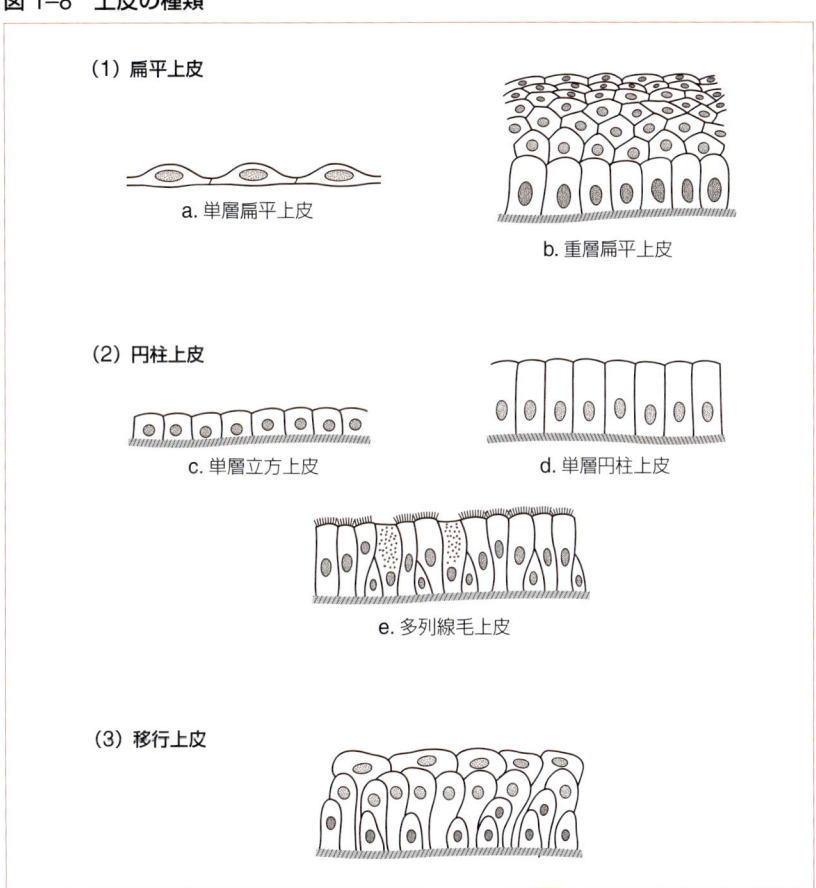

> **Word** ❿
> **円柱上皮の特殊型**
> **立方上皮**：丈の低い円柱上皮で，腎尿細管や甲状腺濾胞上皮などがある。
> **線毛円柱上皮**：自由表面に線毛を有し，線毛によって表面の微細な物質が一定方向に運ばれる。細気管支や卵管上皮などがある。
> **多列線毛上皮**：単層だが丈の高さが一定でなく，丈の低い細胞は表面に達せず見かけ上多層に見える。精管上皮や鼻腔，気管の粘膜上皮などがある。

❶ 扁平上皮

単層のものと重層のものとがある。単層扁平上皮は漿膜の中皮や血管内皮などに，重層扁平上皮は皮膚や口腔，食道，肛門，尿道，子宮頸部，腟の粘膜などにみられる。機械的刺激あるいは化学的刺激に対して強いという特徴をもつ。

❷ 円柱上皮

円柱状の丈の高い，上皮が一層に並んだ組織である。吸収や分泌に関与する細胞を含み，胃や腸の粘膜上皮などに分布する。特殊な型の円柱上皮❿として，立方上皮，線毛円柱上皮，多列線毛上皮などがある。

❸ 移行上皮（尿路上皮）

膀胱・尿管・腎盂の尿路上皮である。機能によって形態が移行・変化するのが特徴である。重層して見えるが，それぞれ基底膜と接している。

> **ワンポイント ▶ 中皮と内皮**
>
> 特殊な上皮として上皮と区別される組織に**中皮**と**内皮**がある。中皮は体腔（胸腔・腹腔・心嚢腔）表面を，内皮は血管やリンパ管（脈管）の内腔を裏打ちする単層扁平の細胞である。

ステップアップ

> **腺**
>
> 腺は上皮の一部が自由表面から深部へ落ち込んで形成される器官で，**外分泌腺**と**内分泌腺**がある。それぞれ特定の物質を分泌する。
> ①外分泌腺：腺組織ともとの上皮が導管でつながっており，分泌物は導管を通って表層上皮から体外に放出される。膵，肝，唾液腺，気管支腺，汗腺，皮脂腺，涙腺，乳腺などがある。
> ②内分泌腺：腺組織と表層上皮の連続性がなくなり，分泌物がそこに分布する血管やリンパ管内に放出される（☞第9章「内分泌系」，p.247）。

2 結合組織

結合組織は，組織自身や器官などを支持し，結合させる働きをもつ細胞から成る一群の組織をさす。結合組織を構成する細胞成分の間には，きわめて豊富な**細胞間質**を有する。**疎性結合組織**，**密性結合組織**，**軟骨組織**，および**骨組織**に分けられる。

❶ 疎性結合組織

組織や器官の間を埋めて，これらを結び合わせる役割を果たしている。**膠原線維**や**弾性線維**⓫と，これらをつくる**線維芽細胞**を主成分とする。組織によって脂肪細胞や，炎症免疫反応に関与する大食細胞（マクロファージ，組織球），リンパ球，形質細胞，好酸球，肥満細胞などが存在する。

Word	⓫
膠原線維と弾性線維 膠原線維は**コラーゲン線維**ともよび，張力に対して強い抵抗力をもつ。弾性線維は**エラスチン**が主成分で，張力や弾力強度が必要な組織に存在する。	

> **ワンポイント ▶ 結合組織**
>
> 結合組織は，組織を大きく上皮組織，結合組織，筋組織，神経組織（後3者が非上皮組織）に4分割した場合の1つの範疇をさす。生体の支持を機能とするので，**支持組織**とよぶこともある。

❷ 密性結合組織

線維が密で，強固な結合力をもつ組織をさす。腱・靱帯や，真皮，筋膜，眼の強膜や角膜などにみられる。

❸ 軟骨組織

軟骨細胞と**軟骨基質**から成る。次のような種類がある。
①硝子軟骨：ガラスのような均質な基質に微細な膠原線維が存在する。関節軟骨，肋軟骨，気管や鼻の軟骨。
②弾性軟骨：弾性線維を多く含む。耳介軟骨や喉頭蓋に存在する。
③線維軟骨：膠原線維が豊富で，基質が乏しい。椎間板，恥骨結合，膝関節の半月板など。

❹ 骨組織

骨細胞と膠原線維に加えて，カルシウム塩を多く含む基質をもつ（☞第7章

A　細胞・組織・器官

A-a「骨の構造と機能」,p.191)。

ステップアップ

生体内のカルシウム
　生体にあるカルシウムのほとんど(99%)は，**リン酸塩[$Ca_3(PO_4)_2$]や炭酸塩($CaCO_3$)**の形で骨・歯に存在する。そのほか微量，細胞内外にイオン化して存在する。カルシウム重量は成人で1,000g程度である。

3 筋組織

　筋組織は，能動的に収縮することのできる細胞である**筋線維**(筋細胞)と，間質(血管や神経を含む)で構成される(☞第7章C「骨格筋」,p.204)。**平滑筋，骨格筋，心筋**に分類される。

ワンポイント　横紋筋と平滑筋
　筋組織は，顕微鏡で筋線維(筋細胞)に縞模様(横紋)がみられる**横紋筋**と，それのみられない**平滑筋**に分けられる。横紋筋には**骨格筋**と**心筋**が，平滑筋には消化管や膀胱・血管などの壁組織が含まれる。骨格筋細胞は長大(数mm〜十数cm)，多核で，心筋細胞と平滑筋細胞は単核である。

ワンポイント　筋の動きと意志
　骨格筋は**随意筋**(意識的に動かすことができる)，平滑筋と心筋は**不随意筋**である。

■**筋組織の構造と収縮の仕組み**

　骨格筋(横紋筋)組織は，〈筋−筋肉束(筋線維束)⊃筋線維(筋細胞)⊃筋原線維〉という段階状の構造で成っている(図1−9)。

　筋原線維は筋細胞中の小器官で，2種類のフィラメントが規則正しく並列して構成されており，これが筋肉の単位構造となる。フィラメントの太いほうは**ミオシン**，細いほうは**アクチン**というタンパク質を主成分とし，この2つのフィラメントの働きで収縮がおこる。ミオシン線維にあるATPアーゼ(ATP分解酵素)によりエネルギーを取り出し，筋小胞体から放出されるカルシウムイオン(Ca^{2+})が筋収縮を直接ひきおこす。横紋筋の縞模様はこのフィラメントによる。

❶ 平滑筋
　紡錘形の平滑筋細胞の束と，少量の結合組織から成る。平滑筋細胞の中には，細長い筋原線維を含む。消化管・気道・泌尿器・生殖器・血管・リンパ管などの中腔管状構造の壁などに存在する。それぞれ状況により不随意に収縮や緊張をおこす。

❷ 骨格筋
　横紋筋線維の集合である。四肢の筋や，顔面の表情筋，肋間筋，横隔膜などの運動筋として存在する。

❸ 心筋
　骨格筋と同様に横紋をもつ。

4 神経組織

　神経組織は大きく**中枢神経**と**末梢神経**とから成る。中枢神経は脳と**脊髄**か

図 1-9　骨格筋の構造

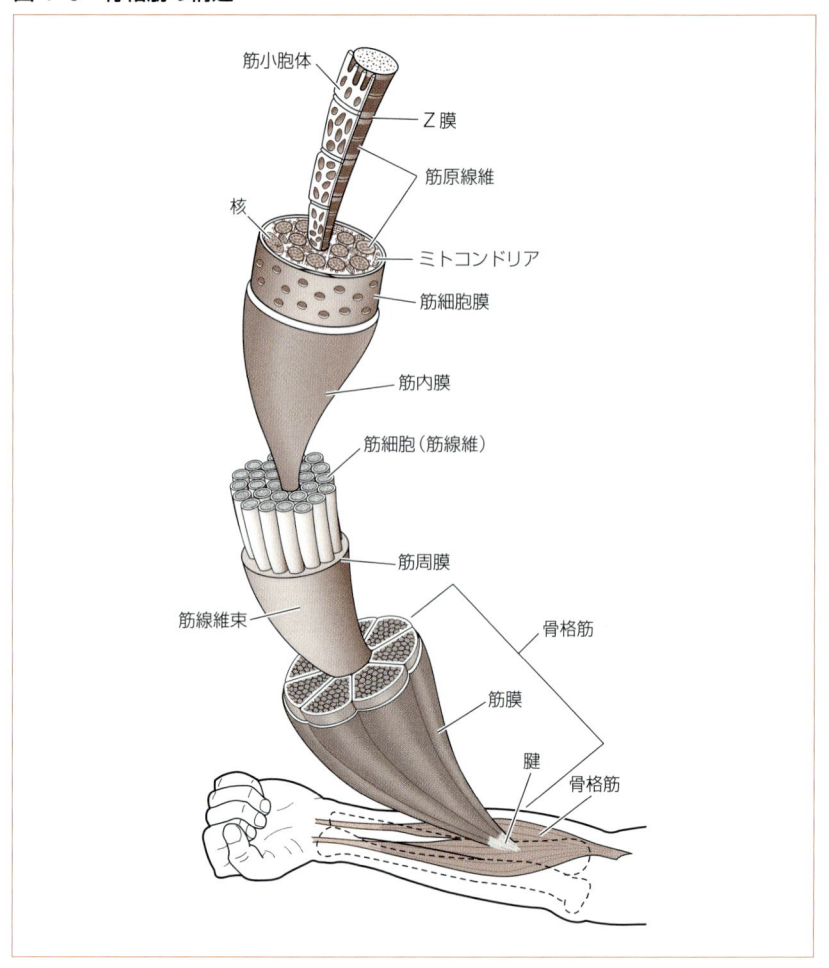

ら成り，末梢神経は脳と脊髄以外のすべての神経をさす（☞ 第 6 章「神経系」, p.133）。

　中枢神経系を構成する細胞には**神経細胞，神経膠細胞（グリア細胞）**がある。末梢神経系には**神経細胞・外套細胞・シュワン細胞**がある。

d 器官

　組織が規則的に集まって構成され，一定のまとまった構造と形態・機能をもつ構造体を**器官**という。器官相互が連携して有機的な機能が発揮され，個としての生命活動が営まれる。

　器官にはさまざまな種類がある。

　大脳，小脳，中脳，脊髄，眼，耳，口，鼻，舌，歯，口腔，喉頭，咽頭，扁桃，唾液腺，食道，胃，腸，気管，肺，横隔膜，胸腺，肝，膵（すい），胆囊（たんのう），胆管，脾（ひ），副腎，腎，尿管，膀胱（ぼうこう），尿道，卵巣，卵管，子宮，腟，精巣（睾丸（こうがん）），精巣上体（副睾丸），前立腺，下垂体，松果体，甲状腺，上皮小体（副甲状腺），皮膚，乳腺，骨髄，心臓，個々の骨・関節，筋肉・血管・神経，リンパ節など。

表 1-3　人体を構成する系

　1) 骨格系 ┐ 運動器系
　2) 筋系　 ┘
　3) 消化器系
　4) 呼吸器系
　5) 泌尿器系
　6) 生殖器系
　7) 内分泌系
　8) 循環器系(脈管系)
　9) 神経系
　10) 感覚器系

> **ワンポイント　器官・臓器・内臓**
>
> **器官**は，肉眼的に一定の形状をもつ構造物すべてをさす。**臓器**もほぼ同じ意味で用いられるが，胸腔や腹腔内の器官のみをさすことが多く，内臓に近い。**内臓**は胸腔や腹腔内に存在する呼吸器・消化器・泌尿器をさし，内分泌器官も含める。心臓や脾を含めることもある。

系(器官系)

人体の器官は次の系(器官系)に分類される(表 1-3)。

①**骨格系**：骨および軟骨から成り，体の支柱となっている。

②**筋系**：全身の骨格筋から成る。骨格系とともに身体の運動と姿勢をつかさどっており，あわせて**運動器系**ともよばれる。

③**消化器系**：口腔-食道-胃-小腸-大腸から成る**消化管系**と，唾液腺・肝・膵・胆囊などの**消化腺系**の 2 種類に分かれる。

④**呼吸器系**：肺および気道(鼻腔・咽頭・喉頭・気管・気管支)が含まれる。呼吸を営む。

⑤**泌尿器系**：腎・尿管・膀胱を含み，尿の生成と排出にかかわる。

⑥**生殖器系**：男性の精巣・精巣上体(副睾丸)・陰茎・前立腺，女性の腟・子宮・卵巣・卵管などが含まれる。子孫をつくる機能にかかわっている。泌尿器と合わせて泌尿生殖器系ともいう。

⑦**内分泌系**：下垂体，松果体，甲状腺，上皮小体，副腎，膵のランゲルハンス**島**(膵島)などがある。ホルモン分泌器官から成る。神経系とともに，外界に対する適応や器官相互の調節に働く。

⑧**循環器系**：心臓・血管・リンパ管を含む。血液を送り出すポンプ機能をもつ心臓と，血液を運ぶ血管，これらとともに体内水分の循環にかかわるリンパ管がある。**脈管系**ともいう。血液成分やその産生にかかわる骨髄(造血器系)，血液成分の破壊にかかわる脾臓，免疫機構に関与する胸腺などもこの系に含まれる。

⑨**神経系**：中枢神経系(脳および脊髄)と末梢神経系に分かれる。神経線維という細く伸びた細胞の突起によって，細胞や器官相互の間の情報伝達や指令伝達を行う。

⑩**感覚器系**：皮膚，味覚器(舌)，嗅覚器(鼻)，視覚器(眼)，聴覚器(耳)を

ワンポイント　網内系（細網内皮系）

異物の食べ込み（貪食）機能をもつ細胞群（マクロファージや単球）の総称で、特定の分布を有し、生体の防御にかかわっている。肝・脾・骨髄・リンパ節をはじめ、さまざまな臓器に分布している。最近では**単核性食細胞系**ともよばれている。

ステップアップ　ヒトの発生

ヒトでは受精から出産まで通常、40週を要する。受精後約8週までの間に胎児の形が形成され、9〜38週の間に各器官が形成される。

発生の段階で3つの**胚葉**が形成される。これを**三胚葉**といい、すべての組織はそのいずれかに由来する（☞ 第13章 C-b「胎児の発育」, p.385）。

①**外胚葉**：脳、脊髄、末梢神経、松果体、副腎髄質、下垂体後葉、表皮、爪、毛、乳腺、耳・鼻・眼の上皮、歯のエナメル質などになる。

②**中胚葉**：骨、筋、結合組織、腹膜、胸膜、心膜、血管、心臓、リンパ管、血液細胞、腎、脾、副腎皮質、生殖器系などになる。

③**内胚葉**：消化管・呼吸器の上皮、肝、膵、膀胱、尿道、上皮小体、胸腺などになる。

B　内部環境の恒常性〈ホメオスタシス〉

a　体液

成人男性の体重の約60%、女性では約50%が水分で占められている。水は細胞内外にくまなく存在して、種々の電解質を溶かす溶媒として機能するほかに、血液（血漿）やリンパ・脳脊髄液（髄液）などでは物質の輸送を媒介するなど、生命活動に不可欠である。そのほか働きに応じてさまざまな形状・組成をとるが、水を主体に生体に存在するこれらの液性成分を総称して、**体液**とよんでいる。血液など循環器系体液以外に、尿・唾液・消化液などがある。体液には、電解質と非電解質（☞ B-b「体液の電解質」, p.18）を含んでいる。

体液の調節は、消化器・腎臓・肺・皮膚などで行われている。

ワンポイント　体液の比率

体重に占める水分の比率は、男性が脂肪の多い女性より大きい。また年齢でも異なり、乳児では75%程度と高く、高齢者では成人より比率が低い。

1　体液の区分（図1-10）

体液は細胞内にある**細胞内液**と、細胞の外部にある**細胞外液**に分けられる。細胞内液は体液の約2/3（体重の約40%）を占める。細胞外液は体液の1/3（体重の約20%）である。

細胞外液の多くが細胞間に存在する**間質液（組織間液）**[12]で、体重の約15%を占める。ほかに血漿（4%）、脳脊髄液（髄液）、リンパ液、腹腔液などを含む。

Word　[12]
間質液
間質（☞ Word「細胞間質」, p.4）に分布する液体をいう。組織間液ともいう。

B 内部環境の恒常性〈ホメオスタシス〉

図 1-10 体液の体重に占める割合と区分

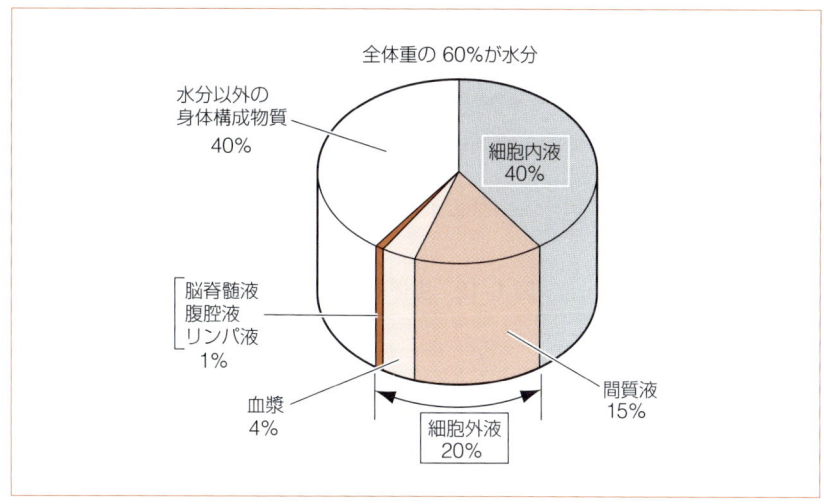

図 1-11 膠質浸透圧

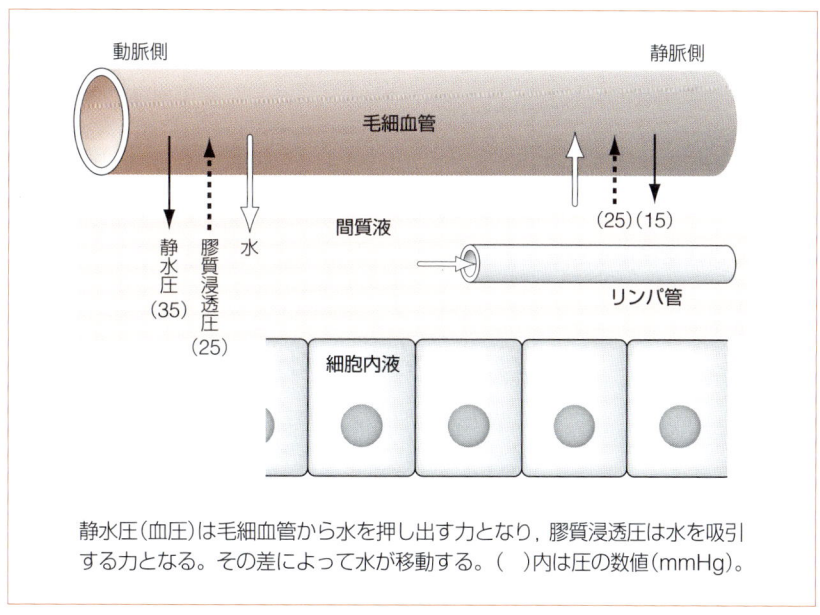

静水圧(血圧)は毛細血管から水を押し出す力となり、膠質浸透圧は水を吸引する力となる。その差によって水が移動する。( )内は圧の数値(mmHg)。

ステップアップ

体液の移動

体液は毛細血管と細胞間質との間をたえず移動している。血管から細胞間質へは**血圧の差**によって、細胞間質から血管へは**血漿タンパク質**(その約65%が**アルブミン**)が関与する**膠質浸透圧**によって動く。正常では両者の力が等しく、平衡に達している。タンパク質は分子量が大きく毛細血管壁を通らないため、間質液にはタンパク質はほとんど存在しない。細胞内外で電解質の組成は異なっていて、細胞外では Na^+ と Cl^- が、細胞内では K^+ と PO_4^{2-} が主要なイオンとなっている。細胞外液量は水分摂取量や尿量に影響されるが、とくに Na^+ の排泄量が関与している。

膠質浸透圧は、細胞間質の体液を血管内に引き込む力として働く。なお、電解質の浸透圧(285 mOsm)は膠質浸透圧に比してはるかに大きいが、電解質自体が毛細血管壁を自由に通過するために、それによる浸透圧の差は生じず、体液の移動には影響しない(図1-11)。

表1-4 1日の水分出納量

摂取水分量(mL)		排泄水分量(mL)	
飲料水	1,500	尿	1,500
食物中の水分	800	糞便	200
代謝水	200	不感蒸泄	700
		汗	100
(合計 2,500)		(合計 2,500)	

図1-12 生体内での水分出納バランス

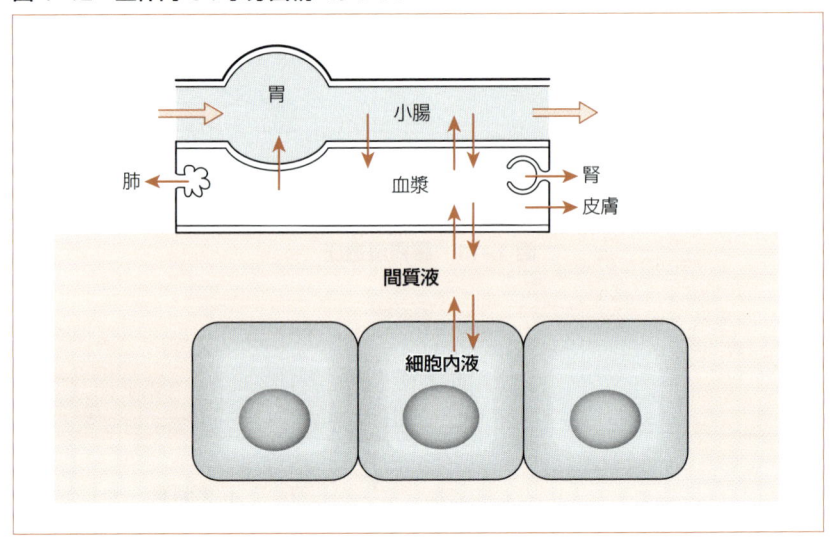

2 生体内での水分出納バランス(表1-4, 図1-12)

成人の1日の水分摂取量は，平均およそ2.5Lである。摂取水分の内訳は，飲料水，食物中に含まれる水分，代謝水[13]である。一方，排泄される水分は尿，不感蒸泄(呼気中の水分，皮膚や角膜からの蒸発)，糞便内の水分などである。汗は不感蒸泄とは区別する。

摂取と排泄の量(水分出納)の調節によって，身体の水分量は一定に維持されている。

Word [13]
代謝水
燃焼水ともいい，摂取した食事中の栄養素が酸化(水と二酸化炭素に分解される化学反応)されて生じる水をいう。

ステップアップ

水分出納
成人では，1日の水分排泄量は体重の約1/30であるが，乳児では約1/10が入れ替わるため，水分出納に不均衡をきたしやすい。水分欠乏では口の渇きの増大，水分過剰では尿排泄の増大がおこる。

b 体液の電解質

電解質とは，水に溶けて正(+)または負(−)に荷電してイオンとなり，電気的性質を有する物質を総称する。電解質は，①体液の分布を調整し一定に保つ，②体液の浸透圧平衡を保つ，③酸塩基平衡を保つ，④神経や筋肉の被刺激性を正常に保つ，などの重要な役割をもっている。

表 1–5　血液中の電解質の量 (mEq/L)

陽イオン		陰イオン	
ナトリウムイオン Na^+	142	塩素(塩化物)イオン Cl^-	103
カリウムイオン K^+	5	炭酸水素イオン HCO_3^-	27
カルシウムイオン Ca^{2+}	5	リン酸イオン HPO_4^{2-}	2
マグネシウムイオン Mg^{2+}	3	硫酸イオン SO_4^{2-}	1
		有機酸イオン	6
		タンパク質イオン	16
(合計 155)		(合計 155)	

Word ⓮
Eq
当量のことで,「イクイバレント」と読む。原子量または分子量をその原子価で割った値で,酸素1原子と結びつく原子量または分子量と等しい。1ミリグラム当量が1Lの水に溶けている濃度を1mEq/Lで示す(この濃度表示を**当量濃度**または**規定度**という)。

電解質には,ナトリウムイオン(Na^+),カリウムイオン(K^+),カルシウムイオン(Ca^{2+}),マグネシウムイオン(Mg^{2+}),塩素(塩化物)イオン(Cl^-),炭酸水素イオン(重炭酸イオン;HCO_3^-),リン酸イオン(PO_4^{2-}),硫酸イオン(SO_4^{2-}),有機酸イオン,タンパク質イオンなどがある。血液中の電解質の量はmEq(ミリグラム当量)⓮で示される(**表1–5**)。

非電解質はグルコースや,タンパク質の分解産物(尿素,クレアチニンなど)である。

> **ワンポイント　生理食塩水**
> 生食水ともいう。血漿と同等の浸透圧濃度を有する(等張とよぶ)塩化ナトリウム溶液のこと。0.9%食塩水がこれに相当する。臨床の現場では,輸液や洗浄液として用いられている。

ステップアップ

タンパク質の電気的性質
タンパク質は多数のアミノ酸で構成されており,アミノ酸が表面に側鎖としてもっているアミノ基($-NH_2$)とカルボキシ基(カルボキシル基;$-COOH$)によって電気的な性質を表す。$-NH_2$ は $-NH^+$ の形でプラスに,$-COOH$ は $-COO^-$ でマイナスに荷電し,水や溶液への溶解度などに違いが生じる。

Word ⓯
pH
「ピーエッチ」と読む。正式には水素イオン指数。水溶液中の水素イオン濃度を表している。中性は pH 7.0 で,>7.0 はアルカリ性,<7.0 は酸性である。血液中 pH は呼吸性または代謝性に変化するが,酸塩基平衡によってほぼ pH 7.4 に保たれている。

C 体液の酸塩基平衡

人体の細胞が機能を発揮できるように,血液・体液の**水素イオン濃度**(pH⓯)は一定に保たれている。この仕組みを**酸塩基平衡**とよぶ。正常な状態では,血液の pH は 7.40 ± 0.05 である。

ステップアップ

酸塩基平衡の異常
体液 pH が 7.35～7.45 の範囲よりも酸性側かアルカリ性側に傾いた異常な状態を,それぞれ**アシドーシス**(**酸血症**),**アルカローシス**(**アルカリ血症**)という。原因によって,呼吸不全をもととする血液の二酸化炭素分圧(炭酸水素イオン;HCO_3^-)の異常による場合(呼吸性)と,HCO_3^- 以外の電解質の異常による場合(代謝性)の2つに分けられる。後者は,腎臓・消化器の異常や糖尿病などの代謝異常が基盤にある。

pH の調整には以下の3つが関与している(**図 1–13**)。

①体液(血液,間質液,細胞内液)の緩衝作用:炭酸(H_2CO_3),タンパク質,ヘモグロビンが,過剰の酸やアルカリに結合して中和する。

②呼吸による調節:血漿中の炭酸が分解されて,二酸化炭素を放出する。

③尿への排出:尿から H^+ や HCO_3^- を排出し,血液の pH を一定に保つ。

図1-13 血液のpHに影響を与える因子

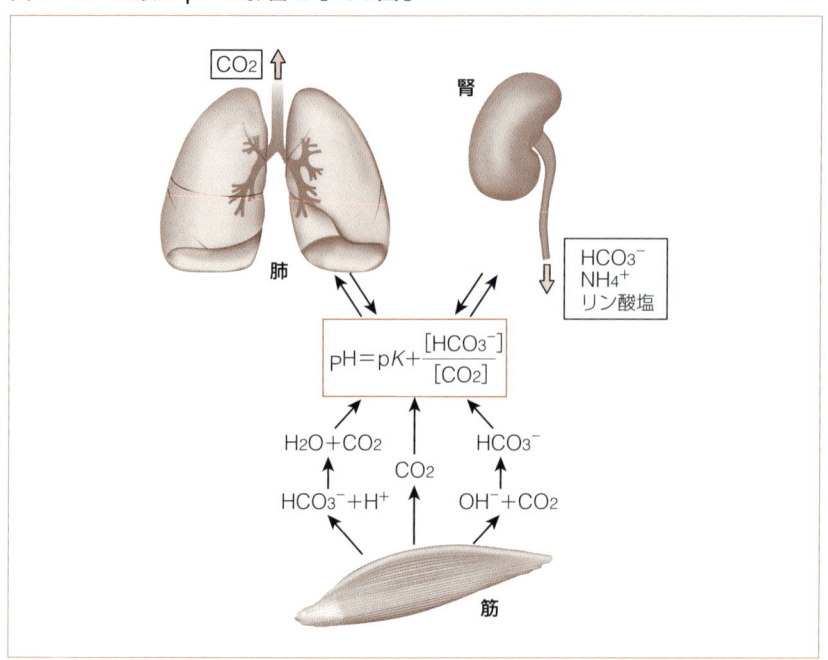

d 体温

外界の温度を皮膚の受容器（温点，冷点）で感じると，ここから感覚神経の刺激が脊髄，視床下部（間脳）の体温調節中枢を経て大脳皮質に伝わり，さらに体温調節中枢が血管の拡張や収縮，代謝の亢進や抑制，発汗の調節，立毛筋の運動などの指令を出して，体温を一定に保っている。

体温は測定する部位や時間帯，年齢・性などにより基準値が異なる。

1 部位による基準値

①皮膚温：腋窩温が用いられる。日本人の成人では 36.89±0.342℃。
②口腔温：腋窩温＋ 0.2～0.5℃。
③直腸温：腋窩温＋ 0.8～0.9℃。

2 その他による体温の違い

時間帯（日差），年齢，性などや，個人によって差がある。
①日内変動：明け方が最も低く，午後～夕方が最も高い。日差は 1℃ 以内。
②年齢差：小児は高く，老人では低い傾向がある。
③性差：女性は変動が著しく，月経から排卵までは低く（低温相），排卵後から月経までは高い（高温相）。

3 体温の平衡

人体の体温は一定に保たれるように調節されている。

4 熱の産生

糖・タンパク質・脂質の代謝(☞第11章C「各種栄養素の代謝」, p.315), 骨格筋の活動, 食物摂取による代謝亢進に伴って上昇する。

体熱の半分以上が骨格筋で産生される。ほかに呼吸筋・肝臓・心臓・腎臓も熱を産生する。

> **ワンポイント　体温とホルモン**
> 代謝による熱産生には, 甲状腺ホルモンやカテコールアミン(アドレナリン・ノルアドレナリン), 副腎皮質ホルモンも働いている。

5 熱の放散

放射(60％), 蒸発(25％), 空気への伝導(対流：12％), 物体への伝導(3％)などによって, 体熱が失われる。

e ホメオスタシス(恒常性)

外界がたえず変化しても, 体内の状態(**内部環境**⑯)を一定に保つ性質をホメオスタシス(恒常性)という。生存と健康維持に不可欠な生体の機能である。主に**神経系(自律神経系)**と**内分泌系**によって調節されている(☞第9章「内分泌系」, p.247)。身体のすべての器官系が恒常性維持のために関連して働いており, 循環器系(血圧, 心拍数), 呼吸器系(呼吸数, 血液のpH), 内分泌・代謝系(ホルモンの量, 血糖値), 体温などが, 調節によって細かく変動を受けながら, 全体としてほぼ一定に内部環境が維持されている。なお, 細胞外液の調節に直接かかわるのは腎臓である。

■フィードバック機構

ホメオスタシス維持のために, あらゆる生命現象は共通の方式で調節を行っている。この方式は**フィードバック機構**(図1-14)とよばれる。フィードバック機構には, **負のフィードバック**(ネガティブ-フィードバック)と**正のフィードバック**(ポジティブ-フィードバック)の2種類がある(☞第9章「フィードバック機構」, p.254)。それぞれ刺激を抑制する方向に働く場合と, 刺激を増幅する方向に働く場合とである。ほとんどは負のフィードバックによる。

調節にかかわる生体の装置には, 主として次のようなものがある。

①**受容器(レセプター)**：環境の変化を感知するセンサーの役割をもち, これを刺激として受け取る。

②**調節中枢**：中枢神経系に存在し, 受容器から神経系(求心路)を介して伝えられた情報を解析して, 適切な応答を決定する。

③**効果器**：調節中枢からの神経刺激(遠心路)を受けて, なんらかの手段で応答を実行する。

Word

⑯ **内部環境**
細胞を取り巻く**細胞外液**の性状のことをさす。この環境を一定に保つために, 幾重もの調節機構が介在している(☞第2章「内部環境と外部環境」の項, p.27)。

図 1-14 フィードバック機構

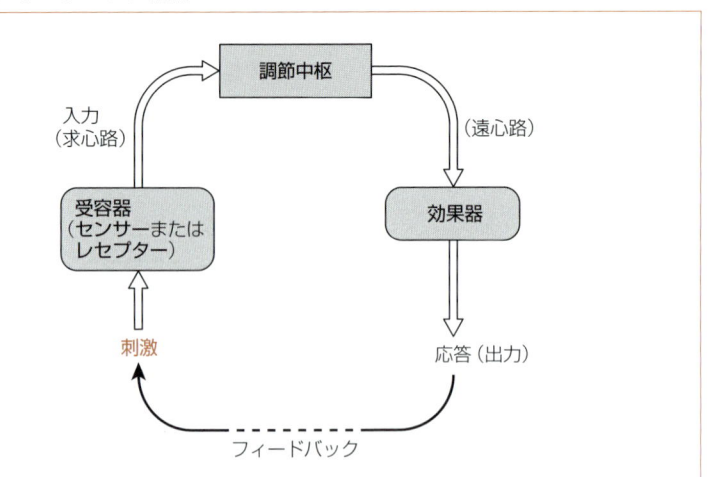

受容器が受けた刺激は調節中枢へ伝わり、効果器(器官や細胞)によってそれに対しての応答がなされる。さらに、その結果は再び刺激となり、受容体で認識される。このような機構によって種々の生命現象は細かく調節され、一定に保たれる。

C 生体のリズム

a サーカディアンリズム

サーカディアンリズムとは、地球の自転周期に一致して、24時間ごとに生命現象として生じる周期的変化のことをさす。**概日リズム**，**日内リズム**などともいう。睡眠と覚醒のリズムや、これに伴う血圧・脈拍・体温・ホルモンなどの周期的変動がある。

ワンポイント ▶ 時差ぼけ
海外へ旅行したときの「時差ぼけ」は、このリズムがくずれるためにおこる。

b 睡眠と覚醒

大脳皮質の神経細胞は、覚醒時にはたえず刺激を受けて疲労するが、睡眠によって回復する。睡眠と覚醒は一定のリズムで繰り返されている。
睡眠の中枢は脳幹にある脳幹網様体にあり、睡眠時には活動が低下して大脳皮質への刺激も少なくなる。睡眠には**ノンレム睡眠**(徐波睡眠)と**レム睡眠**(逆説睡眠)[17]とがあり、一晩で4～5回交互におこる。

ワンポイント ▶ 多相性睡眠，単相性睡眠
新生児期には2～3時間周期で睡眠と覚醒を繰り返し、多相性睡眠とよばれる。以降、徐々に夜間に多く眠るようになり、学齢期を迎えると夜間睡眠のみ、すなわち単相性睡眠となる。老齢期になると夜間睡眠が持続せず、昼寝が復活して再び多相性睡眠になることがある。

Word [17]
ノンレム睡眠，レム睡眠
ノンレム睡眠では、眠りの深さが深くなって、脳波が緩徐になる。発汗はこの時期におこる。レム睡眠では眼球運動が強く、筋緊張の低下、呼吸・血圧・脈拍の変動がおこる。夢はこの時期に見る。

本章のまとめ

- 人体をつくる最小の生命活動単位は細胞である。
- すべての細胞は，決まった固有の構造を有し，その内部には種々の細胞小器官をもち，それぞれが生命活動に重要な機能を果たしている。
- 細胞には寿命があり，寿命の尽きた細胞をつくり替え，生体を維持するために，繰り返し細胞分裂を行っている。
- 細胞のつくり替えは，核内の DNA がもつ遺伝子によって調節されている。遺伝子はDNA の塩基配列によって決定されており，新しく生まれる細胞は分裂前の細胞と同一の DNA をもっている。
- 1 個の生体がもつ体細胞は，すべて同一の DNA をもっている。
- 個体の発生に伴う世代間の遺伝情報の伝達も，DNA に基づいて行われる。
- 細胞が集合して，特定の機能と構造をもつ組織を形づくっている。
- 組織は上皮組織と非上皮組織に大別され，非上皮組織は結合組織(支持組織)，筋組織，神経組織などに分けられる。上皮組織も，機能や形態によってさまざまに分けられる。
- 組織が集まって，一定の機能と形態・構造を備えた器官をつくる。
- 器官は，それぞれの機能によって系をつくる。系には，筋・骨格系(運動器系)，呼吸器系，消化器系，泌尿器系，生殖器系，内分泌系，神経系，感覚器系がある。
- 生体内の水分の量や電解質濃度，体温などは，つねに一定に保たれるように調節機構が働いている。
- 体内の水分(液性成分を含める)を体液とよぶ。体重の半分以上は水分である。体液には，タンパク質やグルコースなどの有機(非電解質)成分と，ナトリウム・カリウムなどの無機(電解質)成分が含まれている。
- 体液は，細胞内液と細胞外液とに分けられる。細胞内液のほうが多く，全体の約 2/3 を占める。細胞間(外)に分布する体液成分を間質液とよぶ。
- 電解質成分のうちの多くは体液中に溶けて，陽イオンまたは陰イオンとして存在している。これらが電解質濃度の維持にかかわる機構を酸塩基平衡とよぶ。
- 人体の体温は一定に保たれるように調節されている。
- 人体は一定の日内リズムを有している。この中にはサーカディアンリズムや睡眠と覚醒のリズムなどが含まれる。
- 体内の状態は内分泌系・神経系を中心とした機能によって，たえず一定の状態に保たれている。これをホメオスタシス(恒常性)とよんでいる。

人体の構造と機能

第 2 章

血液

本章の学習目標

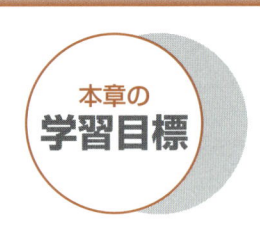

　血液は，血球とよばれる細胞成分と血漿とよばれる液体成分から構成されている。血球は，あらゆる血球細胞の起源となる1種類の細胞（多能性幹細胞）がさまざまな因子の刺激によって分化・成熟し，特異的な機能を果たすようになったものである。成人では，この起源となる細胞は骨髄に存在している。

　血球には，そのうちの大多数を占める赤血球をはじめ，白血球および血小板がある。赤血球は酸素を末梢組織にまで届け，白血球は感染防御，血小板は止血に関与し，生体内でそれぞれ重要な役割を担っている。

　また，水を主成分とする血漿は血球を運搬するとともに，さまざまな機能を有するタンパク質や栄養素・無機質などを体の必要な場所まで送り届ける。細胞，組織，器官，ひいては個体は，血液を介したこれらの物質輸送によって，その機能の発現や活動が可能となる。血液はさらに，細胞で不要となった代謝産物や二酸化炭素を腎臓・肺まで運搬し，これらを廃棄する過程を担っている。

　また，止血に続く血液凝固の仕組みも血液の重要な役割である。血液凝固，線維素溶解（線溶）の機能は，日常生活上はもちろん臨床上で問題になることも多いので，医療従事者は基本的な知識や対応技術を習得しておくことが不可欠である。

　この章では，これらの血球の発生・分化・成熟，および機能について学ぶが，血液成分うち白血球が関与するもう1つの重要な機能である「免疫」に関しては，次の第3章で学習する。

　そのほか，臨床的には非常に重要な治療方法である輸血に関連して血液型についても本章で学ぶ。

A 血液の成分と機能

血液は血管内に存在して，全身のいたるところにいきわたっている。第1章で学習したように生命の最小単位は細胞であり，個々の細胞は間質液（組織間液）に浸るようにして身体の各部に存在している。これらの細胞は間質液を介して，血液によって運ばれてきたさまざまな物質を受け取るのと引き換えに，細胞内で不要となった物質を血液に戻し，腎臓・肺から体外に排出している。直接の受け渡しは間質液によって行われるので，間質液を含む細胞外液が細胞にとって「内部環境」といわれるゆえんである。

細胞にとって，その内部環境の条件が一定であることは生命の維持にとってきわめて重要であり，そのための幾重もの機構を生体は備えている。この機能を**恒常性**（ホメオスタシス〔homeostasis〕）とよんでいる。恒常性の維持に関しては，神経（☞ 第6章「神経系」，p.133），ホルモン（☞ 第9章「内分泌系」，p.247），腎臓（☞ 第12章「泌尿器系」，p.335）が関与しており，それぞれのところで詳しく学ぶ。

■内部環境と外部環境

ヒトなどの多細胞生物は，外部から酸素や栄養素などを取り入れて，生命やその活動を維持している。体内に取り入れたこれらの酸素や栄養素は，血液によって末梢の組織にまで運ばれたあと，間質液（組織間液）を介して各細胞に渡されるとともに，細胞内で不要となった物質を細胞外に排泄している。この意味で，間質液を主とするいわゆる**細胞外液**は，細胞にとっての生存環境である。しかも，細胞外液は代謝産物やさまざまな物質で変化をきたしやすいが，一定の状態に維持される必要がある。細胞は細胞膜によって間質液と境を画し，選択的に細胞の内外での物質の出入りを行っているが，前提的に間質液の条件に大きく影響される。ホメオスタシスを決める因子には，水，酸素と二酸化炭素，各種の栄養素・電解質・タンパク質，pHのほかに温度などがある。

クロード=ベルナールが用いた「内部環境」という概念は，細胞に直接影響するこのような細胞外液をさしており（☞ 第12章ステップアップ「体液のバランス」，p.356），細胞外液のホメオスタシス（恒常性）の破綻を疾病と関連づけて説いている。

一方，外界は1個の生体を取り巻く環境であるが，こちらは，内部環境に対して外に位置する環境という意味で「外部環境」とよんでいる。

ステップアップ

生体内での物質輸送

生体内で物質は，物理的な性質に従って移動する場合と，それに抗して移動する場合とがある。物理的な性質に従って行われる移動は，溶液の濃度勾配による移動で，**受動輸送**とよばれる。溶け込んでいる物質（溶質）がより濃度の低いほうへ移動するか，物質を溶かしている液体（溶媒）が溶質の多いほう，つまり濃度の高いほうへ移動する移動の

図 2-1　細胞－間質液－毛細血管の間での物質の移動

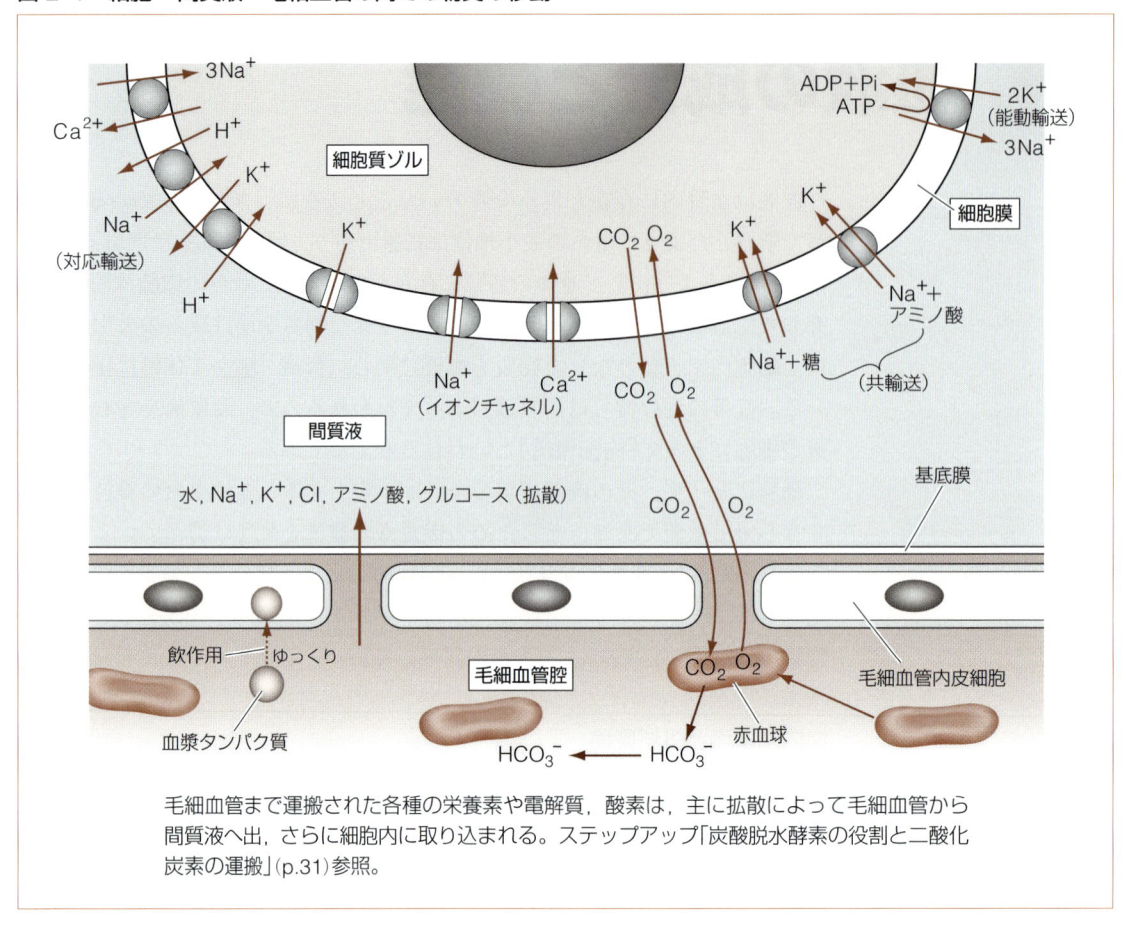

毛細血管まで運搬された各種の栄養素や電解質，酸素は，主に拡散によって毛細血管から間質液へ出，さらに細胞内に取り込まれる。ステップアップ「炭酸脱水酵素の役割と二酸化炭素の運搬」(p.31)参照。

しかたである（この移動を**拡散**という）。

もう一方の移動は**能動輸送**とよばれ，エネルギーを用いて行われる輸送で，細胞膜を介して細胞内外の物質を輸送する際に行われ，濃度勾配に逆らうような輸送（濃度の高いほうへ物質を移動させる）が行われる（図 2-1）。ミトコンドリアなど代謝に深くかかわっている細胞小器官と細胞質ゾルとの間でも，細胞小器官膜を隔ててたえず能動輸送が行われている。能動輸送の際に使われるエネルギーは ATP（アデノシン三リン酸）である。

a 血液の成分の分類

■血球と血漿による機能分担

血液は**血球**という細胞成分と，**血漿**という液体成分から成る❶。血球には，**赤血球**，**白血球**，**血小板**の 3 系統があり，これらは骨髄において**多能性幹細胞**という 1 つの種類の細胞をもととしてつくられる（☞ A-d「造血と造血因子」，p.39）。赤血球は酸素（O_2）や二酸化炭素（CO_2）の運搬に，白血球は生体防御に，血小板は止血にというように，それぞれ特有の機能を担っている。

一方，血漿は水を主な成分として，さまざまな物質をその中に溶かし込み，各器官・組織・細胞の代謝に関連する物質の運搬のほかに，リンパや他の体液とともに内部環境の恒常性（ホメオスタシス）や，浸透圧の維持に重要な役

Word ❶
血球と血漿
血球は**赤血球**・**白血球**・**血小板**の 3 種類である。血漿は**血清**と，**フィブリノーゲン**（**線維素原**）を含む種々の**凝固因子**に分けられる。血清には，代謝・免疫に必要な種々のタンパク質，糖質，脂質，ビタミン，ホルモンや種々の電解質が含まれている（☞ ステップアップ「血漿と血清」，p.37）。

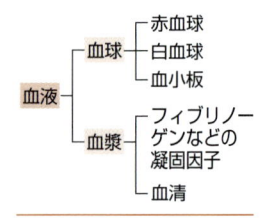

血液
├ 血球 ─┬ 赤血球
│   ├ 白血球
│   └ 血小板
└ 血漿 ─┬ フィブリノーゲンなどの凝固因子
        └ 血清

図 2-2 血液成分の分布（正常の場合）

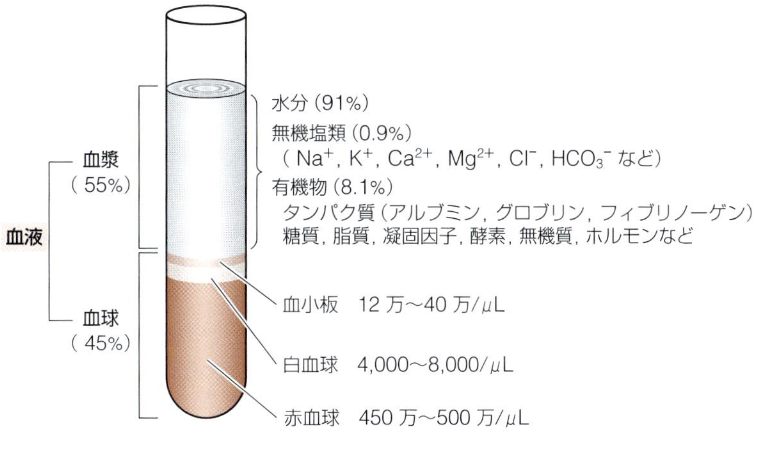

血液
- 血漿（55%）
  - 水分（91%）
  - 無機塩類（0.9%）（Na^+, K^+, Ca^{2+}, Mg^{2+}, Cl^-, HCO_3^- など）
  - 有機物（8.1%）
    タンパク質（アルブミン，グロブリン，フィブリノーゲン）
    糖質，脂質，凝固因子，酵素，無機質，ホルモンなど
- 血球（45%）
  - 血小板　12万～40万/μL
  - 白血球　4,000～8,000/μL
  - 赤血球　450万～500万/μL

割を果たしている。血漿による運搬の対象となるのは，酸素や二酸化炭素のなどの気体のほかに，グルコース（ブドウ糖）やアミノ酸，脂肪酸など代謝の原料になる物質とその代謝産物，ホルモン，電解質などである（図 2-2）。

また，免疫機構や止血機能にも関与しており，抗体の運搬や止血に必要な原料の運搬などを行っている。

b 血液の物理化学的特性

血液の主成分は水であり，流体としての性質をもっているが，血球成分やタンパク質などを含んでいるので，水よりも密度が高く（$1.04～1.06 \times 10^3 \, kg/m^3$），粘性（粘稠性；ねばっこさ）を帯びている。血液の導管である血管は弾力性に富み，細い管内を流体が流れる際には層流や乱流が発生する。また，血液を流す駆出力である血圧と血流の間には，血管抵抗❷が深く関与している。

血漿には多種の電解質（イオン）が溶け込んでおり，これらの成分を介して**酸塩基平衡**にかかわっており，血液の pH は 7.35～7.45 の狭い範囲に維持されている。さらに，血漿は細胞内外の種々の物質輸送にもかかわっている。また，血漿に溶け込んでいるタンパク質は，**浸透圧**❸（**膠質浸透圧**）（☞「血清アルブミンの役割」の項, p.38）を発生させ，血管内外や細胞内外の水分の移動に関与している（図 2-3）。

■血液成分

血液は体重の約 1/13 の重さを占める。血液の約 90% は水で，そのほかにはアルブミンなどのタンパク質成分を約 7% 含み，ナトリウムや塩素などの無機塩類を約 1% 含んでいる。残りがグルコースや脂質，ホルモンなどである（図 2-2 参照）。

> **Word ❷ 血管抵抗**
> 血管両端の圧力（血圧）差と血液量の比で表される。ポアズイユの法則から，
> $$R = (P_1 - P_2)/Q$$
> $$= 8\eta l / \pi r^4$$
> R：血管抵抗，$(P_1 - P_2)$：血管両端の圧力差，Q：血流量〔m^3/s〕，η：血液の粘度，l：血管の長さ，r：血管の半径。

> **Word ❸ 浸透圧**
> 半透膜という，粒子径の大きさによってその物質を選択的に通したり遮断したりすることができる膜を隔てて生じる圧力。濃度の違う溶液が半透膜を隔てて接した場合に，2つの溶液は同一の濃度になろうとして溶質の移動か溶媒の移動がおこる。大きな溶質は半透膜を通れないので，溶媒が半透膜の孔を通って濃度の高いほうへ移動することになる（図 2-3 参照）。

ワンポイント　酸塩基平衡
生体内は代謝によって酸塩基の環境条件がたえず変化するが，この状態を一定に保つ仕

図 2-3 浸透圧の発生

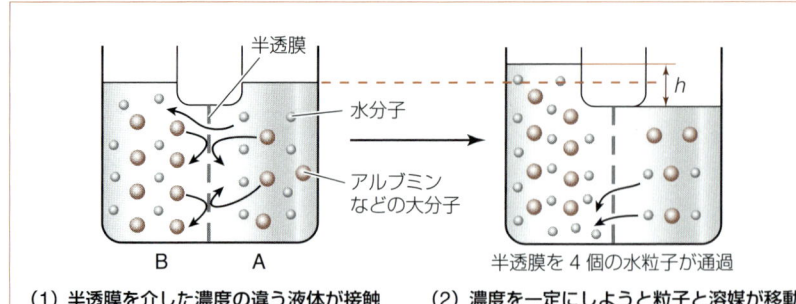

(1) 半透膜を介した濃度の違う液体が接触
(2) 濃度を一定にしようと粒子と溶媒が移動
（一定になるまで移動は続く）

水は通過できてもアルブミンは半透膜を通過できないので，A から B に水を引き込んで濃度が等しくなろうとする。水分子が A から B へ移動し，高さ h の差をもって移動が止まったとき，浸透圧 F はこの h の静水圧に等しい。すなわち，A–B 間には A → B の方向に F の力が，(1)ではかかったことになる。

組みを備えており，生体内の体液の水素イオン濃度（水素イオン指数；pH）を一定の範囲（7.35〜7.45）に維持する機構を**酸塩基平衡**とよぶ。主として陽イオンの H^+（水素イオン；プロトン）と陰イオンの HCO_3^-（炭酸水素イオン；重炭酸イオン）の量比で体液の pH は決まるので，この 2 つのイオンを中心に生体は調節して，pH の恒常性を維持している。ただし，他の電解質（Na^+，K^+，Cl^- など）やタンパク質も酸塩基平衡に影響を及ぼす。

C 血液の働き

すでにみたように，血液は細胞成分である血球と液体成分である血漿とに分けられる。血球には**赤血球，白血球，血小板**がある。各細胞はそれぞれ固有の濃度分布をする（表 2-1）。血球の濃度は通常，末梢血液 $1\,\mu L\,(=mm^3)$ あたりに存在する個数で示す。

血液に占める細胞成分の容積の割合を**ヘマトクリット**（Ht または Hct の略号で表す）という。細胞成分（血球）は全血液の約 45％ を占めるが，そのほとんど（44％ 以上）が赤血球なので，Ht は実質的には赤血球の比率をさすと考えてよい。Ht の基準値は成人男性で 45％ 前後（40〜52％），成人女性で 40％ 前後（33〜45％）である。

表 2-1 血球の基準値

赤血球	男：450 万〜650 万/μL 女：380 万〜580 万/μL	白血球	4,000〜8,000/μL
			杆状核好中球：　　　3％
Hb	男：12〜16.5 g/dL 女：11〜14.5 g/dL		分葉核好中球：50〜70％
			好酸球：　　　2〜5％
			好塩基球：　0.2〜1.0％
Ht	男：40〜50％ 女：35〜45％		単球：　　　3〜6％
			リンパ球：　20〜40％
		血小板	15〜40 万/μL

1 赤血球

❶ 赤血球の機能と基準値

　赤血球数（red blood cell；RBC）は，成人男性で500万個/μL，成人女性で450万個/μL前後ある，遊離細胞としては身体の中で最も多い細胞である。

　赤血球は**ヘモグロビン**（hemoglobin；**Hb**）という，鉄を含むタンパク質〔ヘムタンパク質（☞ ワンポイント「ヘムとヘムタンパク質」，p.35）〕をもち，これによって酸素（O_2）の大部分（98%）を運搬するとともに，それと交換に受け取った二酸化炭素（CO_2）を赤血球内の炭酸脱水酵素（炭酸デヒドラターゼ）によって炭酸水素イオン（重炭酸イオン；HCO_3^-）に変換している。この機序によって，内呼吸で生じた二酸化炭素のうちの90%は炭酸水素イオンの形で血中を運ばれる。

　赤血球は直径約7μmの大きさで，形はおおよそ真ん中がくぼんだ扁平な袋状をしている。変形する能力が高く，毛細血管を通過して組織のすみずみにまでいたることができる。健康な成人の赤血球のヘモグロビン濃度は，男性で16 g/dL前後，女性で14 g/dL前後である。

ステップアップ　炭酸脱水酵素の役割と二酸化炭素の運搬

　炭酸脱水酵素（炭酸デヒドラターゼともいう；CAと略）は亜鉛（Zn）を含むタンパク質で，赤血球や筋肉などに広く分布する。とくにCAの多い赤血球では，水と二酸化炭素から，次の反応を触媒して**炭酸水素イオン**（HCO_3^-）を生成する。亜鉛は反応の補助因子として働く。

$$H_2O + CO_2 \rightleftharpoons H_2CO_3 \rightleftharpoons H^+ + HCO_3^-$$

　赤血球中でのこの反応によって，細胞の内呼吸で生じた二酸化炭素の約90%が，溶解（水和）型の炭酸水素イオン（HCO_3^-）に変えられる。そのうちの2/3は血漿中に出て血中を運搬され，1/3は赤血球内に溶けたまま肺に送られる。残りの二酸化炭素はヘモグロビンとの化合物であるカルバミノ化合物（カルバミノ炭酸）の形や，物理的に溶存した状態で肺まで運ばれる（図2-4）。肺では二酸化炭素濃度の低い肺胞において，濃度勾配によって組織とは逆向きの反応がおこり，静脈血中から肺胞へ二酸化炭素が排出される。

❷ 平均赤血球指数と貧血の型

　ヘマトクリット（HtまたはHct）は赤血球の量を反映しており，Htの低下は貧血を示している。そのほかに赤血球数（RBC）とヘモグロビン（Hb）濃度の低下も貧血を示す。通常，これら3つの検査値は相並行した値を示すが，貧血の型によってはこれらがそれぞれ異なった値を示すので，次に示す3つの**平均赤血球指数**（平均赤血球恒数）から貧血の型を診断することができる。

(1) 平均赤血球容積（mean corpuscular volume；**MCV**）：赤血球1個あたりの容積で，「Ht〔%〕×10÷赤血球数〔$10^6\,\mu$L〕」で計算される。基準値は81〜94 fL。

(2) 平均赤血球ヘモグロビン量（mean corpuscular Hb；**MCH**）：「Hb〔g/dL〕×10÷赤血球数〔$10^6\,\mu$L〕」で計算される。基準値は27〜32 pg。

(3) 平均赤血球ヘモグロビン濃度（mean corpuscular Hb concentration；**MCHC**）：「Hb〔g/dL〕÷Ht〔%〕×100」で計算される。基準値は30〜36%。MCVが基準値より小さいものを**小球性**，大きいものを**大球性**，基準値内

図 2-4　CO_2 の運搬

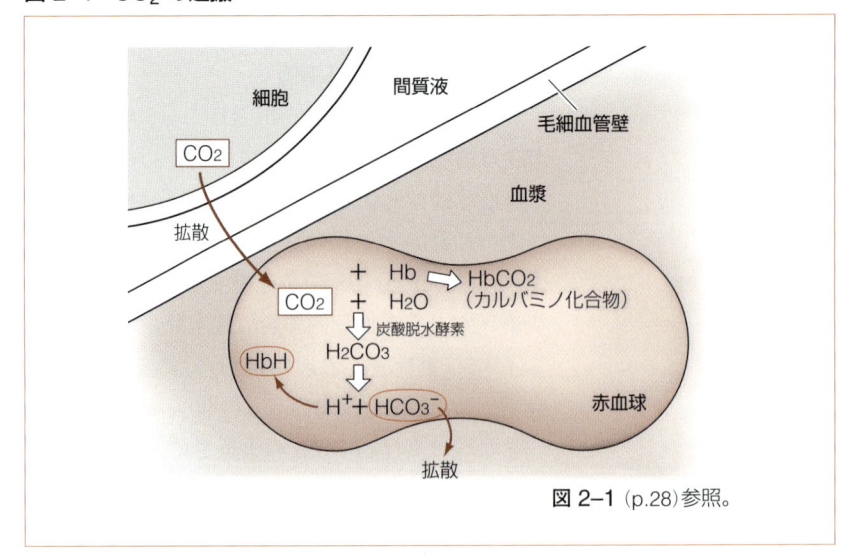

図 2-1 (p.28) 参照。

のものは**正球性**という。代表例としては，小球性が**鉄欠乏性貧血**，大球性が悪性貧血，正球性が**溶血性貧血**である。

MCHC は一定の容積のヘモグロビン(血色素)の濃度を示し，基準値内のものは**正色素性**，低い場合は**低色素性**とよばれる。低色素性貧血の代表例は鉄欠乏性貧血である。高色素性となる場合は，**鎌状赤血球症**や**遺伝性球状赤血球症**など血球の異常があることが多く，血球異常の検索が必要である。

> **ワンポイント** ▶ 倍数記号
>
> 例えば，私たちはマラソンの距離を「42.195 km」とか，「水 1 dL」などという言い方をする。km の「k (キロ)」，dL の「d (デシ)」はそれぞれ「1,000 (= 10^3)」「1/10 (= 10^{-1})」を表す接頭語であり，これを前置することによって，42.195 km = 42,195 m，1 dL = 0.1 L と換算が簡単にできるのである。f，p もこうした倍数記号(倍数を表す接頭語)であり，それぞれ「フェムト(femto)」，「ピコ(pico)」と読み，1/10^{15}(= 10^{-15})，1/10^{12}(= 10^{-12})の倍数を示す。ほかに，c (センチ；10^{-2})，m (ミリ；10^{-3})，μ (マイクロ；10^{-6})，n (ナノ；10^{-9})や，M (メガ；10^6)，G (ギガ；10^9)，T (テラ；10^{12}) などが使われる。

❸ 赤血球の寿命とビリルビン代謝

赤血球の寿命は約 120 日である。老化した赤血球は主に脾臓で破壊されるが，肝臓でも破壊される。赤血球の破壊が亢進した場合を**溶血**❹ という。

溶血した赤血球の成分は，脾臓に分布するマクロファージなどの**細網内皮系(網内系)細胞**❺ に貪食されて，鉄を含む**ヘム**と**グロビン**というタンパク質に分解される。ヘムはさらに**鉄**と**ビリベルジン**に分解される。ビリベルジンは還元されて**ビリルビン**に変わり，これがアルブミンと結合して運搬され，肝臓にいたる。肝臓では，ビリルビンはアルブミンと離れて，**遊離型ビリルビン(非抱合型ビリルビン；間接ビリルビン)**として肝細胞の中に入り，**グルクロン酸抱合**❻ という反応をおこして**抱合型ビリルビン(直接ビリルビン)**となり，胆汁の主成分として胆汁中に分泌される。

十二指腸に分泌された胆汁中のビリルビンは，腸内細菌により順次ウロビ

Word ❹
溶血
もともとは赤血球の破壊，すなわち赤血球の膜がなんらかの原因で損傷を受けて，赤血球の成分が血球外に流出する現象をいうが，この現象が異常に亢進した場合に用いられることが多い。採血時の急激な陰圧や保管時の振動，不適切な温度(高い温度や過冷却)などの物理的な機序，不適合輸血や免疫学的な機序などが原因となる。

Word ❺
細網内皮系細胞
老廃赤血球や病原菌などの貪食・消化を担う細胞で，リンパ節・脾臓・肝臓などに分布する。

Word ❻
抱合
生体のもつ解毒機構の 1 つで，肝臓や腎臓で，活性のある物質に対して，グルクロン酸や硫酸が結合することによって，より活性の低い物質に転換する反応をいう。抱合型ビリルビンは水溶性を得て，胆汁成分として排泄されやすくなる。

図 2-5 赤血球の分解とビリルビン代謝

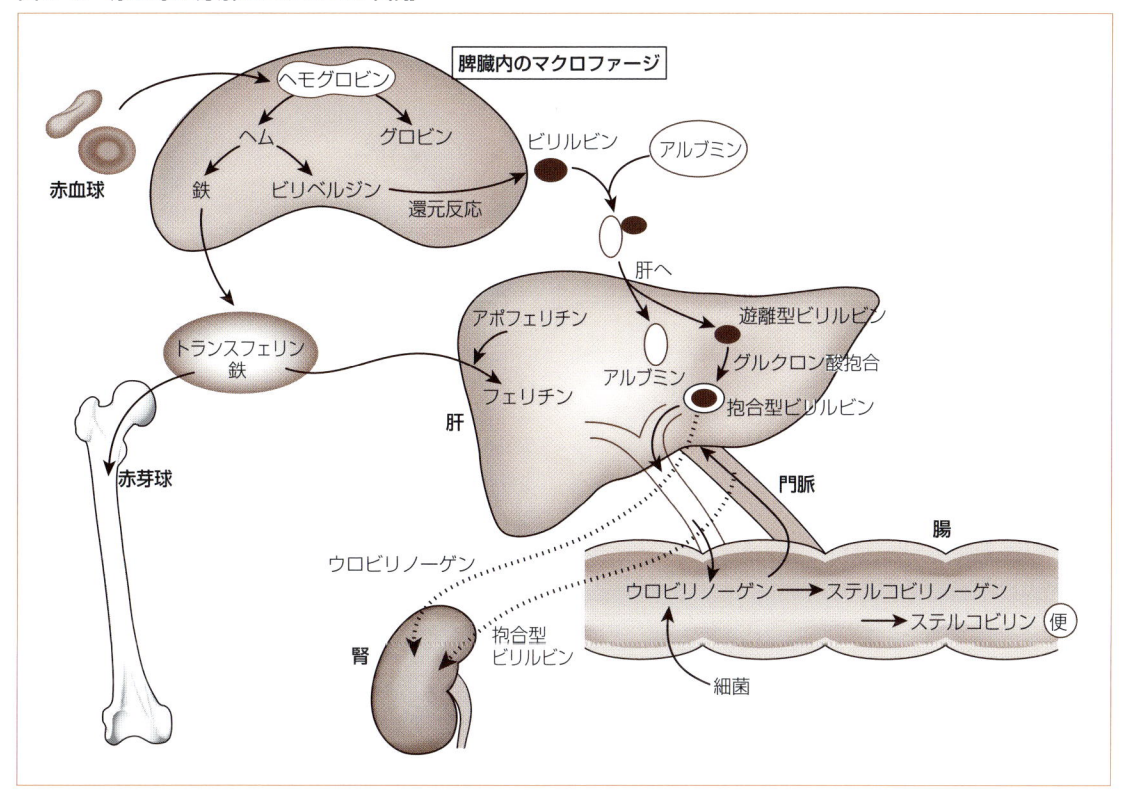

図 2-6 胆汁酸の腸肝循環

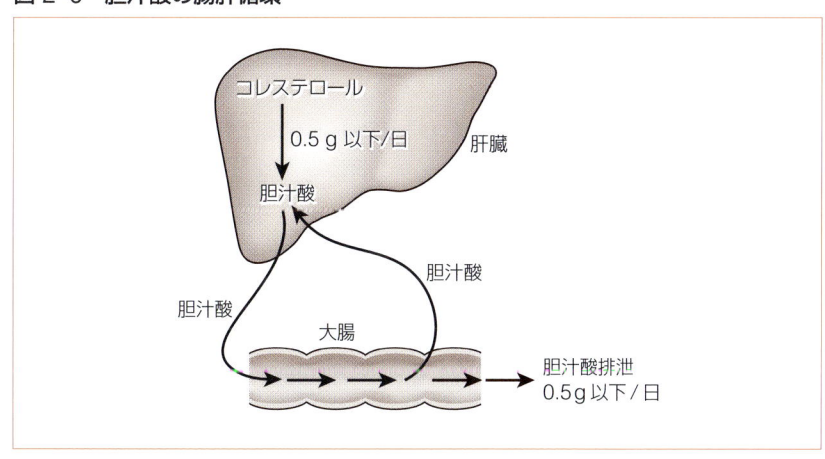

リノーゲン，ステルコビリノーゲン，ステルコビリンになり，便中に排泄される。便の黄褐色はステルコビリンの色である。ウロビリノーゲンの一部は腸管で吸収され，肝臓を経てウロビリノーゲンとして再び胆汁中に排泄される。これを**ビリルビンの腸肝循環**❼という。血中のウロビリノーゲンと抱合型ビリルビンの一部は尿中に排泄される（図 2-5, 2-6）。

ワンポイント▶ 胆汁と胆汁酸，胆汁色素

胆汁は，肝臓で生成・分泌され，十二指腸に排出される液状の物質で，**胆汁酸**，コレス

Word ❼
腸肝循環
　腸肝循環は，肝臓で合成された物質が肝臓から出，腸（小腸および結腸）で吸収されて，門脈から再び肝臓に戻ってくる経路をいうが，通常は胆汁酸ないし胆汁についていうことが多い（図 2-6 参照）。

図 2-7　体内の鉄代謝

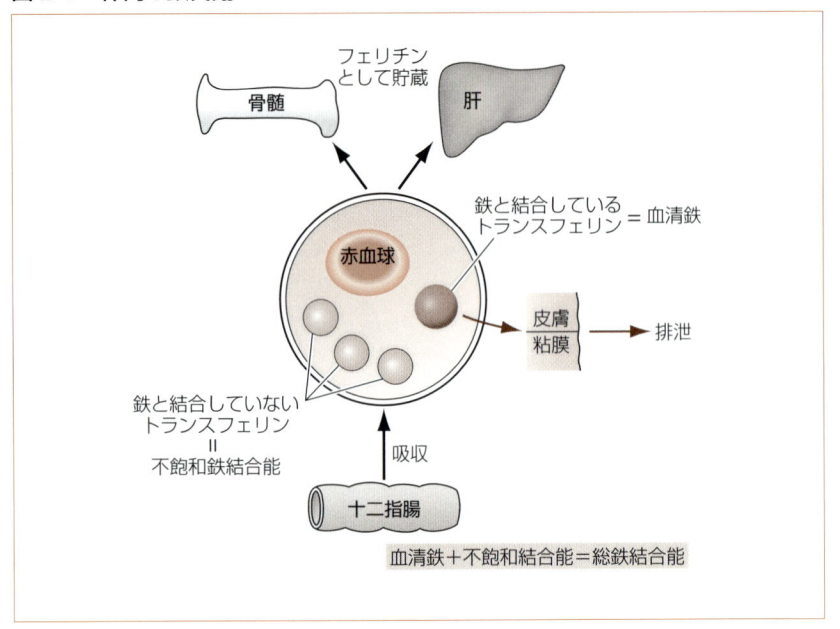

テロールや**胆汁色素**などを主成分としている。そのうち胆汁色素はわずか 2% にすぎないが，胆汁内の固形物をなし，主に**ビリルビン**である。胆汁の黄色はこのビリルビンによる。胆汁の大部分は胆汁酸（肝臓でコレステロールからつくられるステロイド化合物）で，脂肪の乳化，ミセル形成による消化促進作用など，重要な作用をもっている。1 日に 0.5〜1 L 分泌される。

一方，ヘムの分解で生じた鉄は遊離鉄（鉄〔III〕イオン；Fe^{3+}）とよばれるものになり，**トランスフェリン**❽という輸送タンパク質と結合して骨髄や肝臓に送られる（トランスフェリンと結合して血液中にある鉄を**血清鉄**とよぶ）。骨髄ではトランスフェリンは，赤血球のもとになる赤芽球に結合して赤芽球のヘモグロビンに鉄を送り込む。肝臓では**フェリチン**❽という鉄結合タンパク質になる（図 2-5 参照）。

分解されたあと鉄は，ほとんど排泄されることなく再利用され，赤血球の崩壊とともに同じ過程を繰り返す。これら一連の過程を**鉄の代謝回転**とよぶ（図 2-7）。また鉄の吸収はきわめて少なく，鉄の 1 日の排泄量と吸収量は約 1 mg といわれ，収支のバランスがとれている。なんらかの原因で出血をきたして体外に失っても，血清鉄や貯蔵鉄から補われるので，通常，鉄欠乏による貧血（鉄欠乏性貧血）をおこすことはない。

しかし，異常失血（過多月経，胃がんに伴う出血など）や鉄の摂取不足などによって鉄欠乏状態をきたすと，まず貯蔵鉄であるフェリチンの値が低下し，その後，ヘモグロビン中の鉄の減少，さらに血清鉄値の低下をきたす。

■鉄の代謝

人体内には 3〜4 g の鉄が存在している。その約 2/3 はヘモグロビンの成分であるヘムを構成している。残りの約 1/3 はフェリチン，ヘモジデリン❾（ヘモシデリンともいう）という**貯蔵鉄**の形で，主に骨髄や肝臓の細胞に存在して

Word ❽
トランスフェリン，フェリチン

トランスフェリン transferrin は，trans-（「別の場所へ」「他のところへ」の意味の接頭語）と ferri-（「鉄（第二鉄，三価鉄）」の意味）の合成語で，鉄の運搬を担うタンパク質のこと。フェリチンの -tin は「金属製の箱」を示し，鉄の貯蔵を担うタンパク質のこと。

Word ❾
ヘモジデリン（ヘモシデリン）

sider-, sidero-（「鉄」の意味）と hem(haem)-（「血液」の意味）の合成語。鉄貯蔵タンパク質の一種で，フェリチンが変性・重合したものとされる。フェリチンよりも不溶性。過剰に蓄積した鉄を貯蔵するもので，これが蓄積して病的となった場合をヘモジデローシス（ヘモシデリン沈着症）という。

いる。それ以外に微量の鉄(0.1％)が**血清鉄**として，**トランスフェリン**(β−グロブリンの1つ)というタンパク質と結合している存在する。

トランスフェリンと鉄との結合能力をトランスフェリン量で表したものは，**総鉄結合能**(**TIBC**)とよばれている。血清鉄量(すでに鉄と結合しているトランスフェリンの量；健康な人ではトランスフェリン全量の約 35％)と**不飽和鉄結合能**(鉄と結合していないトランスフェリンの量；**UIBC**)との和が TIBC であり，TIBC はトランスフェリンの総量である。

TIBC ＝ 血清鉄 ＋ UIBC

TIBC は，鉄欠乏時や鉄需要の亢進時に備えて，どの程度，鉄を体内に取り込みうるかを表している。UIBC はトランスフェリンの肝臓での産生量や血清鉄量，腸管や腎臓での消失量などを反映する。鉄欠乏性貧血では，ヘム中への鉄の需要が増して血清鉄量が減少すると同時に UIBC は増加し，さらに TIBC 値が上昇するので，体内の鉄の動態を考えるうえで重要な指標である。

ステップアップ｜ビリルビンの排泄異常と黄疸

抱合されたビリルビンは色素の検査(ジアゾ反応)が直接できるために**直接ビリルビン**，抱合されていないビリルビンは色素の検査の際に前処理が必要なため**間接ビリルビン**とよばれる。ビリルビンは黄疸の原因であるが，溶血による黄疸(ヘモグロビンの分解亢進)では間接ビリルビンの増加，胆道の閉塞による黄疸では直接ビリルビンの増加がみられる。閉塞性黄疸の場合は，ビリルビンが腸管に流れないために腸内細菌とビリルビンの反応で産生されるステルコビリンができず，便の色が灰色になる。

ワンポイント｜ヘムとヘムタンパク質

鉄(第一鉄イオン，Fe〔II〕イオン；Fe^{2+})を含むポルフィリン誘導体を**ヘム**，ヘムを成分に含むタンパク質を**ヘムタンパク質**とよぶ。ヘムはミトコンドリアで多くの過程を経て生成される。ヘムは酸素が結合すると赤血球の赤色を呈するので，動脈血は赤い。ヘムタンパク質は，ヘモグロビンをはじめ，ミオグロビンやシトクロム中などにある。ポルフィリンからのヘム合成の過程の障害はポルフィリン症とよばれ，大部分は先天性の酵素欠損によるものであるが，アルコール，抗結核薬，鉛中毒などによってもひきおこされる。

ワンポイント｜巨赤芽球性貧血

ビタミン B_{12} は，胃の**内因子**という糖タンパク質と結合して十二指腸(主に回腸)で吸収される。自己免疫的な機序によって内因子に対する抗体(抗内因子抗体)が産生されると，内因子−抗内因子抗体複合体が形成されて内因子が失われるため，ビタミン B_{12} が吸収できなくなる。また，胃を全摘出した人は内因子を欠くので，ビタミン B_{12} の吸収障害がおきる。

葉酸は体内で合成できないために，食事からの摂取が必要である。

ビタミン B_{12} と葉酸はいずれも DNA 合成に関与しており，これらの欠乏は，造血細胞における DNA 合成障害から細胞分裂が阻害されて，**巨赤芽球性貧血**をひきおこす。巨赤芽球性貧血は代表的な**大球性貧血**で，形態異常は赤血球ばかりでなく顆粒球(☞ 次項「白血球の分類」)や巨核球(血小板のもととなる細胞)にもみられる。

かつてビタミン B_{12} 欠乏性の大球性貧血が「悪性貧血」とよばれたのは，経過が致死的であったためであるが，非経口的なビタミン B_{12} の投与による治療法が確立されてからは，予後のよい疾患となった。

2 白血球

❶ 白血球の分類

白血球は大きく**顆粒球**，**単球**，**リンパ球**に分けられる。顆粒球は細胞内にさまざまな顆粒を有し，顆粒を染め分けることができるギムザ染色（ギームザ染色）という染色法によって，さらに赤い顆粒をもつ**好酸球**，青い顆粒をもつ**好塩基球**，その中間の色の顆粒をもつ**好中球**に分けられる。好中球は感染などによる炎症部位に対して，遊走能と強い貪食作用によって組織に浸潤して病原体の処理にあたる，自然免疫の主役である（☞第3章 A–b–1「非特異的生体防御にかかわる細胞」，p.59）。好酸球は細菌や寄生虫を傷害する作用のほか，炎症を促進する作用をもっている。好塩基球は即時型アレルギー（I 型アレルギー）に際して，さまざまな炎症促進物質を放出する。

単球は，比較的大型の細胞で，血管の中では**単球**，血管外に出たものは**組織球**とか**マクロファージ**とよばれ，強力な食作用を有するほか，免疫系において重要な**抗原提示細胞**としての役割がある。

リンパ球は骨髄で分化する **B 細胞**（B リンパ球）と胸腺で成熟する **T 細胞**（T リンパ球）に分けられ，それぞれ特異的免疫反応の主役を担う細胞である（☞第3章 B–a「免疫系の細胞および補体」，p.67）。

❷ 白血球の基準値

末梢血液中の白血球数（white blood cell; WBC）の基準値は 4,000〜8,000 個/μL である。白血球の種類別による比率は**白血球百分率（白血球分類）**とよばれ，好中球 45〜74％，好酸球 0〜7％，好塩基球 0〜2％，単球 4〜10％，リンパ球 20〜45％である。好中球，好酸球，好塩基球はさらに杆状核球，分節核球または分葉核球に分けられる（図2–8）。白血球を細分類した場合のそれぞれを**白血球分画**❿とよぶ。

顆粒球は寿命が短く 4〜8 時間，組織中では 4〜5 時間である。単球は血中

> **Word** ❿
> **分画**
> 溶媒・溶液中の分子や粒子などを遠心分離などの処理で分けることができる場合に，分けられたそれぞれの成分をいう。

図 2–8 白血球

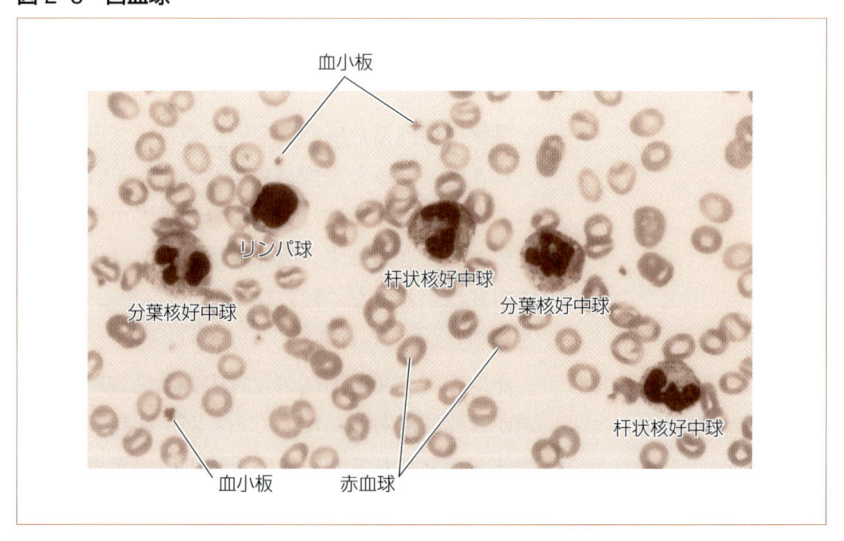

では 10～20 時間であるが，組織中では在住マクロファージとなり，数か月から数年の単位で存在する。リンパ球の寿命は 100～300 日といわれている。

3 血小板

　血小板は，骨髄で幹細胞から分化した巨核球の細胞質の一部である。核をもたず，直径 2～4 μm で，血管内の不活動状態では平らな円盤状をしている。基準値は 12 万～40 万個/μL である。寿命は約 10 日である。

　血小板は止血に重要な役割をもっており，血栓を形成して，血液の凝固過程に関与している（☞ B「止血機構」，p.42）。

4 血漿成分

　血液の約 55％を占める血漿のおよそ 90％は水分である。残りの 10％の固形成分の内訳は無機質 1％，有機物 9％で，無機質の大部分はナトリウム（Na）と塩素（Cl），有機物の大部分はタンパク質（**血漿タンパク質**という）である。

■血漿タンパク質

　血漿タンパク質としては主に**アルブミン**と**グロブリン**があるが，ほかにフィブリノーゲンを含む凝固因子やアポリポタンパク質などが，非常に少ない量ながら存在する。血漿中ではアルブミンは 4.5 g/dL 前後（血清タンパク質分画の割合では基準値は 60～73％），グロブリンは 2.5 g/dL 前後（同じく基準値は 24～43％）存在しているが，両者でほとんどの血漿タンパク質を占める。血漿から凝固因子を除いたタンパク質成分（アルブミンとグロブリン）を**血清総タンパク質**とよぶ。

　アルブミン/グロブリンの比は **A/G 比**とよばれ，通常 2 である。A/G 比はアルブミンとグロブリンのどちらの増減によっても変動する。アルブミンは肝臓でつくられるので，肝疾患（とくに肝硬変症）では産生量が低下するため A/G 比が低下する。また，グロブリンは免疫グロブリン（抗体）の増加で上昇する。免疫グロブリンの増加は，感染症の存在を推測する材料となる。免疫グロブリンはリンパ球の B 細胞でつくられる。

ステップアップ

血漿と血清

　試験管に採取した血液に抗凝固薬（ヘパリンやクエン酸ナトリウムなど）を加えて血液が凝固しないようにして遠心分離をすると，**血球**と**血漿**に分かれる。一方，抗凝固薬を加えずにそのまま放置すると，**血餅**（☞ 図 2-14，p.46）といわれる暗赤色の凝塊が沈殿し，淡黄色透明の**血清**が分離して，血清が血餅の上部を満たす。血餅は，血球にフィブリノーゲンが変化してできるフィブリンが絡みついてできる。フィブリノーゲンをフィブリンに変化させるのが凝固因子であるので，血清は血漿から凝固因子を取り除いたものであるといえる。

　血清中のタンパク質を総称して**血清総タンパク質**といい，その約 65％が**アルブミン**である。免疫グロブリン（γ–グロブリン）を除いて，ほとんどの血清タンパク質は肝臓の細胞でつくられる。総タンパク質の低下は，γ–グロブリンよりも，多くはアルブミンの減少を反映している。アルブミンは肝臓でつくられるので肝疾患によることが多いが，低タンパク質状態による場合や熱傷などで体外に喪失した場合がある。

　アルブミンは含有量が最も多い血漿タンパク質で，タンパク質のなかでは

表 2–2 グロブリンに含まれるタンパク質

グロブリン分画	含まれるタンパク質
α_1	・α_1-酸性糖タンパク質 ・α_1-アンチトリプシン ・ホルモン結合性血漿タンパク質 　（性腺ステロイド，副腎皮質ステロイド，甲状腺ホルモン） ・チロキシン結合グロブリン ・トランスコルチン
α_2	・Gc–グロブリン ・ハプトグロビン ・セルロプラスミン ・α_2-マクログロブリン
β	・トランスフェリン ・ヘモペキシン ・補体成分
γ	・IgG ・IgM ・IgA ・IgD ・IgE

分子量は 6 万 7,000 と比較的小さいほうである。肝臓で合成され，6 割方は間質液中に存在している。浸透圧（膠質浸透圧）の形成に働くほか，血漿に溶け，さまざまな物質・ホルモンと結合して，それらの物質輸送（輸送タンパク質）に携わっている。

■**血清アルブミンの役割**

アルブミンの役割として重要なものに，①血清中に溶けているさまざまな物質の輸送と，②血漿の膠質（コロイド）浸透圧に対する影響がある。アルブミンは水溶性なので，血液中で無機イオンや脂肪酸などと結合して，これらを運搬する。また血漿の浸透圧の 3/4 に対して影響力をもつ。アルブミンは分子量が大きいので血管壁を通過して血管外に出られないため，低アルブミン血症では血管から細胞間質へ水が移動して浮腫（細胞間質に水が過剰にたまる状態）（☞ A–b「血液の物理化学的特性」，p.29）を生じる。

グロブリンはアルブミンより分子量は大きく，α_1，α_2，β，γ に分けられる。これらを**グロブリン分画**という。それぞれの分画には以下のような働きがある。α_1-グロブリンは脂質を運搬する機能をもつ。α_2-グロブリンはビタミンやホルモン運搬の機能をもち，また炎症時に反応して増加するタンパク質（**C 反応性タンパク質；CRP**❶）が含まれる。β-グロブリンには，トランスフェリンや β-リポタンパク質などの比較的大きなタンパク質が含まれる。γ-グロブリンの主体は免疫グロブリン（IgG）であるが，免疫グロブリン以外の物質も少量含まれる（表 2–2）。

> **Word** ❶
> **CRP**
> C 反応性タンパク質。代表的な急性期タンパク質で，肺炎球菌の細胞壁にある多糖（肺炎球菌 C 物質）と特異的に反応して沈殿をおこす物質として見いだされた。炎症の指標として盛んに測定される。

ステップアップ

血清タンパク質分画

血漿タンパク質は負（−）に荷電している。電気泳動を行うと，この性質によって，タンパク質は正（＋）の方向に引かれて移動する。このとき，分子量の小さいものほど速く

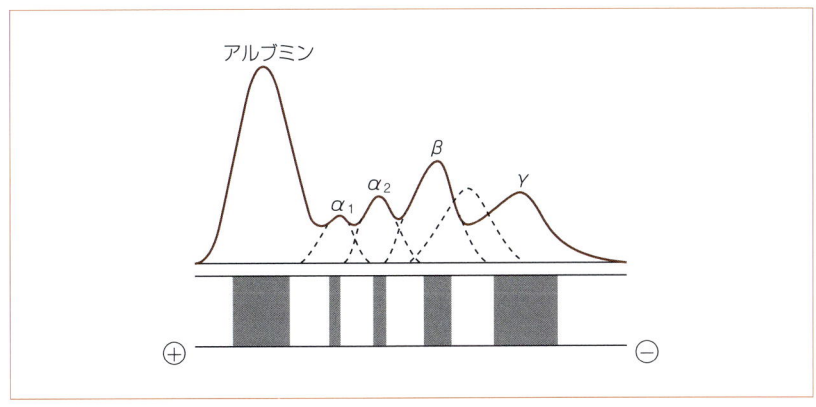

図 2-9 血清タンパク質分画（セルロースアセテート膜電気泳動）

移動する（この速さを移動度という）ので，分子量によるタンパク質の分離が可能になる。分子量の小さい順に，アルブミン，α_1-グロブリン，α_2-グロブリン，β-グロブリン，γ-グロブリンとなる（図 2-9，表 2-2）。

> **ワンポイント　赤血球沈降速度**
>
> 略して**赤沈**，**血沈**ともいわれる。3.2％クエン酸ナトリウム（抗凝固薬）を血液と 1：4 の割合で加えた血液（静脈血）をガラス管（ウェスターグレン管ともいい，内径 2.55 mm，高さ 300 mm）に入れて垂直に立てておき，比重の大きい赤血球成分が沈降する速さを調べる検査法である。グロブリンやフィブリノーゲンが増えると，赤血球が凝集しやすくなり，沈降速度は速くなる。アルブミンが多いと，遅くなる。

d 造血と造血因子

　血球の産生を**造血**という。**骨髄**には，成熟した血球成分（赤血球，白血球，血小板）などをつくり出し，かつ，自らを自己複製する能力を有する**造血幹細胞**（hematopoietic stem cell）が存在している。この細胞はすべての血球のもとになるので，**多能性幹細胞**（pluripotent stem cell）といわれている。これが分化すると，ある方向づけがなされた 2 つの**幹細胞**（骨髄系幹細胞とリンパ系幹細胞）となり，さらには分化の方向が決定された**前駆細胞**とよばれる細胞に分化していく（図 2-10）。この分化には，種々の**サイトカイン**（インターロイキン〔interleukin；IL〕，エリスロポエチン[12]〔erythropoietin；EPO〕，トロンボポエチン〔thrombopoietin；TPO〕や種々の**コロニー刺激因子**〔G-CSF，GM-CSF など〕）とともに，幹細胞や前駆細胞を支えている周囲の環境（線維芽細胞や内皮細胞などの間質細胞）も重要な役割を果たしている（図 2-10，表 2-3）。

　骨の種類では，脛骨や大腿骨などの長管骨の骨髄はほぼ成人期までに造血機能が消失し，以降は椎骨・胸骨などの扁平骨・短骨の骨髄が機能を担う。

> **Word** [12]
> **エリスロポエチン（EPO）**
> 赤血球の新たな産生を促進する因子で，（腎組織の）血液の酸素分圧の低下が要因となって，腎臓から分泌されるサイトカインの一種。腎不全では，この因子が減少して貧血に陥る。この貧血を**腎性貧血**という。最近，製剤化され，腎不全患者に投与できるようになり，透析患者に必須であった輸血を減らすことに役立っている。

> **ワンポイント　造血器官**
>
> 時期によって造血器官が替わる。胎生期には骨髄が未成熟であり，初期には卵黄嚢が，5 週ごろには肝臓と脾臓（主として肝臓）が造血器官となる（肝性造血）が，胎児の 4 か月ごろから骨髄がとって替わり（骨髄性造血），出生時には肝臓の造血機能は停止する。

第2章 血液

図 2-10 多能性幹細胞と細胞の分化・成熟

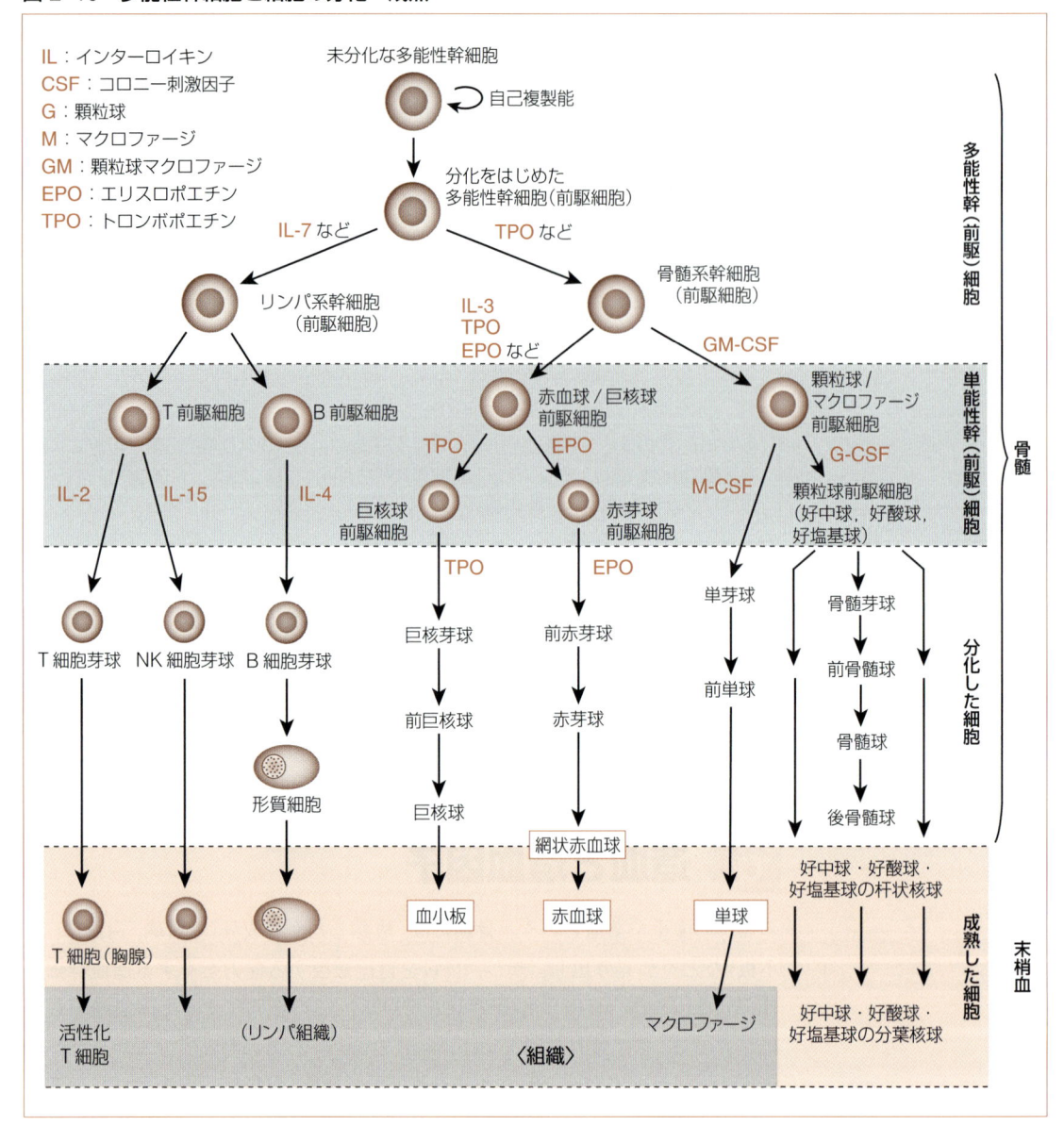

IL：インターロイキン
CSF：コロニー刺激因子
G：顆粒球
M：マクロファージ
GM：顆粒球マクロファージ
EPO：エリスロポエチン
TPO：トロンボポエチン

がんの骨髄転移などでは，成人でも肝臓で造血を示すことがある（髄外造血）。骨髄での造血が抑制されたための代償機能と考えられる。

ステップアップ

G-CSF，GM-CSF

G は granulocytes（顆粒球），M は macrophage（マクロファージ）の略で，CSF は colony-stimulating factor（コロニー刺激因子）の略（図 2-10 参照）。顆粒球系やマクロファージ（単球）系の成熟に関与している。近年，製剤化され，がんの化学療法の副作用による白血球減少症の治療や，骨髄移植時の移植骨髄の増殖の促進を目的に使用されている。

■赤血球

赤血球のおおもとになる細胞は**赤芽球**とよばれる。骨髄性幹細胞から分化した赤血球前駆細胞の分化を誘導するサイトカインは，エリスロポエチン（EPO）

表 2–3 造血に関与するサイトカイン

サイトカイン		主な役割
インターロイキン	IL-2	T 細胞増殖因子
	IL-3	多系統刺激因子
	IL-4	B 細胞刺激，好塩基球・肥満細胞刺激
	IL-5	好酸球の増殖・機能を高める
	IL-6	巨核球産生を刺激する
コロニー刺激因子	G-CSF	顆粒球の産生や機能を増強させる
	GM-CSF	顆粒球/マクロファージ前駆細胞を刺激し，顆粒球・単球の産生を促進する 樹状細胞の産生を刺激する
	M-CSF	単球/マクロファージ前駆細胞を増殖させ，単球の産生や機能を増強させる
トロンボポエチン(TPO)		巨核球前駆細胞を刺激し，巨核球の増殖と分化，血小板産生を刺激する
エリスロポエチン(EPO)		赤血球産生を促進する

といわれる。赤血球は骨髄中で核が放出されて(脱核)末梢血液中に出てくるが，核が放出されたときに核物質の一部(RNA)が細胞内に残存した赤血球が出現することがあり，この赤血球のことを**網状赤血球**とよんでいる。

なお，赤血球は無核細胞であり，分裂しない。

> **ワンポイント** 網状赤血球
>
> 網状赤血球は**網赤血球**ともいい，新しく産生された幼若赤血球で，クロマチン(染色質；RNA)が残存している脱核後の赤血球である。網の目を形成しているのは，核クロマチンの中のリボ核酸である。24〜48 時間で成熟赤血球になるといわれている。正常な状態でも，10〜15 ‰(パーミル $=10^{-3}$)出現している。末梢血液中に占める網状赤血球の割合の上昇は，骨髄中での赤血球系の造血の亢進状態を示している。鉄欠乏性貧血の治療中の網状赤血球の割合の上昇は，治療の有効性を示す指標となる。

■白血球

白血球では，顆粒球系とマクロファージ(単球)系が同じ前駆細胞に分化し，さらに顆粒球系の前駆細胞は**骨髄芽球**とよばれる細胞に分化する。好中球は，この骨髄芽球から，**前骨髄球，骨髄球，後骨髄球**を経て**杆状核球**になり，末梢血液中に出現する。好酸球，好塩基球のそれぞれにも骨髄芽球が存在し，骨髄芽球レベルで分化している(**図 2-10**)。マクロファージ(単球)系では，単芽球を経てマクロファージ(単球)に分化していく。

■リンパ球

リンパ球では**リンパ系幹細胞**に分化し，それぞれの刺激因子の影響のもとにさらに分化していくが，リンパ球の一部は骨髄から胸腺やリンパ節に移動して，そこで **T 細胞**に成熟する(B 細胞へは骨髄中で分化する)。

■血小板

血小板は，骨髄系幹細胞を経て，それがさらに分化した赤血球前駆細胞と共通の前駆細胞が，トロンボポエチン(TPO)の刺激により巨核芽球から**巨核**

球に分化して産生される。血小板は，この巨核球の細胞質がくびれ，ちぎれてできたものである。

B 止血機構

　出血は血管の破綻による血液（全成分）の血管外への流出であり，出血を止めることが止血である。その一連の仕組みを**止血機構**という。正常な止血には，①血管の収縮，②血小板の粘着・凝集，および③血液の凝固が必要である。②には**血小板**が，③には**血液凝固因子**が関与する。すなわち，血管の破綻がおきると，まず血管（細動脈）が収縮して血流を低下させる（①）。血管内皮[13]が損傷された部位では，血管内皮の周辺組織（膠原線維など）と血液が接触し，血小板が損傷部位に粘着・凝集して（②），血栓（**血小板血栓**または**一次血栓**という）をつくり，破綻部位の修復にあたる（これを**一次止血**という）。一次止血は応急的な止血であって，止血部の血栓ははがれやすく，もろい。なお，一般には，血小板による止血も含めて血液の凝固過程として扱われる。

　ついで，血漿中の凝固因子の作用で血小板血栓の表面で**血液凝固**がおこり（③），血小板血栓を**止血血栓（二次血栓）**がおおう（これを**二次止血**という）。二次血栓をさらに血管内皮細胞が包み，血管内腔面が修復されて，止血の過程が終了する。血管の修復が終わったあと，血栓は**プラスミン**という酵素によって溶かされて消失し（これを**フィブリン〔線維素〕溶解**，略して**線溶**という），血管はもとの状態に戻る。

Word [13]
血管内皮
血管の内腔は，単層の扁平上皮細胞である**血管内皮細胞**でおおわれている。血漿成分の血管外への漏出を防ぐ以外に，さまざまな生理活性物質や抗血栓性物質を産生・分泌するなど，血管系の恒常性の維持に関与している。

a 止血・凝固と線溶

　止血と凝固は，生体が血管の損傷（出血）を負ったときにおこす一連の修復過程である。最初に血小板による応急的な一次止血がおこるが，同時にその過程で種々の凝固因子の活性化がつぎつぎと連鎖的におこり，フィブリンによる凝血塊（血餅）の形成と血管破綻部位の封鎖（二次止血）へと進行する。二次止血までに要する時間は，血管の種類や部位，傷害の程度にもよるが，3分前後である。

1 一次止血

　血管の破綻には必ず**血管内皮**の損傷を伴う。血管内皮は**血管内皮細胞**でできており，内皮の下には結合組織として膠原線維（コラーゲン線維）がある。この膠原線維と，血管内皮が産生する**フォン＝ウィルブランド因子**[14]が結合して，血中の血小板を破綻局所に粘着させる。次に，血小板は変形し，さまざまな物質を分泌して，血小板どうしが粘着し凝集していく。この過程は血小板の活性化（**表2-4**）によって行われる。ここでできた血栓は**血小板血栓**とよば

Word [14]
フォン＝ウィルブランド因子
損傷した血管内皮細胞と血小板とを接着させる"糊"として働く糖タンパク質。

表 2-4 血小板の活性化

血小板の動き	機能
血小板の変形	粘着力の亢進
血小板内顆粒の放出	活性化の促進 抗凝固因子・ヘパリンの作用抑制 血小板凝集の促進
トロンボキサン A_2 の放出	活性化の促進 血管の収縮
血小板どうしの粘着	糖タンパク質発現による粘着
血小板の収縮	血餅の退縮

図 2-11 一次止血(血小板血栓の形成)

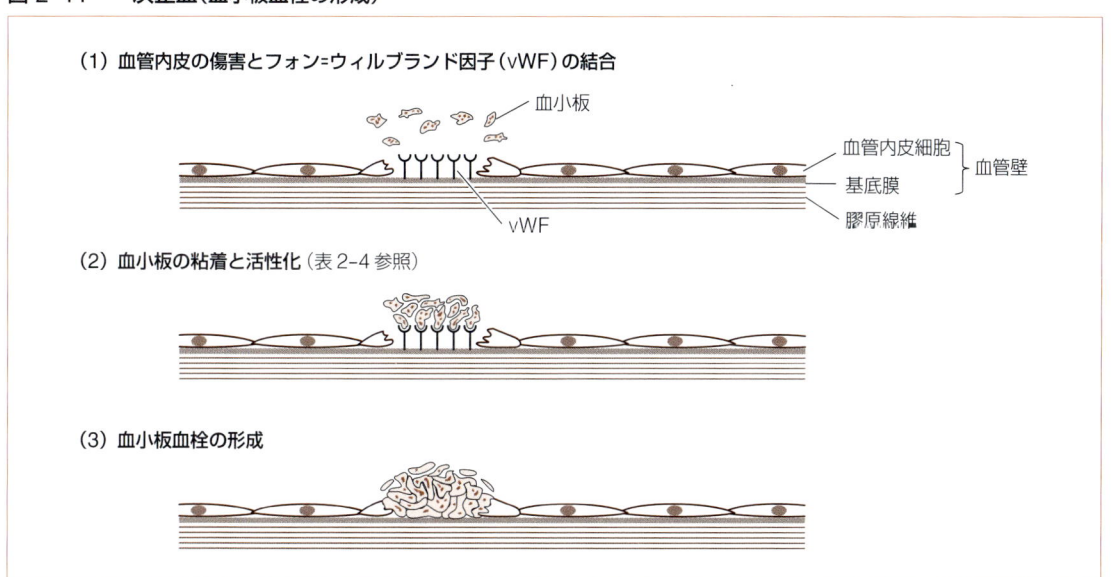

(1) 血管内皮の傷害とフォン=ウィルブランド因子(vWF)の結合

(2) 血小板の粘着と活性化 (表 2-4 参照)

(3) 血小板血栓の形成

れ，一過性の止血機能をもっている(一次止血)(図 2-11)。

ステップアップ

血小板の活性化

血小板はコラーゲン線維に粘着すると活性化される。すなわち，そのためには血管内皮が損傷されて，コラーゲンが血流に露出することが必要である。粘着後，局所で産生されるトロンビンや，好中球やマクロファージから分泌されるサイトカインやカルシウムイオン(Ca^{2+})によって，血小板の変形，血小板内顆粒の放出，血小板の粘着能の促進，血小板の収縮などの現象がおきる。

2 二次止血(血液凝固)

つづいて，血漿タンパク質の中のさまざまな凝固に関与する因子(凝固因子という)(表 2-5)が連続的に変化をおこし，最終的にはフィブリン(線維素)が形成され，それが絡み合ってできるフィブリン網の中に血球・血小板・血漿タンパク質を取り込んで二次血栓を形成し，二次血栓をさらに血管内皮細胞が包み，血管内腔面が修復されて，止血が完成する。

凝固因子の反応については図 2-12 に示すが，外因系凝固反応と内因系凝

表 2-5　凝固因子

凝固因子	同義語
I	フィブリノーゲン
II	プロトロンビン*
III	組織因子（組織トロンボプラスチン）
IV	カルシウムイオン
V	プロアクセレリン
VII	プロコンバーチン*
VIII	抗血友病因子
IX	クリスマス因子*
X	スチュアート因子*
XI	PTA（血漿トロンボプラスチン前駆物質）
XII	ハーゲマン因子
	フィブリン安定化因子

*合成にビタミン K を必要とする凝固因子。VI は欠番。

図 2-12　血液凝固因子の反応

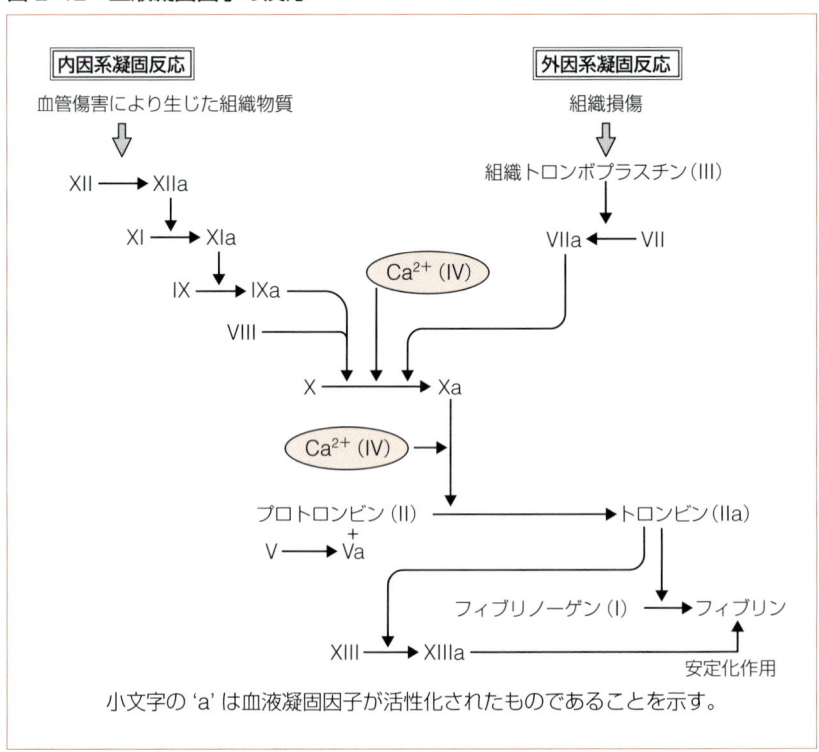

```
内因系凝固反応                              外因系凝固反応
血管傷害により生じた組織物質                  組織損傷
        ↓                                    ↓
    XII → XIIa                         組織トロンボプラスチン(III)
        XI → XIa                               ↓
            IX → IXa          Ca²⁺(IV)    VIIa ← VII
            VIII
                   ↓      ↓      ↓      ↓
                   X  →  →  →  →  Xa
                          Ca²⁺(IV) →
        プロトロンビン(II) ────── トロンビン(IIa)
              + 
         V → Va
                                フィブリノーゲン(I) → フィブリン
                  XIII → XIIIa                      安定化作用
```

小文字の 'a' は血液凝固因子が活性化されたものであることを示す。

固反応に分けて説明されている。外因系凝固反応は外傷などをきっかけとして，損傷部位から**組織因子**（組織トロンボプラスチン）が血液に入り，凝固因子（第 X 因子）の活性化に働くものである（☞ Word「組織トロンボプラスチン」，p.47）。内因系凝固反応は血液自体の因子による反応といわれるが，内因系の反応も血管内皮の傷害などと関係が深いとされている。外因系の反応は秒単位でおこるものであるが，内因系の反応は数分間かかる。凝固の機能を調節する**凝固阻止因子**（**表 2-6**）の存在も知られている。

表2-6 凝固阻止因子

凝固阻止因子	機能
アンチトロンビンⅢ(ATⅢ)	トロンビンの不活化
プロテインC	Ⅷaとⅴの不活化
プロテインS	Ⅷaとⅴの不活化

図2-13 フィブリン溶解(線溶)

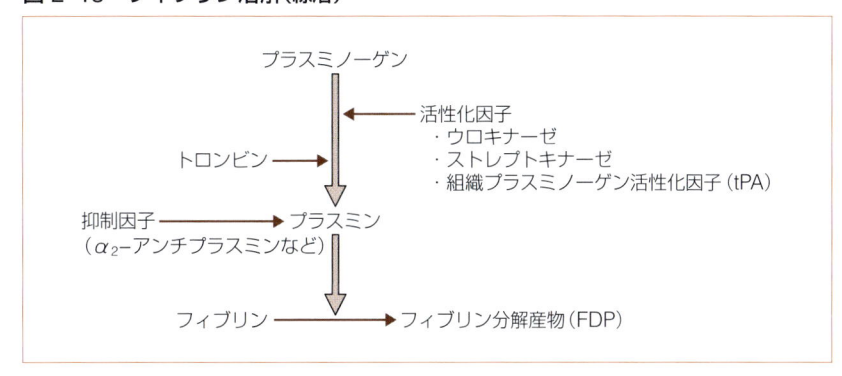

```
                    プラスミノーゲン
                         │
                         │     ← 活性化因子
                         │       ・ウロキナーゼ
          トロンビン ──→  │       ・ストレプトキナーゼ
                         │       ・組織プラスミノーゲン活性化因子(tPA)
                         ▼
  抑制因子 ────────→ プラスミン
  (α₂-アンチプラスミンなど)
                         │
                         ▼
           フィブリン ──→ フィブリン分解産物(FDP)
```

3 血栓の溶解

血管の修復が完了したあと,凝固によってできた止血血栓は,フィブリン溶解(線維素溶解;略して線溶といわれる)の作用によって数日でなくなり,血流が再開する。フィブリン(線維素)を溶解させるのは,酵素のプラスミンである。プラスミンは,肝臓で合成され血漿中に存在するプラスミノーゲンが,さまざまな因子によって活性化されて生じる。プラスミンの作用を抑えるのは,$α_2$-アンチプラスミン⑮である。止血終了後には,フィブリン分解産物(FDP)が生じる(図2-13)。

Word ⑮

$α_2$-アンチプラスミン
プラスミンと結合してその作用を抑制する物質で,そのなかに$α_2$-プラスミン阻害因子($α_2$-プラスミンインヒビター)がある。線溶が亢進すると,血中に$α_2$-プラスミン阻害因子とプラスミンの複合体(いわゆるPIC)が生じる。

ステップアップ

プラスミノーゲン活性化因子
プラスミノーゲンを活性化する因子には,ウロキナーゼ(腎上皮由来),組織プラスミノーゲン活性化因子(tPA;血管内皮由来),ストレプトキナーゼ(レンサ球菌由来)などがあり,薬剤として血栓溶解療法に使用されている。

b 止血機構の検査
(凝固時間・出血時間・プロトロンビン時間)

1 全血凝固時間

凝固時間は,内因系の凝固因子の異常を見いだすための検査で,ガラス管内に採取した血液の凝固に要した時間を測定する(図2-14)。基準値は5～8分で,第Ⅺ因子欠乏症では延長する。

2 出血時間

出血時間は,耳朶(耳たぶ)や指先を穿刺して放置し,自然止血するまでに

図 2-14 全血凝固時間測定でみられる血餅の形と病態

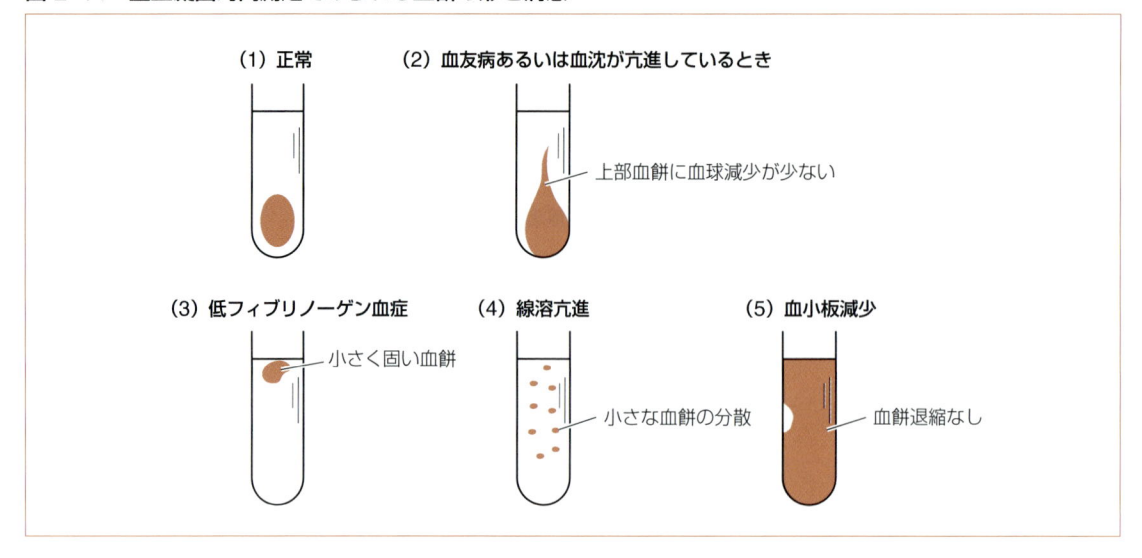

(1) 正常
(2) 血友病あるいは血沈が亢進しているとき
　　上部血餅に血球減少が少ない
(3) 低フィブリノーゲン血症
　　小さく固い血餅
(4) 線溶亢進
　　小さな血餅の分散
(5) 血小板減少
　　血餅退縮なし

図 2-15 出血時間(デューク法)

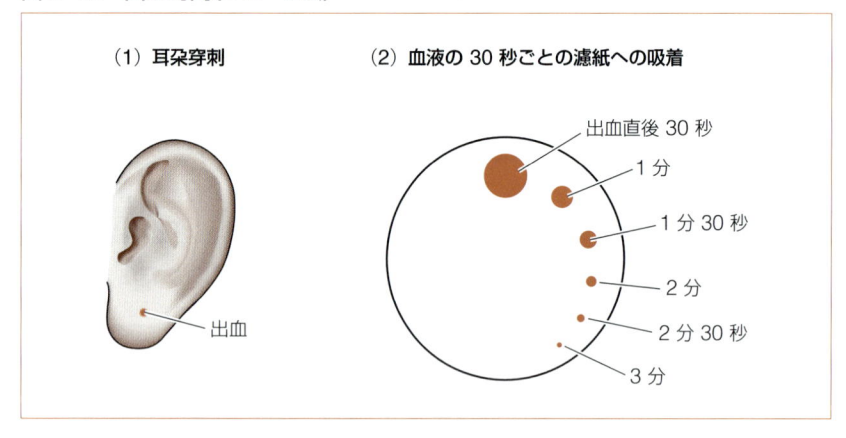

(1) 耳朶穿刺
(2) 血液の 30 秒ごとの濾紙への吸着
　　出血直後 30 秒
　　1 分
　　1 分 30 秒
　　2 分
　　2 分 30 秒
　　3 分
　　出血

要する時間を計測する検査法である(図2-15)。基準値はデューク法で1～3分で，出血時間が延長する場合には，毛細血管の異常，血小板数の減少や機能の異常が推測される。フォン=ウィルブランド病の場合や，アスピリンなどの血小板凝集抑制薬の服用によっても延長する。

3 プロトロンビン時間(PT)

プロトロンビン時間は外因系凝固反応の異常を見いだすスクリーニング検査で，プロトロンビンのトロンビン⓰への変換を防止したあと，カルシウムと組織トロンボプラスチンを加えて，凝固(フィブリンの析出)までの時間を測定するものである。基準値は12秒以内である。

第VII因子と第X，V，IV，III，II，I因子のいずれかが結合する場合や，血清中に抗凝固薬が存在する場合，第II因子の活性が50%以下に低下した場合に延長する(図2-12の外因系凝固反応を参照，p.44)。

> **Word** ⓰
> トロンビン
> フィブリノーゲンに働いてフィブリンを生成する酵素。

Word ⓘ
組織トロンボプラスチン
組織因子とか，単にトロンボプラスチンとかいわれるが，凝固因子の1つの第Ⅲ因子のことである。外因系凝固反応に関与する。

> **ワンポイント ▶ プロトロンビン時間**
>
> 外因系凝固反応において，プロトロンビンは組織トロンボプラスチン⓱とカルシウムイオン（Ca^{2+}）の作用でトロンビンに変わるので，検査ではカルシウムイオンを取り除いた血漿を検体とする。この検体にカルシウムイオンと組織トロンボプラスチンを加えて，フィブリンが析出するまでの時間を測定すれば，外因系凝固機能がわかる。
> 外因系凝固反応には第X・V因子，フィブリノーゲン，ビタミンK（第X・Ⅸ・Ⅶ・Ⅴ因子の生合成に必要；これらの凝固因子をビタミンK依存性凝固因子という）などが関与するので，これらの因子の異常もわかる。肝疾患や抗生物質の長期使用などによるビタミンK欠乏では，出血傾向となる。

4 活性化部分トロンボプラスチン時間（APTT）

活性化部分トロンボプラスチン時間は，内因系凝固反応の異常を見いだすスクリーニング検査である。トロンボプラスチン時間は再現性が低いために，接触因子賦活剤をあらかじめ基質に加えて反応させる方法が考案された。

内因系因子である第Ⅻ，Ⅺ，Ⅸ，Ⅷ因子のおよび共通因子のいずれかの活性が30～40％に低下すると延長する（図2-12の内因系凝固反応を参照，p.44）。

C 血管内凝固

血液は通常，凝固阻止と線溶の両者の働きで適当な流動性を保持しているが，動脈硬化症などで血管内皮が傷害されたり，血液が濃縮して凝固因子の濃度が高まったり，血流の停滞がおこったり，また線溶そのものが低下したりすると，血管内でも凝固がおきて血栓が形成され，血流が途絶えてしまうことがある。この結果生じる疾患に心筋梗塞や脳梗塞がある。

また，重症感染症や悪性腫瘍などの基礎疾患を背景として，そこから分泌されるさまざまな因子によって**組織トロンボプラスチン**が血中に放出され，血管内皮の傷害がないにもかかわらず凝固因子の連鎖反応がおきて，全身の各所で血管内凝固（全身の微小血栓の形成）がおき，血小板やフィブリノーゲンを消費する，**播種性血管内凝固症候群**（disseminated intravascular coagulation；**DIC**）とよばれている疾患群がある。この疾患では，凝固の亢進とともに，むだな凝固によって凝固因子が大量に消費される結果，正常の止血機能が働かなくなって出血傾向が出現し，非常に出血しやすい状態になる。

ステップアップ

凝固阻止因子

凝固阻止因子には血管内皮のほか，**アンチトロンビンⅢ（抗トロンビンⅢ）**，**Cタンパク質（プロテインC）**，**Sタンパク質（プロテインS）**などが知られている。アンチトロンビンⅢはフィブリンに捕捉されなかったトロンビンの不活化をゆっくりと行うが，ヘパリンの存在下では瞬時に不活化できる。ヘパリンは生体内では血管内皮表面や肥満（マスト）細胞内に存在するが，抗凝固薬として治療にも使用される。

出血傾向

止血機構のうちどこかに異常があるために，出血をおこしやすく，また出血した場合に止血がおこりにくい病態を**出血傾向**といい，その要因をも含めて**出血性素因**ともいう。出血性素因には，①血管性の異常，②血小板の異常（血小板数の減少と機能の低下），および③凝固機能の異常（凝固因子の活性・産生量の低下）がある。①には血管の透過性が

亢進するシェーンライン-ヘノッホ紫斑病，②には白血病や再生不良性貧血・血小板減少症，③には血友病や DIC（播種性血管内凝固症候群）がある。
　検査としては，①に対しては毛細血管抵抗試験や出血時間，②に対しては血小板数・機能（粘着能・凝集能）検査，③に対しては外因系ではプロトロンビン時間，内因系では活性化部分トロンボプラスチン時間の測定などが行われる。

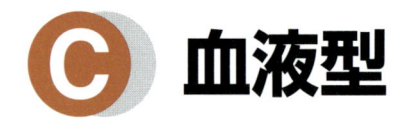

C 血液型

　ヒトの赤血球には多くの血液型が発見されている。このなかで重要なのは，**ABO 式血液型**と **Rh (Rhesus)抗原系**(**Rh 式血液型**)である。ABO 式血液型は，膜表面の糖タンパク質の糖鎖が抗原となる。Rh 抗原系は，D 抗原といわれる脂質依存性タンパク質が抗原になっている。このほかにもさまざまな種類の抗原が存在し，関連した血液型を表現している。一方，血清内には，これらの抗原に対する抗体が存在する。ある血液型の血球とそれに対応した抗体を有する血漿を混ぜ合わせると，凝集反応をおこす。この反応を**赤血球凝集反応**（または**血球凝集反応**），この抗原のことを**赤血球凝集原**（または**血球凝集原**），抗体のことを**赤血球凝集素**（または**血球凝集素**）とよぶ。
　数多く存在する抗原の型は，メンデルの法則に従って遺伝するので，親子の鑑定などに利用されている。

a ABO式血液型

　ABO 式血液型の表現型は，**A 型，B 型，AB 型，O 型**である。一方，抗体には，**抗 A 抗体，抗 B 抗体**がある。A 型抗原をもつ血球と抗 A 抗体は結合して凝集をおこす。以上から，ヒトの血液型の血球抗原と血清抗体の組み合わせは**表 2-7** に示したようになる。

> **ステップアップ**
>
> **血液型の判定**
>
> 　血液型の判定は，通常，2 つの面からの判定が必要とされる。すなわち，赤血球の判定と血清の判定である。赤血球の判定は「**オモテ（表）試験**」とよばれ，標準血清を用いて行われる。被検血球が抗 A 抗体をもつ血清と反応して凝集すれば A 型，抗 B 抗体をもつ血清と反応して凝集すれば B 型である。両方で凝集すれば AB 型，いずれとも反応しなければ O 型である。
> 　一方，血清抗体の検査は「**ウラ（裏）試験**」とよばれ，A 型，B 型，O 型の標準血球が用

表 2-7　ABO 式血液型の凝集原と凝集素の関係

血液型	凝集原	凝集素
O		抗 A，抗 B
A	A	抗 B
B	B	抗 A
AB	A，B	

いられる。被検血清がA型血球と反応して他の血球と反応しない場合はB型，B血球とだけ反応するのはA型，A・B血球と反応するのはO型で，いずれとも反応しないのはAB型である。

b Rh式血液型

> **Word** ⑱
> **D抗原**
> 赤血球膜上に存在する抗原の1つで，Rh因子に含まれる抗原。Rh因子にはD抗原，C/c抗原，E/e抗原があるが，C・E抗原は免疫反応が弱く，一般的にはD抗原の有無をもってRh式血液型とよんでいる。

D抗原[⑱]（Rho抗原ともいう）はRh式血液型の強力な抗原であり，ABO式血液型と同じように臨床的に重要である。

D抗原をもつものをRh陽性（＋），もたないものをRh陰性（－）という。Rh（－）の人にRh（＋）の血液が輸血されると，抗D抗体がその人の体内に産生され，次回の輸血で再びRh（＋）の血液が輸血された場合に，激しい抗原抗体反応がおきることになる。Rh（－）の母親とRh（＋）の胎児の関係も重要で，新生児の溶血性貧血の原因となる。

c その他の血液型と不規則抗体

ヒトの赤血球はABO式血液型，Rh式血液型以外に多くの抗原をもっている。これに対する抗体も血清中に多く存在している。抗A抗体，抗B抗体，Rh抗体以外の抗体は**不規則抗体**といわれている。この不規則抗体では，ABO式血液型やRh式血液型ほどの強い溶血反応はおきないが，この抗体に対応する抗原を有する血液を輸血した場合には，溶血がおき，輸血の効果が減少したり，溶血に伴う副作用が出現したりする。

> **ステップアップ**
>
> **タイプ−アンド−スクリーニング（Type & Screening）**
> 手術の際に輸血の可能性がある場合に備えて，常時必要かつ十分な血液が準備できる状況にはない。また，かりに準備できたとしても，その血液が使用されるかどうかわからない場合がある。従来は，これらの血液のすべてに交差適合試験を行い，保管してきた。血液が使用される機会がなかった場合には，血液は破棄され，交差適合試験に費やされた経費と時間はまったくむだになっていた。そこで，血液型判定と不規則抗体のスクリーニング（ふるい分け）検査を行い，適合することが予想される血液のみを保管し，交差適合試験は実際に輸血するときにだけ行うという方法が考案された。未知の抗体によって交差適合試験で輸血不可と出る可能性はゼロではないが，血液の有効利用と経費と時間の有効利用の視点で，最近，普及が推奨されている方法である。

d 輸血

血液がなんらかの原因で失われた場合に，これを補充するために行われるのが輸血である。輸血は他人の臓器を使うという点では，最も一般に行われている臓器移植ともいえる。しかし，以上に述べた血液型不適合に起因する溶血反応や，輸血後の移植片対宿主病（GVHD）などの副作用の危険性があり，そのほか，近年きわめてまれになったものの，血液を媒介とする感染症（輸血感染症）の危険性も伴う。

輸血は，ほかに代用する治療法がない場合のみに許される治療法であり，危険（副作用）と利得を慎重に検討し，十分なインフォームドコンセントのもと

に実施されなければならない。輸血の副作用を避ける観点から，最近は不足している成分のみの輸血，すなわち**成分輸血**が推奨されている。また，手術に際して輸血が必要になってくる場合に，自分の血液を輸血用血液として採血して保存しておき，これを輸血する**自己血輸血**という方法も行われている。

> **ステップアップ**
>
> ### 輸血の副作用
>
> 　輸血の副作用に関連して最も重要なものは，**血液型不適合**である。重篤な溶血反応によって，重症の場合には死亡することがある。感染症も重要である。血液が媒介する感染症として，梅毒・ウイルス肝炎・マラリア・エイズなどが知られている（最近，血液製剤の輸血によるいわゆる薬害肝炎〔C型・B型肝炎〕が社会問題化し，国家による補償が行われるようになった）。また，血液の細菌汚染も問題となっている。物理化学的な副作用としては，輸血血液中に保存のために入っているクエン酸による副作用や，容器の素材に対するアレルギー反応などがある。
>
> 　そのほか，**移植片対宿主病（GVHD）**という重篤な疾患がある。輸血血液中のリンパ球の移入によって，患者の組織を破壊するような免疫反応がひきおこされ，重症の場合は死亡する。この予防のために，輸血用血液には放射線を照射してリンパ球を死滅させてから使用するようになった。
>
> ### 成分輸血
>
> 　副作用を軽減・回避するためにも，余分なものは除いて，必要な成分だけを輸血することが望ましい。そのために行われるのが成分輸血である。赤血球成分，血小板成分，血漿成分が基本的な成分である。赤血球は濃厚赤血球液，血小板は濃厚血小板液，血漿は新鮮血漿として利用されている。血漿成分はさらに血液凝固因子と血漿タンパク質（グロブリン・アルブミン分画）に単独に分離・精製され，必要な患者に用いられている。

> **ワンポイント　自己血輸血**
>
> 　**自己輸血**ともいい，3つの方法がある。1つは主流となっているもので，手術前の数週間かけて自分の血液を採血して保存しておき，これを輸血する方法で，**術前貯血式自己血輸血**という。患者は貧血を防止するために，鉄剤とエリスロポエチンの投与を受ける。また，手術で出血した自分の血液を無菌的に回収して，再び自分の体内に戻す方法があり，**回収式自己血輸血**とよぶ。さらに，**希釈式自己血輸血**といって，手術直前に相当量の血液を

図2-16　交差適合試験

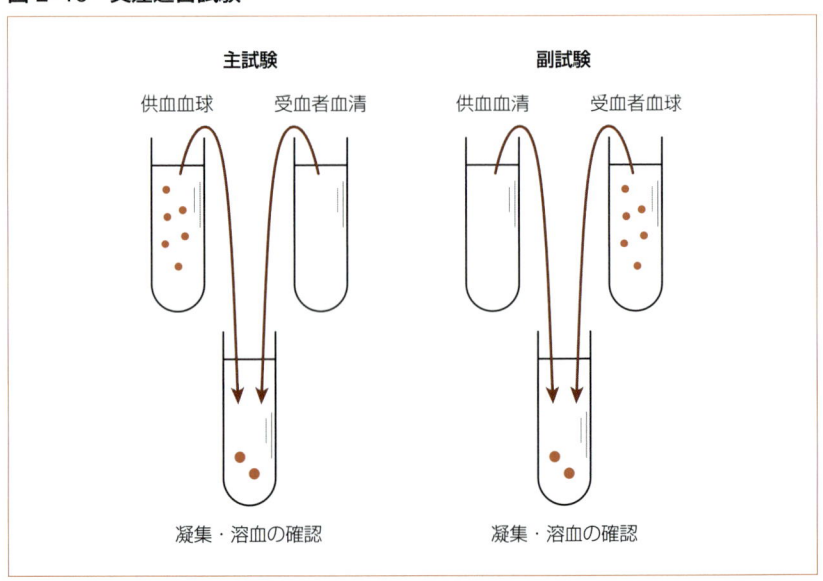

採取する一方，代用の血漿を輸注して血液を薄めておき（出血で失っても実質喪失量は少ない），手術中・後に採取血液を戻してやる方法がある。いずれも輸血の副作用，GVHD を防ぐ目的で行われる。

ステップアップ

交差適合試験（クロスマッチ－テスト）（図 2–16）

輸血する血液が輸血を受ける患者に，血清学的に適合しているかどうかを判定する検査である。輸血血液の血球と患者血清との凝集・溶血反応をみるのが「**主試験**」，輸血血液の血清と患者血球との凝集・溶血反応をみるのが「**副試験**」である。適合していれば，凝集・溶血はおきず，輸血可能の判定ができるが，例えば，主試験が陽性となった血液の輸血が行われると，輸血血球が患者の血清中の抗体と反応して溶血反応をおこし，強い副作用が現れる。逆の場合も，ともに輸血は控えられる。

本章のまとめ

- 血液は血球成分（赤血球・白血球・血小板）と血漿成分（血清とフィブリノーゲンなどの凝固因子）から成っている。
- 血漿の約 90％は水分が占め，中に電解質（無機質）成分とタンパク質・糖質（グルコース）などを溶かし込んでいる。
- 血液などの体液の pH を一定に保つ機構を酸塩基平衡とよび，この機構では水素イオン（H^+）と炭酸水素イオン（HCO_3^-）が中心的な役割を果たす。
- 赤血球の主成分はヘモグロビン（血色素）である。
- 赤血球は 120 日の寿命を終えると，細網内皮系（網内系）細胞で処理され，タンパク質成分（グロビン）は主として胆汁中から便中に排泄される。鉄はほぼすべてが再吸収される。
- 白血球は顆粒球，単球，リンパ球に分けられる。単球は血管を出ると組織球（マクロファージ）となり，免疫に関与する。
- 血漿から血球とフィブリンから成る血餅を取り除いたものが血清である。
- 血漿中に溶けているタンパク質（血漿タンパク質と総称する）は，アルブミンとグロブリンに大別される。アルブミンは肝臓でつくられ，膠質浸透圧への関与，物質輸送などを担う。グロブリンには免疫グロブリンや CRP（C 反応性タンパク質）がある。
- 骨髄にある多能性幹細胞がおおもととなり，これからさまざまに分化して赤血球，白血球，血小板などになる。赤血球の前身となる赤芽球は，エリスロポエチンというサイトカインによって誘導される。
- 止血には，①出血部位の血管の収縮，②血小板の粘着と凝集，および③血液凝固の 3 つの過程が必要である。①・②を一次止血，③を二次止血とよぶ。
- 血液凝固（凝固）は，外因系凝固反応と内因系凝固反応に分けられる。凝固の過程はさまざまな種類の凝固因子が関与して行われる。
- 凝固後，不要となった止血血栓は，プラスミンという酵素によるフィブリン溶解（線維素溶解；線溶）という作用で分解される。
- ヒトの赤血球の血液型として，ABO 式血液型と Rh 式血液型が重要である。ABO 型では A 型，B 型，AB 型，O 型がある。
- 輸血は臓器移植の一種である。輸血の副作用として，不適合輸血と GVHD（移植片対宿主病）がある。副作用を避けるために，自己血輸血・成分輸血や，交差適合試験などの検査が行われる。

人体の構造と機能

第3章

生体の防御機構

本章の学習目標

　地球上に存在する生物は，食物連鎖という枠組みの中で生存競争を繰り返してきた。弱肉強食の状況を生き延びるために，あるものはより強いものに寄生することによって生命をつないできた。最も小さい生物である微生物は，さまざまな環境の変化に適応していく過程で，自分以外の生物（宿主）に依存しながら生きるすべを身につけた。その現れが感染であり，感染症である。

　宿主の側も，宿主にとって好都合な微生物のもつ働きを利用してきた。しかし，ときに微生物は宿主の生命を脅かすこともあり，さまざまな動植物は微生物の身体への侵入を防ぎ自身を守るために，多様な防御機構を備えるにいたった。この仕組みには，単純に物理的，化学的，あるいは生物学的な防御の仕組みのものから，特殊な仕組みによるものまで，さまざまなものがある。

　これには大きく分けて 2 つのものがある。1 つは，生体の外郭となる皮膚や粘膜，あるいは唾液や涙など，生体がもともともっている単純な仕組みによる「非特異的防御機構」であり，もう 1 つは，生体が特殊に発達させてきた仕組みによる「特異的防御機構」である。後者は「免疫」とよばれ，その仕組みによる機構を「免疫系」と称する。「生体防御機構」とは，この 2 つの機構を総称したものである。

　免疫系は，基本的には「自己」と「非自己」の識別（認識）を基盤とし，過去に経験した「免疫記憶」をもとに，特異な液性の因子や細胞が関与して，病原微生物という外敵が侵入してきたときにすばやく，効率的に対応して，これらを処理し体外に排除する機構である。この機構は，形質細胞（プラズマ細胞）で産生される抗体が主役となる液性免疫と，抗体が関与せず T 細胞が主役となる細胞性免疫に分けられるが，両者が相互に関与し合いながら，ネットワークをつくり効率的に対応する。

　ここでは，簡単な防御の仕組みによる防御から，高度に発達した免疫系の機構までを含めて学習し，感染の予防と，さらにこの機構を応用した臨床検査の原理を学ぶ。その知識は看護の現場，すなわち臨床ではもとより，看護師自身の感染防止のためにも不可欠であり，しっかりと学んでほしい。

■免疫系の概要

生体の防御機構❶は，大きく**非特異的生体防御機構**と**特異的生体防御機構**に分けられる（表3-1）。前者は下等動物にも備わった原始的防御機構であり，皮膚に代表されるような，環境中の各種生物からの攻撃・刺激の種類を問わず，それらに一律に広く対応するもので，一次的な防御機構である。後者は，攻撃・刺激の種類や標的に対して，防御を担う生体側が専門分化した機構や担い手を替えて対応する機構である。この2つの機構は密接に関連して機能しており，特異的防御機構は，非特異的防御作用を増強させたり，非特異的防御機構の効果的発現に関与したりしている。

病原体の感染に対して生体は日常，非特異的防御機構でまず防御を行い，その機構で防御しきれなかったときに，より強力な特異的防御機構を発動して個体の防御に働く。次項で述べる特異的生体防御反応には，**免疫記憶**という機能があり，過去に経験した同じ種類の攻撃・刺激に対しては，より迅速で効果的な，強力な防御を行うことができる。この機構は，病原体との接触（抗原の侵害刺激）を生体が学習して，体内に特異の防御態勢を構築するもので，この機構を**免疫**❷とよび，免疫全体を**免疫系**とよぶ（図3-1）。

> **Word** ❶
> **防御機構**
> 微生物（病原体）の感染などから生体を守る仕組みのことで，一名，障壁，外壁を意味する「バリアー」などともいわれ，この言葉が用いられることもあるが，本書では「防御機構」を用いる。

> **Word** ❷
> **免疫**
> 免疫とは文字どおり「疫（病気）を免れる（逃れる）」の意味で，生体が外部からの異物（病原体）の侵入に対して自身を防御し，自身の状態を正常に維持し，また回復させる仕組みや働きをいうが，体内に発生した自身に不都合な物質を処理する際にも働く。

A 非特異的生体防御機構

非特異的生体防御機構には，反応や対応の機序の種類に応じて物理的防御機構，化学的防御機構，生物学的防御機構がある（表3-2）。これらのうち，生物学的防御機構は**非特異的免疫（自然免疫）**ともいわれる。この反応系は，生体から異物を排除する機構であるが，次に述べる特異的免疫（獲得免疫）に比べて非常に原始的で，異物と認識された広範な種類の病原体（病原微生物）に対応できる半面，いつまでも同じ反応しかできない。

例えば，この機構で働く代表的な細胞である食細胞のマクロファージ（☞B-a「免疫系の細胞および補体」，p.67）は，細菌・真菌などの病原体や壊死組織などが存在する部位に遊走して，これらを**貪食**❸し処理する。ここで働いている機構は，どこまでも異物を貪食して排除するという単純な作用だけである。同じ細菌が二度以上感染しても，同じ程度に貪食機能を果たすにとどまる。

あとで述べる特異的免疫のように，二度目以降の感染のほうがより効率的に反応をおこしたり，免疫記憶が誘導されたりすることはない。

> **Word** ❸
> **貪食**
> 食細胞（マクロファージや好中球など）が，細菌や異物，そのほか生体内の不要・有害物質を食作用によって細胞内に取り込むこと。

表3-1 生体防御機構

非特異的生体防御機構	特異的生体防御機構
1. 物理的防御機構 2. 化学的防御機構 3. 生物学的防御機構	1. 液性免疫 2. 細胞性免疫

図 3-1 非特異的生体防御機構と特異的生体防御機構

a. 非特異的生体防御機構（生物的バリアー）

1回目：異物A △、異物B ☆、異物C ✚ → マクロファージあるいは好中球による貪食

2回目：異物A △、異物B ☆、異物C ✚、異物D ● → いろいろなものの貪食が可能。貪食能力は同じ

b. 特異的生体防御機構（抗体産生）

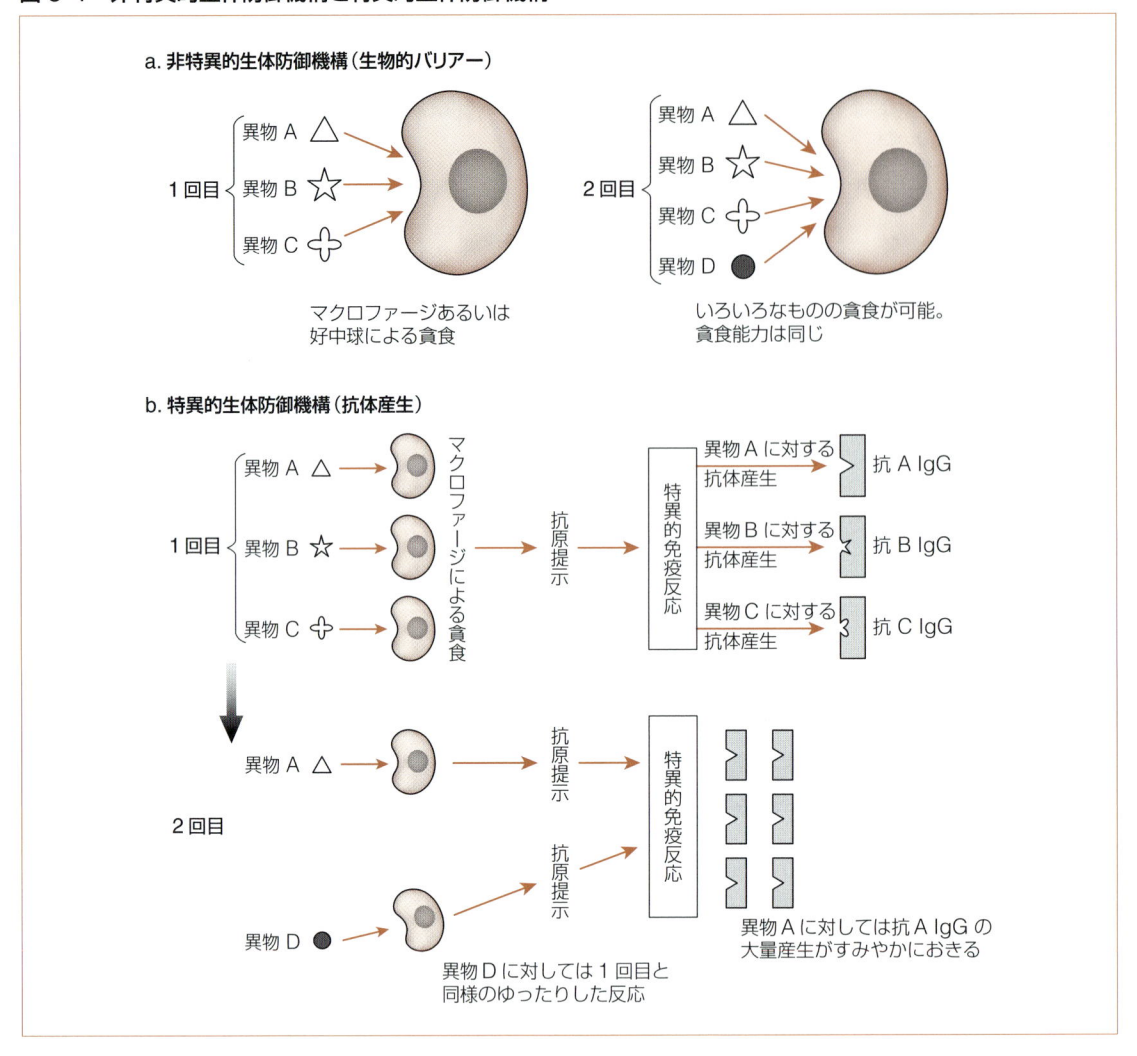

1回目：異物A △、異物B ☆、異物C ✚ → マクロファージによる貪食 → 抗原提示 → 特異的免疫反応 → 異物Aに対する抗体産生 → 抗A IgG、異物Bに対する抗体産生 → 抗B IgG、異物Cに対する抗体産生 → 抗C IgG

2回目：異物A △ → 抗原提示 → 特異的免疫反応 → 異物Aに対しては抗A IgGの大量産生がすみやかにおきる

異物D ● → 抗原提示 → 異物Dに対しては1回目と同様のゆったりした反応

表 3-2 非特異的防御機構

物理的防御機構	化学的防御機構	生物学的防御機構
1. 皮膚の隔壁効果 2. 鼻毛による濾過機能 3. 分泌（涙・尿・粘液・皮脂） 4. 線毛運動（気道）	1. 酸（胃液・尿） 2. リゾチーム（涙・唾液中） 3. 免疫グロブリン（IgA）	1. 食細胞系（好中球・マクロファージ） 2. NK細胞 3. 補体系 4. インターフェロン 5. 常在細菌叢

ステップアップ

自然免疫と獲得免疫

自然免疫は、最も原始的な免疫機構であり、これを担当しているのは、食細胞（☞ A-b「食細胞とサイトカイン」, p.59）とNK細胞（ナチュラルキラー細胞）である。食細胞は病原微生物を細胞内に取り込み、破壊する。基本的には非特異的で原始的な認識に基づいて捕食活動をするので、さまざまに異なった微生物を取り込むことができる。このために、免疫の第一段階を形成するものとして非常に重要である。またNK細胞は、腫瘍細胞やウイルス感染細胞を抗原特異性とは無関係に攻撃できる。

一方、**獲得免疫**は、自然免疫と異なり、個々の病原体に対して特異的に反応をおこすものである。そのうえ、同じ病原体にさらされたとき、過去の感染の記憶をたどってよ

り有効な反応を示す機構である。麻疹(はしか)に一度罹患すると，二度はかからないといわれているのは，獲得免疫が持続するからである。

獲得免疫は**能動免疫**と**受動免疫**に分けられる。能動免疫は病原体の成分を投与することによって獲得されるもので，ワクチンの予防接種がその例である。他方，受動免疫は，ある種の病原微生物に対して，他の生体の抗体，免疫血清，γ-グロブリンなど免疫能力のある成分を投与することによって獲得される免疫である。

> **ワンポイント ナチュラルキラー(NK)細胞**
>
> ナチュラルキラー(NK)細胞は，T細胞と共通の起源(骨髄由来)をもつリンパ球で，ウイルス感染の初期の対応や，「記憶」に依存せずに非特異的に，腫瘍化した細胞の検出と排除などを行う役割をもっている。自然免疫を担う細胞である。

a 生体表面(皮膚・粘膜)の防御機構

1 物理的防御機構

物理的防御機構とは，皮膚・粘膜などの上皮組織が第一に物理的な防御壁・膜として機能するものであるが，これらの部位からの分泌物が果たす被覆効果や洗浄効果による防御機構も重要である。後者には，皮脂の分泌，粘液や尿・涙・唾液・鼻汁・気道分泌物などの分泌による機構がある(図3-2)。次項の化学的な作用とも関連するが，健康な人の皮膚は弱酸性(pH 5 程度)に保たれ，付着した微生物の増殖を防いでいる。

これらのほか，咳やくしゃみ，気道の内腔に分布する線毛円柱上皮による**線毛運動**(☞ 第5章ステップアップ「線毛運動」, p.115)など，機械的な作用による病原体排除機構もある。

2 化学的防御機構

上皮細胞や，その一種である腺細胞が分泌する物質の化学的な作用による防御機構で，涙などの中に含まれる**リゾチーム**❹や胃から分泌される**胃酸**(塩酸)などがある。

> **ステップアップ**
>
> **胃酸**
> 胃酸は胃液の成分で，強塩酸を主成分とする。胃液のpHは1～2と強酸性である。胃液は消化管での細菌に対する防御機構の役割をもつ。胃切除後の患者で，コレラが重症化しやすかったり，MRSA腸炎にかかりやすい状態になったりするのは，この防御機構が機能していないためと考えられる。また，結核菌(抗酸菌)は胃液の中でも容易には死なないので，喀痰とともに嚥下された結核菌によって腸に結核病巣をつくることもある。痰は飲み込まずに出すように，というのは，このような意味からでもある。

3 生物学的防御機構

生物学的防御機構では，**食細胞**とよばれる細胞による防御がある。食細胞は，**好中球**❺(とくに多核白血球)，**マクロファージ**(組織球や貪食細胞ともよばれる)などの細胞のことで，組織内に侵入した異物や身体内に生じた壊死物質などを細胞内に取り込む能力，**飲食作用(エンドサイトーシス)**❻ を有している。

Word ❹
リゾチーム
細菌の細胞壁(ペプチドグリカン)を加水分解する作用(溶菌作用)がある酵素で，ヒトの涙や唾液・血清・粘液，ニワトリの卵などに含まれている。

Word ❺
好中球
末梢の白血球の半数前後(40～72%)を占め，特殊に発達し，マクロファージよりも強力な細菌の貪食・殺菌機能をもつ。

Word ❻
飲食作用(エンドサイトーシス)
細胞外の物質を細胞内に取り込む仕組みのことで，食細胞で発達した壊死細胞や細菌を取り込み消化する**食作用(ファゴサイトーシス)**と，それ以外の細胞でみられ細胞外液を細胞内に取り込む**飲作用(ピノサイトーシス)**に分けられる。

図 3-2 物理的防御機構の例

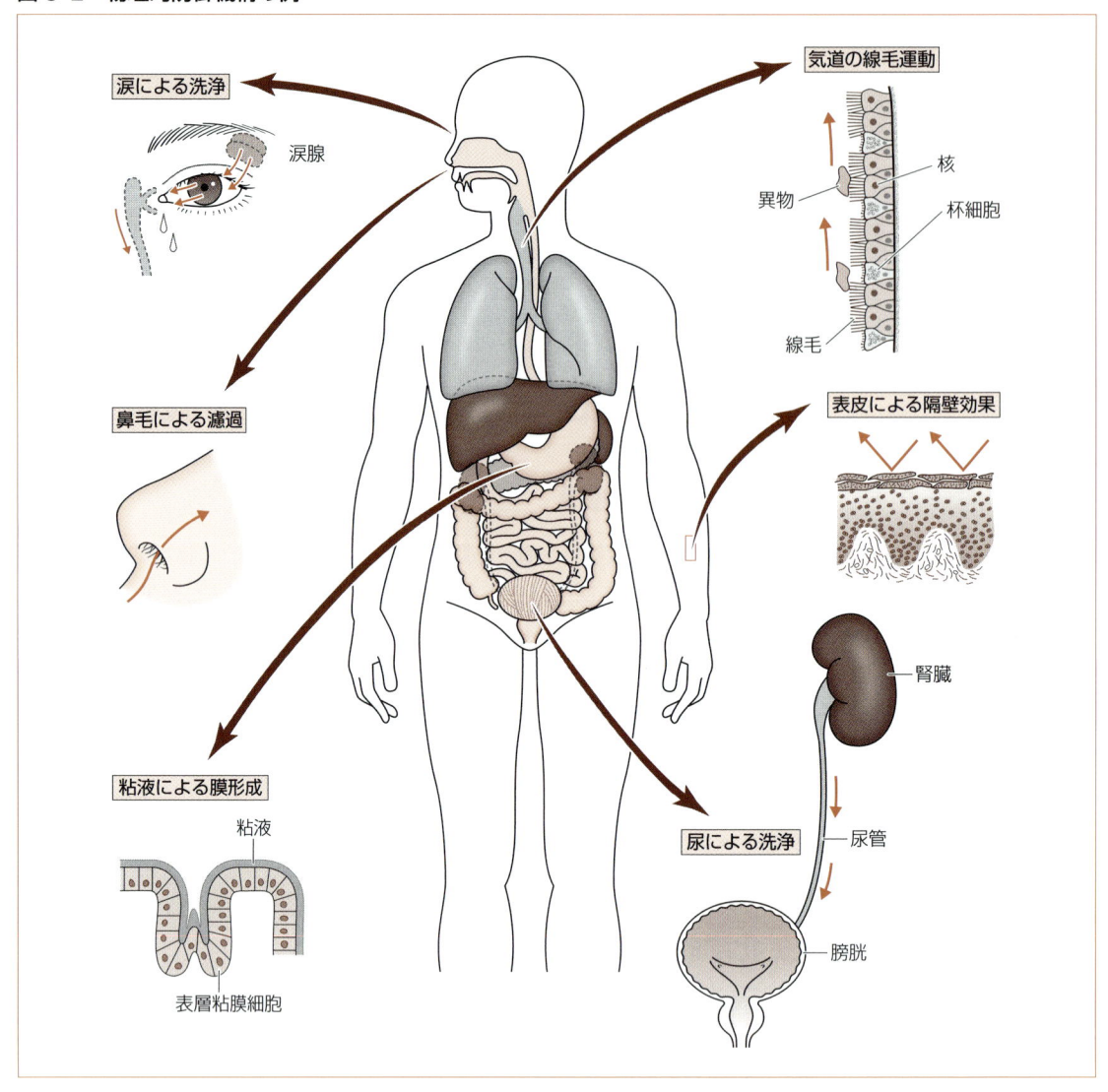

涙による洗浄／涙腺
気道の線毛運動／異物／核／杯細胞／線毛
鼻毛による濾過
表皮による隔壁効果
粘液による膜形成／粘液／表層粘膜細胞
尿による洗浄／腎臓／尿管／膀胱

　また，**補体**はそれ自身で細菌の細胞膜を破壊したり，異物に付着して異物が貪食されやすい状態をつくり出したりする。後者の働きは**オプソニン作用**とよばれる（☞ B-a-2「補体」，p.69）。そのほか，**ナチュラルキラー細胞**（**NK 細胞**）というリンパ球系の細胞が，ウイルス感染細胞を直接攻撃する機構も存在する。

　そのほか，粘膜表面に非常に大量に存在している特殊なタンパク質である**免疫グロブリン A**（**IgA**）❼ は，異物と反応して先述の食細胞に捕食されやすくする機能がある（☞ B-b-2「抗体（免疫グロブリン）」，p.72）。この IgA は粘膜免疫の主体をなしている。

　さらに**常在細菌叢**も，病原微生物の排除，発育防止に役立っている。すなわち，生体の表面（表皮）や，口腔・鼻腔・腟などの各部位の粘膜には，それぞれの常在細菌が生息しており，そこに付着し，侵入しようとする他の病原体を排除する。一例として，デーデルライン桿菌がよく知られている。

Word ❼
免疫グロブリン
　免疫に関与するタンパク質で，英語では immunoglobulin といわれ，後述（☞ p.72）するようにいくつかの種類に分けられる。このときに，例えば免疫グロブリン A は，これを略して，IgA と記載される。

> **ワンポイント** ▶ **デーデルライン桿菌**
>
> 健康な成人女性の腟内に多数生息するグラム陽性桿(杆)菌で，1種類の菌ではなく，ラクトバシラス属のさまざまな菌群により構成されている。この菌群は，腟上皮細胞のグリコーゲンを栄養素として乳酸を産生する。その結果，腟内は酸性に保たれ，ほかの病原細菌の侵入・増殖を防いでいる。菌名は発見者に由来する。

■常在細菌の意味と菌交代症

ヒトは母体内では無菌的に成長しているが，出生とともに外部環境に接触してさまざまな病原微生物に曝露される。そして，そのなかのあるものは，新生児の体表面や消化管内に定着する。この状態は，微生物と**宿主**❽が共存している状態という意味で「共生」とよばれることもある。これらの細菌は**常在細菌**とよばれ，通常は，数種類の細菌が体表面にびっしりと群をなして分布するために，**常在細菌叢**とよばれている。これらは，宿主に対して有害な作用を及ぼさないばかりか，数種類のビタミンを合成したり，他の有害な菌種が侵入・定着するのを妨害・排除して，生体の防御に役立ったりしている。

ところが，**抗菌薬**❾の不適切な使用で常在細菌が死滅したり著しく減少したりした場合に，その抗菌薬に耐性をもつ別の細菌が増殖して，有害な作用を現してくることがある。これは，定着した菌の種類が入れ替わったわけで，このような現象を**菌交代現象**，この現象によって生じた感染症を**菌交代症**という。また，日常，宿主が健康な状態では害悪作用を示さない菌(これを平素無害菌とか，日和見病原体という)が，宿主の免疫力の低下などに乗じてひきおこす感染症を**日和見感染症**という。

> **ワンポイント** ▶ **耐性獲得と耐性菌**
>
> 細菌のなかには，細菌自らの個体を守るために，細菌を攻撃する薬剤の有効成分を分解する酵素や，薬剤を体外へ排出するポンプ機構をもつにいたるものがある。これらの**薬剤耐性因子(耐性因子)**を獲得する機構も知られている。これらをもつと，その抗菌薬はその細菌には無効になる。このことを**耐性獲得**という。耐性を獲得した細菌を**薬剤耐性菌**(あるいは単に**耐性菌**)とよぶ。一度この耐性を獲得すると，耐性の性質は子孫はもちろん同菌種間に耐性遺伝子(R プラスミド)を通じて遺伝することが知られている。
>
> 最も古典的な抗菌薬(抗生物質)であるペニシリンを分解する**ペニシリナーゼ**❿を有する細菌は，ペニシリン耐性菌といわれる。これらの耐性菌は**病院内感染**⓫の原因菌として問題になっており，**MRSA(メチシリン耐性黄色ブドウ球菌)**，**VRE(バンコマイシン耐性腸球菌)**などがよく知られているが，いずれもメチシリンやバンコマイシンだけに耐性ではなく，多剤に耐性の菌(多剤耐性菌)だという認識が重要である。

b 食細胞とサイトカイン

食細胞はいずれも白血球系の細胞で，貪食機能をもつ以外に，**サイトカイン**⓬という化学伝達物質を放出して細胞間で情報を伝達し，食細胞の増殖・分化や，必要な部位への必要な種類の食細胞の遊走を促進し，また自身を活性化するなどして，効果的な生体防御の発現に関与している。

1 非特異的生体防御にかかわる細胞

貪食機能を有する食細胞には，**顆粒球(好中球・好酸球・好塩基球)**，単球

Word ❽
宿主
病原体が付着あるいは感染する生体のことをいう。また生物学で，ある生物が寄生する相手を広くさす。

Word ❾
抗菌薬
抗生物質ともよばれるが，細菌に対しての薬剤という意味で，抗菌薬(抗菌剤)という名称が推奨されている。

Word ❿
ペニシリナーゼ
細菌の細胞壁成分として特異的なペプチドグリカンを合成する酵素を阻害する薬剤(β-ラクタム剤)に対して，耐性を獲得した細菌はβ-ラクタマーゼという酵素によってβ-ラクタム剤を失活させる。ペニシリナーゼはβ-ラクタマーゼの一種で，抗菌薬のペニシリンを加水分解する。

Word ⓫
病院内感染
これまでは「院内感染」とよばれることが多かったが，病院という施設の中で感染が成立するという意味で，はっきりと病院ということを入れるようになった。一方，病院以外での感染は**市中感染**という。

Word ⓬
サイトカイン
cytokine = cyto(細胞)+kine(運動)の組み合わせでできた用語で，細胞の活性をコントロールする物質である。主に免疫系や造血系の細胞間伝達を担う物質をさす。リンパ球から分泌されるものはリンホカインとよばれる。ほかに，コロニー刺激因子，インターロイキン，インターフェロン，腫瘍壊死因子などがある。

図 3–3　食細胞による異物の貪食と消化

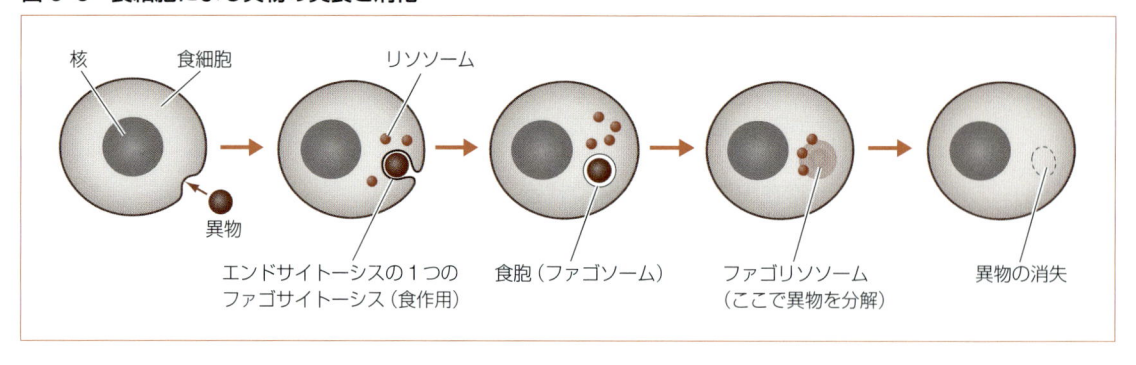

核　食細胞　　　リソソーム

異物　　エンドサイトーシスの1つの　　食胞（ファゴソーム）　　ファゴリソソーム　　異物の消失
　　　　ファゴサイトーシス（食作用）　　　　　　　　　　　　　（ここで異物を分解）

（マクロファージ），**樹状細胞**がある。これらはいずれも，骨髄系幹細胞から分化した細胞である。顆粒球は血液の細胞成分として全身を循環する。単球は循環するものと，組織内にとどまるもの（組織球またはマクロファージ）とがある。樹状細胞は，前駆細胞の時期に皮膚やリンパ節に移動する。

これらの細胞は，飲食作用，巻き込み貪食作用などによって異物を細胞内に取り込み，細胞内にある**食胞**がつくるリソソームによってこれを消化する。異物であることの認識は，各貪食細胞表面の各種受容体によって行われる（図3–3）。

|ワンポイント| ▶ 異物の認識

異物に存在する共通の分子構造は PAMPs (pathogen-associated molecular patterns；病原体関連分子パターン)とよばれている。貪食細胞の表面には PAMPs を認識する受容体(pattern-recognition receptors; PRRs；パターン認識受容体)が存在している。

そのほか，腫瘍細胞やウイルス感染細胞を攻撃する細胞で，感作の必要のない，リンパ球系の細胞がある。これは**ナチュラルキラー細胞**（**NK 細胞**）とよばれる。リンパ球系の細胞は，リンパ系幹細胞から分化する。

2 サイトカイン

体内の細胞は，さまざまな液性因子によって互いに情報を交換し，それぞれの機能を制御している。「細胞（サイト〔cyto-/cyte-〕）を動かす（カイン〔-kine〕）」という意味で，この用語が使われるようになった。とくに，白血球が分泌し免疫系を調整する因子は，**インターロイキン**（インター〔inter-〕は「間」，ロイキン〔-leukin〕は「白血球」の意味）とよばれている。

第 2 章で示した血球の分化を制御している物質もサイトカインであり，細胞の分化・成長，機能発現にとって非常に重要な物質である。主なものとその機能については**表 3–3** に示す。

ステップアップ

CD 分類

CD は cluster of differentiation の略で，ヒトの血液細胞上の抗原分子の国際分類法である。血液細胞の表面には，その機能に応じてさまざまな表面抗原が発現している。この抗原に対してさまざまな物質が結合することによって細胞が分化したり，相互に情報をやりとりしたりする。代表的なものでは，T 細胞に発現する CD4（ヘルパー T 細胞），

表3-3 主なサイトカインとその機能

サイトカイン名	主な機能
インターロイキン(IL)	
●IL-1	T細胞の活性化，マクロファージの活性化，発熱
●IL-2	T細胞の分化・増殖
●IL-3	造血前駆細胞の分化促進
●IL-4	B細胞の活性化，Th2細胞への分化誘導
●IL-12	NK細胞の活性化，Th1細胞への分化誘導
インターフェロン(IFN)	
●IFNα	抗ウイルス活性
●IFNβ	IL-6作用(B細胞の分化・増殖，急性期タンパク質産生)
●IFNγ	マクロファージの活性化，NK細胞の活性化増強，IL-4に拮抗
腫瘍壊死因子(TNF)	
●TNFα	局所炎症作用
●TNFβ	細胞傷害作用
コロニー刺激因子(CSF)	
●G-CSF	好中球の分化誘導
●GM-CSF	骨髄単球系細胞の分化誘導
●M-CSF	マクロファージの分化誘導
造血因子	
●エリスロポエチン(EPO)	赤血球系前駆細胞の活性化(造血促進)
●トロンボポエチン(TPO)	巨核球系細胞の増殖・分化(血小板産生)の促進

CD8(キラーT細胞，サプレッサーT細胞)，B細胞に発現するCD21，マクロファージに発現するCD40などがある。新しいWHOの造血器腫瘍の分類では，形態のほかにこの表面抗原を用いた分類が行われており，治療法の選択のうえでも重要な事項になっている。

C 胸腺・脾臓・リンパ節

免疫系細胞が分化・成熟したり，機能を発現したりする臓器として，**胸腺・脾臓・リンパ節**のほか，さまざまなリンパ装置が知られている。これらの器官はその基礎に，複雑な網の目状の立体構造をした**細網組織**を多く含んでいる。その構造間には単球やマクロファージなどの食細胞が多数分布していて，病原体などの貪食を行い，生体内の異物の最終処理機構となっている。

1 胸腺

胸腺は胸骨のすぐ後ろの縦隔内に存在する器官で，上皮成分とリンパ球から構成されており，リンパ球が**T細胞(Tリンパ球)**に分化・成熟する場所である。胎生第6週ごろに第3咽頭嚢の上皮が間質にくびれ込んでできる。新生児では15g程度であるが，成長とともに大きくなる。思春期に約30gと最も大きくなるが，以後，萎縮し，脂肪組織に置換されていく。

胎生12.5週ごろになると胸腺にT細胞が出現し，12〜15週ごろには末梢血に出現するようになる。T細胞の分化では，**サプレッサーT細胞**，ついでヘルパーT細胞が分化し，血中に出るといわれているが，その機構の成熟には

図 3–4　主要なリンパ管とリンパ節

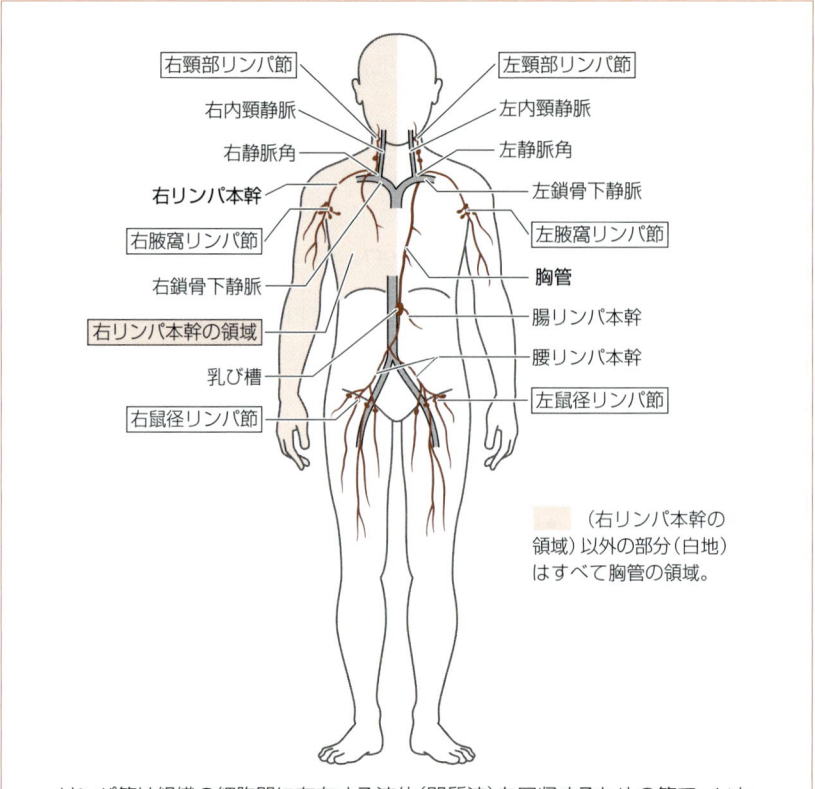

リンパ管は組織の細胞間に存在する液体（間質液）を回収するための管で、いわば間質液の下水管である。この場合の下水のことを**リンパ**（または**リンパ液**）という。末梢で毛細血管網により回収されたリンパは、**リンパ節**という濾過装置を経て最終的には静脈系に流れ込む。消化管では、このほかに栄養素としての脂質を運搬する役割もある。これが集まる腸リンパ本幹は、両側下肢と骨盤のリンパを集める腰リンパ本幹と合流して**胸管**となり上行し、左の肺や縦隔を集めて**左静脈角**（左内頸静脈と鎖骨下静脈合流部）に注ぐ。左頸部と左上肢のリンパ本幹は左静脈角に注ぎ、右頭頸部と右上肢および右胸腔のリンパ本幹は**右静脈角**に注ぐ。

生後 15～16 か月かかるとされている。

2　脾臓

　脾臓が形成される時期は胎生期の 4～5 週であるが、この時期に、すでに食作用を有する細胞の存在がみとめられる。すなわち、最も原始的な免疫担当細胞の出現である。

　脾臓は、その後も食細胞（主として組織球）が多く集簇した器官として、貪食・処理の機能を担っている。老化した赤血球が処理される場所であり、この部位は**赤脾髄**とよばれている。脾臓がもともと胃の所属リンパ節❸であったことを反映した機構で、動脈周囲に T 細胞が分布し、その周囲に濾胞❹をつくるのが B 細胞である。一方、**白脾髄**とよばれている部分は、リンパ球が動脈周囲に分布したものである。

Word ❸
所属リンパ節
　ヒトの体には網の目のようにリンパ管が走っている。そして、この「リンパ管の関所」として、ところどころにリンパ節が配置されている。それらのなかで臓器近くにあってそこと関連づけられるリンパ節を**所属リンパ節**という（図 3–4）。例えば、上肢のリンパ管のリンパ節は腋窩に、下肢は鼠径部にあり、上肢の所属リンパ節は腋窩リンパ節、下肢の所属リンパ節は鼠径リンパ節である（☞「リンパ器官（装置）とリンパ節」の項、p.63）。

Word ❹
濾胞
　リンパ球が集塊となった構造を濾胞（あるいは小節）とよぶ（図 3–5）。免疫刺激がない状態で集まっているのが一次濾胞、免疫刺激を受けた胚中心をもつのが二次濾胞である。胚中心には、B 細胞のうち形質細胞に分化していないものが分布しており、この細胞のことを濾胞中心細胞とよぶこともある。

図 3–5　リンパ節の構造

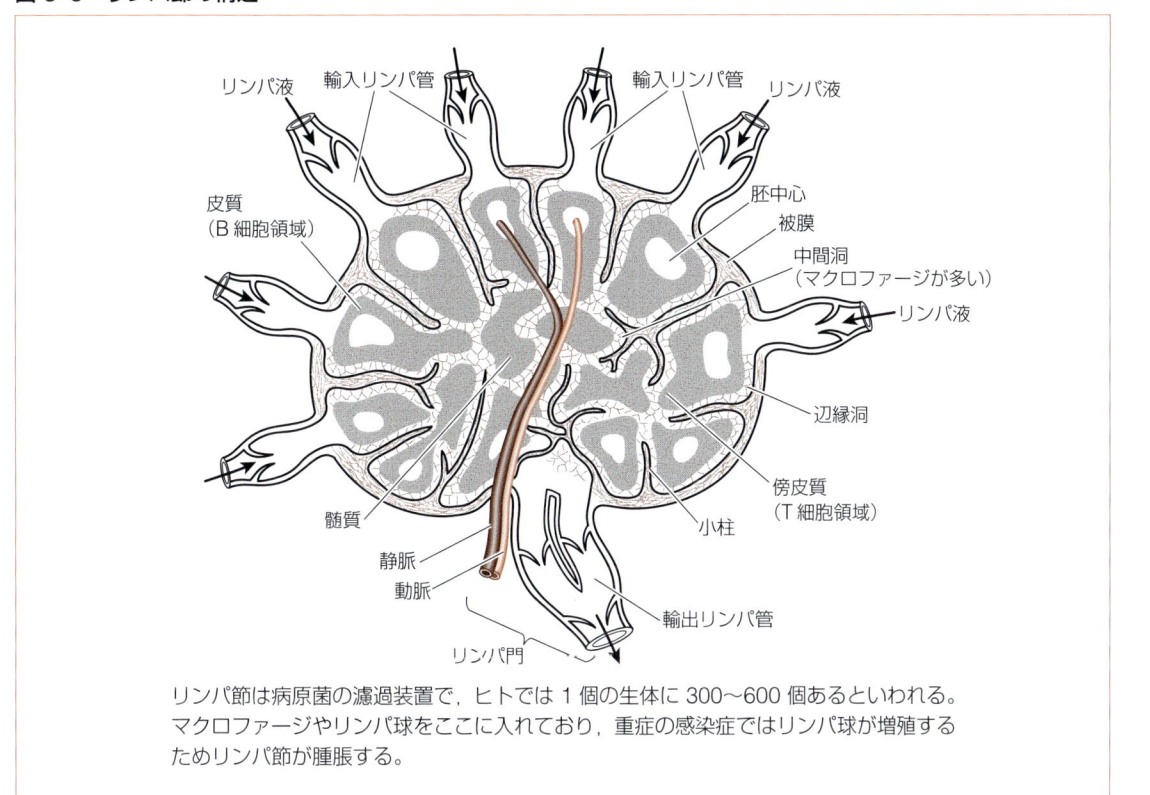

［図中ラベル］
リンパ液／輸入リンパ管／輸入リンパ管／リンパ液
皮質（B 細胞領域）
胚中心
被膜
中間洞（マクロファージが多い）
リンパ液
辺縁洞
傍皮質（T 細胞領域）
髄質
小柱
静脈
動脈
輸出リンパ管
リンパ門

リンパ節は病原菌の濾過装置で，ヒトでは 1 個の生体に 300〜600 個あるといわれる。マクロファージやリンパ球をここに入れており，重症の感染症ではリンパ球が増殖するためリンパ節が腫脹する。

3 リンパ節

　リンパ節（図 3–4，3–5）はリンパ管の走行に沿って，体幹と四肢との連結部付近に多く分布し，リンパ球が多く集まっている。皮質のリンパ濾胞には B 細胞が，傍皮質には T 細胞が集まっている。このほか，類洞内にはマクロファージが存在する。また，濾胞の中心付近には次項で述べる樹状細胞がみとめられ，リンパ節内での免疫反応に関与している。

　リンパ節はこれらの T・B 細胞やマクロファージで異物などを捕捉・処理するので，「リンパ管の関所」ともいわれる。これらのリンパ節は**所属リンパ節**（☞ Word「所属リンパ節」，p.62）とよばれ，身体のある範囲の防御を分担している。

　なお，リンパ系は間質液中の水を血液（静脈）に戻す働きももっている（第 4 章「循環器系」参照）。

> **ワンポイント　乳び**
> 　小腸粘膜の腸絨毛の中心部分には，中心乳び腔という盲端のリンパ管が広汎に分布している。吸収された脂肪は血管ではなく，このリンパ管に入る。脂肪の豊富なリンパは牛乳のように白く濁っているため，乳びとよばれる。

■ リンパ器官（装置）とリンパ節

　リンパ器官（リンパ装置）は，中枢（一次）リンパ系器官と末梢（二次）リンパ

図 3-6　ワルダイエルの咽頭輪

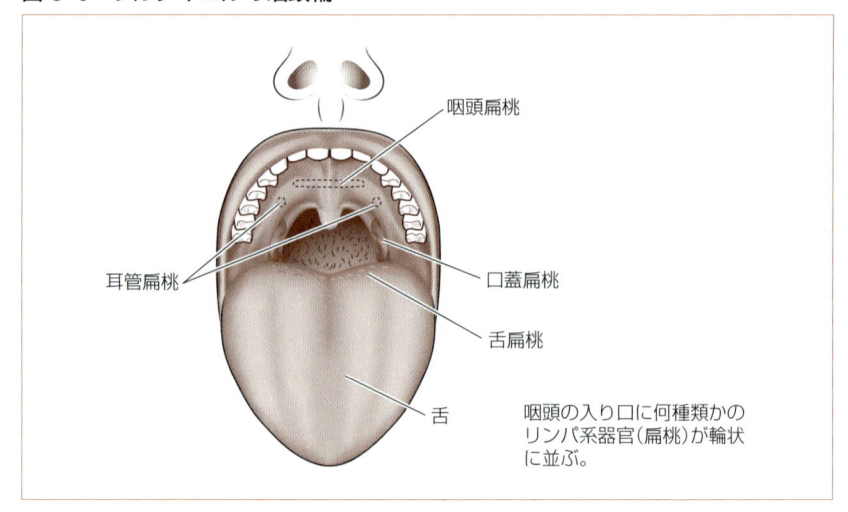

（咽頭扁桃・耳管扁桃・口蓋扁桃・舌扁桃・舌）

咽頭の入り口に何種類かのリンパ系器官（扁桃）が輪状に並ぶ。

系器官に分けられる。前者には胸腺とファブリキウス嚢相同器官があり，後者にはリンパ節・扁桃・パイエル板・脾臓などがある。後者は前者で分化・成熟したリンパ球が分布する場である。

扁桃は，口峡に存在し，病原体の体内，ときに気道系への侵入を監視している。口蓋扁桃・咽頭扁桃・舌扁桃・耳管扁桃を合わせて**ワルダイエルの咽頭輪**（図3-6）ともよばれる（☞ 第5章ステップアップ「ワルダイエルの咽頭輪」，p.108）。**パイエル板**は回腸末端にあり，リンパ球が粘膜内に集簇して，草履のような形態をしている。消化管の免疫装置の1つと考えられている。

リンパ節（図3-4 参照）はリンパ管の走行に沿って，体幹と四肢との連結部付近に多く分布し，リンパ球が多く集まっている。皮質のリンパ濾胞にはB細胞，傍皮質にはT細胞が集まっている。このほか類洞内にはマクロファージが存在する。リンパ節はこれらのT・B細胞やマクロファージで異物などを捕捉・処理するので，「リンパ管の関所」ともいわれる。これらのそれぞれのリンパ節は**所属リンパ節**（☞ Word「所属リンパ節」，p.62）とよばれ，ある一定の範囲の防御を担当している。

> **ワンポイント　ウイルヒョウのリンパ節転移**
> 胃がんの左静脈角のリンパ節への転移のことである。胃の周囲にも多くの所属リンパ節があるが，これらをおかし，胸管の流れに乗り腹腔を出て転移したものであり，胃がんが進行したものであることを示している。

4 その他の免疫にかかわる器官

❶ ファブリキウス嚢

B細胞系は，T細胞系より少し遅れて成熟し，鳥類ではファブリキウス嚢で，ヒトではファブリキウス嚢相同器官（☞ ステップアップ「リンパ球の分化と名称」，p.74）と血島や肝臓で生育し分化していくが，この機構の成熟にもT細胞と同じくらいの期間がかかる。

❷ **粘膜付属リンパ組織**(mucosa-associated lymphoid tissue; MALT)
　消化管，気管，尿路の粘膜下組織にはT細胞，B細胞，形質細胞が集簇したリンパ濾胞様構造がみとめられる。咽頭に存在する扁桃や回腸末端に存在するパイエル板も，発達したリンパ装置である。

> **ステップアップ**
>
> **粘膜免疫**
> 　粘液内に分泌されているIgAが関与する免疫機構である。この免疫反応を誘導する組織として**粘膜付属リンパ組織**(mucosa-associated lymphoid tissue; MALT)(☞ p.65)が最近注目されている。

B 特異的生体防御反応（免疫系）

　特異的生体防御反応は特異的生体防御機構のもつ働きで，特定の病原微生物や異物に対して，ある決まった防衛態勢を整えて対応する仕組みである。最初に病原微生物などの侵入があった場合（初感染）に，それを「自分」でない（これを「自己」に対して「非自己」という）と認識して，自分を攻撃してくる標的に対する態勢を整える。ひとたび異物の侵入（感染）を経験すると，同じ異物が侵入を繰り返したときには，この異物に対して特異的に防御する機構を備える。特異的防御とは，とくに二度目以降のそれら異物の侵入に対して，個々に防御装置や防御方法を講じて対応する特別な防御である。
　免疫系におけるこの防御装置の代表は**抗体**（免疫グロブリン）とよばれ，免疫反応をおこして抗体をつくらせる病原体などの異物を**抗原**とよぶ。しかし，抗体による防御だけでは対抗しきれない病原微生物の場合には，マクロファージや活性化リンパ球などの食細胞の増殖・動員をはかり，強力な防御態勢を敷く。この仕組みは，抗原に接することによって獲得される免疫機構であるため，「**獲得免疫**」ともよばれている。

> **ステップアップ**
>
> **免疫寛容**
> 　「非自己」を排除する仕組みが免疫であるが，細胞レベルでいえば，免疫細胞にとって，隣にいるほかの細胞も「非自己」である。しかし，実際には，ここでは攻撃する反応はおこらない。すなわち，ここには「自己」を傷害しないようにする仕組みの存在が示唆される。この仕組みのことを，「免疫寛容」とよんでいる。免疫寛容がどのように成立するかに関しては諸説あるが，遺伝的に決定されたものではなく，後天的に獲得されるものであることは確かである。

■ **獲得免疫のあらまし**
　特異的生体防御反応（獲得免疫）には2種類ある。
　1つは，非特異的生体防御反応で処理された病原微生物が，マクロファージ内である種の信号に変換されて，これが免疫を担当している細胞（**免疫担当細胞**）に伝えられ（これを**抗原提示**という），免疫担当細胞の分化・増殖を促して，その細胞自身が免疫反応の主体になるものであり，もう1つは，抗体（免

図 3-7 免疫の一次応答と二次応答

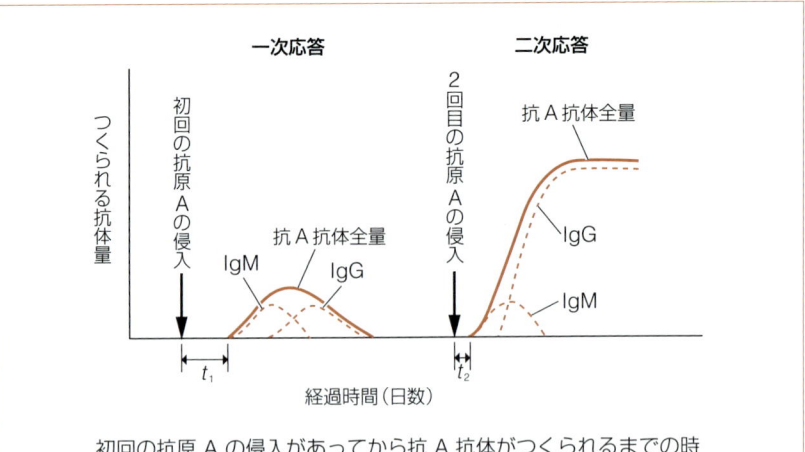

初回の抗原 A の侵入があってから抗 A 抗体がつくられるまでの時間 t_1 より，再度の抗原 A の侵入の際の時間 t_2 はずっと短く，抗体量の産生は量も期間も二度目がはるかに大きい。IgM は早くつくられるが，早く消える。IgG は遅れてつくられるが，長く残る。

疫グロブリン)の産生を中心にした免疫機構である。前者を**細胞性免疫**，後者を**液性免疫**とよぶ。なお，マクロファージの食作用はこの 2 つの免疫系と並んで，たえず発動される。

二度目の感染がおきた場合は，一度目の感染時より強い，即座の，そしてより長期にわたる反応が，標的となる微生物に対しておきてくる。これは，免疫担当細胞の中に蓄積された「免疫記憶」がもとになっている。

感染によって同じ病原体に対する防御力が強くなる現象は，ワクチン接種によって得られる免疫(能動免疫)についてもあてはまり，免疫の**一次応答**と**二次応答**として説明される。液性免疫の抗体産生を例にとると，**図 3-7** のように，1 回目の反応より 2 回目の反応のほうが大きく，すばやい反応になる(これを**ブースター効果**とよんでいる)。ワクチンを接種する目的(二度接種すると効果が大きい)や，麻疹などのように一生に一度しかかからないウイルス感染の仕組みも，この例から説明される。

整理すると，非特異的生体防御反応のポイントは，①「自己」と「非自己」の認識，②過去における感染の「記憶」，および③「非自己」に対する特殊化した防衛ということになる。

■**抗原刺激による免疫の更新**

免疫の一次応答をひきおこす際に，予防接種と本物の罹患との間では，抗原の曝露量などで大きな差がある。幼いころに本物の感染症に罹患した場合には，二度目の発症はきわめてまれであるが，予防接種のみの場合には，麻疹(はしか)，百日咳，結核などは罹患・発症する可能性が高いといわれている。これは，1 回の予防接種による抗原曝露だけでは十分な免疫記憶が形成・維持・更新されないことを意味している。そして，たえず病原体(抗原)との接触が繰り返されることによって，免疫記憶が更新・維持されていくことが知られるようになった。持続的な病原体への曝露がない場合には，約 10 年で

ほぼ免疫記憶は消失してしまうといわれている。

最近，高校生への麻疹ワクチンの2回目の接種が行われるようになったのは，このような事情からである。病原体のいない清潔な生活環境が免疫記憶を消失させる要因になっていることは，皮肉なことである。

> **ワンポイント　細胞性免疫と液性免疫という用語について**
>
> 免疫研究の歴史のなかでは，19世紀末に抗体の関与した免疫反応，すなわち液性免疫の研究が盛んに行われ一定の成果が上がっていた。この研究の過程のなかで，ある個体に別の個体からの血漿を移入しても免疫系の再構築ができなかったケースが見つかってきた。また，一方で，傷害を受けた場所に細胞浸潤がみられることを見いだしたメチニコフが，免疫には細胞が関与するという「細胞性免疫」の概念を提唱したが，その実態が明らかになってきたのは，20世紀に入ってからである。現在では，免疫系はさまざまなシステムが巧妙に連係して効果を発現させるということが明らかにされつつあり，以前ほど細胞性免疫と液性免疫を区別することがなくなってきている。おおざっぱにいえば，抗体が関与するものを液性免疫と称し，それ以外の機構はなんらかの形で細胞が関与しているといえる。

> **ワンポイント　一次免疫応答と二次免疫応答**
>
> 生体がはじめて細菌などのある異物（これを抗原という）（☞ B-b「抗原と抗体」，p.70）に出くわしたときの免疫応答❶ を，**一次免疫応答**という。一般には，1回目に抗原と接した場合には，一定期間を経て徐々に免疫グロブリン（抗体）が増加していき，やがて消失する。このピークに達するまでの期間は，10日から2週間といわれている。
>
> **二次免疫応答**とは，同じ抗原に二度目以降に接した場合の免疫応答である。二次応答では，抗原との接触後，早期かつ急激に多量の免疫グロブリンが長期間産生される。これは，免疫担当細胞（この細胞を記憶細胞という）が標的（抗原）の刺激を記憶しているからである。自然界に存在する抗原の種類は100万種類にものぼるといわれるが，生体はそれらの抗原に対して個々に対応する抗体を生体内につくり出す。

a 免疫系の細胞および補体

1 免疫担当細胞

免疫系❶ では，「自己」と「非自己」の認識がまず前提になることは上に述べたが，それにはまず，最初に標的を発見して識別する段階が必要である。この役割を担っているのが，白血球の1つの単球から分化する**組織球**（血管外に出ると**マクロファージ**になる）である。マクロファージが標的を食べて処理し，分解した分子レベルの情報をT細胞（Tリンパ球）に伝える。それに基づいて，リンパ球が免疫系の反応をつぎつぎとひきおこす仕組みとなっている。マクロファージが最初にT細胞に標的情報を発信することを免疫系では**抗原提示**，そのような働きをする細胞を**抗原提示細胞**とよんでいる（図3-8）。

マクロファージ以外に抗原提示細胞として重要なのは，皮膚に分布する**ランゲルハンス細胞**やリンパ節に存在する**樹状細胞**である。これらも，とくにこれまで抗原と一度も接したことのないT細胞（ナイーブT細胞）への抗原提示を担当している。

> **ワンポイント　抗原提示細胞**
>
> 免疫系が活性化するにあたり，対象とするものをはっきりさせる必要がある。この機能を担っているのが抗原提示細胞である。代表的なものは**マクロファージ**である。マクロファー

Word ❶
免疫応答
免疫反応のはじめのほうの段階に位置し，抗原認識後から抗体がつくられるまでの反応をいう。抗原提示を受けたT細胞から放出されるサイトカインによって，B細胞から形質細胞への分化が促進され，抗体の産生・分泌がおこる。その後，これらの細胞の働きで異物の排除が実際に行われる過程が，**免疫反応**である。

Word ❶
免疫系
機能別の器官系統で免疫反応にかかわる器官を総称し，リンパ節をはじめとしたリンパ装置や胸腺・脾臓などの器官がこれに相当する。細胞としては，白血球と称される細胞群（好中球，好酸球，好塩基球，リンパ球，単球〔組織球・マクロファージ〕）が含まれる。

図 3-8　免疫系細胞の働き——細胞性免疫と液性免疫

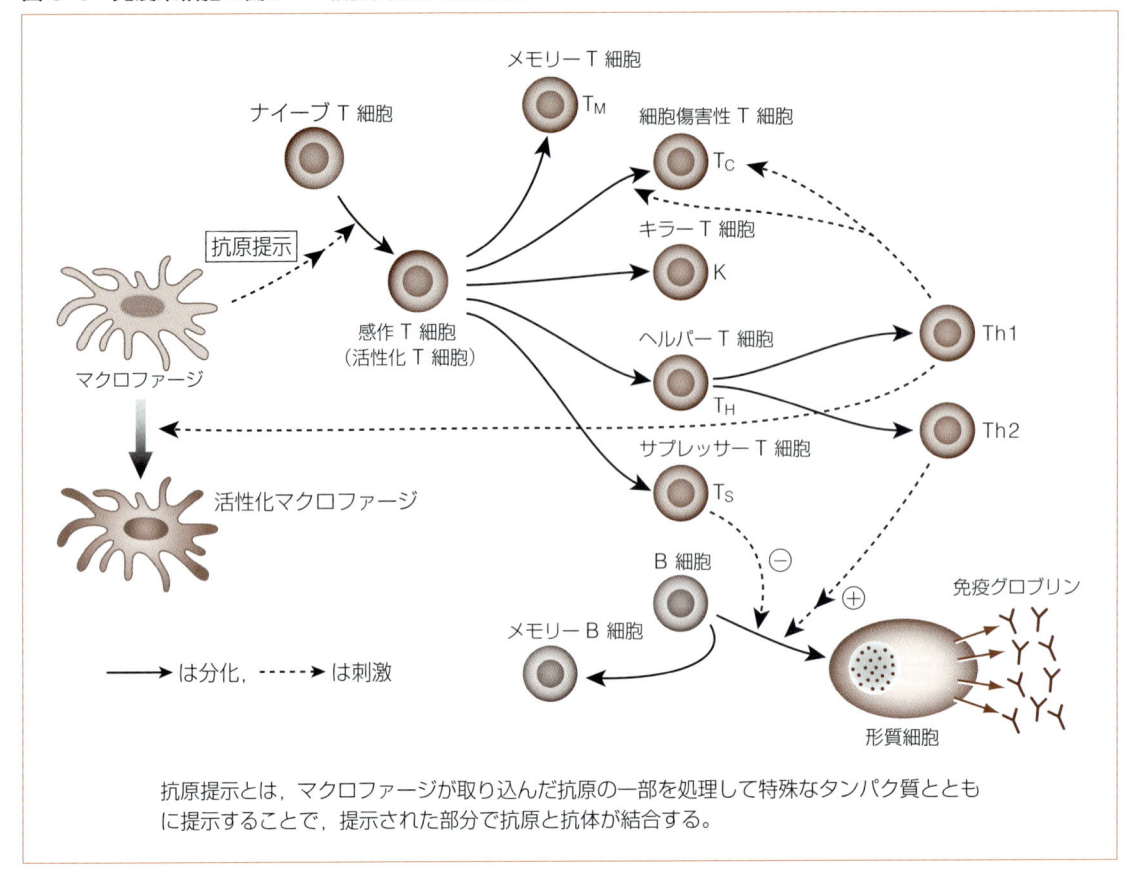

抗原提示とは，マクロファージが取り込んだ抗原の一部を処理して特殊なタンパク質とともに提示することで，提示された部分で抗原と抗体が結合する。

ジは流血中では**単球**，組織内では**組織球**ともよばれる。組織内では，皮膚・リンパ節・脾臓・胸腺などに広く存在している。また，**樹状細胞**という同系統の細胞もあり，リンパ節ではT細胞に効率的に抗原情報を提供している。皮膚では**ランゲルハンス細胞**とよばれ，同様の機能を担っている。

なお，マクロファージは感染初期に非特異的防御で現れるが，特異的防御にも再び動員されて，きわめて重要な役割を演じる。

> **ワンポイント** ▶ **白血球分類と単球**（☞ 第 2 章 A-c-2「白血球」, p.36）
>
> 白血球 ┬ 骨髄系 ┬ 顆粒球 ┬ 好中球
> 　　　 │ 　　　 │ 　　　 ├ 好酸球
> 　　　 │ 　　　 │ 　　　 └ 好塩基球
> 　　　 │ 　　　 └ 単球
> 　　　 └ リンパ球系 ┬ B 細胞（骨髄系）
> 　　　　　　　　　　 └ T 細胞（胸腺系）

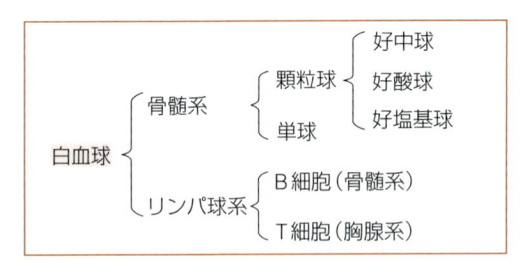

血流中では単球（単核球ともいう）の形をとる白血球の一群は，肝臓や脾臓・肺などの組織に出て活性化・大型化し，組織球あるいはマクロファージとなる。この細胞変化は，炎症反応などで誘導される。単球も貪食能をもつが，マクロファージではさらにその機能が増強されている。

次に免疫系を担う細胞で重要なのは，**リンパ球**である。各種の抗原提示細胞から抗原刺激を受けて増殖・分化し，機能を発揮していく細胞に，**T 細胞**

表 3–4 動物における免疫系の進化

免疫能の種類	原生動物	ホヤ, イソギンチャク, エビ	ヒトデ, タコ, カニ	ヤツメウナギ	両生類・爬虫類	鳥類・哺乳類
マクロファージ		＋	＋	＋	＋	＋
補体 C3		＋	＋	＋	＋	＋
細胞性免疫（NK 細胞）			＋	＋	＋	＋
液性免疫				＋	＋	＋
補体 C1, C4, C2					＋	＋
T 細胞・B 細胞						＋

（横山三男：臨床に必要な免疫学〔講談社サイエンティフィク, 1984〕より改変）

Word ⑰
形質細胞
B 細胞が最終的な分化をとげた細胞で，**プラズマ細胞**ともいう。抗体を産生するので抗体産生細胞ともいう。

Word ⑱
オプソニン作用
細菌表面をコートすることによって食細胞に捕食されやすくする作用。

Word ⑲
走化性
化学走性ともいい，走化性物質の濃度勾配に従って，あるいは炎症巣や抗原の存在する局所に向かって，一方向性に食細胞や物質などが移動する性質。走化性物質には，細菌自体の産生する物質や補体成分がある。好中球は，濃度差が刺激となって，ある物質の濃度の高いほうへ移動する。

（T リンパ球）と B 細胞（B リンパ球）がある。T 細胞は抗原提示を受けると増殖・分化を開始する。あるものはそれ自身で抗原に対する攻撃能力をもつようになり，あるものは B 細胞に刺激（サイトカイン）を送り B 細胞の分化を促す。B 細胞は分化して**形質細胞**⑰（プラズマ細胞）となり**抗体**を産生する機能をもつにいたる。

2 補体

補体は免疫に関与する一連のタンパク質で，20 種類以上から成っている。その働きは炎症の調節といわれるが，大きく分けると 2 つの系統がある。

1 つは，非特異的生体防御機構の反応に参加して食細胞と共同して働きを行うもので，これは抗体が出現する以前にも存在しており，最も基本的な生体防御をつかさどる機構の 1 つを構成している。もう 1 つは，より進化した段階のもので，抗体が血中に産生され，抗原抗体反応がひきおこされたあとに機能するものである（つまり，補体は生体防御の初期と後期の二度，出現する）（表 3–4）。

補体の主な働きは次のとおりである。
(1) 食作用を亢進させるオプソニン作用⑱
(2) 炎症部位に食細胞を遊走させる走化性⑲
(3) 炎症部位に血流を増加させ，血管の透過性を亢進させる作用
(4) 細菌の細胞膜を破壊して細胞を融解する作用（溶菌作用）

補体には，基本的な 11 種類のものが知られており，C1 から C9 に順次活性化される経路（**古典的経路**または**第一経路**）と，C3 から反応が進む経路（**第二経路**または**別経路**）がある。古典的経路は抗原抗体複合体が反応のきっかけをつくる反応であり，第二経路は抗原抗体反応を介さないで直接補体（C3）の活性化からおこる経路である（図 3–9，表 3–5）。この第二経路は，免疫系の発達からすると抗原に規定されずに始まる補体の活性化で，より原始的な反応である。

ステップアップ

生体防御系の進化と系譜

免疫系の進化をたどると，表 3–4 のようになる。すなわち，食細胞（マクロファージ）によるものが最も古く，その働きを補い増強させるものとして補体が出現し，ついで免疫担当細胞であるリンパ球（そのうちでもとくに NK 細胞）が出現し，その活性による細胞

図 3-9 補体の活性化

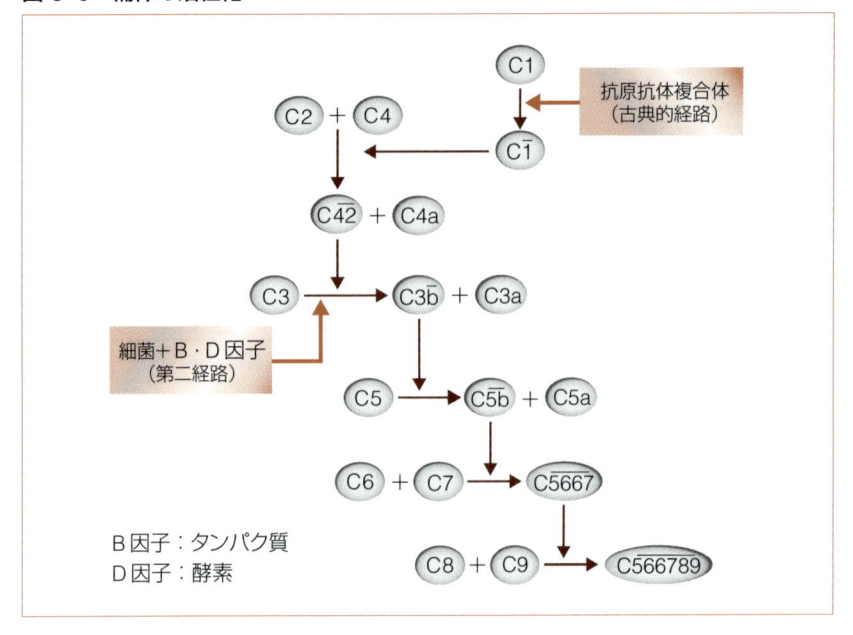

表 3-5 活性化した補体と機能

補体	機能
C4a	炎症反応促進
C3b	オプソニン作用
C3a	炎症反応促進
C5a	走化性
C5b, 6, 7, 8, 9	細胞膜破壊

傷害機構が確立する。その後，免疫グロブリンが登場し，抗体産生を行う液性免疫機構が確立する。その後，抗原と抗体が結合した産物（抗原抗体複合体）によって活性化される補体系の発達をみる。さらに，抗原の認識をもとにした免疫応答ができるようになる。

b 抗原と抗体

1 抗原と抗体

　免疫反応をひきおこすものを，免疫学の用語で**抗原**（antigen; Ag）とよんでいる。100万種類にものぼるといわれる自然界に存在するもののほか，人工的につくり出した毒物などが抗原になりうる。抗原として免疫反応を誘導することができる性質を，**免疫原性**という。この反応を通して，生体内には**抗体**（antibody; Ab）がつくられる。抗体とは，あとで述べる**免疫グロブリン**とよばれる特殊なタンパク質のことである（☞ B-b-2「抗体（免疫グロブリン）」，p.72）。
　抗体やリンパ球と反応できる性質を**反応原性**とよぶ。免疫原性と反応原性の両方をもっている物質を**完全抗原**とよび，反応原性のみしかもたない物質を**不完全抗原**あるいは**ハプテン**とよぶ。ハプテンは，大型のタンパク質と結

合することによって，免疫原性をもつことができる。

抗原と抗体は鍵と鍵穴との関係にあり，通常は一対一の対応をするのみである。抗体は特殊な構造によって抗原と結合して**抗原抗体複合体**をつくり，抗原を無力化する。この反応を**抗原抗体反応**，抗原の無力化を**中和**という。

> **ワンポイント　免疫原性**
> 免疫機構の誘導は，抗体の産生を目的とする生体反応であるので，免疫原性は抗体をつくる性質ともいいかえられる。

ステップアップ

臨床検査と免疫反応

免疫反応は多くの臨床検査に応用されている。その原理の基本は**抗原抗体反応**であり，この反応後に生じる**抗原抗体複合体**を検出して，反応の有無や程度を知るものである。沈降反応や中和反応，凝集反応などいくつかの検査法がある（図3-10）が，この反応を応用した例で最もよく知られているのが，血液型の判定である。抗原抗体反応による**赤血球凝集反応**がこの検査の基本である。

疾患の診断でも，既知の抗原（病原体）を用いて抗体の有無をチェックする（その抗原で反応をおこさせて，抗原抗体複合体が検出されれば，その病原体の感染，罹患があったことを示す）方法があるが，基本は抗原抗体反応をおこさせ，凝集・沈降・溶血などの反応を見ることになる（図3-11）。検査方法によってさまざまな名称が与えられている。ま

図3-10　免疫反応を用いた組織診断の例

(1) 組織標本（腎糸球体の基底膜に沈着しているIgGを検出する目的の場合）
　　IgG／ガラス板

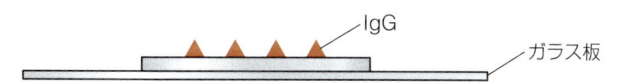

(2) 抗ヒトIgG抗体を含む血清（ウサギ・ウシなどで作製）を散布
　　ウサギ（ウシ）抗ヒトIgG抗体

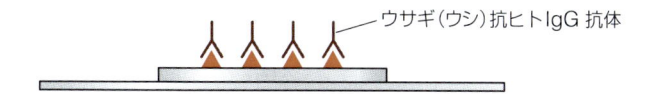

(3) ウサギ，あるいはウシなどの抗ヒトIgG抗体をつくった動物のIgGに対する標識抗体を散布
　　標識／標識抗ウサギ（ウシ）IgG抗体

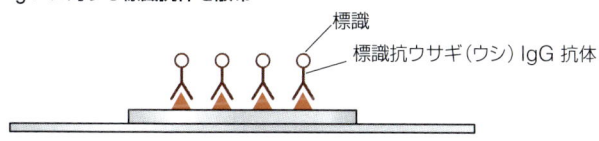

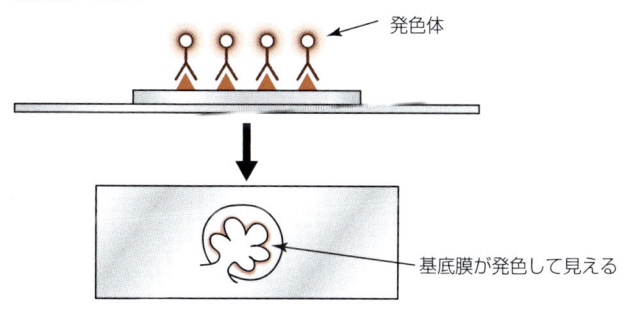

(4) 標識抗体の発色
　　発色体
　　基底膜が発色して見える

図 3–11　検査で利用される免疫反応

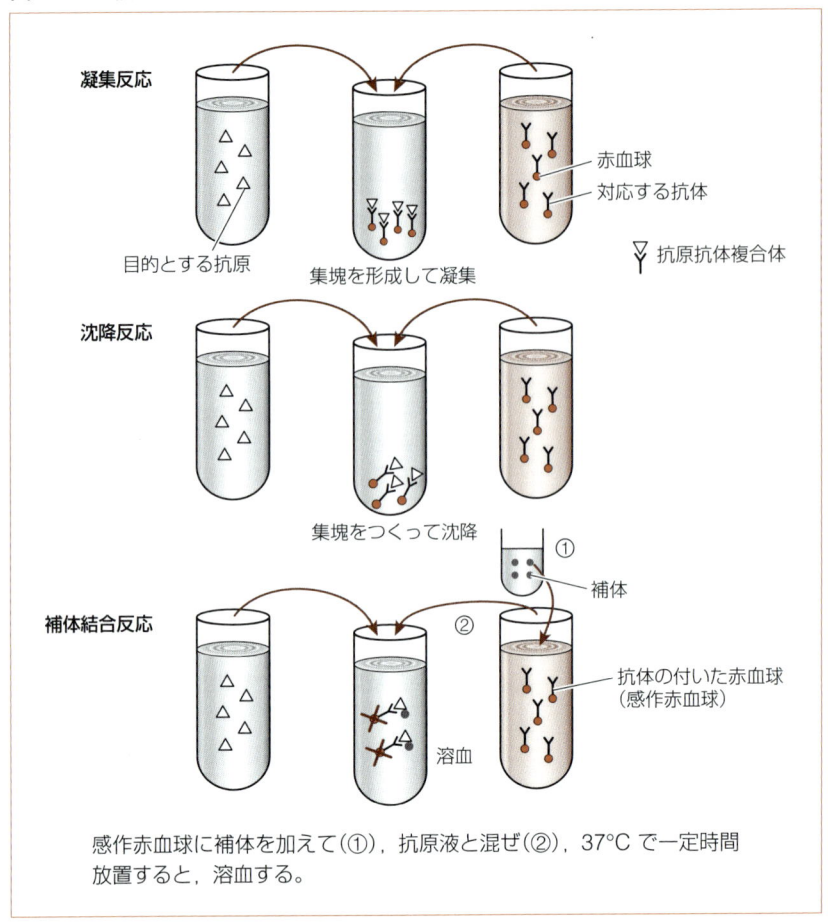

た，抗原をじかに発見する方法も開発されており，抗原の発見はただちに感染の現在の成立を示す。すなわち，抗原，抗原抗体複合体の証明は感染の現在進行形を，抗体の証明は過去における感染を示す。

感染した病原体のほかに腫瘍マーカーなども同様な原理で検索できる。病理組織学的検査でも，組織や細胞のもつ特別な抗原に対して，標識した抗体を反応させて可視的な状態にし，顕微鏡で観察する方法が開発されている。糸球体腎炎の免疫複合体沈着の種類や部位，悪性リンパ腫の種類の決定などに広く応用されている（図 3–10）。

2 抗体（免疫グロブリン）

液性免疫の主役である抗体（Ab）の本体は，**免疫グロブリン**（immunoglobulin; **Ig**）とよばれる特殊な構造のタンパク質（ポリペプチド）である。免疫グロブリンの基本型は4本の鎖から成るタンパク質で，2本の**重鎖**（heavy chain; **H鎖**）と2本の**軽鎖**（light chain; **L鎖**）から成っている。これが集合して，**図 3–12**のようなY字型の構造となっている。その構造中の一部で抗原と結合する。

結合部分の構造は，**可変部領域**（fragment/variable; **Fab**）とよばれ，アミノ酸配列は非常にバラエティーに富んでおり，その種類は抗原の数以上で，理論上は数千万種類あると考えられる。この性質が抗体に可変性を与え，100万種類以上といわれる抗原への対応を可能にしている。一方，幹にあたる部

B 特異的生体防御反応（免疫系）

図3-12 免疫グロブリンの基礎単位

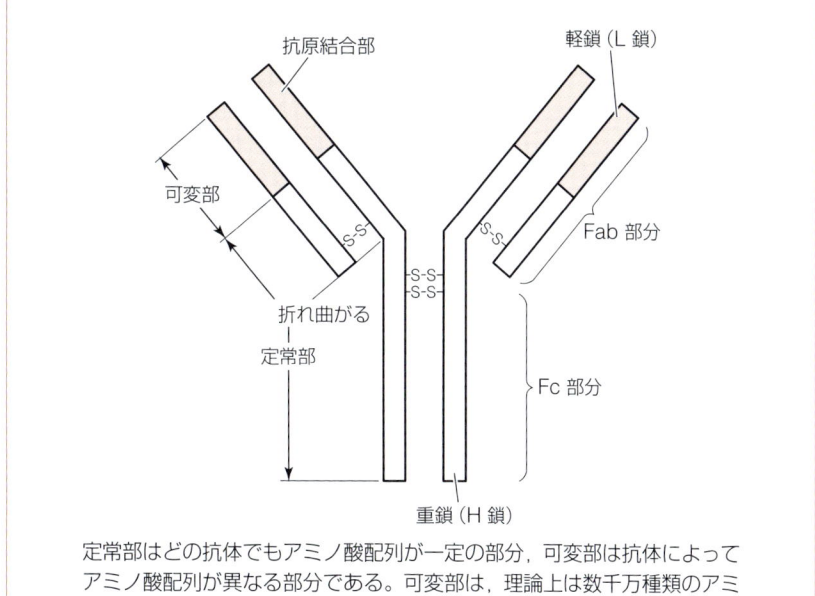

定常部はどの抗体でもアミノ酸配列が一定の部分，可変部は抗体によってアミノ酸配列が異なる部分である。可変部は，理論上は数千万種類のアミノ酸配列の組み合わせが可能である。

分は抗体ごとの違いはあまりなく，**定常部領域**（fragment/constant；Fc）とよばれている。この構造が免疫グロブリンの基礎単位である（**図3-12**）。

形質細胞から産生される抗体は，構造と性質からIgG，-A，-M，-E，-Dの5種類（クラス）に分けられている（**表3-6**）。

IgGは血清中の主な免疫グロブリン（約80%）で，細菌やウイルスに対する生体防御の主体を担うものである。基礎単位1個から成る単量体（一量体）で，2か所のFab部分をもつ二価の抗体であり，2種類の抗原と反応することができる。唯一の移行抗体[20]である。

IgAは粘膜の分泌液中に含まれており，粘膜免疫の主体を担っている。単量体，二量体，三量体がある。

IgMは，感染の初期に出現するもので，基礎単位5個から成る五量体である。

IgEは，レアギンともよばれるもので，単量体である。I型（即時型）アレルギー反応をおこす抗体の活性をもち，皮膚の肥満細胞[21]（ヒスタミンを細胞質内にもつ）や好塩基球（☞第2章A-c-2「白血球」，p.36）に結合する能力が高い。

> **Word [20]**
> **移行抗体**
> 胎盤関門を通過して胎児に入ることができる抗体で，新生児の免疫を担う。

> **Word [21]**
> **肥満細胞**
> マスト細胞ともよぶ。好塩基性の顆粒を多数有する細胞で，血液の多能性幹細胞に由来するが骨髄系の細胞と異なり，前駆細胞の段階で組織内に出て分化・増殖する。

表3-6 免疫グロブリンの機能と構造および血中濃度

免疫グロブリン	機能	構造	血中濃度（mg/dL）
IgG	二次免疫応答の主要抗体。胎盤を通過しうる。	単量体	1,200
IgA	粘膜免疫の抗体。母乳にも含まれる。	単量体，二量体，三量体	300
IgM	一次免疫応答の主要抗体	五量体	120
IgD	B細胞の表面で発現するが機能は不明	単量体	20
IgE	レアギンとして肥満細胞に結合。アレルギーをおこす抗体	単量体	0〜0.2

IgD は，単量体である。その役割については明らかになっていない。

> **ワンポイント** なぜ，いまスギ花粉症か？
>
> 花粉症は，免疫反応が関与した疾患として有名である。スギ花粉は太古以来，地球上に存在していたが，スギ花粉症という疾患が注目されるようになったのはそれほど過去のことではない。スギ花粉のみでは本来，免疫原性はあっても反応原性がないのである。ところが，スギ花粉と現代の大気汚染物質（ディーゼルエンジンの排気ガス中に含まれる粒子状物質など）が結合することによって，免疫原性をもつ完全抗原になり，反応原性も獲得して，強力な免疫反応をひきおこすことになったといわれている。

C 液性免疫

抗原提示細胞，T 細胞，B 細胞，そして最終的には B 細胞が分化した形質細胞（プラズマ細胞）が産生する**抗体**（免疫グロブリン）によって発動される免疫機構が，**液性免疫**である。免疫グロブリンは血清中に存在しているので，「液性」とよばれる。

抗原提示細胞が T 細胞に抗原情報を伝え，この情報伝達を受けた T 細胞は活性化する。活性化した T 細胞の一部はヘルパー T 細胞に分化するが，さまざまなサイトカインの影響で，さらに **Th1 細胞**と **Th2 細胞**に分化する。このうち Th2 細胞が，B 細胞を刺激するサイトカイン（インターロイキン-4；IL-4）を分泌する。このサイトカインは B 細胞を刺激して活性化させ，形質細胞への分化を促す。この形質細胞（抗体産生細胞）が抗体を産生する。この一連の流れを**液性免疫反応**とよぶ（☞ 図 3-8，p.68）。

T 細胞のなかには，B 細胞の反応を抑制するものもあり，これは**サプレッサー T 細胞**とよばれている。

液性免疫は，抗体による免疫反応であるが，T 細胞，B 細胞の活性化がその調整に深く関与している。このように，免疫系は液性免疫と細胞性免疫の両面が 1 つの機能的な生体防御機構に組み込まれて，相互に調整し合いながら機能しているのである。

> **ワンポイント** 免疫の 2 様態
>
> 液性免疫と細胞性免疫の 2 つとも，その獲得には抗原提示細胞と T 細胞の機能分化がかかわるが，液性免疫にはさらに B 細胞の機能分化が加わる（☞ 図 3-8，p.68）。

ステップアップ

リンパ球の分化と名称

T，B 2 つの細胞（リンパ球）は，いずれも造血幹細胞（骨髄でつくられる細胞で，多能性幹細胞という）に由来するが，成熟過程のある時期で，T 細胞は**胸腺**（thymus）で過ごし，ここで T 細胞の機能を獲得する。B 細胞は，鳥類では**ファブリキウス嚢**（bursa of Fabricius）で分化・成熟する時期があるので，ここからその名称が与えられている。B 細胞はさらに，抗体を産生する形質細胞（プラズマ細胞）へと分化していく（図 3-13）。

ヒトや哺乳類はファブリキウス嚢をもたないが，胎児の肝臓の血球と成人の骨髄で B 細胞がつくられるといわれている。これらの装置のことを，**ファブリキウス嚢相同器官**とよぶこともある。なお，T・B 両細胞とも，成熟後は脾臓やリンパ節に存在する。

図 3-13 T 細胞・B 細胞の分化

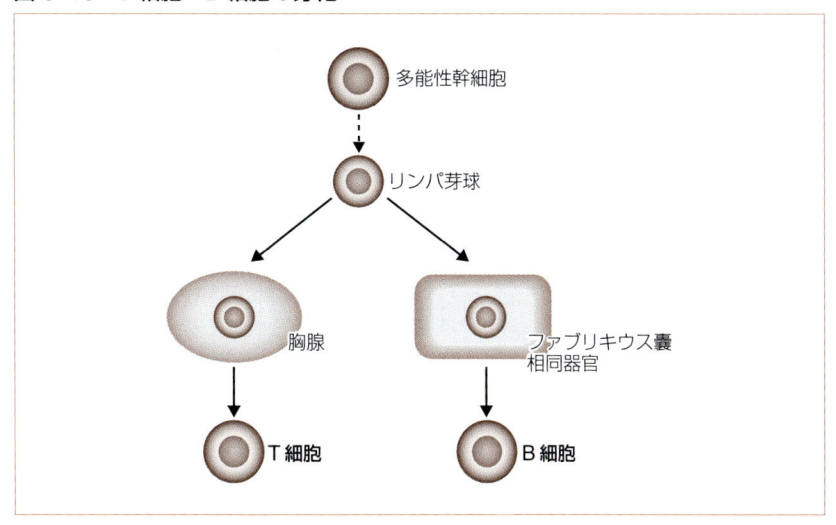

表 3-7 主な T 細胞の種類と機能

名称	主な機能
ヘルパー T 細胞(Th1)	細胞傷害性 T 細胞・NK 細胞・マクロファージの活性化
ヘルパー T 細胞(Th2)	B 細胞の活性化(液性免疫活性化)
サプレッサー T 細胞(T_S)	B 細胞の活性化抑制(液性免疫抑制)
細胞傷害性 T 細胞(T_C)	細胞作動性細胞傷害能の亢進
キラー細胞(K)	抗体依存性細胞作動性細胞傷害能の亢進
ナチュラルキラー細胞(NK)	直接の細胞傷害能(自然免疫)の亢進
記憶細胞(T_M)	抗原の記憶

d 細胞性免疫

細胞性免疫は、遅延型アレルギー反応の研究から見いだされた。抗体によるものではなく、リンパ球が直接関与する防御反応のことである。この機構の主役は **T 細胞**(**T リンパ球**)である。抗原提示細胞から抗原情報を受けた T 細胞は増殖・分化を開始するが、分化した T 細胞(表 3-7)が直接標的(抗原)を攻撃し、あるいはさまざまなサイトカインを分泌して他の細胞を活性化させて、免疫反応を発現させる。前者に関与する T 細胞は**細胞傷害性 T 細胞**[22](**キラー T 細胞**)とよばれ、ウイルス感染細胞を排除するほか、臓器移植の際に拒絶反応をひきおこしたりする。後者は Th1 細胞が代表的なもので、遅延型アレルギー反応に関与し、マクロファージを活性化して炎症を誘導する。

抗原とまったく接したことのない T 細胞(ナイーブ T 細胞)は、抗原提示細胞から抗原刺激を受けると、**感作 T 細胞**となる。この感作 T 細胞は、液性免疫に関与するヘルパー T 細胞、サプレッサー T 細胞をはじめ、細胞傷害性 T 細胞、記憶細胞(メモリー T 細胞)などの細胞に分化するとともに、さまざまなサイトカインを分泌するようになる(☞ 図 3-8, p.68)。

| Word | [22] |

細胞傷害性 T 細胞
腫瘍細胞や細菌・ウイルスなど特異的な抗原認識を基礎として、標的に対して特異的に働く細胞。**キラー T 細胞**ともいい、移植免疫にもかかわる。

ワンポイント ▶ T 細胞と HIV

移植免疫にかかわり(拒絶反応)、腫瘍免疫の担い手となるのは、細胞性免疫の主役の T

表3-8 アレルギーと疾患

I型アレルギー	II型アレルギー	III型アレルギー	IV型アレルギー
アナフィラキシー アトピー性皮膚炎 気管支喘息	溶血性貧血 バセドウ病 重症筋無力症 超急性移植片拒絶反応	糸球体腎炎 血清病	接触皮膚炎 結核症 ハンセン病 深部真菌感染症

細胞である。エイズ（後天性免疫不全症候群）は，HIV（ヒト免疫不全ウイルス）がヘルパーT細胞（CD4陽性T細胞）の中に侵入して増殖し，このT細胞を破壊するため（アポトーシス誘導），免疫力，とくに液性免疫を失って生じる免疫不全状態である。

e アレルギー反応

病原微生物などの異物に対して反応して生体を防御する仕組みが，免疫反応の基本である。通常は免疫反応に伴って臨床症状を呈することはないが，ときに，さまざまな臨床症状が出現することがある。この現象をアレルギー[23]とよぶ。過剰な免疫反応により出現する臨床症状という意味で，「過敏症（hypersensitivity）」という用語も用いられる。クームス（R.R.A. Coombs）とゲル（P.G.H. Gell）が提唱したI～IV型の分類が広く用いられている。

I～III型には免疫グロブリン，IV型にはT細胞が関与している。免疫反応出現の速さからI～III型は**即時型**，IV型は**遅延型**と称される。それぞれの型に対応したさまざまな疾患がある（**表3-8**）。

> **ワンポイント** アレルゲン
>
> アレルギー体質をもっているという場合，その体の中にはある種の抗体が存在する。抗体と特異的に結合する抗原のことをアレルゲンということが多い。正確には，抗体と反応してアレルギーをひきおこす抗原のことをさす。

1 I型アレルギー

アナフィラキシー型アレルギーともよばれている。この反応は，抗原への曝露から数分～数十分の短時間で症状が出現するものであり，その主役の抗体は**レアギン**[24]とよばれ，IgE抗体である。最初の抗原曝露の際には，この抗体は肥満細胞や好塩基球の表面に付着するだけであるが，二度目の曝露の際には，抗原抗体反応が肥満細胞や好塩基球の**脱顆粒**[25]反応をおこし，顆粒内に存在する**ヒスタミン**[26]などの化学伝達物質（ケミカルメディエーター）を遊離させて組織に炎症反応をひきおこす（**図3-14-a**）。

一般的に「アレルギー疾患」とよばれているものがこれに入る。例として，気管支喘息，アトピー性皮膚炎，花粉症，蕁麻疹がある。

> **ワンポイント** アレルギー関連疾患の発生機序
>
> - 気管支喘息：平滑筋の収縮と気管支腺の分泌亢進によって気管支の狭窄がおきる。
> - 花粉症：血管透過性の亢進と鼻腔腺の分泌亢進によって鼻閉と鼻汁増加がおき，また血管拡張によって結膜の充血がおきる。
> - 蕁麻疹：血管透過性の亢進によって膨隆疹ができる。

Word [23]
アレルギー
1906年にオーストリアの小児科医フォン=ピルケー（Von Pirquet）が血清療法研究中に提唱した概念で，ギリシャ語のallos（altered；異なった）とergon（action；反応）を組み合わせた造語である。

Word [24]
レアギン
I型アレルギーに関与する抗体であるIgEの別称。肥満細胞や好塩基球の表面に結合する性質をもっている。

Word [25]
脱顆粒
顆粒球（好中球・好酸球・好塩基球）という白血球や肥満細胞（マスト細胞）が細胞内にもつ小さな粒（顆粒）を細胞外に放出する現象。顆粒内には，サイトカインなどの生理活性物質が含まれている。

Word [26]
ヒスタミン
ヒスチジンから生じる生理活性アミン（アミノ酸・アミノ酸誘導体から脱炭酸反応でカルボキシ基（-COOH）が取り除かれた化合物）で，微量で強い生理活性を示す。血管透過性亢進，平滑筋収縮，血管拡張，腺分泌亢進などの重要な作用をもつ。

図 3-14 アレルギー反応の分類

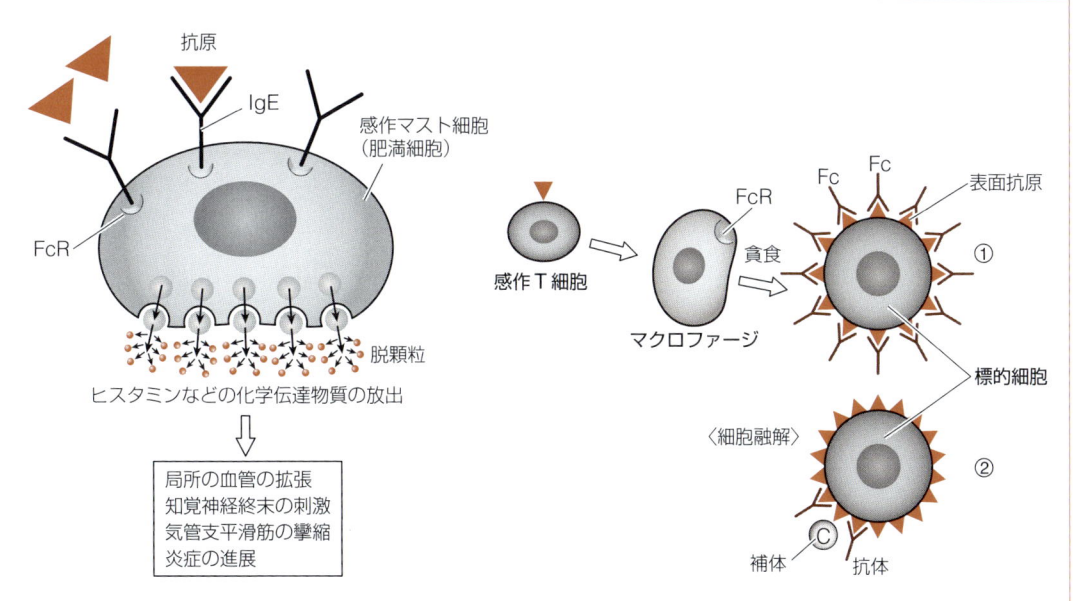

a. I 型アレルギー

b. II 型アレルギー
① 標的になる抗原を有した細胞に抗体が付着すると，FcR をもつマクロファージや NK 細胞が Fc 部分に付着し，標的になる細胞を破壊する。
② 抗原抗体複合体が補体を活性化して標的になる細胞の細胞膜を破壊し，細胞を融解させる。

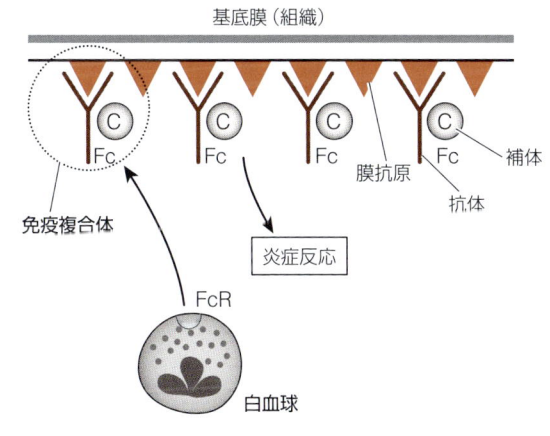

c. III 型アレルギー
免疫複合体（抗原抗体複合体）に補体が結合した沈着物を生じ，その組織を白血球（好中球）などが攻撃する。

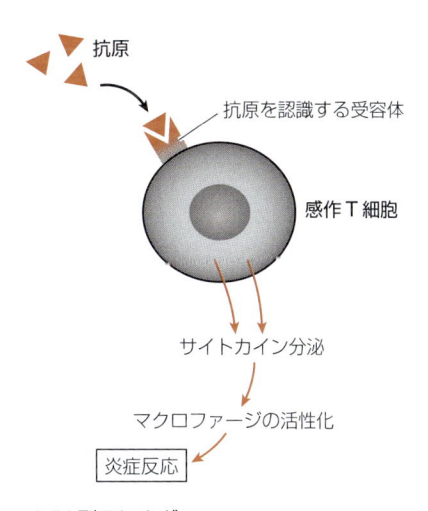

d. IV 型アレルギー
抗原と反応した感作 T 細胞によって分泌されたサイトカインによって，炎症反応がひきおこされる。

「FcR：Fc（定常部領域）に対する受容体」

ワンポイント ▶ Fc 受容体（FcR）

I～III 型アレルギーでは，免疫グロブリンが付着したり，貪食細胞や NK 細胞が免疫グロブリンの存在を認識したりするために，Fc 受容体が重要な役割を果たしている。

第3章 生体の防御機構

図3-15 I型アレルギー発症の仕組み

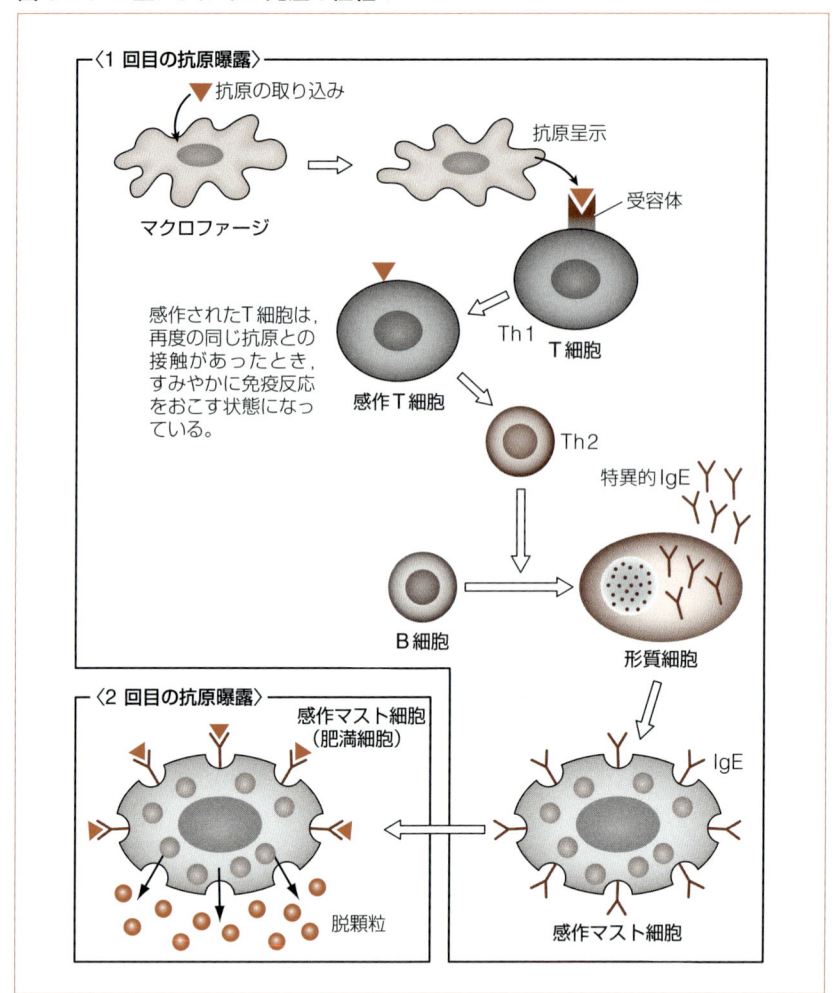

〈1回目の抗原曝露〉
抗原の取り込み → マクロファージ → 抗原呈示 → 受容体 → T細胞（Th1）
感作されたT細胞は，再度の同じ抗原との接触があったとき，すみやかに免疫反応をおこす状態になっている。
感作T細胞 → Th2 → B細胞 → 形質細胞 → 特異的IgE → IgE → 感作マスト細胞

〈2回目の抗原曝露〉
感作マスト細胞（肥満細胞） → 脱顆粒

Word ㉗
感作
　一度侵入した抗原刺激を記憶し，再度同じ抗原の刺激を受けた際にすばやく反応できるように対応する仕組み。抗原刺激の記憶をもつT細胞は**感作T細胞**とよばれる。

Word ㉘
アナフィラキシー
　ギリシャ語の ana（反抗する）と phylaxis（防御）を語源とする用語で，イソギンチャク毒素を注射したイヌに数週間後に2回目の毒素注射をすると，数分後に呼吸困難とショックを呈して急死する例が見いだされ，この現象を称してアナフィラキシーとよんだのがはじめとされる。これはアナフィラキシーショックをさしていたと考えられる。

ステップアップ

I型アレルギー反応の仕組み
　I型アレルギー反応は，次の①〜③の機序でおこる（図3-15）。
　①最初の抗原（アレルゲン）との接触で，ナイーブT細胞が感作㉗され，Th2細胞に分化し活性化する。Th2細胞はB細胞を刺激して形質細胞に分化させ，抗原特異性の高いIgEを産生する。この特異的IgEのFc部分は肥満細胞や好塩基球のFc受容体部分と固く結合する（肥満細胞と好塩基球の感作）。
　②同じ抗原に曝露されると，肥満細胞・好塩基球表面の特異的IgEと抗原が結合し，これが刺激となって脱顆粒をおこし，顆粒中のヒスタミン，セロトニン，ロイコトリエンなどの化学伝達物質（ケミカルメディエーター）が細胞外に放出される。
　③これらの物質が，平滑筋の収縮，血管の拡張，血管透過性の亢進，腺分泌の亢進などをひきおこすために，種々の臨床症状（この反応を**アナフィラキシー㉘反応**とよぶ）をおこす。症状は局所性のものと全身性のものがある。
　I型アレルギーの発症を避けるためには，抗原物質を特定し，これを遠ざけることが第一に必要である。治療では，一般的には対症療法としての薬物療法が行われている。薬物としては，放出された化学伝達物質の作用を抑える薬物（抗ヒスタミン薬など）と，化学伝達物質の遊離を抑える薬物（抗アレルギー薬）が用いられる。原因療法として，減感作療法も行われている。

B 特異的生体防御反応（免疫系）

> **ワンポイント** 減感作療法
>
> アレルギーの原因となる抗原を患者に少量ずつ投与しつづけて、アレルギー反応を抑える治療法である。治療法の根拠となる理論として、特異抗原に対する IgG を産生させるという説と、過剰な Th2 細胞の活性化を抑えるという説がある。

2 Ⅱ型アレルギー

細胞傷害型アレルギーともよばれている。細胞表面の抗原が抗体と反応した結果、抗体の Fc 部分が細胞傷害細胞（貪食細胞、NK 細胞など）に付着し貪食されるか、抗原抗体複合物が補体を活性化させ細胞が融解される（図 3-14-b）。疾患としては、不適合輸血㉙ や自己免疫性溶血性貧血㉚ などがある。

3 Ⅲ型アレルギー

アルサス㉛ 型アレルギーともよばれる。抗原抗体複合体が補体系や凝固系を活性化させて組織傷害をひきおこす（図 3-14-c）。疾患としては、糸球体腎炎、血清病などがある。

4 Ⅳ型アレルギー

遅延型反応ともよばれる。通常は局所反応で、反応時間は 48〜72 時間後である。感作された T 細胞が再度抗原に接触すると、サイトカインを放出し、炎症反応をひきおこす（図 3-14-d）。疾患としては接触皮膚炎がある。この反応を利用した検査にはツベルクリン反応がある。

> **ワンポイント** 血清療法とアレルギー
>
> 血清療法㉜ の二度目以降の治療で重症な全身症状（発熱、発疹、関節痛、浮腫、タンパク尿など）がおこることが知られており、血清病と称された。免疫が関与しているが通常とは異なった反応を血清がひきおこしているとして、フォン＝ピルケー（von Pirquet）がアレルギーという用語を用いたとされる。

ステップアップ

Ⅴ型アレルギー

Ⅴ型アレルギーは、ある受容体に対して抗体を産生することによって発症するアレルギーで、抗原抗体反応を基本にすることではⅡ型アレルギーの範疇に入るが、細胞傷害をおこさないのでこの型が提唱された。代表例として、バセドウ病（グレーブス病）と重症筋無力症がある。バセドウ病では甲状腺ホルモン刺激ホルモン受容体（TSH 受容体）に対する抗体、抗 TSH 受容体抗体（TRAb）が産生されるため持続的に甲状腺刺激状態に陥り、甲状腺機能亢進状態になる。重症筋無力症では、随意筋の神経筋接合部の筋側（後シナプス膜）の受容体であるニコチン性アセチルコリン受容体に対する抗アセチルコリン受容体抗体（AChRAb）が産生されるため、筋の易疲労性や脱力が生じる。いずれも自己免疫疾患の範疇にも分類されている。

Word ㉙ 不適合輸血
血液型不適合輸血ともいわれる。受血者と供血者の血液型が異なる輸血で、ABO 血液型、Rh 血液型のほか、ヒト白血球抗原（HLA）などの不一致についていわれる。不適合輸血が行われた場合、溶血反応による副作用が出現する。

Word ㉚ 溶血性貧血
通常 120 日の寿命がある赤血球が、なんらかの原因で寿命前にこわれる現象を溶血という。この病態を呈する貧血（赤血球数減少・ヘモグロビン濃度低下）をさす。遺伝や免疫などの原因がある。

Word ㉛ アルサス反応
ある抗原で感作された動物の皮膚に同じ抗原を接種すると激しい炎症がおき、やがて皮膚が壊死してしまう現象。免疫複合体が関与した反応といわれる。

Word ㉜ 血清療法
破傷風やジフテリアなどの外毒素㉝ を産生する感染症で、毒素を中和する抗体をもつ血清を早期に投与することで症状の進行を食い止めたり症状の改善をはかる治療法。

Word ㉝ 外毒素（エクソトキシン）
生きた細菌が産生する、タンパク質を成分とする毒素で、菌体外に分泌されるもの。強い抗原性を有する。対語は内毒素。

第3章 生体の防御機構

本章のまとめ

- 生体には環境中から受けるさまざまな攻撃に対して，幾重にも防御機構が備わっている。
- 防御機構は，非特異的防御機構と特異的防御機構に大別される。
- 非特異的防御機構は，生体が生まれながらにしてもっている原初的で単純な機構で，これには物理的防御機構，化学的防御機構，生物学的防御機構がある。
- 特異的防御機構は「免疫系」ともよばれる。免疫系の反応(免疫応答)は，「自己」と「非自己」の認識と，「記憶」に基づき，さらに特殊な細胞や液性の因子が関与して，外敵に対して効率よく，かつ迅速に対応して自己を防御する仕組みである。
- 免疫系は，細胞性免疫と液性免疫に大別される。どちらの反応も，マクロファージ(組織球)による抗原提示が反応の起点となる。この役割を演じるマクロファージを抗原提示細胞とよぶ。
- 細胞性免疫はリンパ球，とくにT細胞(Tリンパ球)が関与し，分化した感作T細胞が中心となって，直接，外敵(抗原)を攻撃し，免疫機能を果たすものである。
- 液性免疫は，B細胞から分化した形質細胞(プラズマ細胞)が，抗体産生を通じて機能するものである。
- 液性免疫は，抗原(微生物などの異物)と抗体との反応である抗原抗体反応によって行われる。
- 抗体は，免疫グロブリンという特殊な構造のタンパク質であり，G，A，M，E，Dの5種類がある。
- 免疫系は進化を通じて発達してきた。すなわち，まず食細胞による防御から始まり，補体による細胞傷害作用，細胞による細胞傷害作用に発達し，やがて，免疫グロブリンという特殊なたんぱく質による液性免疫が出現し，さらに抗原という「敵」を認識する機構が確立し系統的な免疫応答をおこすという経過をたどってきた。

人体の構造と機能

第 4 章

循環器系

本章の学習目標

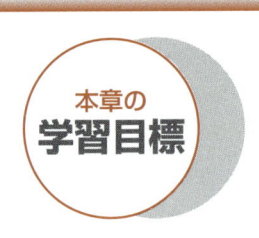

　循環器系の臓器は，生命活動を行うのに必要な酸素や栄養素（糖質・脂質・タンパク質など），ホルモンなどを生体各部の細胞や組織に運ぶ経路として機能するほか，循環を通じて体内の内部環境を一定に調整する媒体としての役割を果たす。本章では，このような循環器系の臓器，すなわち心臓・血管・リンパ管の構造（解剖学）と機能（生理学）について学習する。

　「心臓」の解剖学では，心臓の位置，心房・心室など心臓の腔（心腔），心臓弁などの心臓の構造や部位の名称，および心臓の栄養動脈である冠状動脈の構造や部位の名称と，さらに心筋組織の特徴を学ぶ。心臓の生理学では，心臓の運動や機能と，心臓の神経支配および刺激伝導系を学ぶ。また，心臓の基本的な検査法である心電図の原理についても学ぶ。

　「血管」では，動脈と静脈の違い，体循環系と肺循環系，主な動脈の枝および門脈の構造を学び，さらに生理学的事項として脈拍や血圧の基本を学ぶ。また血管の吻合や終動脈についても，その基本を学習する。静脈のうっ滞について学び，それに関連して心不全についても学ぶ。そのほか，採血に必要な静脈の解剖についても学習する。

　「リンパ管」では，リンパ管の構造と流れ，およびリンパの機能を学び，リンパの基本的な病的状態の理解につなげる。

　最後には，胎児期の循環器系の解剖学的ならびに生理学的特徴と，循環器系臓器の加齢による変化を学ぶ。

　本章は，以上のような心臓・血管（動脈・静脈・門脈），およびリンパの構造と機能についての知識の習得に基づき，循環器系疾患の病態への理解につなげていくことを目標とする。そのためには，本章で記載されている循環器系臓器の解剖学と生理学，および基本的な病的状態との関連を十分に学習してほしい。

■ **循環器系の概要**

循環器系は，**心臓血管系**と**リンパ管系**から成る。

「**循環**」とは，動物の体内を血液・リンパ(液)がめぐり，再びもとに戻ってくる過程が繰り返される営みである。心臓から末梢に向かって血液が送り出される血管を**動脈**，末梢から心臓に向かって血液が再び戻ってくる(還流する)血管を**静脈**とよぶ。動脈と静脈とは**毛細血管**でつながっている。すなわち，血液は「心臓→動脈→(毛細血管)→静脈→心臓」で一巡する。血液を送り出す力は心臓の駆出力であり，動脈にある血液に対しては直接の圧力として働くが，以上の関係から，閉鎖系である血管系では，この力が血液を心臓に再び戻す**静脈還流**の力としても働く。

A 心臓血管系

心臓と**血管**は，血液を介して全身に酸素や栄養素を運搬すると同時に，末梢組織からは血液を介して二酸化炭素や老廃物を集め，排泄臓器(肺や腎臓など)に運搬する(☞ 第2章 A「血液の成分と機能」，p.27)。

> **Word** ❶
> **心腔と心嚢**
> 心腔は，心臓壁で仕切られた4つの腔(「腔」は生体内にあって中が中空になった部分のこと)，すなわち左右の心室と心房をさす。心臓全体を包み込んでいる膜を**心嚢**(嚢はふくろのこと)(または**心膜**)という。**漿膜**(臓器を包み込む膜)の一種で，強い膠原線維でできている。

a 心臓の構造

心臓は解剖学的に，4つの**心腔**❶，心臓弁および冠状動脈から成っている。

1 心臓の解剖

❶ 心臓の位置と構造

心臓は胸部正中のやや左方寄りに存在し，成人では通常，握りこぶし大の大きさである(図4-1)。心臓は全体が**心嚢(心膜)**❶ でおおわれ，心嚢と心臓

図4-1 心臓の位置と大きさ

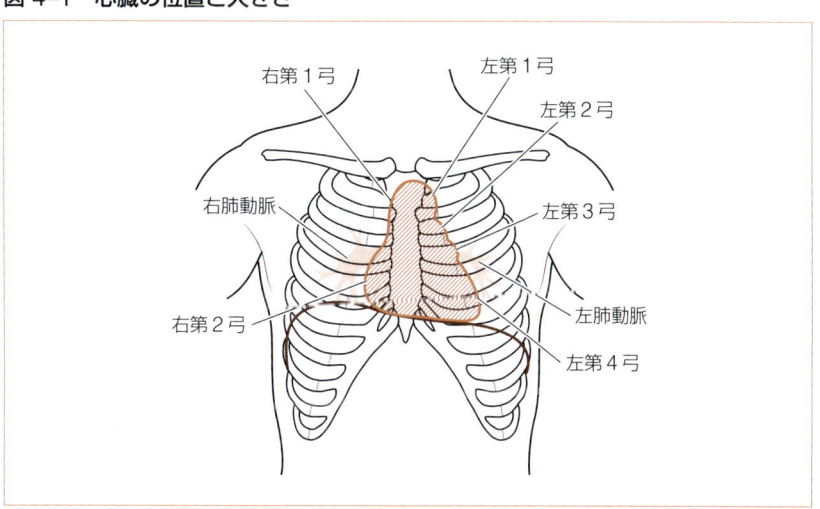

図 4-2　心臓の構造

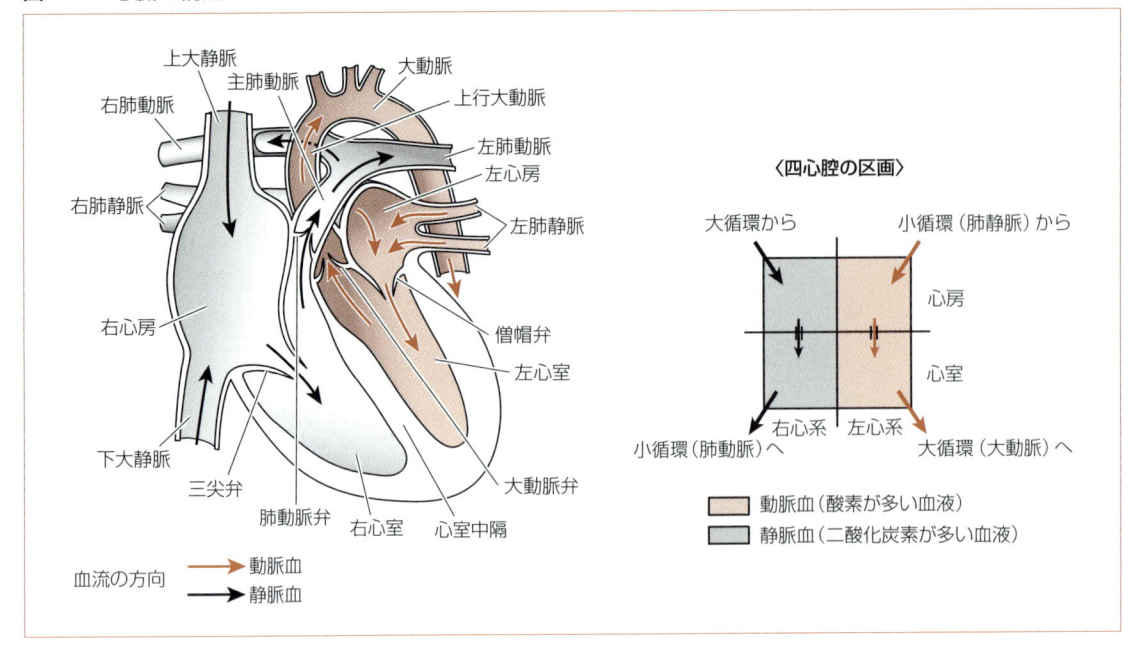

の間にはごく少量の**心嚢水**がある。

心腔は**左心系**と**右心系**に分けられる。左心系は**動脈血**を，右心系は**静脈血**を入れている（☞ワンポイント「動脈と静脈」，p.91）。心臓を上下に区切ると，上部が**心房**，下部が**心室**となる（図 4-2）。心房は静脈からの**還流❷**を受け，心室は動脈に血液を駆出する。

左心系は肺静脈からの還流を受ける**左心房**と，大動脈へ動脈血を駆出する**左心室**に区画される（図 4-2）。左心室は全身へ血液を送り出すために内圧が高く，壁も右心室に比較して厚い。右心系は，上下大静脈からの還流を受ける**右心房**と，肺動脈へ静脈血を駆出する**右心室**に区画される（図 4-2）。

Word	❷
還流 循環して心臓に戻ってくる血液の流れを**還流**とよび，静脈について「**静脈還流**」というように使う。まぎらわしい語に灌流，環流がある。	

> **ワンポイント　臓器の前後・左右**
> 臓器や生体部位の前後・左右は，患者自身を基軸としていう。

❷ 心臓弁

心房と心室の間，または心室と動脈の間にあって血流の逆流を防ぐ役割を果たすのが**心臓弁**（単に**弁**ともいう）で，**房室弁**と**動脈弁**がある。

房室弁は心房と心室の間にある弁で，左心房と左心室の間にある**僧帽弁**（2枚の弁）と，右心房と右心室の間にある**三尖弁**（3枚の弁）がある（図 4-3）。房室弁は**尖弁**ともよばれ，動脈弁に比べて比較的やわらかく，尖部には心室の乳頭筋と連続する細い線維性組織（腱索）が数本付着している（図 4-6 参照）。

動脈弁は心室と動脈の間にあり，左心室と大動脈の間の弁を**大動脈弁**，右心室と肺動脈の間の弁を**肺動脈弁**という（いずれも 3 枚の弁）。動脈弁は**半月弁**ともよばれ，房室弁に比べてやや厚く，とくに弁相互が合わさる部分はやや肥厚している（図 4-3）。

図 4–3 心臓の弁(心臓を水平面で切って上から見たところ)

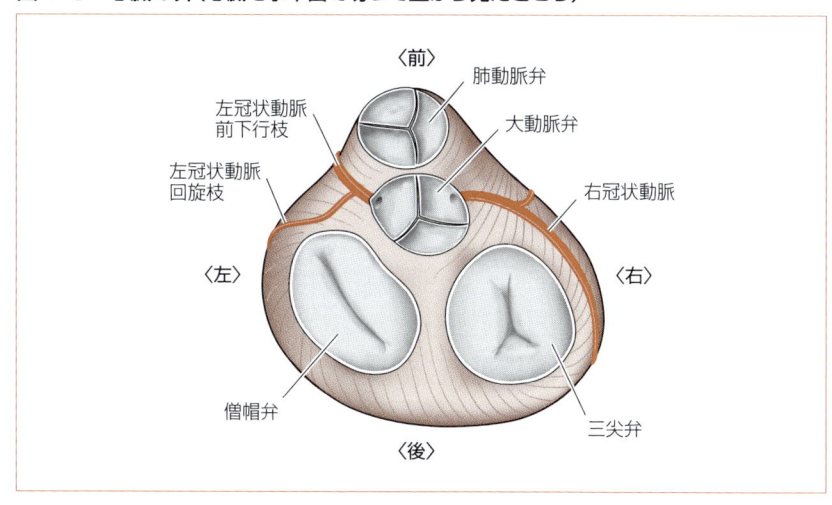

図 4–4 冠状動脈

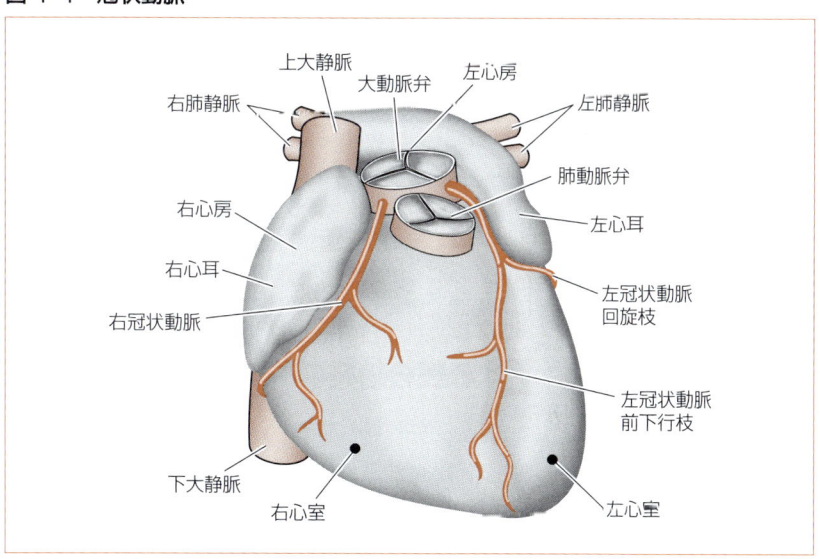

ステップアップ

心臓弁と心音

　心音は基本的に心臓弁の開閉に伴う音である。正常ではⅠ音とⅡ音を聞くことができ、Ⅰ音はやや低くやや長く，Ⅱ音はやや高くやや短い音として「どぅっ・とりゅっ」あるいは「ラブ-ダップ(lub-dup)」といった感じで聴取できる。Ⅰ音は心室収縮の開始に伴う房室弁，とくに僧帽弁が閉鎖する音である。Ⅱ音は心室拡張の開始に伴う動脈弁が閉鎖する音で，詳しくは大動脈弁成分(ⅡA音)と肺動脈弁成分(ⅡP音)の2つが重なった音である。解剖学的に房室弁はやわらかいため音程が低く，動脈弁は比較的かたいため音程が高くなっている。

③ 冠状動脈(冠動脈)

　心臓自身に栄養素や酸素を送る血管を**冠状動脈**(または**冠動脈**)という。冠状動脈は大動脈弁直上の**上行大動脈**から出る。冠状動脈は左右2本あり，さらに左冠状動脈は**前下行枝**と**回旋枝**に分かれる。右の1本と左の2本を合わせて「3枝」とよぶ(図 4–4)。

図 4-5　心筋組織

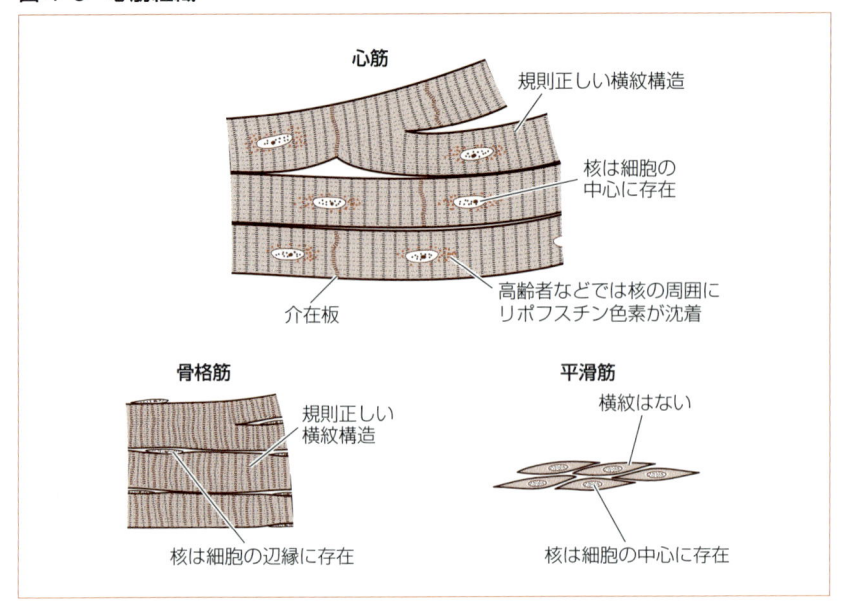

ステップアップ

虚血性心疾患
　冠状動脈は終動脈（☞ B-a-4「還流血管（静脈）」，p.92）であり，なんらかの機転でそのどこかが閉塞すると，支配領域の心筋細胞に血流が行かなくなり，組織に障害を生じる。酸素供給量の減少を伴うこのような病態を**虚血性心疾患**とよび，軽症（可逆的変化）のものは**狭心症**，不可逆的変化（組織の壊死）を心筋に及ぼした場合は**心筋梗塞**とよぶ。狭心症から心筋梗塞までの冠動脈虚血による病態が虚血性心疾患に入る。さらに，心臓性突然死までを含めた広い概念として**急性冠症候群**というよび方も広まっている。

Word ❸
心筋と筋組織
　筋組織は**平滑筋**と**横紋筋**に大別されるが，心筋は横紋筋である。骨格筋も横紋筋であるが単核であり，一方，心筋はときに多核となる。

2 心臓の組織学

　心臓の筋肉を**心筋**❸といい，横紋を有する筋肉である横紋筋の仲間である。同じ横紋筋である骨格筋とは異なり，心筋は不随意筋である（図 4-5）（☞ 第1章 A-c-3「筋組織」，p.13）。

b 心臓の機能

　心臓の最大の機能は，血液を駆出する**ポンプ機能**である。

1 心臓の運動

　心臓は心室の収縮と拡張を繰り返して血液を体内に循環させている。血液の駆出（送り出し）は，左右の**心室**が担っており，心臓弁の開閉によって血液の逆流を防ぎ，駆出の方向を一定にしている。

❶ 心室の動き

　心室に血液をためるときに心室は拡張し，動脈弁は閉鎖し房室弁が開放されて，心房から心室へ血液が流入する（拡張期）（図 4-6-a）。動脈へ血液を駆出するときは心室は収縮し，動脈弁は開放され，房室弁は閉鎖している（収縮期）（図 4-6-b）。

図 4–6　左心室・左心房と弁の動き（収縮と拡張）

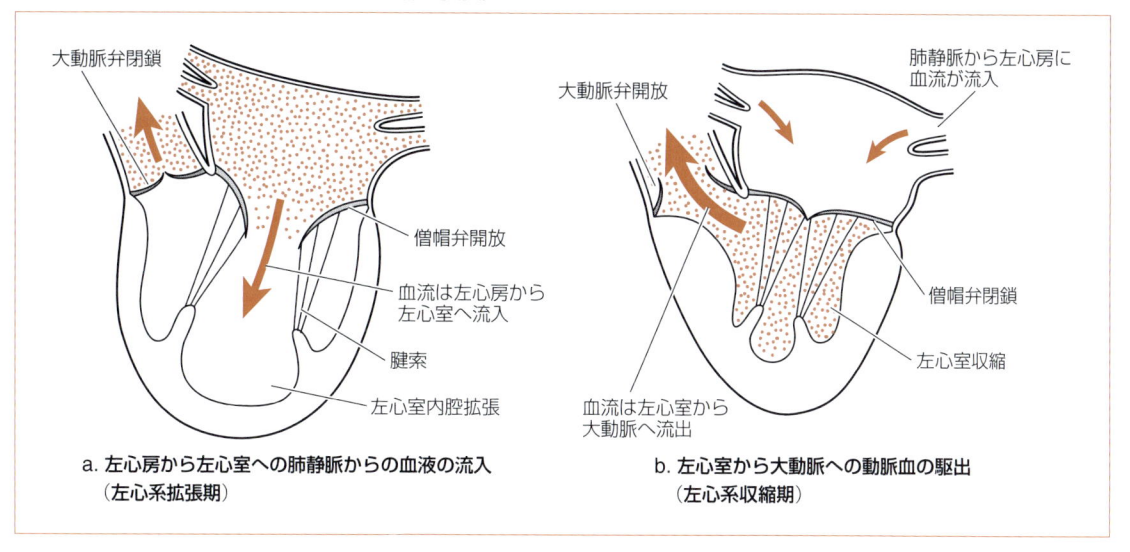

a. 左心房から左心室への肺静脈からの血液の流入（左心系拡張期）

b. 左心室から大動脈への動脈血の駆出（左心系収縮期）

❷ 心房の動き

肺静脈から左心房へ，また大静脈から右心房へは，血流は受動的に流入する。

ステップアップ　心房から分泌されるホルモン

心房は大静脈から還流する血液を心室へ送る役割をしているが，心房の筋層は心室に比べて薄く，収縮力も低い。近年，心房から**心房性ナトリウム利尿ペプチド**（ANP）とよばれるホルモンが分泌されることがわかってきた。このホルモンは腎臓の糸球体濾過値の増加によるナトリウム利尿をひきおこす。同様のホルモンはブタの脳からも発見されており，こちらは**脳性ナトリウム利尿ペプチド**（BNP）とよばれ，現在では心不全のマーカーとして血清で測定することができる。

❸ 心電図と心臓機能（運動）の関係

心臓は後出の「心臓と神経」のところで解説するように，心臓内の電気的刺激によって収縮と拡張を繰り返している。**心電図**（ECG；ドイツ語の略語ではEKG）は，そのような心臓の電気的活動を体外からとらえる検査であり，日常的に行われている検査でもある（『コアテキスト2』第3章の図3-12参照）。心臓の電気的刺激は**洞房結節**から**房室結節**，**ヒス束**を経由して左心室に及ぶが，**P波**は洞房結節から房室結節までの刺激による心房の興奮を，**QRS群**はヒス束から心室筋までの刺激による心室の脱分極を，**ST部**と**T波**は心室の再分極を反映する。心電図ではR波からT波の終了までが収縮期に，T波の終了から次のR波までが拡張期に相当する（図4–7）。

ステップアップ　脱分極と再分極

電気的刺激が心筋細胞に及ぶと，心筋細胞は電気（正確にはイオン）を放出して興奮する。これを**脱分極**とよぶ。興奮したあとで心筋細胞は再び電気を細胞内に取り入れるが，これを**再分極**とよぶ（☞第6章A-a-2「❸脱分極と活動電位」，p.138）。

心音と心電図

Ⅰ音からⅡ音までが収縮期に，Ⅱ音から次のⅠ音までが拡張期に相当し，通常収縮期のほうが短い。心電図に合わせると，Ⅰ音はQ波，Ⅱ音はT波終了時に発生する（図4–7）。

図 4-7　心臓の収縮と心電図・心音

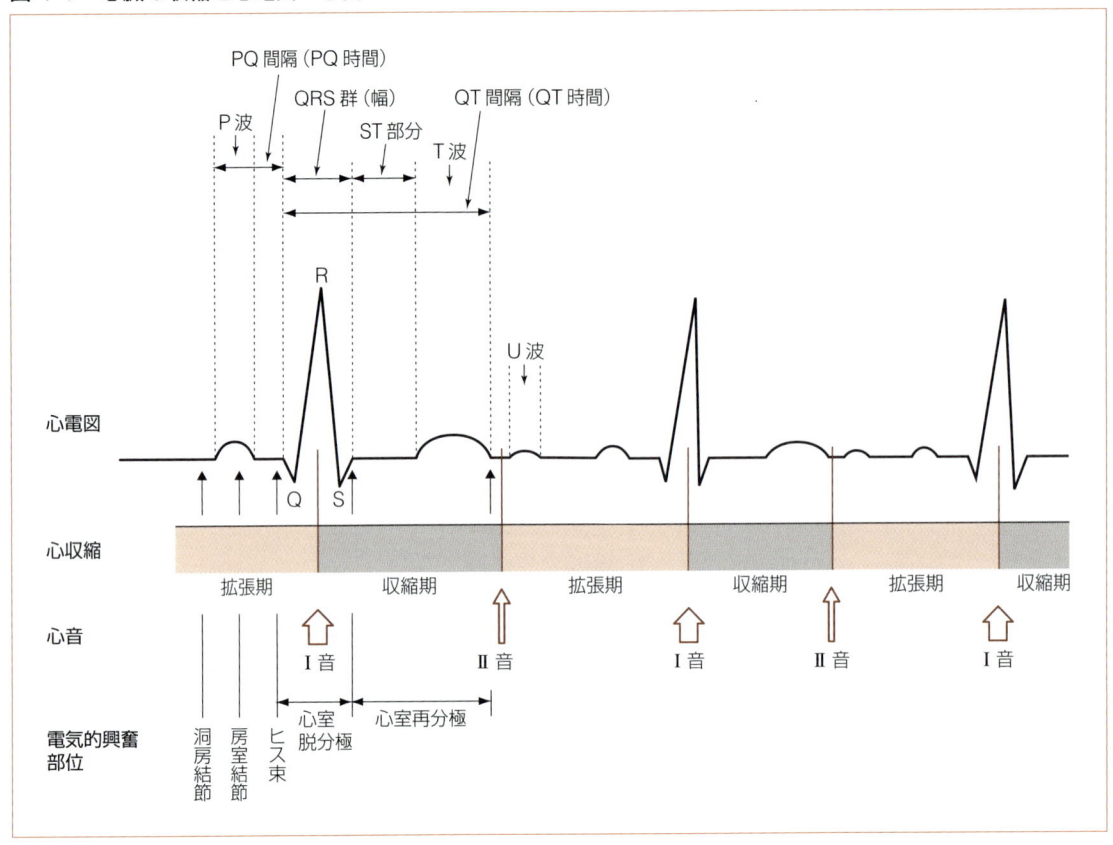

ワンポイント　心房の再分極と心電図

心房の再分極は心室の脱分極である QRS 群とほぼ一致するが，心室の脱分極のほうが心房の再分極より電気的エネルギーが高いため，心電図上には通常現れてこない。

2　心臓の機能

収縮と拡張を繰り返して，心臓はポンプ機能を果たす。一連の収縮と拡張を**心拍**とよび，1 分間の心拍の数を**心拍数**という。安静時の健康な成人の心拍数は通常，60～80 回程度である。

1 回の収縮で左室から拍出される血液量は，安静時成人で約 70～90 mL であり，1 日あたりでみると膨大な循環量❹となる。健常成人で収縮期の左室内圧はおおよそ 120 mmHg，右室内圧は 25 mmHg 程度である。収縮期では左室の内圧と動脈内圧は平衡状態となっているため，左室の内圧はそのまま動脈の圧，すなわち血圧の収縮期圧に相当する。

Word　❹
血液循環量
平均心拍数が 60 回/分，平均心拍出量が 80 mL の人では，1 日の血液循環量は約 6.9 kL（6,900 L）にもなる。

3　心臓と神経

心拍は自律神経によって支配され，ほぼ一定の間隔に保たれているが，運動負荷などで末梢の酸素要求量が増加すると心拍数は増える。また，心房と心室が調和して収縮・拡張を繰り返すように，心臓内の神経伝達路が調節している。

図 4-8 心臓の刺激伝導系

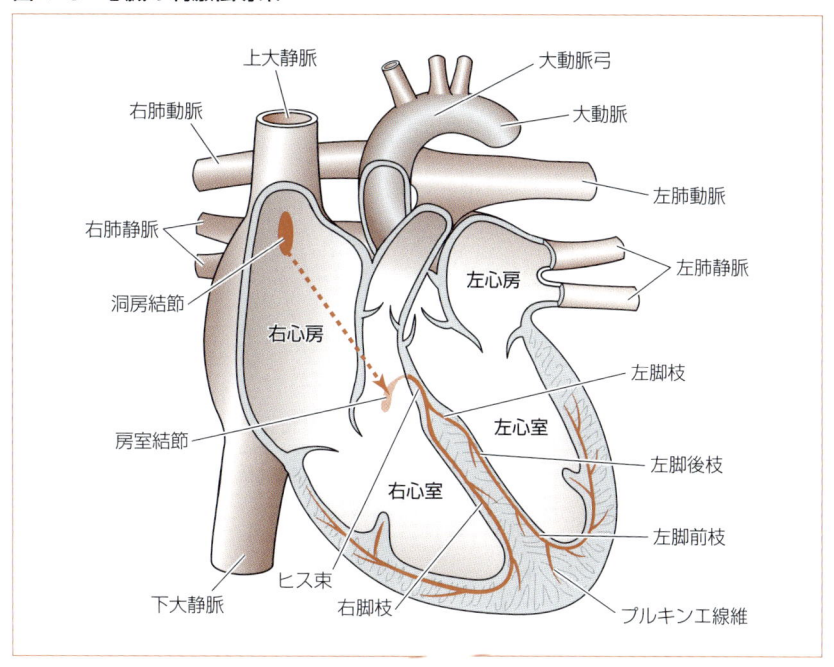

　心臓内伝導路は上部から順に，洞房結節(洞結節ともいう)→房室結節→ヒス束→左右の脚枝→プルキンエ線維となっており，この経路で心室筋に興奮が伝わる(図 4-8)。一連のこの伝導路を，心臓の**刺激伝導系**とよぶ。

ステップアップ

心臓の刺激伝導

　心臓の拍動(心拍)は，**洞房結節(洞結節)**の規則正しい興奮が電気信号として心筋細胞(心筋線維)に伝達されることによっておこる。洞房結節は自律神経(交感神経と副交感神経)の支配を受けている。洞房結節の興奮は**房室結節**へ伝わり，心房が興奮する。ここで心房から心室へ伝わる頻度が調節を受けて，**ヒス束**へ伝わり，ついで左脚枝，右脚枝で分岐して，**プルキンエ線維**を通じて心室の筋線維に伝導する。このようにして，心筋細胞の興奮から心室の収縮がおきる(図 4-8)。

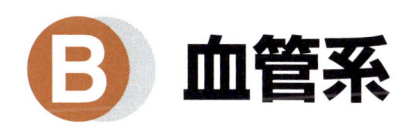

B 血管系

　血管は心臓と連絡する血液の交通路であり，閉鎖回路(循環回路)になっている。また，すべて管腔構造(管の内腔が空間である構造)を呈している。血管の内腔面には**血管内皮細胞**がある。内皮細胞の外側には弾性線維や平滑筋が存在し，血管内圧の変化に応じて内腔が拡張・収縮できる仕組みになっている(図 4-9)。

図 4-9 動脈と静脈の構造

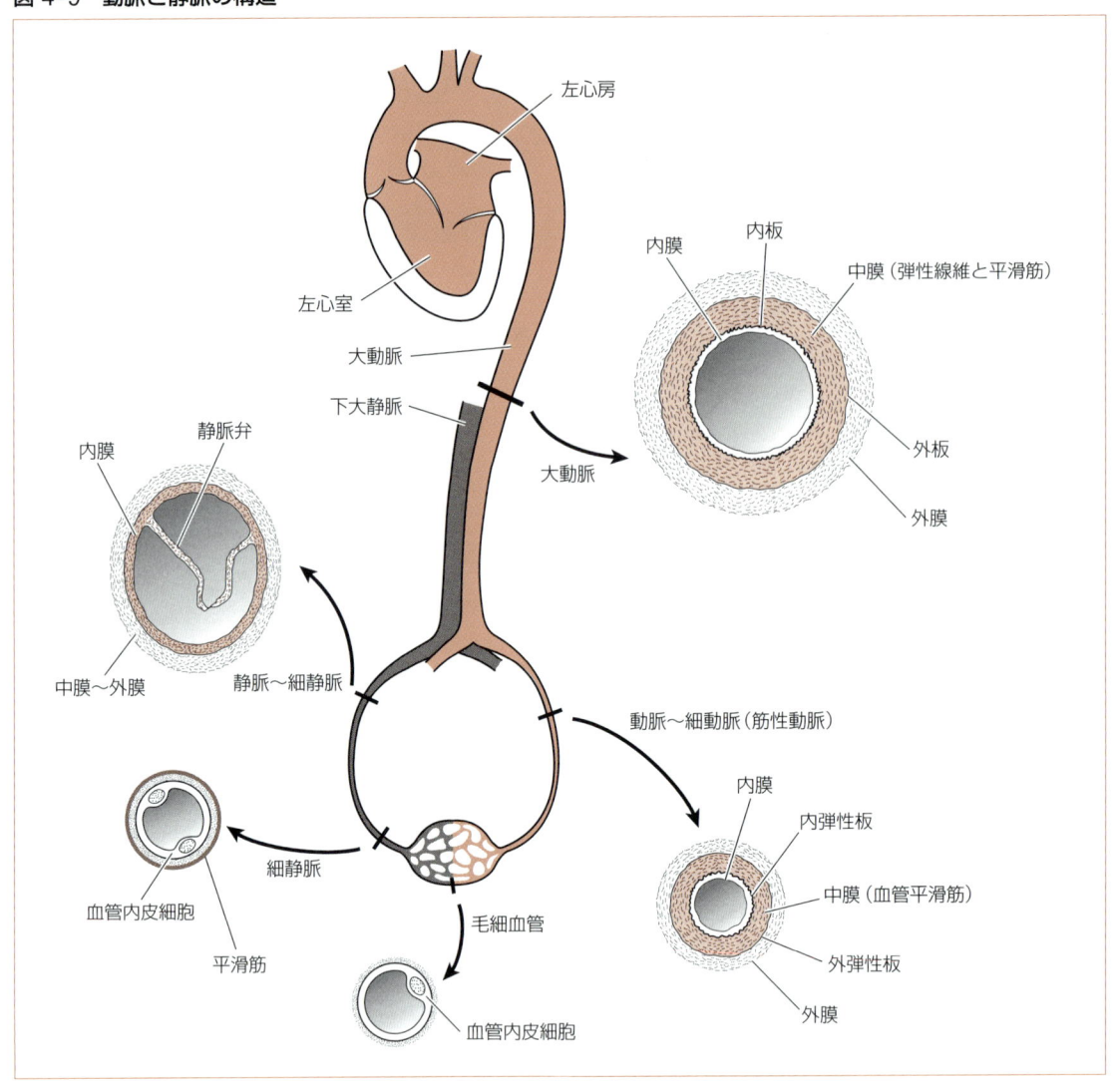

a 動脈系と静脈系

1 動脈と静脈

　動脈は心臓（心室）から出て末梢へ向かう血管をさし，静脈は心臓に還流する血管をさす。

　心室の収縮期圧は高いので，動脈の壁は厚くなっている（図4-9）。一方，静脈は受動的に血液が流れるため内圧は低く，動脈に比べて壁は薄い（図4-9）。静脈の一部には，逆流を防止するための弁（静脈弁）がある。

　動・静脈のうち，血流路の末梢にあり，組織内に存在して，赤血球1個がようやく流れる程度の非常に細い血管を，毛細血管という。毛細血管を介して動・静脈が互いに細かく吻合❺する。毛細血管で栄養素や老廃物の交換が行われる（図4-9）。

Word ❺
吻合
　血管やリンパ管などが，解剖学的につながっていること（☞ステップアップ「血管の吻合」，p.93）。

ワンポイント　動脈と静脈

　動脈と静脈の区別は解剖学的な違いによっており，左右にかかわりなく心室から出る血管が**動脈**で，心房に還(かえ)る血管が**静脈**である。動脈は内圧が高く拍動性があるが，静脈は内圧が低く拍動しない。一方，**動脈血**とは酸素が豊富な血液であり，**静脈血**は逆に二酸化炭素が多い血液である。

　肺循環系で静脈血は肺「動脈」から肺末梢へ行き，二酸化炭素と酸素を交換して酸素化された動脈血が，肺「静脈」から左心房に戻る。多くの臓器で静脈は動脈に沿って走行している（血流の流れる方向は逆）。

2　循環系

　血液の循環は，体循環系と肺循環系によって担われている。

❶ 体循環系

　左心室から出た酸素の豊富な血液（**動脈血**）は大動脈から末梢へ行き，毛細

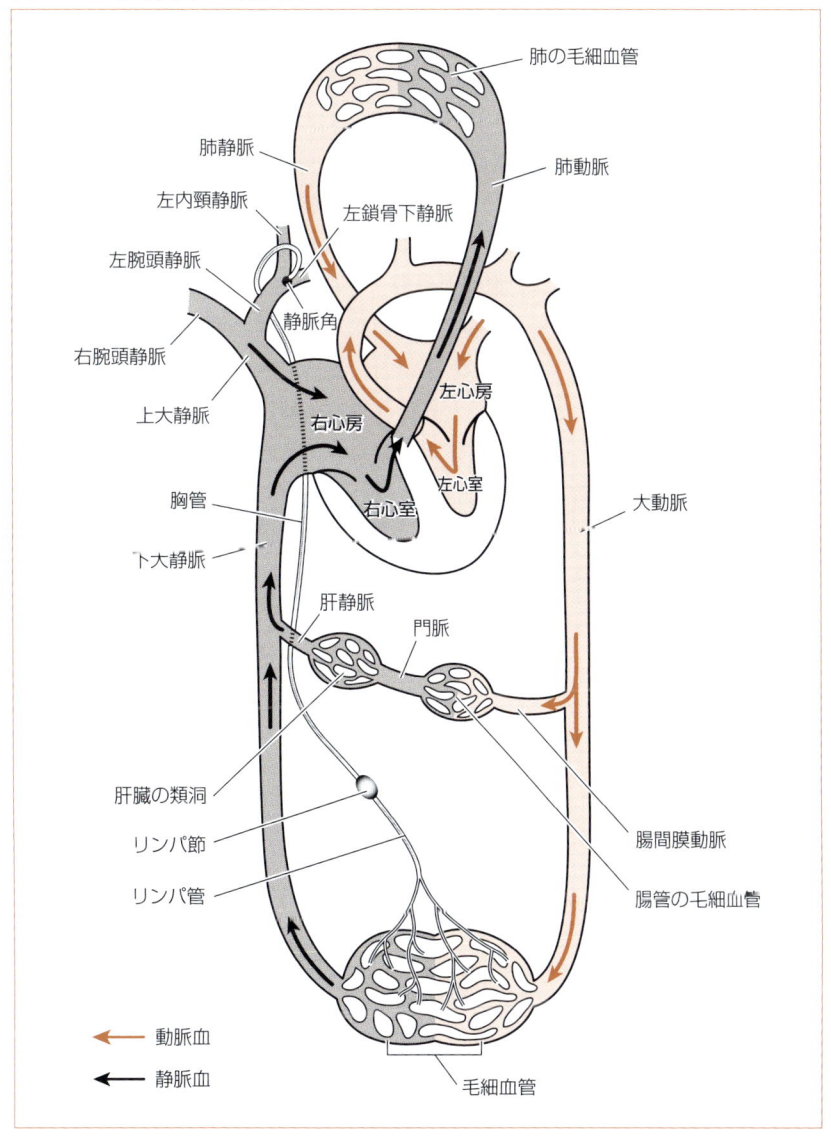

図4-10　体循環系と肺循環系

血管で栄養素・酸素と老廃物の交換がなされ，その後，静脈を通って右心房に戻る。この流れを**体循環系**とよぶ(**大循環系**ともいう)(図4–10)。体循環系では，動脈内には動脈血が，静脈内には静脈血が流れる。

❷ 肺循環系

右心室から出た静脈血は肺動脈から肺末梢へ行き，肺胞の毛細血管で二酸化炭素と酸素の交換(これを**ガス交換**とよぶ)を行う(☞第5章「呼吸器系」，p.103)。その後，酸素が豊富になった血液(動脈血)は肺静脈から左心房に戻る。この一連の流れを**肺循環系**とよぶ(**小循環系**ともよぶ)(図4–10)。肺循環系では体循環系とは逆に，動脈内に静脈血が，静脈内に動脈血が流れる。

3 動脈と主な枝

動脈は，血液を送り出している部位に対応して，解剖学的な名称が与えられている。各主幹動脈は枝分かれを繰り返して末梢にいたる。

❶ 大動脈

左心室を出たところから末梢動脈までの動脈を，**大動脈**という。心臓(左心室)を出ると**上行大動脈**になる。大動脈は胸腔内でアーチを描いて下へと向かう。アーチの部分を**大動脈弓**とよぶ。ここから下へ向かう大動脈を**下行大動脈**とよぶ。胸腔内では，下行大動脈から肺に栄養素や酸素を送る**気管支動脈**や，**肋間動脈**などが分岐する(図4–11)。なお，大動脈で胸部にある部分を総称して胸部大動脈ともよぶ。

❷ 腹部と骨盤・下肢の主な動脈

腹部では大動脈から**腹腔動脈**，**上腸間膜動脈**，**下腸間膜動脈**，左右の**腎動脈**など，腹腔内の臓器に栄養素や酸素を送る動脈が分岐する(図4–11)。骨盤腔内で大動脈は左右の**総腸骨動脈**に分かれ，総腸骨動脈は主として骨盤内臓器に栄養素や酸素を送る**内腸骨動脈**と，下肢へ行く**外腸骨動脈**に分かれる(図4–11)。なお，横隔膜より下で腹部にある大動脈を腹部大動脈ともよぶ。

❸ 頭頸部と上肢の主な動脈

大動脈弓部から**右腕頭動脈**，**左総頸動脈**，**左鎖骨下動脈**の順で枝分かれする(図4–11)。右腕頭動脈は，頭部へ向かう**右総頸動脈**と，右上肢へ向かう**右鎖骨下動脈**に分かれる。総頸動脈は主として顔面や頭皮を栄養する**外頸動脈**と，脳内に分布する**内頸動脈**に分かれる。左右の鎖骨下動脈からは**椎骨動脈**が分岐し，これも脳内に分布する。

4 還流血管(静脈)

末梢で毛細血管となってから，血管は再び集合し，**細静脈**，ついで**静脈**となる。

血管には通常，血管相互の**吻合**があり，とくに毛細血管では多くの吻合がみられる。これらの血管相互の吻合があるため，通常1本の流入動脈が閉塞したときも，他の動脈からの血流が得られるようになっている(**側副血行路**)。これに対して，末梢で，毛細血管どうし以外に吻合がない動脈を**終動脈**とよぶ(図4–12)。

図 4-11　大動脈と主な動脈

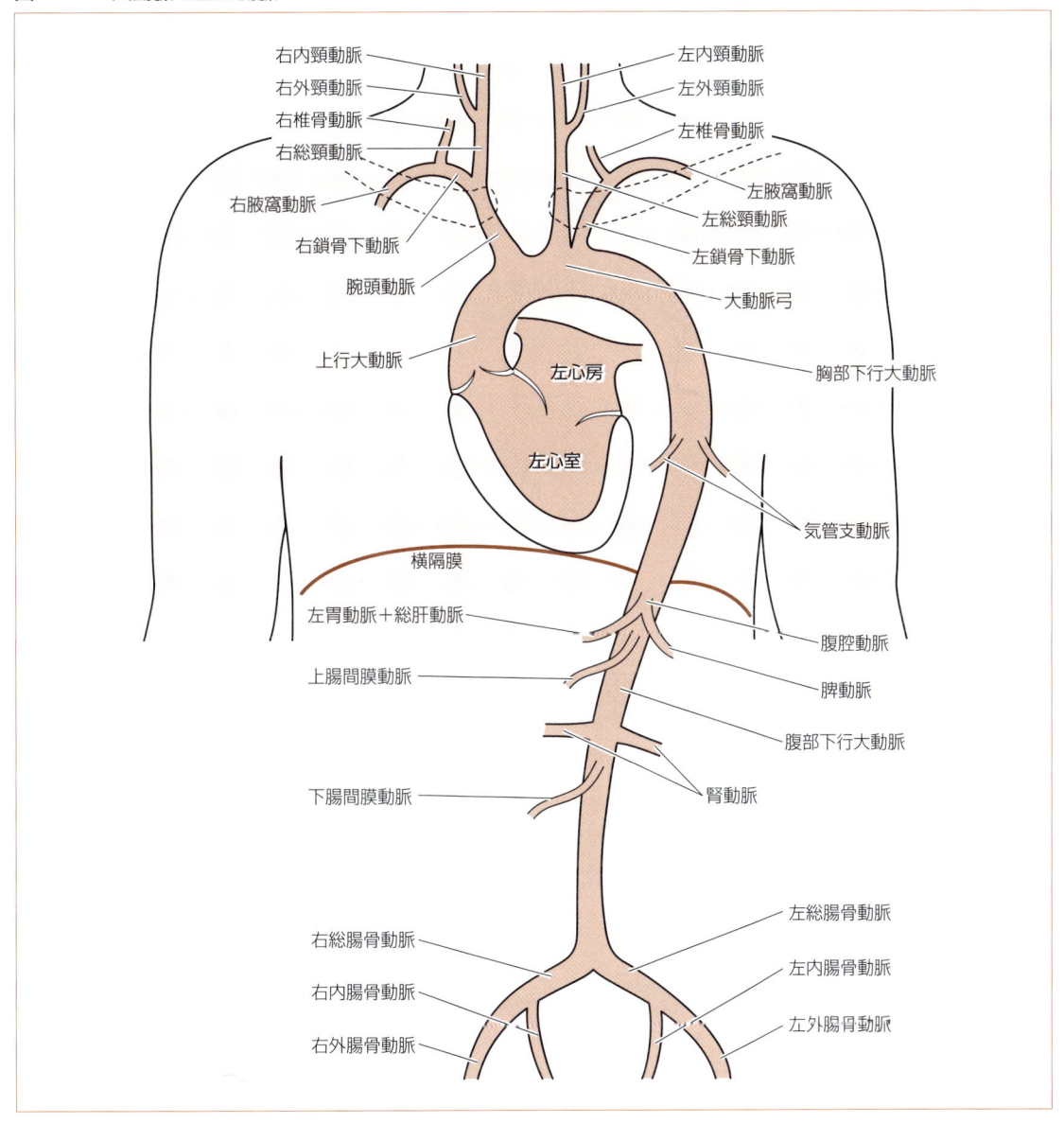

（図：大動脈と主な動脈。ラベル：右内頸動脈、右外頸動脈、右椎骨動脈、右総頸動脈、右腋窩動脈、右鎖骨下動脈、腕頭動脈、上行大動脈、左心房、左心室、横隔膜、左胃動脈＋総肝動脈、上腸間膜動脈、下腸間膜動脈、右総腸骨動脈、右内腸骨動脈、右外腸骨動脈、左内頸動脈、左外頸動脈、左椎骨動脈、左腋窩動脈、左総頸動脈、左鎖骨下動脈、大動脈弓、胸部下行大動脈、気管支動脈、腹腔動脈、脾動脈、腹部下行大動脈、腎動脈、左総腸骨動脈、左内腸骨動脈、左外腸骨動脈）

ステップアップ

血管の吻合

　毛細血管は組織の中で細かく密な血管網を形成し，互いに吻合している。動脈枝も通常相互に吻合しているが，臓器によっては動脈枝相互の吻合が少ないところがある。このような動脈枝を**終動脈**とよぶ。また，動脈枝と静脈枝が毛細血管を介在させずに相互に直接吻合していることがあり，これを**動静脈吻合**，あるいは**動静脈奇形**とよぶ。動静脈奇形があると駆出圧のかかっている動脈の血流が直接静脈に流入するため，その領域の静脈は拡張し，しばしば破裂して出血の原因となる。また，動脈血が末梢で利用されることなく直接静脈内に流入する（シャント）ため，吻合している静脈内の酸素分圧は高くなる。

終動脈の閉塞と梗塞

　終動脈が閉塞すると，その部位より末梢側の組織に血流不全をきたし，組織の変性・壊死がおきる。冠状動脈の閉塞による心筋梗塞や，脳内血管の閉塞による脳梗塞がその代表例である。

B　血管系

図 4–12　終動脈

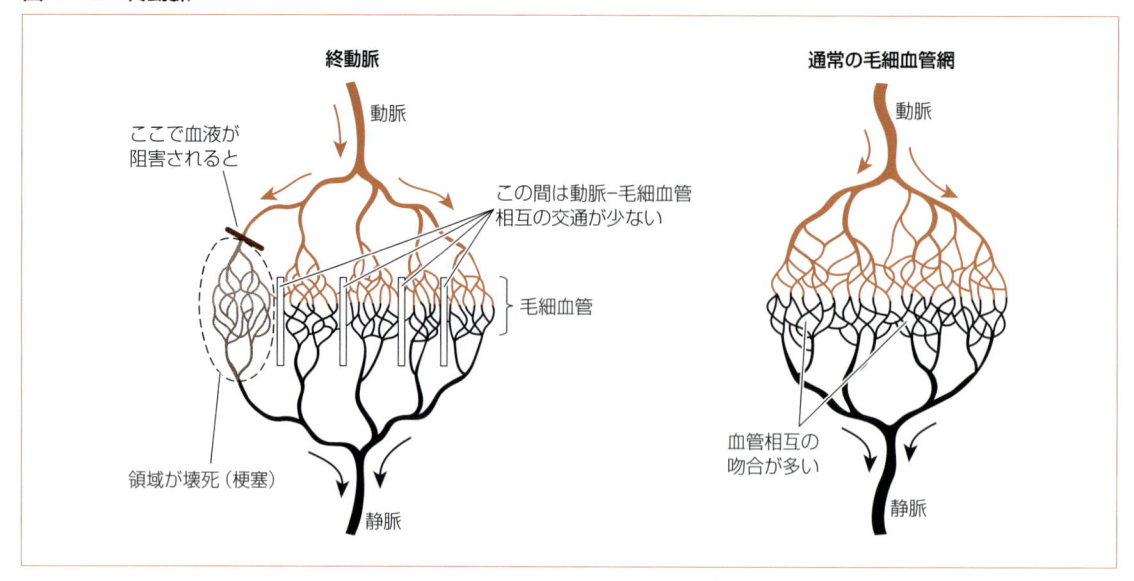

終動脈
- 動脈
- ここで血液が阻害されると
- この間は動脈−毛細血管相互の交通が少ない
- 毛細血管
- 領域が壊死（梗塞）
- 静脈

通常の毛細血管網
- 動脈
- 血管相互の吻合が多い
- 静脈

　下半身の静脈は**下大静脈**に，上半身の静脈は**上大静脈**に流入し，血液は右心房へと還流される。静脈は動脈と異なり，心室からの駆出圧がほとんどかかってこないので，圧勾配（圧力の高低による差）に従って静脈内の血液は循環する。このため還流圧の低い状態，すなわち心臓へ戻る血流が低下している状態では血液は静脈内にたまり，静脈圧は上昇する。この状態が遷延すると血漿成分が間質にしみ出し，浮腫をきたす。

　患者からの採血は通常，静脈から行われる（静脈血）。とくに採血に用いられやすい静脈は，上肢の皮下にある肘静脈あるいは手背部の静脈である（図4–13）。

ステップアップ

静脈血のうっ滞

　静脈には心臓からの駆出圧がほとんどかからない。そのため体位などにより容易にうっ滞し，その結果，静脈は拡張（怒張）する。立位では下肢は心臓より下に位置するので，重力の関係で下肢の静脈は心臓に還流しにくくなる。長時間の立位姿勢では下肢静脈のうっ滞が進行し，下肢の浮腫（むくみ）を生じる。なお，採血に際してゴム管で緊縛するのは，その末梢の静脈還流を人工的に抑えて静脈圧を上昇させ，静脈が拡張緊満することによって，採血行為を容易にするためである。なお，静脈圧は，仰臥位では通常末梢ほど高く，心房に近づくほど低くなる。

■循環器系に現れる心不全の影響

　心不全（あるいは**うっ血性心不全**）とよばれる病態は，左室のポンプ能力が低下した状態をさすことが多い。

　心筋梗塞や心筋症で左室からの血液駆出能力が低下したときに，大動脈へ駆出されなかった血液が左心室から左心房，さらに肺静脈系にもたまるようになる。僧帽弁狭窄症で左心房から左心室への駆出が制限された場合，あるいは僧帽弁逆流症で大動脈へ駆出されるべき動脈血が左心室から左心房へ逆流している場合も同様で，左心房から肺静脈系の内圧が高くなる。この結果，肺の毛細血管の内圧が上昇し，拡張した毛細血管から血漿成分が肺胞腔内に

図 4-13 採血に用いられることが多い静脈

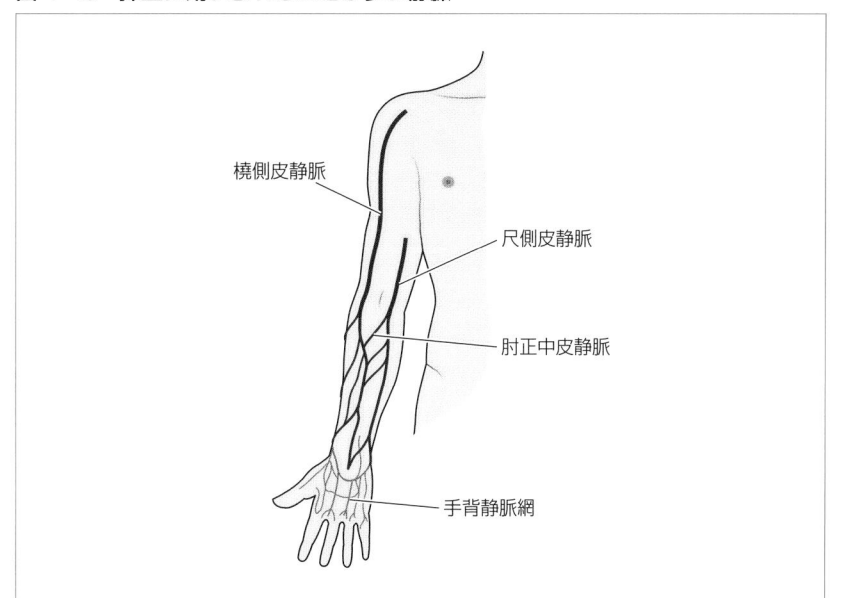

- 橈側皮静脈
- 尺側皮静脈
- 肘正中皮静脈
- 手背静脈網

採血は肘正中静脈を用いることが多く，ついで手背静脈網，また手背静脈網に相当する足背静脈などが用いられる。なお，実際には皮下の静脈の走行には個人差が多く，必ずしもこのとおりではないことも多い。
肘正中静脈近傍には正中神経が走行（併走）していることがあり，採血に際して神経損傷をきたさないように注意する必要がある。

しみ出す。

このように，本来空気が入っているべき肺胞腔内に血漿成分がたまる状態を**肺水腫**とよぶ。肺水腫をきたすと呼吸面積が減少するため息苦しくなる（呼吸不全）が，この症状は臥位でとくに強く，上半身を起こすと軽減する。これは臥位の場合，肺静脈と左心房の高さがほぼ同じになるため，重力による還流がされにくいが，上半身を起こすと，とくに肺の上部の静脈血は重力により左心房に還流されやすくなり，その結果，肺の毛細血管内圧が低下して，肺水腫も軽減するからである。このようにして臥位では症状が悪化するため，患者は自然に上半身を起こす体位をとるようになる。うっ血性心不全に伴うこの呼吸様式を，**起座呼吸**とよぶ。

なお，右室のポンプ機能が低下した状態は**右心不全**とよばれる。この場合は，右心室から肺動脈へ行く血流が停滞し，右心室へ受け入れる血流が低下する結果，右心房から大静脈にかけての静脈圧（これを**中心静脈圧**とよぶ）が上昇する。上大静脈系では頸部の静脈が怒張し，下大静脈系では肝うっ血や腎うっ血をきたす。通常，立位では重力による還流のため，頸部の静脈は皮膚表面から観察できないが，右心不全患者では立位でも頸部静脈が怒張しているので皮膚表面から観察可能となる。

右心不全は心筋症などの心臓疾患でもおこるが，臨床的には肺の血管抵抗が増し（**肺高血圧症**），右心室から肺動脈への血液駆出力が低下する状況のほうが，頻度が高い。この原因として間質性肺炎などのびまん性肺疾患がある。

図 4–14　肝臓の門脈系

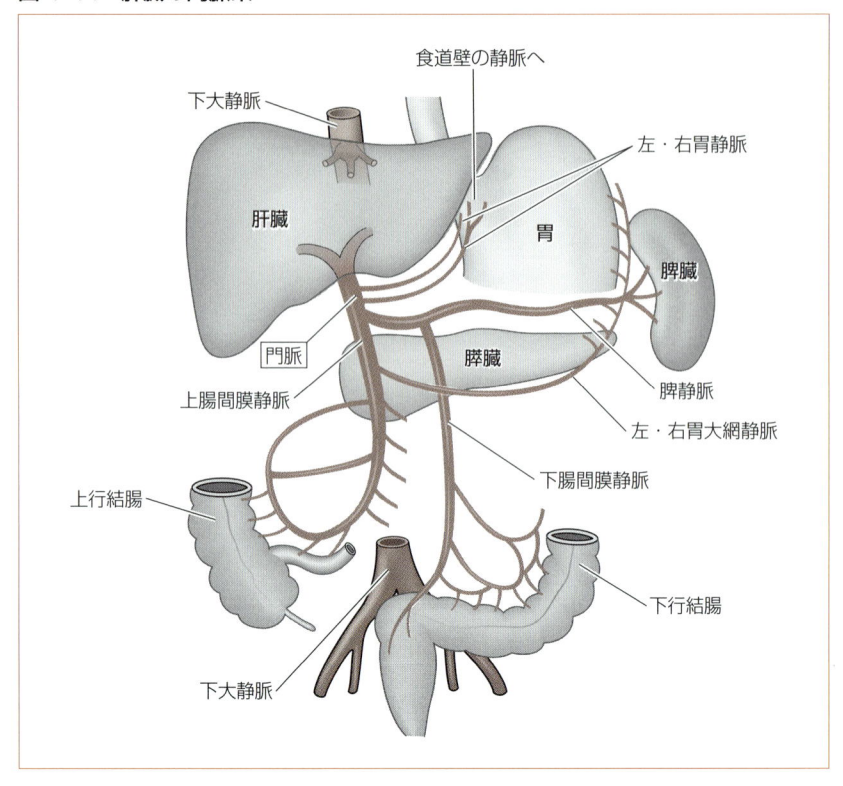

　左心不全であっても，症状が遷延し，肺の毛細血管内圧が長期間にわたって上昇すると，今度は肺動脈系のうっ滞を生じる。これは左心室に比べて右心室では正常でも圧が低く，肺の毛細血管内圧上昇を超えるだけの駆出力がないためである。そのため，左心不全が遷延すると最終的に右心不全も併発することになる（両心不全）。

> **ワンポイント　中心静脈圧と肺動脈楔入圧**
>
> 　右心房へ 5 cm 以内の上・下大静脈の血圧を**中心静脈圧**とよぶ。中心静脈圧は右心室の拍出力を反映し，右心室の機能が低下すると中心静脈圧は上昇する。中心静脈カテーテルを挿入して測定する。central venous pressure から CVP と略される。
>
> 　一方，右心房から右心室，さらに肺動脈へとカテーテルを進め，肺動脈の末梢部で測定する圧を**肺動脈楔入圧**とよぶ。肺動脈楔入圧は肺静脈圧と平衡している（等しい）ため，左心系のうっ血状態を反映する。肺動脈楔入圧が上昇している場合は，左心系のうっ血性心不全❻と判断される。

5　門脈

　門脈は特殊な静脈系で，本来，毛細血管から静脈になった血管が，再び臓器で毛細血管となるものをさすが，通常，門脈系といえば**肝臓**の門脈系をさす（図 4–14）。消化管（胃・小腸・大腸）と膵臓・脾臓をめぐった血液（静脈血）は，門脈を通ってすべて肝臓へ運ばれ，肝臓の毛細血管から肝静脈に入り，下大静脈から還流する。

　門脈を流れる血液には，消化管で消化・吸収されたさまざまな栄養素のほ

Word ❻
うっ血性心不全
心臓（心室）の拍出機能の低下によって，末梢血管にうっ血を生じる病態。

か，腸肝循環で戻ってきた胆汁酸やビリルビン代謝産物（ウロビリノーゲン）などが含まれている。

ワンポイント　門脈系

腸管の毛細血管は集合して上下の**腸間膜静脈**となり，肝臓に向かう。脾臓からの還流静脈である脾静脈が下腸間膜静脈と合流し，さらに膵上縁で上腸間膜静脈と合流して，門脈となる。門脈は肝臓内で枝分かれし，再び毛細血管（正確には肝臓の類洞）になり，これらが集合して肝静脈となる（図 4–14）。肝静脈は下大静脈に合流する。

ステップアップ　門脈圧亢進症

肝硬変などで門脈系・肝静脈系が循環不全をきたしたときなど，肝臓の門脈系血管内圧が亢進し，腸管から肝臓に流入する門脈の内圧が上昇する。このような病態を**門脈圧亢進症**とよぶ。この病態では腸間膜静脈や脾静脈の還流が悪くなり，腸管浮腫や腹水貯留，脾うっ血や食道静脈瘤などをきたす（☞ ステップアップ「病的状況と胎児循環」，p.99）。

b 脈拍

心臓の収縮・拡張に応じて動脈も収縮・拡張をする。この動きを**脈拍**とよぶ。脈拍は成人で 60〜80 回/分であり，小児では年齢によって異なるが，成人より多く，とくに年齢が低いほど多くなる（『コアテキスト 2』第 3 章 A–a–6–2「バイタルサインの測定」の項参照）。また末梢での酸素の要求が高い状態（運動時や貧血・出血による場合など）では，脈拍は増加する。

脈拍は通常，表在のやや太い動脈で触れる。代表的な動脈として肘動脈や，手首にある橈骨動脈，頸部の外頸動脈，足背動脈などがある。

c 血圧

血圧とは，一般には左室の収縮・拡張に応じた動脈系の圧をさす。収縮期には動脈内に血液が駆出されて動脈内圧は上昇するが，拡張期には低下する。前者を**収縮期血圧**（または**最大血圧**），後者を**拡張期血圧**（または**最小血圧**）とよぶ。健常成人で収縮期圧は 120〜130 mmHg，拡張期圧は 70〜80 mmHg 程度である。収縮期圧と拡張期圧の格差を**脈圧**とよぶ。

C リンパ系

a リンパの働き

リンパ液（単にリンパともいう）は組織内の間質液から発生し，リンパ管内を流れていく。リンパ液は，毛細血管が吸収しきれなかった間質液（組織間液）中の物質の吸収を行ったり，また生体に不必要な物質を運搬・処理したりする。生体内における「下水道」にたとえられることもある。

b リンパの流れ

毛細血管と同じように**毛細リンパ管**がある。末梢組織で毛細リンパ管が集まって**毛細リンパ管網**が形成され，それが集合して**リンパ管**となる。リンパ管には静脈と同様，逆流防止の**弁**がある。リンパ液の流れを血液になぞらえてリンパ流ということがある。リンパ管には通常，赤血球は入っていない。

1 リンパ管の走行

リンパ管の走行は，静脈に比べて複雑であり，また個体差も大きい。リンパ節との連絡もある（☞ 第 3 章 Word「所属リンパ節」, p.62；図 3-3 も参照, p.60）。

リンパ管には静脈と同様に圧力がかかってこないので，圧勾配（圧力の高低による差）に従ってリンパ液は循環する。このため還流圧の低い状態では容易にリンパ液はリンパ管内にたまり，さらに間質にしみ出す。これが浮腫の一因である。

リンパ管の流れに沿ってリンパ節が存在する（☞ 第 3 章 A-c-3「リンパ節」, p.63）。リンパ節はいわば「関所」にあたるところで，ここにはリンパ球がたくさん分布しており，リンパ流に乗ってきた異物などをとらえて生体防御の役割を果たし，またここで異物に対する免疫反応もおこす。下半身のリンパ液の流れは縦隔内で比較的太いリンパ管（**胸管**）となり，最終的に**左鎖骨下静脈**の部分（**静脈角**）で静脈に合流する（☞ **図 4-10**, p.91；図 3-3 も参照, p.60）。腸管の近くのリンパ管内は，小腸で吸収された脂肪が豊富にあるため，通常，白く混濁している。

> **ステップアップ**
>
> **浮腫**
>
> 浮腫とは，血管（とくに静脈）やリンパ管内の液体成分が，管腔内から漏れ（しみ）出し，周囲の間質にたまる状態をさす。原因として，静脈やリンパ管のうっ滞による内圧上昇と，血液の膠質浸透圧の低下（低アルブミン血症や低ナトリウム血症）があげられる。心不全では全身静脈の内圧が上昇するため，浮腫は全身のどの部位でも現れるが，とくに肺（肺水腫）は左心不全で最初に浮腫が現れる臓器である。一方，静脈やリンパ管の狭窄・閉塞に伴う局所性の内圧上昇に伴う浮腫は，狭窄・閉塞部位の末梢側に限局されて現れる。血液の膠質浸透圧の低下に伴う浮腫は，間質へのしみ出しよりも体腔（腹腔や胸腔）への漏出となることが多く，腹水や胸水の形で現れる場合が多い。

2 リンパのうっ滞

リンパ管への腫瘍の転移や手術など，リンパ液の流通を妨げる状態が発生すると，リンパ液は局所でうっ滞し，リンパ管外へリンパ液が漏出して局所の**浮腫**をきたす。

がん手術でリンパ節郭清を受けると，その末梢部で浮腫をきたす。例えば，乳がんで腋窩リンパ節の多くを郭清すると，同側上肢の浮腫がおきる。

> **ワンポイント ▶ 乳び〔性〕腹水**
>
> 腸管の近くでリンパ管閉塞がおきると，白濁したリンパ液が腹腔内などに漏れ出すことがある。これを**乳び〔性〕腹水**という。これは，乳び管（腸管から出るリンパ管で，食後は脂肪を含む乳びを入れている）から乳びが漏れ出たものである。

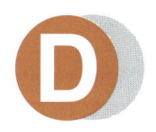

D 循環器系の発達・老化

a 胎児の血液循環

胎児は自ら呼吸・食事をしていないので,肺での酸素交換がなされないかわりに,母体の動脈血から酸素と栄養素を受け取っている。胎盤からの血流を含め,出生後とは異なる循環をしている(☞第13章C-b「胎児の発育」,p.385)。

1 胎児循環の基本

胎児血液の酸素交換は**胎盤**で行われる。胎児の血流の約55%は,**臍動脈**・**臍静脈**を介する胎盤への血流である。ただし,胎盤では肺ほど効率よく酸素交換が行われないので,血中酸素飽和度は出生後より低い。酸素運搬をよりよく行うために,胎児は赤血球数が多い。

胎児血液への酸素補給源は,母体の**動脈血**である。母体の動脈血と胎盤で酸素交換がなされた胎児の血液は,臍静脈から腹壁,肝表面の**静脈管**を通って下大静脈にいたる。右心房に入った血液は一部,右心室に流れて肺へ行くが,大半の血液は右心房と左心房の間にある間隙(**卵円孔**)を通って左心房へ流れる。これは胎児が呼吸していないため,肺で酸素交換をする必要がないからである。左心房に入った血液は,成人と同様に左心室から大動脈へ流れる。右心室へ入った血液は肺動脈から肺へ行くが,ここでも胎児期に存在する肺動脈と大動脈を連絡する血管(**動脈管**;ボタロー管ともいう)から大動脈へ流れていく(図4-15)。

2 出生と胎児循環

胎児期には独特の循環経路を有しているが,出生直後ただちに動脈管は閉鎖し,卵円孔も閉鎖して,成人と同様の循環経路となる。多かった赤血球も出生後,不要分は崩壊する。このときに崩壊した赤血球から出るヘモグロビン(血色素)は非抱合型ビリルビンとなり,これが生理的な新生児黄疸の原因となる。

ステップアップ

病的状況と胎児循環

胎児期の循環経路が残っている状態は,先天性心疾患でしばしばみられる(心房中隔欠損症や動脈管開存症など)。また,いったん萎縮した胎児循環経路が病的状況で復活することもある。例えば,門脈圧亢進症では腸管や脾臓から肝臓へ向かう門脈系の圧が高くなるが,その圧から逃れるために,胎児期の臍静脈の痕跡である肝円索周囲の傍臍静脈を介して肝臓から臍へ,さらに腹壁の皮下静脈へと門脈血が流れることがある。このときには臍を中心として怒張し,蛇行する皮下静脈が腹壁を放射状に流れていくのが,外見上からもわかる。この状態を**メドゥサの頭**❼ とよぶ。

Word ❼
メドゥサの頭
臍静脈の放射状の怒張をいう。ギリシャ神話にちなみ,神話では頭髪は蛇である。

図 4-15 胎児循環

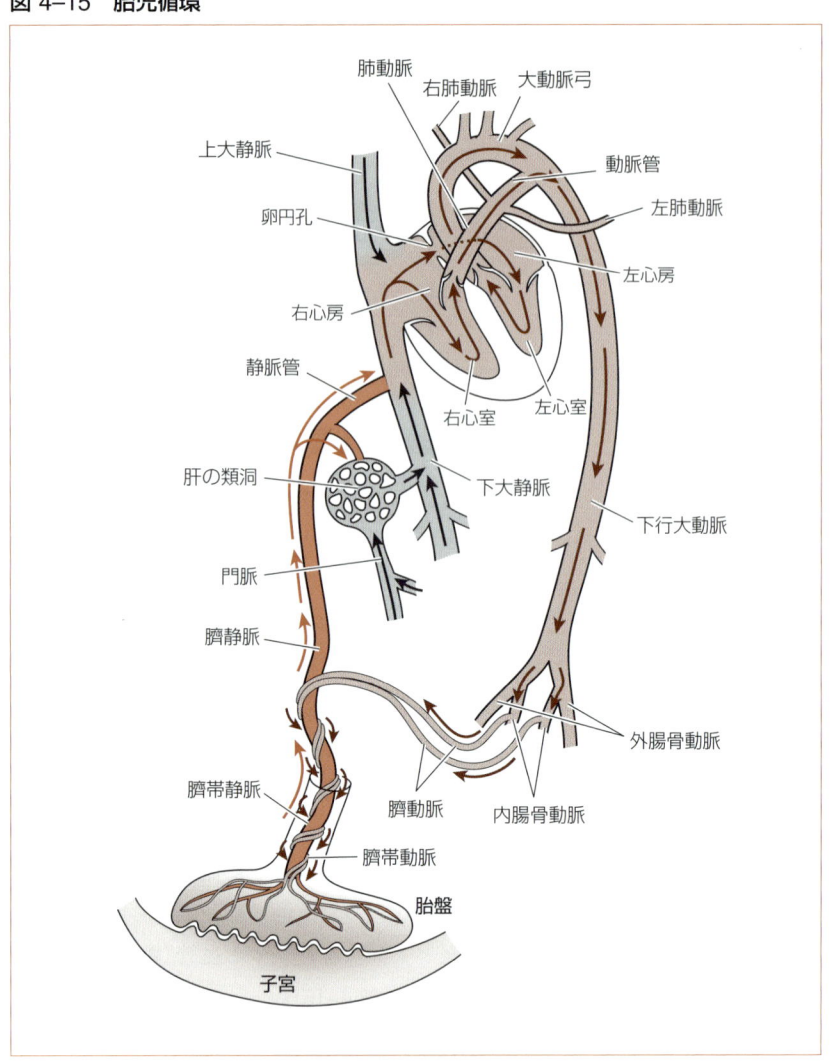

b 血管の老化

　血管，とくに動脈系は，たえず強い内圧にさらされているため，年齢とともに変化する。この変化は 20 歳くらいから始まり，加齢とともに強くなる。動脈壁は肥厚するとともに，動脈壁には加齢や血液成分の変化（とくに高コレステロール血症）によって，内膜下などに脂質成分の**コレステリン結晶**やマクロファージの死骸を含む粥状の物質（これを**粥腫**または**アテローム**という）が蓄積・沈着する。血管内腔表面はなめらかさを失い，線維状となって盛り上がり，白っぽい色を呈する（この病変部分を**アテローム斑**という）。さらには，血栓形成や石灰沈着などをおこし，血管の狭窄と硬化が進む。このような病態を**動脈硬化症**[8]とよぶ。高齢者では大半の人が程度の差はあれ，生理的に動脈硬化症をきたしている。

Word [8]
動脈硬化症
　粥状硬化症とか，アテローム硬化症ともよぶ。

本章のまとめ

- 心臓は胸部正中やや左寄りにあり，心臓には4つの腔(心腔)，すなわち左心房と左心室，右心房と右心室がある。
- 左心房と左心室の間には僧帽弁，左心室と大動脈の間には大動脈弁があり，右心房と右心室の間には三尖弁，右心室と肺動脈幹には肺動脈弁がある。
- 冠状動脈は心筋細胞に栄養・酸素などを供給する特殊な動脈で，左右2本あり，左はさらに前下行枝と回旋枝に分かれる。
- 心臓は心筋から成っている。横紋筋であり骨格筋の仲間であるが，不随意筋である。
- 心室の収縮によって，血液が駆出(拍出)される。
- 正常成人の心拍数は60〜80回程度で，1回の収縮で70〜90mLの血液が拍出される。
- 血管は血液の交通路であり，心臓から末梢へ向かう動脈と，末梢から心臓に向かう静脈があり，両者の間には毛細血管があって吻合している。
- 左心室から末梢へ行き，右心室に戻る流れを体循環系(または大循環系)といい，右心室から肺へ行き，左心房に戻る経路を肺循環系(または小循環系)という。大動脈からは末梢組織に向かって多くの動脈が枝状に出る。
- 心室から末梢へ血液を運ぶ血管が動脈，末梢から心房に戻る血液を運ぶ血管が静脈である。一方，酸素の豊富な血液は動脈血，二酸化炭素が多い血液は静脈血という。
- 毛細血管が集まって静脈になり，もう一度臓器で毛細血管になる部分を門脈という。通常，門脈は肝臓のものをさす。
- 血圧は，左心室(左室)が収縮・拡張したときの動脈系の圧力をさす。収縮したときの血圧を収縮期血圧(または最大血圧)，拡張したときの血圧を拡張期血圧(または最小血圧)という。
- 中心静脈圧は右心室の機能を，肺動脈楔入圧は左心室の機能をそれぞれ反映する。
- リンパ(またはリンパ液)は，間質液(組織間液)中の物質の吸収や運搬・処理を行い，経路にはリンパ管とリンパ節がある。最終的に左鎖骨下静脈で大静脈に合流する。
- 胎児は出生後とは異なる血液循環を示し，これを胎児循環という。胎児の血液の酸素交換は胎盤で行われる。
- 加齢に伴い血管も変化し，動脈ではアテローム斑形成による動脈硬化症をきたす。

人体の構造と機能

第 5 章

呼吸器系

本章の学習目標

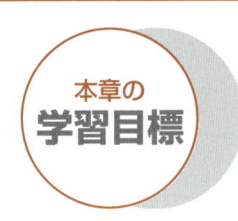

　人体の活動は細胞の活動に基づいており，細胞内において行われるエネルギー代謝に依存している。エネルギー代謝は，体内に取り入れた栄養素を酸素によって燃焼させてエネルギー（ATP）を取り出す機構であり，この機構を支える重要な機能の1つが呼吸である。呼吸は，環境中から酸素を取り入れるとともに，代謝によって生じた二酸化炭素を外部に排出する営みである。呼吸の機能は換気とガス交換とで成っている。

　呼吸は，他の諸器官と深く関連しながら営まれている。本章では，呼吸に関与するこれら諸器官の解剖をふまえながら，換気とガス交換という2つの働きに即して学び，人体内で果たす呼吸の生理的な意義を理解することを主な目標とする。

　換気は，鼻腔（口腔），咽頭，喉頭，気管・気管支，細気管支，肺（肺胞）を通過する空気の入れ換えであり，一方，ガス交換は，肺本来の機能である，肺の毛細血管と肺胞間での酸素と二酸化炭素の物質移動である。本章では，この2つの過程を，呼吸器の各部位の解剖とそれぞれの働きと関連づけながら学習する。

　また，気道としての機能を有し管腔構造をなす気管・気管支が，粘膜，粘膜固有層，腺組織，平滑筋組織，軟骨組織などから成る特異な組織像を示すことや，肺胞（I型肺胞上皮）と毛細血管との間が，ガス交換（外呼吸）という目的に適合した特殊な構造をしていることについても学ぶ。さらに，ガス交換では，肺で行う外呼吸（狭義の呼吸）と，血液循環を介した末梢組織中の細胞で行う内呼吸（広義の呼吸）について理解する。

　そのほか，呼吸運動に関与する呼吸筋については，スパイロメトリーを使った肺気量分画や1秒率の測定原理，酸塩基平衡への関与（とくに炭酸緩衝系），および呼吸の神経調節を学ぶ。さらに，呼吸に直接関与する器官の近傍の構造についても理解を深める。

■ 呼吸とは

呼吸とは，空気を吸って吐くという一連の運動をいい，その最も重要な役割は**換気**と**ガス交換**である。これらの機能にかかわる器官系をまとめて**呼吸器系**とよぶ。つまり，**鼻腔，咽頭・喉頭，気管・気管支，肺**が呼吸器系に属する。生体は恒常性(ホメオスタシス)を維持し，また正常に細胞が機能するためにエネルギーを費やすが，すべての細胞はこのエネルギーを得るために，呼吸器系からのたえまない酸素の供給を必要としている。

よく知られているように，生命の基本単位は細胞であり，ヒトの体は約60兆個の細胞からできている。そのうち同じ働きをする細胞集団を組織という。さらにいくつかの組織が集まり，1つのまとまった働きをする構造物を器官(臓器)といい，同じような働きをする器官をまとめて器官系という。個体(生体)はさまざまな器官あるいは器官系をバランスよくまとめて内部環境を一定にし，生命活動を行う統合体である。

生体の恒常性維持に関連した，呼吸器系と他の器官系の間の具体的なかかわりとしては，以下の組み合わせがある。

- 血液・循環器系：ガス(酸素と二酸化炭素)，栄養素(エネルギー源物質・生体構成物質)の運搬
- 消化器系：栄養素の供給
- 神経系：呼吸運動の自動調節

図 5-1　鼻腔・口腔，咽頭の構造と空気の流れ

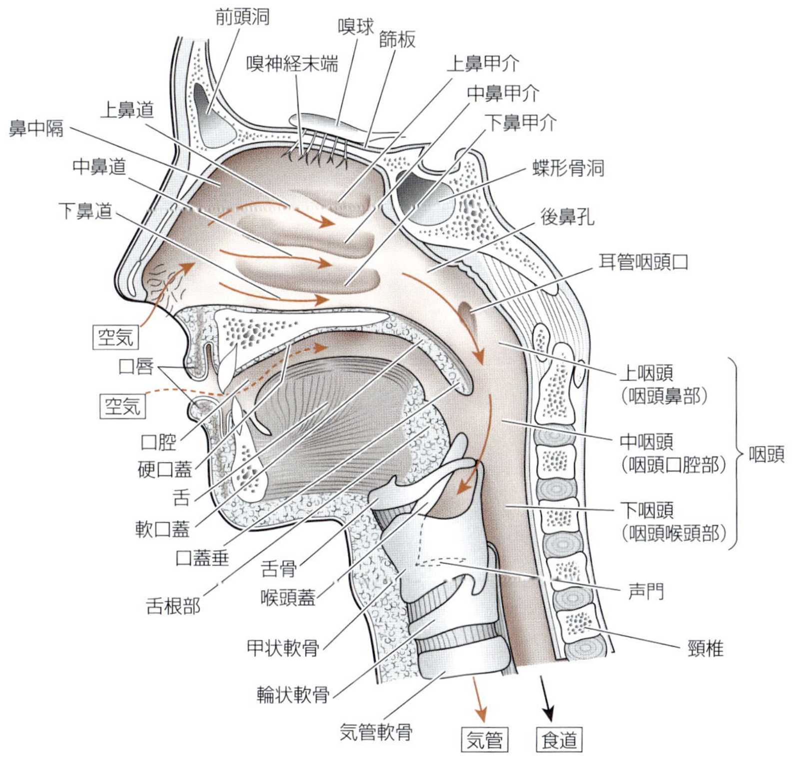

第 5 章　呼吸器系

- 腎・泌尿器系：酸塩基平衡
- 皮膚・粘膜，免疫系：生体防御
- 筋・骨格系：呼吸運動
- 感覚器系：嗅覚，鼻涙管と耳管の上気道への開口

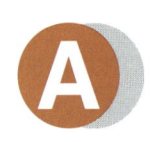

> **Word ❶　キーゼルバッハ部位**
> 鼻前庭部にあり，毛細血管が豊富に分布し，空気を温めるのには好都合だが，外界の刺激を受けやすく，鼻出血（はなぢ）をおこしやすい。

A 呼吸器

呼吸器の主役は胸腔内にある左右の肺である。肺は，空気中の酸素を摂取し，体内でエネルギー消費によって発生した二酸化炭素を排出するという重要な役割をもつ。その肺と外界をつなぐ空気の通路，すなわち鼻腔，咽頭・喉頭，気管・気管支も，肺についで重要である。これらの構造と機能を学ぶ。さらに，縦隔や胸膜，肺の脈管系，吸息と呼息という呼吸運動，呼吸機能検査についても，ここで理解を深める。

> **Word ❷　副鼻腔**
> 副鼻腔とは鼻腔周囲の空洞で，頭蓋骨の軽量化と声の共鳴に役立っている。副鼻腔には上顎洞・前頭洞・蝶形骨洞・篩骨洞がある（図 5-2）。

> **Word ❸　鼻涙管**
> 涙嚢から下鼻道につながる管状器官。涙が出ると鼻水が出るという経験が思いおこされるだろう。

> **Word ❹　多列線毛円柱上皮細胞**
> 自由表面に線毛をもつ多層化した円柱上皮細胞で，線毛の働きで，表面の異物などが外部へ向かって運ばれる（☞ 第 1 章 A-c「組織」，p.10）。

a 鼻腔の構造と機能（図 5-1）

顔の中央にあるのが鼻である。鼻には，下向きに左右 2 個の**外鼻孔**という入り口がある。外鼻孔の表面は皮膚がおおい，鼻毛が生育している。その奥を**鼻腔**といい，外壁に上・中・下の 3 個の**鼻甲介**という，突出物で区分けされた**鼻道**がある。鼻道は**後鼻孔**を通って**咽頭**に続く。鼻腔内を左右に分けている壁が**鼻中隔**で，その前庭部には**キーゼルバッハ部位❶**がある。

鼻腔は，**副鼻腔❷**（図 5-2）や**鼻涙管❸**とも連続している。鼻の上端には，においを感じる**嗅**神経の末端線維（神経終末）がある。鼻腔粘膜は**多列線毛円柱上皮細胞❹**と**杯細胞❺**がおおい，粘膜上皮下には粘液や漿液❻を分泌する**腺上皮組織❼**がある（図 5-3）。

図 5-2　副鼻腔

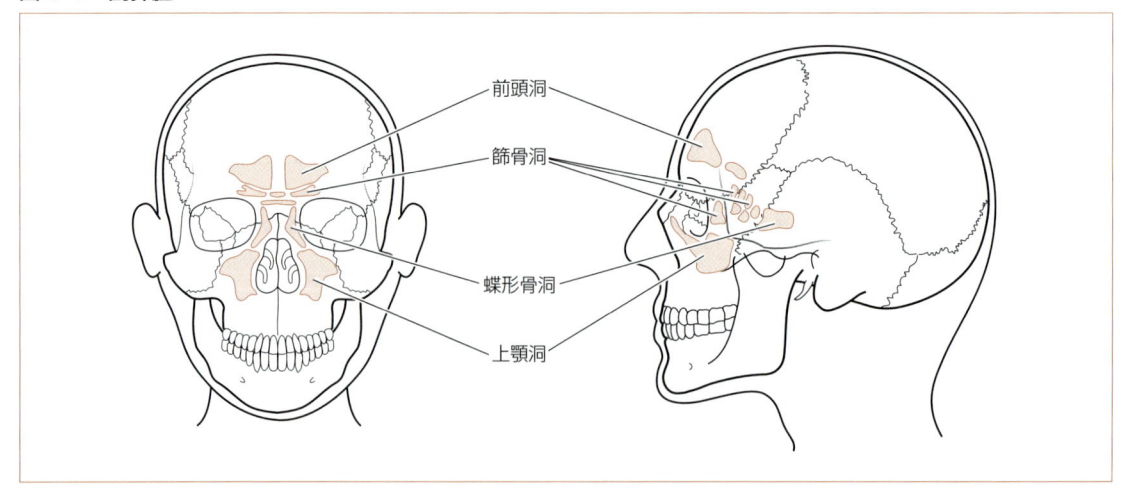

（前頭洞，篩骨洞，蝶形骨洞，上顎洞）

A 呼吸器

図 5-3　気管支壁の構造と線毛運動

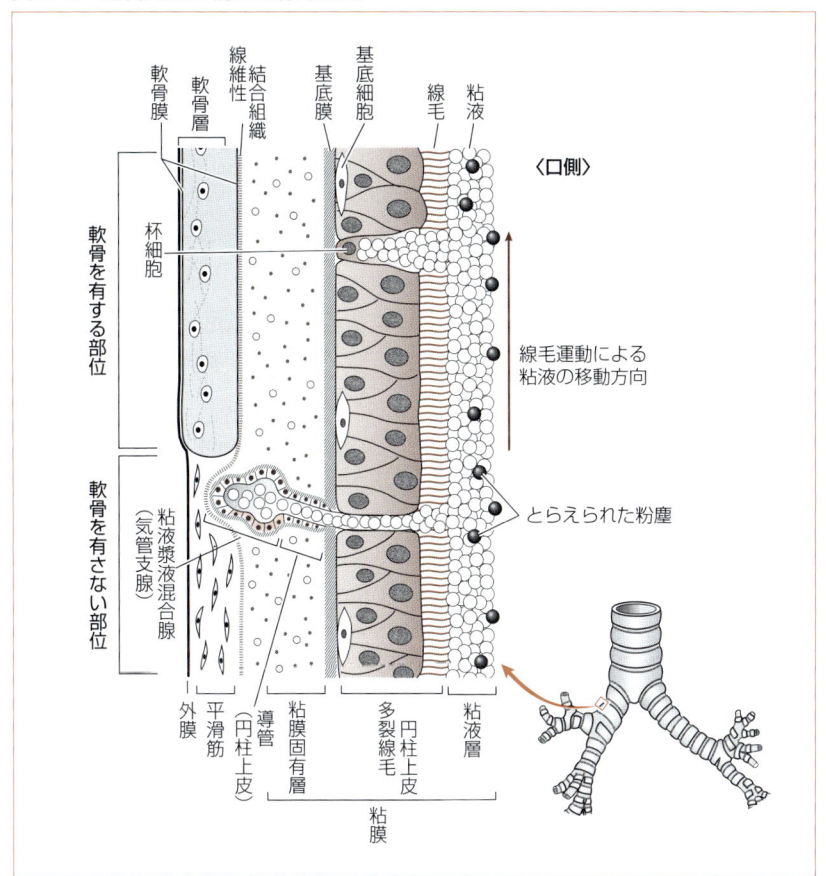

Word ❺
杯細胞
生体の粘膜表面の上皮層内に散在し，粘液を分泌する役割をもつ。粘液が気道（気管・気管支）内腔を保護し，粉塵などの異物を付着させる。消化管などにも多数存在する。粘液分泌細胞の仲間（☞第10章 Word「杯細胞」, p.288）。

Word ❻
粘液と漿液
粘液はムチンとよばれるムコ多糖類を主成分とする粘稠な分泌物であり，漿液は水様透明なタンパク質性の分泌物のことである。

Word ❼
腺上皮組織
分泌物を産生して細胞外へ分泌する細胞である腺上皮細胞で構成されている組織。**外分泌腺**と**内分泌腺**に分けられる。外分泌腺は消化管腔内など外界と連続する開放系の空間に分泌し，内分泌腺は閉鎖系の血管内の血液中に分泌される。内分泌腺からの分泌物を**ホルモン**という。

ステップアップ

粘膜と上皮組織
気道（気管・気管支）内腔の最表層にあって，粘液物質が付着し湿潤した薄い膜状構造を**粘膜（粘液層）**という。粘液の下層には**上皮組織**（主に**多列線毛円柱上皮**）が存在する（図5-3）。
　上皮組織とは一般に，外界に直接接し，あるいは外界に連続している組織で，被覆上皮・導管上皮・腺上皮などがある。被覆上皮には皮膚や口腔などの重層扁平上皮や，鼻腔などの円柱上皮，尿路系などの移行上皮がある。腺上皮は粘液などを分泌する細胞から成り，導管上皮は腺上皮と被覆上皮を連絡する通路である（☞第1章 A-c「組織」, p.10）。

　悲しいと涙が出てくるだけでなく，鼻水も増えてくることがあるが，これは涙が鼻涙管を通って鼻腔にも流れ込むからである。涙小管は上下の眼瞼の内眼角より上にある涙点に始まり，涙嚢に入り，鼻涙管に続き，鼻腔の下鼻道前方部に開く。
　鼻腔は，吸い込んだ外気を温める，湿気を加える，鼻毛で大きめのごみを，粘液で粒子状のごみをとらえる，においをかぐ，声を共鳴させる，などの機能を担っている。

b 咽頭・喉頭の構造と機能

咽頭は頭蓋底（蝶形骨洞下壁）から第6頸椎までの12〜16 cmの，筋肉で

> **Word** ❽
> **気道**
> 肺と外界との空気の通り道で，口腔，鼻腔，咽頭，喉頭，気管・気管支，細気管支を総称する。細気管支の枝は肺胞につながる（図5-10 参照）。

囲まれた管であり，気道の口側，すなわち鼻腔（口腔）と喉頭・気管との間に位置すると同時に，消化管の口側，すなわち口腔と食道との間の通路をさす。**喉頭**は咽頭に連続する気道❽で，気管に続く。

1 咽頭（図5-1）

咽頭はいわゆる"のど"で，空気の通り道であると同時に，食物や飲水の通り道でもある。そのため，食物などによって気道閉塞をおこすと，窒息をきたすことがある。ハイムリック法により強制的に強く呼出させる処置や，気管切開を行ってすみやかに気道を確保しないと，死にいたる。また高齢者では，咳嗽反射が弱くなり，飲食物が気道に流入することによって誤嚥性肺炎をおこしやすい。なお，咽頭は不随意筋で，自律神経の支配を受けている。

咽頭は，加温，加湿，味覚（中咽頭），嚥下の機能に加え，リンパ組織が発達しており生体防御にも関与する。咽頭は，上咽頭（咽頭鼻部），中咽頭（咽頭口腔部），下咽頭（咽頭喉頭部）の3つに分けられる。

> **ステップアップ**
> **ワルダイエルの咽頭輪**
> 咽頭を取り巻くように発達したリンパ組織をワルダイエルの咽頭輪とよび，小児で発達している（図3-6 参照，p.64）。上部（咽頭鼻部）には咽頭扁桃（アデノイドをおこす部位），側方には口蓋扁桃，下部（舌根部）には舌扁桃があり，これらのリンパ組織で微生物という外敵の侵入に備えている。

①**上咽頭**：後鼻孔から軟口蓋までで，天井は頭蓋底（蝶形骨洞下壁）である。中咽頭とは，嚥下時に軟口蓋と口蓋垂で区分される。耳管が上咽頭側壁に開口し，中耳に通じる。粘膜上皮は多列線毛円柱上皮である。

> **ワンポイント** **耳管**
> 高地で気圧が下がったときに，耳が聞こえにくくなり，唾液を飲み込むともとに戻ることがある。これは，鼓膜より内側（咽頭側）の気圧を，耳管を通じて外気圧と等しくさせることによって，最大の聴力が得られるようにしている結果である。しかし，咽頭と中耳がつながっているために，咽頭炎から中耳炎に波及することもあり，注意を要する。

②**中咽頭**：軟口蓋から第3頸椎までである。
③**下咽頭**：第3頸椎から第6頸椎までで，喉頭や食道に続く。中・下咽頭の粘膜上皮は重層扁平上皮である。

> **ステップアップ**
> **小児の間接喫煙**
> 小児の中耳炎やアデノイドでは間接喫煙の影響が大きく，家庭での両親の喫煙状況の確認が重要である。

2 喉頭

喉頭は舌根部と舌骨から気管上部までをいう（図5-4）。甲状軟骨，輪状軟骨，披裂軟骨といった**硝子軟骨**と，喉頭蓋を形づくる**弾性軟骨**，および線維性組織や平滑筋組織で囲まれた空気を入れる筒から成る。

内腔に左右の**声帯**を形成している。声帯は左右の**前庭ヒダ**と声帯ヒダから成る。左右の声帯ヒダの間を**声門裂**といい，声帯ヒダと声門裂を合わせて**声**

図 5-4　喉頭の前面と後面

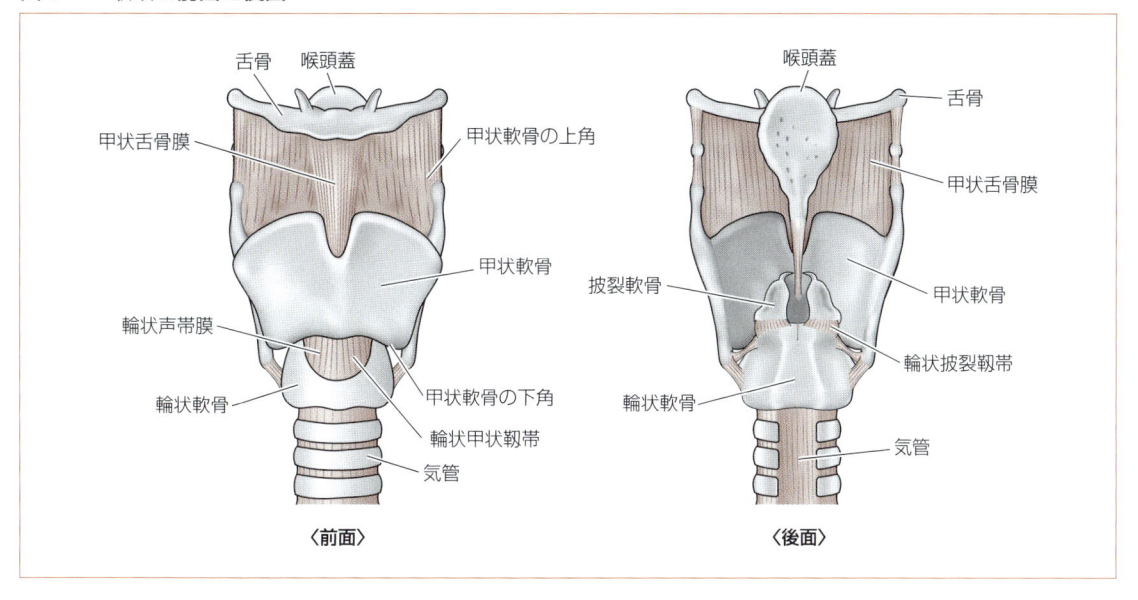

〈前面〉
舌骨／喉頭蓋／甲状舌骨膜／甲状軟骨の上角／甲状軟骨／輪状声帯膜／輪状軟骨／甲状軟骨の下角／輪状甲状靭帯／気管

〈後面〉
喉頭蓋／舌骨／甲状舌骨膜／披裂軟骨／甲状軟骨／輪状披裂靭帯／輪状軟骨／気管

図 5-5　上から見た喉頭内部

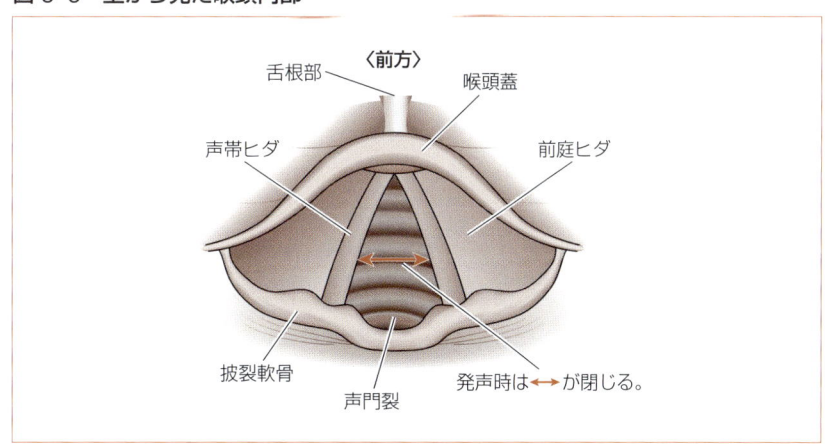

〈前方〉
舌根部／喉頭蓋／声帯ヒダ／前庭ヒダ／披裂軟骨／声門裂／発声時は⟷が閉じる。

門という。発声は声帯ヒダを緊張させ，声門裂を狭めることによって行っている（図 5-5）。

　喉頭の下方は気管と連続している。舌根部にあって食事や飲水のときに挙上して喉頭上部をふさぐ部分が，**喉頭蓋**である。喉頭は加温，加湿，発声，声の共鳴などを担う。

ステップアップ

舌根沈下

　舌根部が沈下すると喉頭上部がふさがれ，空気の通路が遮断される（図 5-1 参照）。そのため呼吸が妨害されるので，意識がない人では顔を横向きにして吐物の誤嚥に注意しながら，気道の確保のために下顎を挙上する処置が必要である。さらに，呼吸停止・心停止をおこしていれば，大声で人を集め，救急車を呼び，胸骨圧迫 30 回と口対口人工呼吸 2 回（両者で 1 セットとし 5 セットで約 2 分の速さ）の心肺蘇生を開始する（胸骨圧迫だけでもよい）。AED（automated external defibrillator；自動体外除細動器）も使用し，救命に努める。

ステップアップ

嗄声

声帯ヒダを動かしているのは**喉頭筋**で，多くが左右の**反回神経**によって支配されている。反回神経は迷走神経の枝で，右は鎖骨下動脈，左は大動脈弓の下をくぐったあと，上行する。そのため，大動脈瘤や肺がんのリンパ節転移などによって片方の反回神経麻痺がおこると，同側の声帯ヒダが動かなくなり，かすれ声になることがある。これを嗄声という。喉頭ポリープのときの嗄声は声帯の使いすぎでおこる直接障害であるが，上記のように間接障害でもおこるので注意を要する。

喉頭浮腫

薬物・食物・ハチ毒などに対するⅠ型アレルギー反応によって，ヒスタミンなどの生理活性物質による平滑筋収縮と血管拡張がおこる。重篤な場合にはアナフィラキシーから，喉頭の浮腫が著明となって声門裂が開かなくなり，気道が閉塞され，空気の流れが遮断される。アドレナリンの筋肉内注射や気管切開などすみやかな対処をしないと，窒息死する危険がある。

C 気管・気管支の構造と機能

のどを通過した空気が肺に入るまでの，太い管状構造をした器官である。1本の気管は気管支で最初の枝分かれをし，左右の肺へ導かれる。

1 気管

気管は，喉頭に続き，後方が抜けた C 字型の硝子軟骨（**気管軟骨**および**気管支軟骨**）を有する，空気の通る筒である（図 5–6）。このように気管が軟骨をもち，さらに気管軟骨が C 字型を呈しているのは，呼吸に際して内腔が完全につぶれることを防ぎ，後方の食道で大きな食物を嚥下するとき，気管後方を圧排することによって食物の通過を可能とするためである。つまり，気管の前面および側面のみに軟骨が存在し，後面は**膜性壁**という線維性組織から成るやわらかい壁がおおい，軟骨は存在しない構造となっている。

気管は長さ 10〜12 cm，直径 1.3〜2.2 cm，第 5 胸椎あたりの左右の気管支に分岐する部位までであり，軟骨は 16〜20 個存在する。

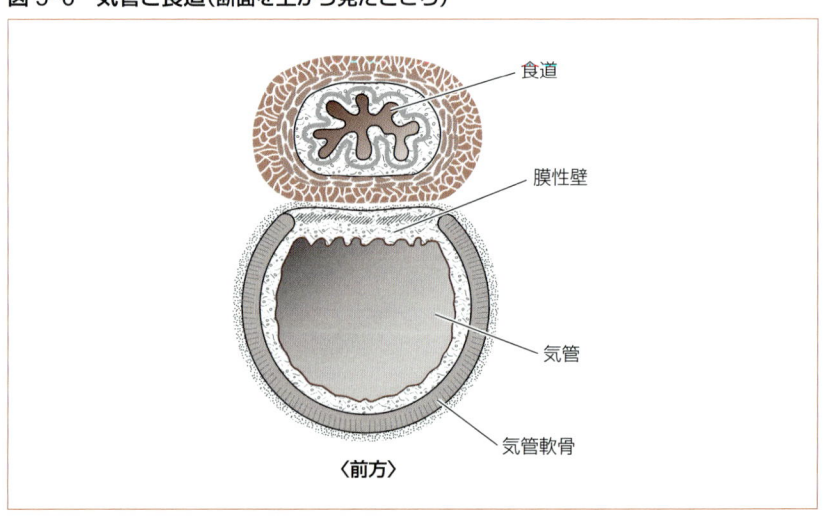

図 5–6 気管と食道（断面を上から見たところ）

図 5-7 気管支の分岐と肺

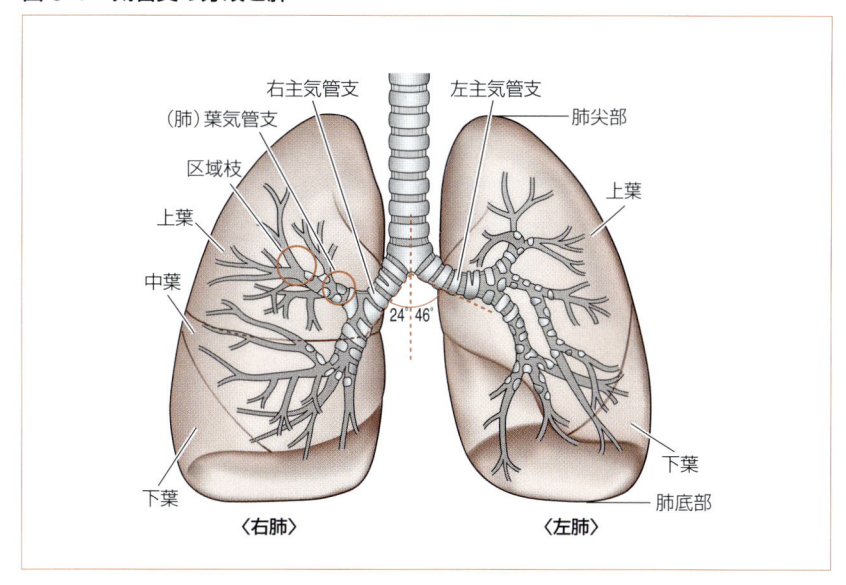

ステップアップ

気管食道瘻と気管腕頭動脈瘻

気管食道瘻は、児の発生過程で食道と気管が分離せず交通をきたした先天的な疾患であり、飲食物が気管に流入すると重篤な誤嚥性肺炎をひきおこす。また、進行した食道がんが気管に直接浸潤することによっても、後天的な食道気管瘻がおこりうる。他方、**気管腕頭動脈瘻**とは、解剖学的に気管下部右前壁と腕頭動脈が接しているために、長期間気管チューブを挿入された慢性呼吸不全患者では、気管潰瘍を経て腕頭動脈と交通し、大量喀血するという重篤な合併症である。

2 気管支

気管は左右に二分岐し、気管支となるが、これを**主気管支**という。主気管支はそれぞれ肺門から肺に入る（図 5-7）。気管支は肺内ではさらに分岐して（小）**気管支**、**細気管支**となり、合計 20 回余りの分岐を繰り返して、最終的には肺胞へ達する（☞ 次項「肺」で詳述）。

気管・気管支と細気管支とは、壁における腺組織と軟骨組織の有無で異なっている。

> **ワンポイント** ▶ 異物の誤嚥
>
> 右気管支のほうが左より分岐角が小さく（右 24 度、左 46 度）、太く、短いために、異物は右に入りやすい（図 5-7）。気管挿管を行うときも、深く挿入しすぎると、挿管チューブが右気管支に入り、右肺でのみ呼吸を行うようになることがあるので、注意が必要である。

d 肺の構造と機能

1 肺の構造

❶ 肺の解剖

肺は円錐形をしており、上方を**肺尖部**、下方の横隔膜面を**肺底部**という（図 5-8）。肺は縦隔❾ を隔てて左右に 1 つずつある。左肺内側には心臓がある

Word ❾
縦隔
左右の肺の間の領域をいう。ここには胸腺❿・心臓・大血管・気管・気管支・食道・リンパ節・神経組織などが位置する。

Word ❿
胸腺
胸腺は縦隔の上部に存在し、左右両葉が連続した蝶の羽のような臓器である。思春期で 30〜40 g と最も発達し、加齢とともに脂肪化して退縮する。胸腺由来リンパ球（T 細胞）の分化・成熟に携わる、免疫に関係した臓器である。第 3 章 A-c-1「胸腺」（p.61）参照。

図 5-8　肺と縦隔

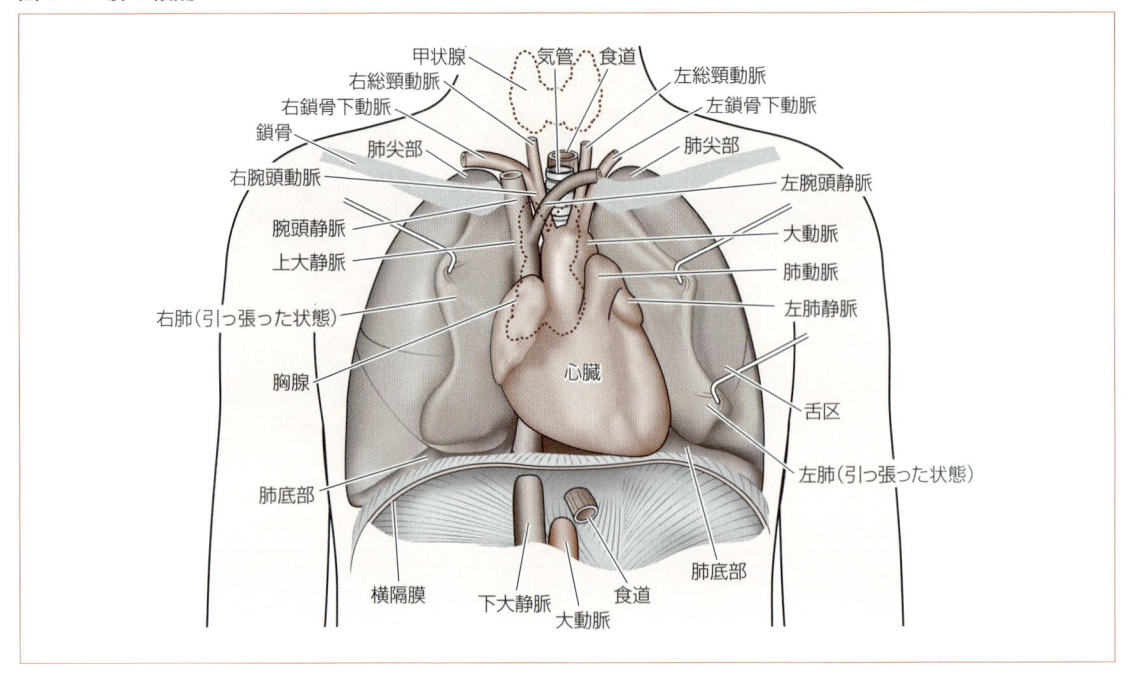

ため、左肺が右肺よりやや小さい。重量は血液量によって異なり、左右とも200～400 g と幅がある。

両肺の内側中央には**肺門**があり、気管支や肺動静脈・気管支動静脈・神経・リンパ管などがここを出入りする。

肺は空気を含み、スポンジ様で、軽くふわふわとしている。色調は淡いピンク色であるが、タバコや車の排気ガスなどの影響を受け、外気中の粉塵の吸入量が多いほど黒くなる。

肺は気管支の分岐に対応して、5つの**肺葉**に分けられる。右肺は上葉・中葉・下葉の3つの肺葉から、左肺は上葉・下葉の2つの肺葉から成る。各肺葉に分岐する気管支を**(肺)葉気管支**とよぶ。(肺)葉気管支はさらに分岐して**区域気管支(区域枝)**となり、その解剖学的関連から各肺葉は**肺区域**に分けられる。肺区域は、右肺は上葉3区域、中葉2区域、下葉5区域の計10区域、左肺は上葉4区域、下葉4あるいは5区域の計8あるいは9区域に分けられる(図 5-7)。左肺の上葉下前方は舌区で、舌状に前方に突出し、右肺の中葉に相当する区域である(図 5-8)。

このように、主気管支はまず(肺)葉気管支に分かれ、ついで各肺葉内で区域気管支に、さらに各区域内で分岐を繰り返す。左肺下葉では前内側方向の7番の区域気管支が存在せず、右肺下葉より1本少ないが、6番の区域気管枝が分岐して、すぐその下方に新たな区域気管枝が存在することもある。

肺内で気管支は、2分岐を繰り返して、末梢へいくごとに徐々に内腔が細くなり、直径が1～3 mm程度の**小気管支**となる。おおよそ11分岐前後から**細気管支**となり、直径が0.5～1 mm程度の**終末細気管支**となる。終末細気管支からは**呼吸細気管支**、**肺胞管**、250～300 μm程度の**肺胞(囊)**というブドウ

図 5-9 気道部分とガス交換部分

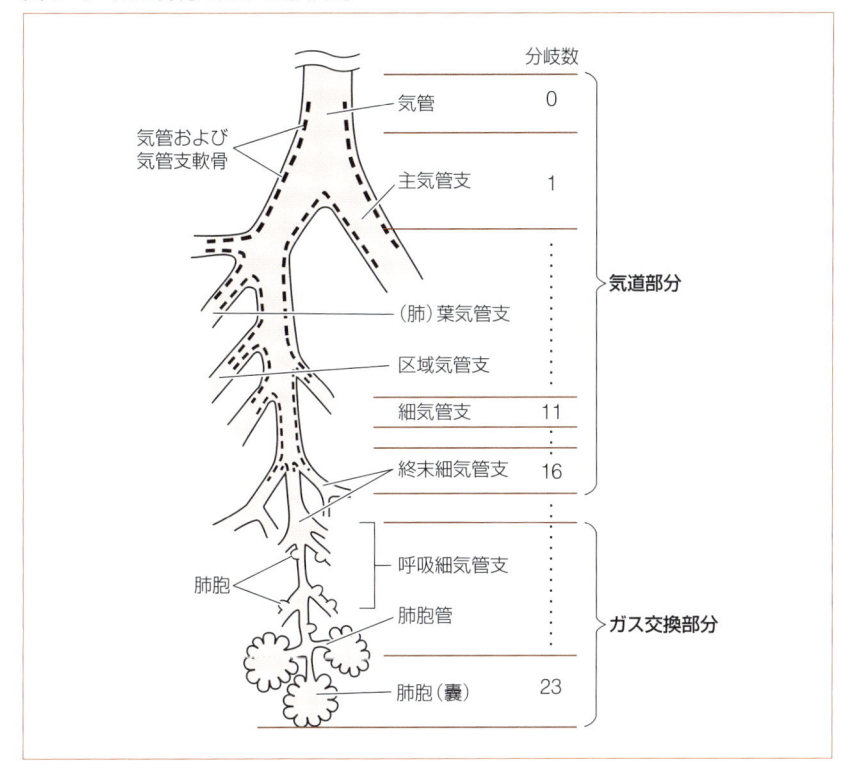

の房状の袋小路にいたって終わる。気管から肺胞までの分岐の数はおおよそ 23 回である(図 5-9)。

> **ワンポイント　小葉と細葉**
> 3〜5 本の終末細気管支を含む細気管支(**小葉細気管支**という)を頂点とする，不整なピラミッド型の細い線維性組織で仕切られた領域を，**小葉**という。臓側胸膜表面から見える，0.5〜2 cm 大の多角形の小区画である。そして，概念的な定義であるが，**細葉**は 1 本の終末細気管支が支配する末梢肺領域をいう。

❷ 肺胞の表面積

実際には肺胞は完全な袋小路ではなく，隣接する肺胞はコーンの孔という小さな穴で互いにつながり，側副換気が行われている。両肺を合わせて肺胞の数は約 3 億個もあり，しかも肺胞のもつ巧妙な構造によって，生体は酸素摂取を効率よく行っている。機能的には終末細気管支までは空気の通るパイプ(気道)であるが，呼吸細気管支以降はガス交換という，肺本来の重要な機能を行う部位となる(図 5-9，5-10)。両肺のガス交換の延べ面積は 100〜140 m² で，だいたいテニスコート(約 260 m²)の半分の広さにも相当する。

2 気道・肺の組織

気道の内壁は，**粘膜**によっておおわれている。気道粘膜は最表層に粘液物質が付着した**気道上皮**から成り，気道上皮には多列線毛円柱上皮・無線毛円柱上皮❶・杯細胞・基底細胞・**神経内分泌細胞**❷ などが混在する。気管・気管

Word ❶
無線毛円柱上皮
細気管支を被覆する線毛をもたない，丈の低いフラスコ型の上皮で，**クララ細胞**ともいう。多能性細胞で，細気管支上皮障害時に分裂して線毛上皮と非線毛上皮に分化する。界面活性物質の前駆物質を産生するともいわれる。

Word ❷
神経内分泌細胞
胎生期に気管支粘膜や気管支腺にしばしばみられるが，出生後は減少する。肺の発達分化への関与や，化学受容体としての機能などがいわれている。

図 5-10 肺胞の構造と外呼吸

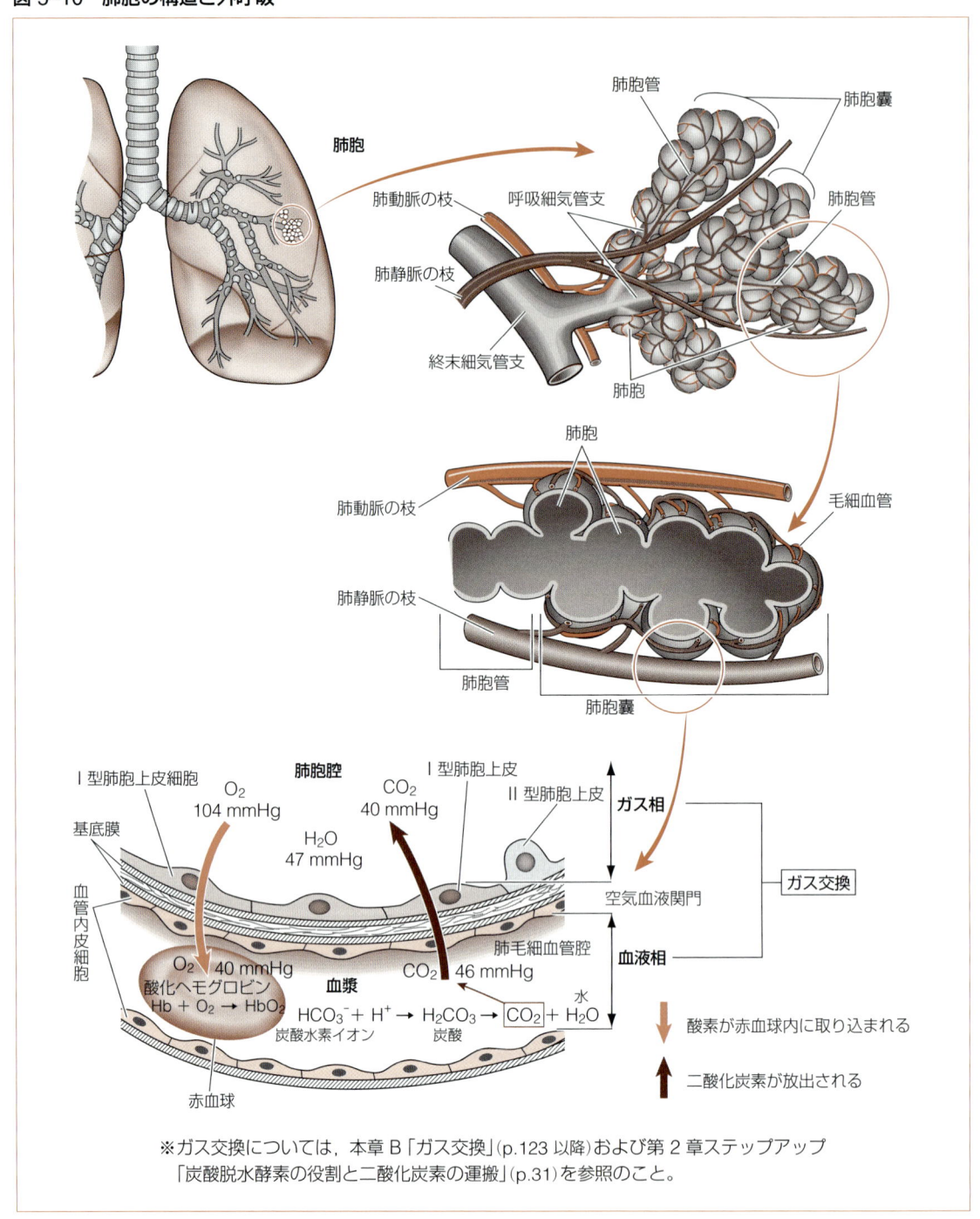

支から細気管支になるにつれて円柱上皮の丈が低くなり，多列線毛円柱上皮が少なくなって無線毛上皮が多くなる。気管・気管支上皮下には，粘液や漿液を分泌する腺組織があるが，細気管支上皮下には消失してくる。さらに，気管・気管支壁には軟骨と平滑筋組織があるが，細気管支壁には軟骨が消失して平滑筋束が囲む。

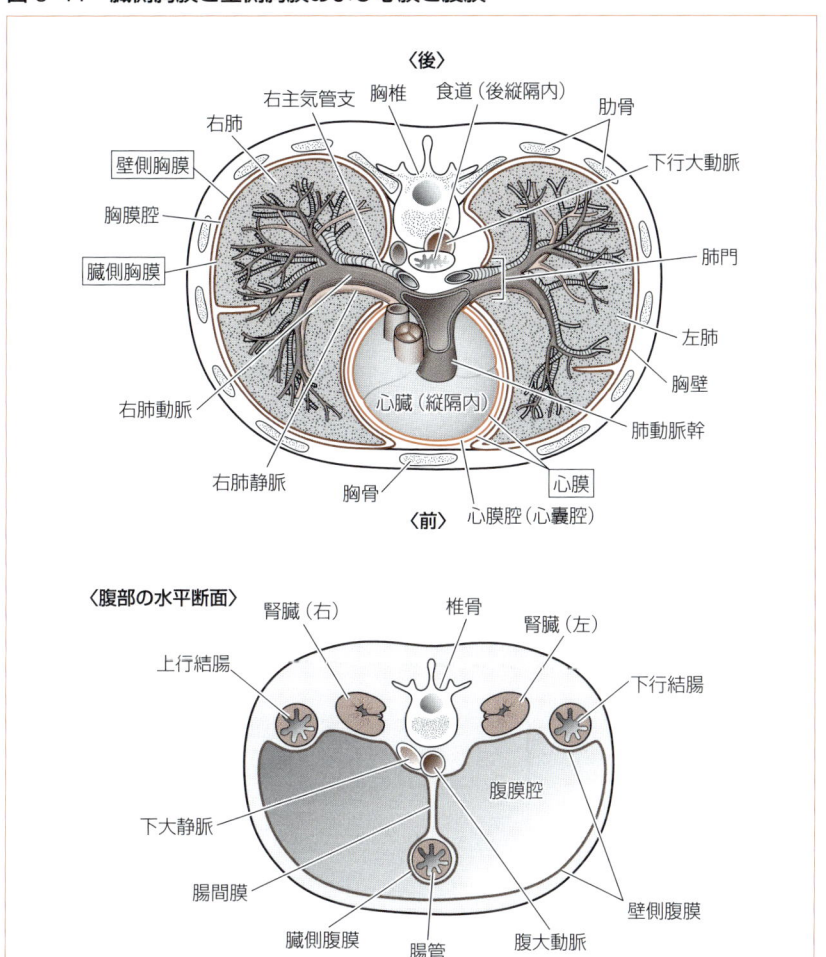

図 5-11 臓側胸膜と壁側胸膜および心膜と腹膜

ステップアップ

線毛運動

　気道(気管・気管支)内腔上皮には主に，線毛を多数もつ**多列線毛円柱上皮細胞**が分布しており，その線毛による一方向への波打つような同調運動によってゴミや異物を咽頭に向けて運び，外へ排除する機構が備わっている。この運動を線毛運動(3〜10 mm/分の高速運動)とよんでいる。線毛運動には，粘液で異物をとらえる粘液層の働きも関与している(図 5-3 参照)が，気道から排出された粘液物質が痰あるいは喀痰である。気道内のこの機能を**粘液線毛エスカレーター**とよぶ。

　肺胞にはⅠ型とⅡ型の2種類の肺胞上皮が存在する。肺胞内にはまた，肺胞まで行き着いた微小な粉塵を貪食して消化する組織球，すなわち**肺胞マクロファージ**❸が分布する。

　胸腔内面すなわち胸壁表面と肺の表面を，**胸膜**という透明でなめらかな薄い膜がおおう。胸壁表面のものは**壁側胸膜**，肺表面のものは**臓側胸膜**，2枚の胸膜にはさまれたすき間を**胸膜腔**という。胸膜のみならず心嚢腔や腹腔にも，表面には同じ扁平な1層の**中皮細胞**がおおう(図 5-11)。

■**Ⅰ型肺胞上皮とⅡ型肺胞上皮**

　Ⅰ型肺胞上皮は，肺胞におけるガス交換の場となる組織で，肺胞上皮の95%を

Word	❸
肺胞マクロファージ	

　肺胞内に存在する骨髄単球由来のマクロファージで，気道内へ侵入してきた細菌の貪食や，異物の清掃，免疫応答などを行う。塵埃細胞ともいう。呼吸器系における非特異的生体防御の最後のとりでとなる。

占めるが，細胞数は肺胞上皮細胞全体の5％にすぎない。I型肺胞上皮が障害されたときにはII型肺胞上皮が分裂する。さらに，II型肺胞上皮はサーファクタント（表面活性物質のことで，とくに**肺サーファクタント**とよぶ）を産生し，肺胞の乾燥防止，呼気時の肺胞の虚脱防止の役割を担う。すなわち，肺サーファクタントは肺胞の表面張力を減少させる液層物質で，これが肺胞内面をおおい，吸息時には張力が増大し，呼息時にはサーファクタントの密度が増大するために，張力は減少する。

肺サーファクタントは脂質とタンパク質の複合体で，脂質はジパルミトイルホスファチジルコリン（レシチン）などのリン脂質を主成分とする。表面活性物質関連タンパク質はSP-A，B，C，Dの4種類あり，II型肺胞上皮のマーカータンパク質になっている。

胎児におけるレシチンの産生量は，外界で呼吸可能な肺かどうかの成熟度の指標ともなる。つまり，胎齢24〜28週で肺胞上皮が出現し，28〜32週で肺サーファクタントの産生が活発となるが，肺サーファクタントが産生されてきてはじめて，胎児が母体外に出ても自力で生活できるようになるのである。肺サーファクタントの産生障害によって，新生児呼吸窮迫症候群（IRDS）がおこる。

ステップアップ

アスベスト曝露と疾患

アスベストは石綿ともいうが，繊維状ケイ酸塩鉱物で，耐火性・防音性・絶縁性などにすぐれた性質をもっており，建築業・造船業・自動車産業など現代社会における多くの産業分野で製品化され，使用されてきた。アスベスト繊維が肺内に吸入（アスベスト曝露）されると，肺胞マクロファージが処理しようとするが，十分処理ができず，串団子状の結晶体（アスベスト小体）が形成される。アスベスト曝露によって，**肺がん**や**中皮腫**などの悪性腫瘍や**肺線維症**⓮（石綿肺）などが発生する。肺がんは気道上皮や肺胞上皮のがん化，中皮腫は胸膜表面の中皮細胞のがん化によっておこる。また，腫瘍ではないが，横隔膜中央部などにおける乳白色の円板状に厚くなった胸膜プラークの発生も，アスベスト小体とともにアスベスト曝露の指標とされている。

Word ⓮

肺線維症

肺胞部分にびまん性に線維化を生じる疾患の総称。肺胞の構造変化から肺機能の低下をおこす。

3 肺の脈管系

肺循環は，右心室から肺動脈を通って送り出された静脈血が，細動脈，毛細血管，細静脈，肺静脈を通って左心房に入るまでをいい，体循環に比べて圧と血管抵抗が非常に低い（☞第4章 B-a-2「循環系」，p.91）。毛細血管は繊細な網目状の構造をなして肺胞を包み込んでいるが，その血管床の延べ面積は$100\,\mathrm{m}^2$を超える（☞「肺胞の表面積」，p.113）。

気管支動脈は胸大動脈あるいは肋間動脈から分岐し，気管支壁に沿って分布する肺の栄養血管である。一部の枝は，小葉間結合組織を通って臓側胸膜下に分布する。気管支壁に分布した毛細血管の多くは，気管支静脈となって体循環系に入るが，臓側胸膜下に分布する毛細血管などは直接肺静脈に入り，解剖学的シャントを形成する。

リンパ管は肺動静脈に沿って分布し，右肺は右肺門部を，左肺下葉は左肺門部を経て右静脈角へ流入し，左肺上葉のみ左肺門部を経て左静脈角へ流れる。

A 呼吸器

ステップアップ

エコノミークラス症候群

同じ姿勢で長時間座っていた場合や長期臥床患者で，下肢にできた血栓が静脈血流にのって右心室を経由し，肺動脈内に血栓による塞栓症（急性肺血栓塞栓症）を発症することがある。エコノミークラス症候群とはその俗称である。肺動脈幹が閉塞されると突然死することがあるので，注意を要する。

e 呼吸運動

1 呼吸運動とは

呼吸運動は，**吸息**と**呼息**の繰り返し動作である。吸息は，**呼吸筋**を収縮させて，いわば竹で編んだかご（籠）のような構造の**胸郭**を広げることによって胸腔内の容積を増し，内側を陰圧にして肺を広げ，空気を吸い込む作業である。呼息は逆に，呼吸筋を弛緩させて胸郭をもとの状態に戻し，肺のみずから縮もうとする力（肺の弾性）によって空気を吐き出す作業である。

呼吸運動は，肺自身が拡張や収縮を行うのではなく，胸郭を広げたり，もとに戻したりすることによって，間接的に肺を拡張させたり収縮させたりする運動である。呼吸運動にかかわるのが，肺の**コンプライアンス**である（☞ Word「コンプライアンス」，p.121）。

ワンポイント ▶ 呼吸数と呼吸量

呼吸数は正常成人で1分間に15～20回前後であるが，新生児では40～80回，乳児では30回，5歳児では25回である。新生児で呼吸数が多いのは，肺胞の数が成人の1/6程度しかなく，酸素摂取を高めるためである。肺胞の数は2歳までに成人の90%まで増え，思春期までに3億個まで発育していく。

ステップアップ

呼吸音と喘鳴

肺の聴診で呼吸音を聞いて，さまざまな異常が診断できる。**気管支呼吸音**は比較的大きな気道を空気が通過するときの音，**肺胞呼吸音**は肺胞を空気が満たす際の音である。呼吸音以外に聴取される雑音を**副雑音**といい，**湿性ラ音**，**乾性ラ音**などがある⓯。湿性ラ音は気管支内の液体分泌物の存在で生じるもので肺炎を示唆し，乾性ラ音は気管支の狭窄によって生じるもので喘息を示唆し，**ベルクロラ音**は捻髪音ともよばれ肺線維症を示唆する。気管支が狭窄したとき「ヒュー，ヒュー」と笛のような高い調子の音が聞こえることがあり，これを**喘鳴**という。

Word ⓯
ラ音
Rasselger"ausche（ラッセル音；rale）"に由来する言葉で，肺・気管支から聞こえる副雑音。異常を示唆することが多い。

2 呼吸筋の働き

呼吸筋とは，**肋間筋**（**内肋間筋**と**外肋間筋**から成る）と**横隔膜**のことをさす。吸息は，呼吸筋を能動的に収縮させて胸郭を広げることによって行われ，外気圧と肺胞内圧が等しくなるまでおこり，呼息は肺の弾性によって受動的に胸郭をもとの状態にまで縮めることによっておこる。このようにして，呼吸運動に伴うエネルギーは吸息時の呼吸筋の収縮時のみに費やされ，呼息時にはエネルギー消費はわずかしかない。

肋間筋は**肋間神経**に支配され，横隔膜は胸腔と腹腔を仕切るドーム状の骨格筋で，**横隔神経**に支配されている。

図 5-12 吸息と呼息と呼吸筋の動き

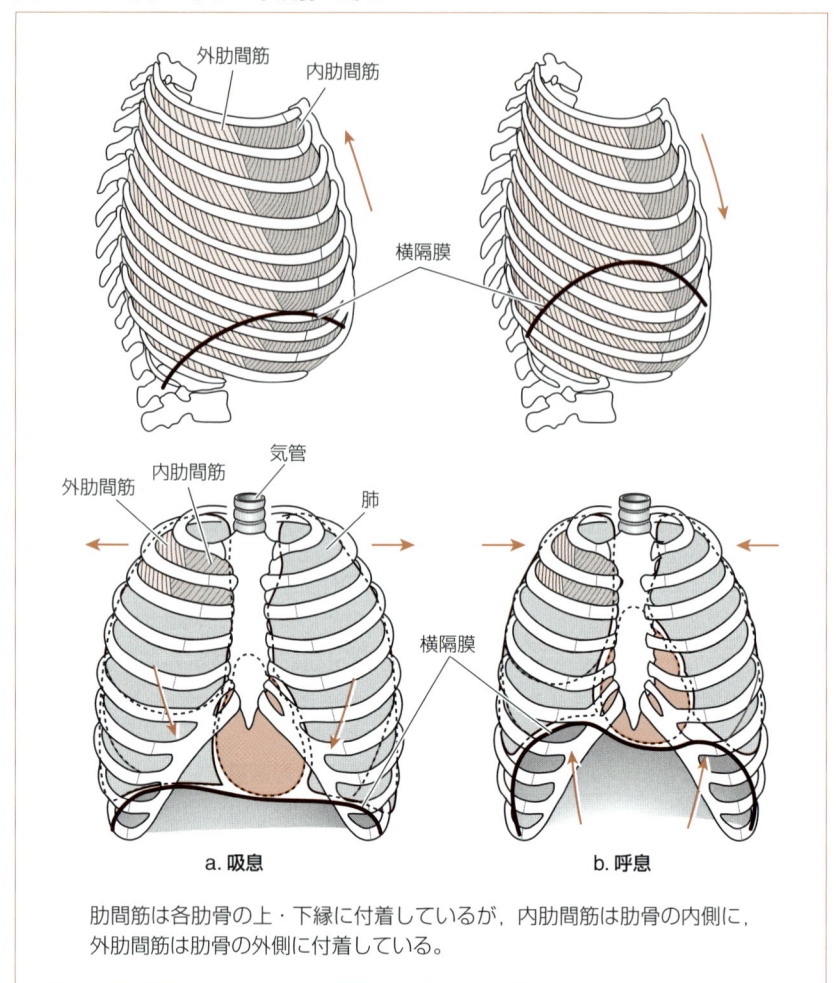

a. 吸息　　b. 呼息

肋間筋は各肋骨の上・下縁に付着しているが，内肋間筋は肋骨の内側に，外肋間筋は肋骨の外側に付着している。

■ **呼吸筋と呼吸運動**（図 5-12）

呼吸筋とは，胸郭を構成する 12 本の肋骨の間の内外にある肋間筋，および底面のドーム状の横隔膜のことである。第 1 肋骨だけが固定され，残りの肋骨は吸息時には肋間筋の収縮によって持ち上げられ，そして横隔膜の収縮で中心部（腱中心という）が下方に下がることによって，胸腔容積が大きくなる。内肋間筋は下の肋骨上縁から上の肋骨下縁に付着して前上方方向へ伸び，外肋間筋は上の肋骨下縁から下の肋骨上縁に付着して前下方に伸びて両者は直交して存在し，腱中心から放射状に横隔膜の筋線維が伸びている。激しい運動に伴って呼吸数が増え，深くなると，頸部の胸鎖乳突筋や腹筋も呼吸運動に加わる。

ワンポイント　呼吸筋の障害による換気障害

呼吸筋の障害で呼吸運動がうまく行えなくなると，換気障害がおこる。例えば，肋骨骨折などの外傷，フグ中毒による神経筋接合部のブロック，頸椎損傷による肋間神経や横隔神経の麻痺，筋萎縮性側索硬化症や筋ジストロフィーなどにおける神経細胞や筋肉細胞の変性・萎縮などによる場合がある。

A 呼吸器

ステップアップ

気胸

局所的に囊胞状のふくらみ(気腫性囊胞やブラ,ブレブという)などが破裂すると,肺内の空気が胸腔内に漏出する。その結果,胸腔内の陰圧が保たれなくなって,呼吸運動による呼息と吸息ができなくなる。このような状態を気胸という。若く,身長が高く,やせ型の男性に多い原発性(特発性)の気胸を**自然気胸**という。

人工呼吸

呼吸筋の運動による自発呼吸に対して,気道内にガスを圧入して強制的あるいは補助的に行う機械的陽圧呼吸を人工呼吸という。肺胞換気量の維持やガス交換能の改善などを目的に行われる。

f 呼吸機能

肺の最も重要な機能は**換気**と**ガス交換**である。もっとくだいていうと,空気の入れ換えと同時に酸素を取り入れて二酸化炭素を排出している。

1 呼吸機能にかかわる運動

日常生活でいう「換気」とは,窓を開けて,部屋の中のよどんだ空気を外の新鮮な空気と入れ替えることをさしている。同様に生体も,鼻腔あるいは口腔という通気口を通して,肺内の空気と外の空気とを入れ替えることが必要であり,この機能を換気といっている。換気時の空気の移動は,**鼻腔**(口腔)⇄咽頭⇄喉頭⇄気管・気管支⇄細気管支⇄肺胞という経路をたどる(図 5-13)。

一方,ガス交換とは,外界から酸素(O_2)を取り入れると同時に,代謝で生じた二酸化炭素(CO_2)を体外に排泄する機能である。すなわち,肺胞が出現する呼吸細気管支より末梢の肺において,ガス交換に携わる機能である。ガス交換の詳細は後述する(☞ p.123)。

ガス交換にかかわらない空気の通路を**気道**と総称する。さらに,気道は喉頭までの**上気道**と,気管より末梢の終末細気管支までの**下気道**とに分けられる。

> **ワンポイント ▶ 睡眠時無呼吸症候群と睡眠呼吸障害**
>
> 睡眠中,1 時間あたりの無呼吸あるいは低呼吸の回数が 5 回以上あれば,睡眠呼吸障害(SDB)という。睡眠時無呼吸症候群(SAS)は,SDB に日中傾眠,倦怠感などの症状を伴う。SAS の多くは,睡眠中の上気道の閉塞が特徴的である。

換気によって送り込まれた酸素は,呼吸細気管支より末梢の肺(肺胞)におけるガス交換によって体内に取り入れられる。一方,換気とは直接関係しない空気の移動も,日常しばしばおこる。例えば,鼻水やたん(痰)の除去,くしゃみ,せき(咳),しゃっくり(吃逆),あくび,泣き笑いなどである。

> **ワンポイント ▶ 死腔**
>
> 呼吸器系のうち,ガス交換に関与しない気道全体の部位すなわち鼻腔-細気管支間,あるいはその容積を,**解剖学的死腔**という。ガス交換に関与する肺胞のある部分の死腔を**肺胞死腔**といい,両者を合わせた死腔,すなわち**生理学的死腔**は,健常者では解剖学的死腔とほぼ等しく約 150 mL で,1 回換気量の 1/3〜1/4 である。

図 5-13 換気時の空気の移動経路

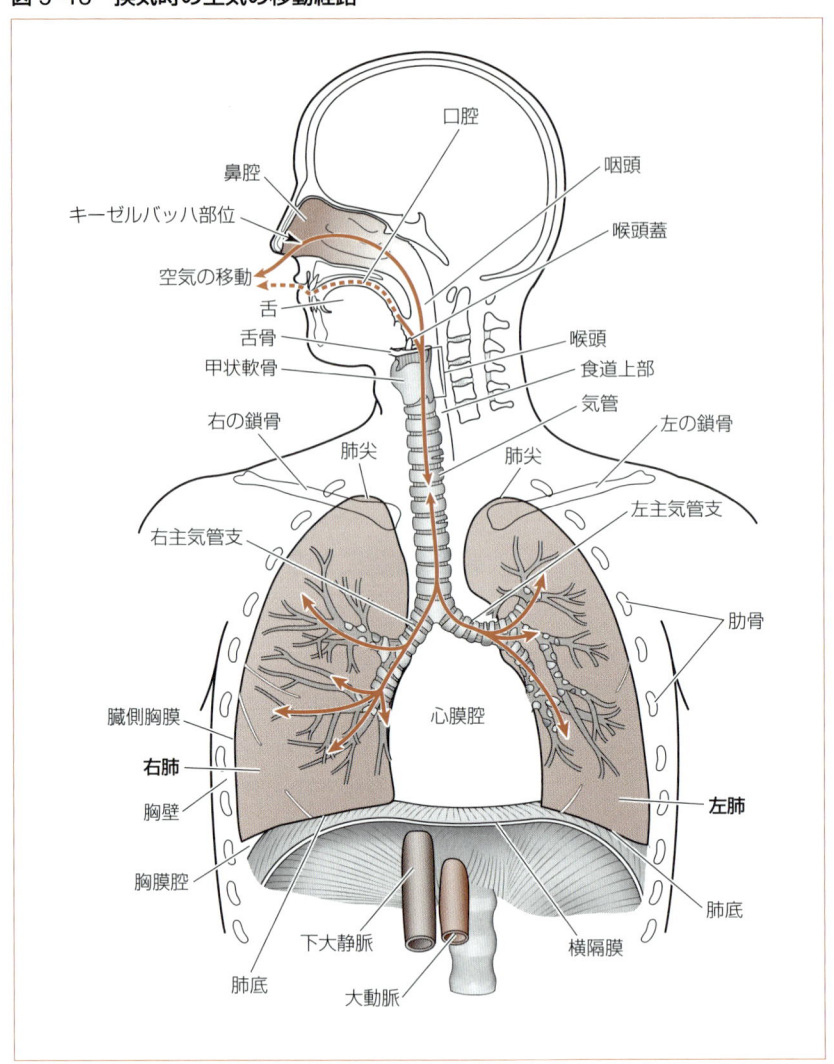

> **ワンポイント** せき(咳)
>
> せき(咳)は**咳嗽**ともいい，気道内の刺激(飲食物の誤嚥，タバコの煙，微生物など)に対して，その原因物質を気道外へ排出させようとする生理的な反射であり，むやみに鎮咳薬でせきを抑えるようなことはすべきでない。また，インフルエンザの流行時などに人が多く集まる場所などでせきをするときには，手などで口もとをふさいだり(せきエチケットという)，マスクをしたりするなどして，周囲に配慮する態度が感染予防のために求められている。

ステップアップ

吐血と喀血

口から血を吐く場合には，どこからの出血かを見きわめることが重要である。**吐血**は上部消化管からで，**喀血**は気道や肺からである。両者は色調(暗赤色か鮮紅色か)，食物が混じっているか，泡沫状か，せきとともに出たのか嘔吐とともに出たのか，などによって，だいたいの鑑別はつくが，上部の消化管の場合には，内視鏡検査による確定診断に基づいて的確に治療する必要がある。

2 肺機能検査

肺は非常に予備能力の高い臓器で，異常がなかなか出現してこないが，肺

図 5-14 肺気量分画

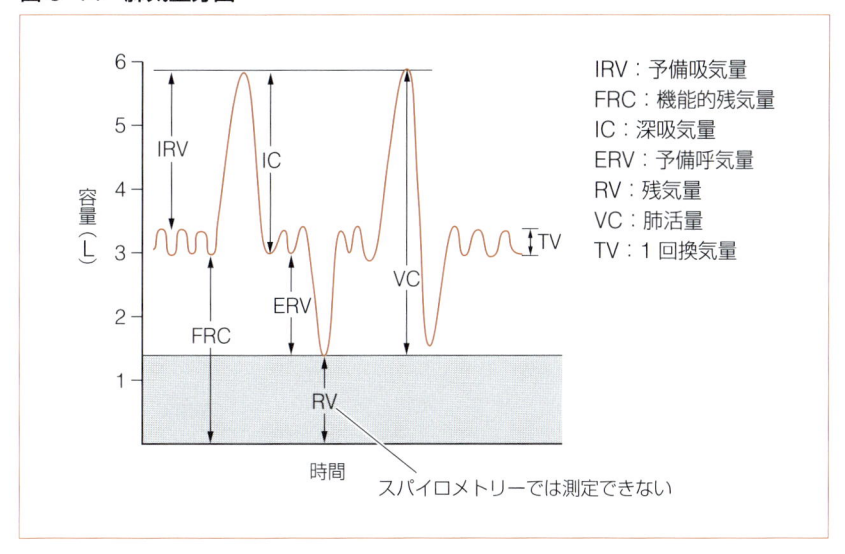

IRV：予備吸気量
FRC：機能的残気量
IC：深吸気量
ERV：予備呼気量
RV：残気量
VC：肺活量
TV：1 回換気量

スパイロメトリーでは測定できない

内の含気容積や肺の空気の流れぐあい（時間の要素を加えた気道内空気の通過量），動脈血中の酸素量や二酸化炭素量（動脈血ガス分析），肺拡散能などを調べることによって，肺の機能の異常を知ることができる。

手術前の肺機能検査は，手術侵襲による危険度を判定するのに不可欠である。肺機能検査には，スパイロメトリー（肺気量測定機器）による**肺気量分画**（図5-14）の測定がある。安静時の呼吸状態で最大限に息を吸い込んだところから，力いっぱい吐ききったところまでの空気含量を**肺活量**（VC）という。すなわち，肺活量とは 1 回の呼吸で移動できる最大空気量で，**1 回換気量**（TV；通常の 1 回の呼吸で肺を出入りする空気量）と**予備吸気量**（IRV；最大限に吸入したときの正常吸入量以外の空気量）と**予備呼気量**（ERV；最大呼出時，肺から努力して呼出できる最大空気量）の総量である。

健康な成人では肺活量は，男性が 4,000〜5,000 mL，女性が 3,000〜4,000 mL であるが，年齢・性別と体格から個々人についてその推計値（**予測肺活量**）が求められる[17]。予測肺活量は男性が「$(27.63 - 0.112 \times 年齢) \times 身長〔cm〕$」，女性が「$(21.78 - 0.101 \times 年齢) \times 身長〔cm〕$」で計算される（ボールドウィンの肺活量予測式）。実測肺活量の予測肺活量に対する割合を**％肺活量**（%VC）といい，「実測肺活量／予測肺活量 × 100」で計算される。図 5-16 から，80％以下の場合に拘束性障害があることがわかる。

| Word | [16] |

コンプライアンス
閉鎖系の容器を想定したとき，内圧の上昇変化に対する容積の増大比をいい，容器の壁の伸びやすさを示す指数となる。呼吸機能にかかわる要素では，肺と胸郭のコンプライアンスがある。

ステップアップ

スパイロメトリーによる換気障害の分類

拘束性障害とは，肺胞隔壁の線維増殖，胸膜の肥厚，胸壁の異常などによって肺内の含気が減少し，肺の拡張障害がおこっている状態である。いいかえれば肺が硬くなり，ふくらませにくい状態（これを「コンプライアンス[16] の低下した状態」という）のことであり，肺をふくらませるのに正常より大きな力が必要となる。コンプライアンスとは肺のふくらませやすさ（拡張能）を表し，肺胞隔壁のエラスチンを主成分とする弾性線維とコラーゲン線維という膠原線維のネットワークで維持される。

努力性呼気曲線は，最大吸気の状態から一気に呼気を行ったときの時間あたりの呼出気量を測定したグラフであるが，その最初の 1 秒間の呼出気量を **1 秒量**（FEV_1），「1 秒

図 5-15　努力性呼気曲線

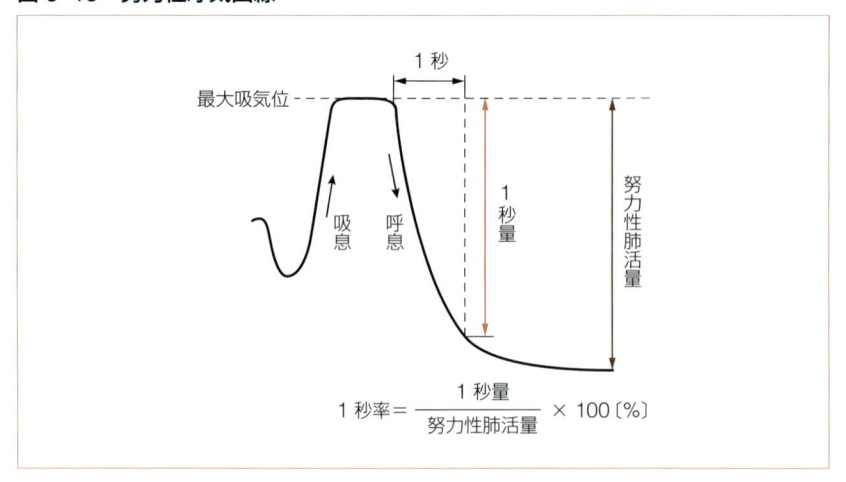

図 5-16　1 秒率と%VC

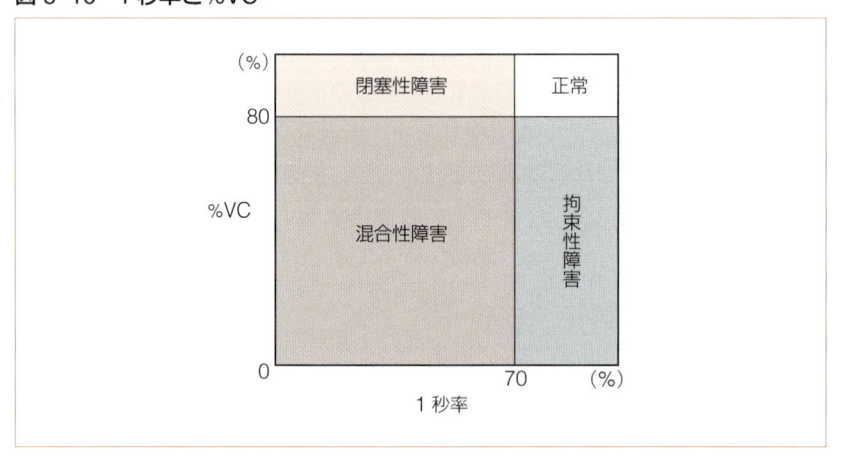

Word ⓱
%1 秒量(%FEV$_1$)
1 秒量実測値/1 秒量予測値×100〔%〕。1 秒率(FEV$_1$%)とまぎらわしいので注意を要する。1 秒量予測値(%FEV$_1$)は下記の日本呼吸器学会の予測式(18～95 歳)から求められる。同学会の予測肺活量もあわせて示す。
FEV$_1$(男)(L) = 0.036 × 身長(cm) − 0.028 × 年齢(歳) − 1.178
FEV$_1$(女)(L) = 0.022 × 身長(cm) − 0.022 × 年齢(歳) − 0.005
VC(男)(L) = 0.045 × 身長(cm) − 0.023 × 年齢(歳) − 2.258
VC(女)(L) = 0.032 × 身長(cm) − 0.018 × 年齢(歳) − 1.178

量/肺活量 × 100」を **1 秒率**(FEV$_1$%)という(図 5-15)。1 秒量や 1 秒率は気管支に炎症や攣縮などによる狭窄があると低下し，1 秒率が 70%以下で**閉塞性障害**があると判断する。閉塞性障害があると空気を吐き出しづらくなる。1 秒率と%VC で 4 分割したのが**図 5-16** で，拘束性障害と閉塞性障害のいずれもがある病態を**混合性障害**という。

ステップアップ

COPD
COPD とは，有毒な粒子やガスの吸入によって生じた肺の炎症反応に基づく進行性気流制限を呈する疾患で，**慢性閉塞性肺疾患**のことである。①中枢気道優位の病変(慢性気管支炎)と②肺胞壁の破壊を主とする病変(肺気腫)に分けられる。COPD の最大の危険因子はタバコであり，予防と治療のためには，まず禁煙が不可欠である。主症状は労作性の呼吸困難，慢性咳嗽，喀痰である。1 秒率(FEV$_1$%)が 70%以下で COPD(閉塞性障害)の疑いありとなるが，さらに%1 秒量⓱(%FEV$_1$)が 80%以上，50～80%，30～50%，30%未満などで，COPD の重症度がそれぞれ軽症，中等症，重症，最重症と分類されている。

ワンポイント ▶ %1 秒量(%FEV$_1$)による肺年齢
1 秒量は 20 歳前後をピークに，加齢とともに低下することがわかっている。1 秒量予測値は身長〔cm〕から回帰式を使って計算することができるので，逆に身長〔cm〕と 1 秒量実測値〔L〕から肺年齢を算出することができる。同性・同年齢と比べたときの自分の肺機能の程度を自覚することによって，肺の健康意識を高める意義がある。

[肺年齢の計算式]（18～95 歳）
男性：肺年齢＝(0.036 × 身長(cm) − 1.178 − FEV₁(L))/0.028
女性：肺年齢＝(0.022 × 身長(cm) − 0.005 − FEV₁(L))/0.022

3 声帯と発声（図 5-5 参照）

喉頭は気道の一部であるだけでなく，呼気時に声帯の粘膜襞を振動させて発声を行う。思春期には男性では，声帯の付着する前方の喉頭隆起（いわゆる「のどぼとけ」）が突出し，声帯が長くなる。声帯が長いと低い声，声門を通過する空気の量が多いと大きい声となる。

B ガス交換

> **Word** ⑱
> **拡散**
> 隔膜を境として，濃度勾配（濃度差）によって，濃度の高いほうから低いほうへ液体や気体中の物質が移動する物理的運動（☞ 第 6 章 Word「受動輸送と能動輸送」, p.138）。

> **Word** ⑲
> **分圧**
> 何種類かの気体が 1 つの密閉した容器に閉じ込められた状態で，ある 1 種類の気体を取り除いたときにその容器内の圧力の減少分を，その気体の分圧という。すなわち，混合気体の各成分の，その全体の気体圧力に対する寄与分をいう。各気体の分圧の和は，混合気体の圧力に等しい（ドルトンの分圧の法則）。

ガス交換とは，空気と肺の毛細血管との間（**外呼吸**），および全身の毛細血管と細胞との間（**内呼吸**）における酸素（O_2）と二酸化炭素（CO_2）のやりとりをいい，もっぱら拡散⑱によって，分圧⑲の高いところ（高濃度）から低いところ（低濃度）に向けて，平衡に達するまでガスが移動することによって成り立っている。

a 外呼吸と内呼吸

❶ 外呼吸

外呼吸（肺呼吸）とは，外気中の酸素と血中の二酸化炭素をやりとりして，酸素が少なく二酸化炭素の増加した血液（静脈血）から，酸素に富み二酸化炭素の少ない血液（動脈血）に変換させることをいう（☞ 静脈血と動脈血については，第 4 章ワンポイント「動脈と静脈」, p.91）。肺胞表面積と肺毛細血管床は広大であり，肺胞のガス相と血液相の間（呼吸膜，肺胞毛細血管膜，空気血液関門）の厚さが 0.2～2.5 μm と非常に薄いために，きわめて短時間に拡散が行える仕組みになっている（図 5-10 参照）。肺胞腔と血管内との間を，酸素は約 64 mmHg の分圧差によって，また二酸化炭素は約 6 mmHg の分圧差によって移動する。

❷ 内呼吸

外呼吸で得られた，二酸化炭素が減少し酸素の飽和した血液（動脈血）は，心臓を中心とする循環器系によって全身のすみずみの細胞にまで行き渡り，ここで間質液（組織間液）を介して外呼吸の場合と同様に拡散によって酸素を細胞に送り，二酸化炭素を細胞から受け取っている。細胞膜を隔てて行われるこの交換を，**内呼吸**（細胞呼吸）という（図 5-17）。そして，酸素が少なく二酸化炭素が多くなったこの血液（静脈血）が再び肺に送られて，外呼吸によってガス交換が行われるというサイクルが，たえまなく繰り返される。

図 5-17　内呼吸

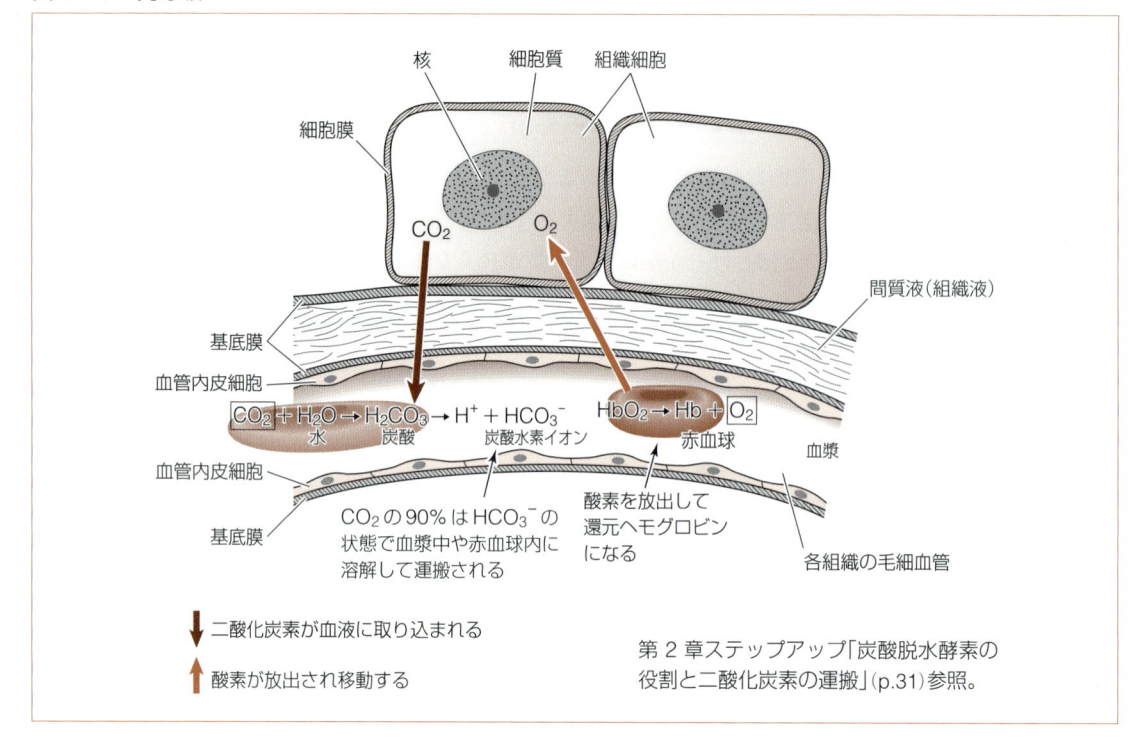

表 5-1　大気，肺胞，肺動脈血，肺静脈血内のガス分圧

	大気	肺胞内	肺動脈血	肺静脈血
酸素	159.1	104	40	100
二酸化炭素	0.3	40	46	40
水蒸気	0	47	47	47
窒素	600.6	569	573	573
計	760	760	706	760

(単位：mmHg)

b　ガス分圧

　ある容器内の混合気体の圧力は，それを構成する窒素や酸素，二酸化炭素など各成分となる気体が占める圧力（**分圧**）の和に等しい（ドルトンの分圧の法則）。すなわち，分圧は各成分気体の濃度に比例する。大気内，肺胞内，肺動脈血（混合静脈血）内，肺静脈血（動脈血）内の酸素，二酸化炭素，水蒸気，窒素などの分圧は（**表 5-1**）のとおりである。

　肺胞内は水蒸気で飽和され，47 mmHg の水蒸気圧がある。酸素は肺胞内が 104 mmHg，肺動脈血内が 40 mmHg と，64 mmHg の分圧差があるために，肺胞内から血管内に酸素が拡散・移動する。他方，二酸化炭素は低い分圧差でも容易に拡散できるので，肺動脈血内が 46 mmHg，肺胞内が 40 mmHg とわずか 6 mmHg の分圧差にすぎないが，この分圧差で血管内から肺胞内に拡散・移動が可能である（**図 5-10** 参照）。

> **ワンポイント　圧力の単位**
>
> 圧力(分圧)の単位は Torr(トリチェリ[E. Torricelli]にちなむ)あるいは mmHg(ミリメートル水銀柱)が用いられる。Torr は赤道海面での 1 気圧の 1/760 であり，mmHg は 0℃で 1 cm² の面上の水銀柱の高さである。両者は地球上で生理的測定範囲で測定する限り，等しい。また，1 kPa(キロパスカル) = 7.501 Torr，1 cmH₂O = 13.6 Torr である。国際単位ではないが，現在，医学では一般に mmHg が用いられる。

> **ワンポイント　呼吸商(RQ)**
>
> 二酸化炭素の単位時間あたりの排出量(V_{CO_2})と酸素の単位時間あたりの摂取量(V_{O_2})との比を呼吸商(RQ)という。RQ = V_{CO_2}/V_{O_2} である。呼気ガス分析法で測定できる。内呼吸による燃焼物質が推定できる。

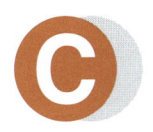

C　酸素・二酸化炭素の運搬

外呼吸で得られた酸素は動脈血にのって，主にヘモグロビンと結合して酸素化ヘモグロビンの形で全身の細胞に運ばれ，酸素が放出されて細胞に到達し，その後，細胞で生じた二酸化炭素は内呼吸で血漿中に溶解後，大部分が炭酸水素イオン(HCO_3^-)の形で静脈血にのって肺に運ばれ，肺から二酸化炭素として体外に吐き出される(☞ 第 2 章 A-c-1「赤血球」，p.31)。

a　酸素

血中で酸素は，大部分がヘモグロビンと結合して**酸素化ヘモグロビン**(オキシヘモグロビンともいう)となり，ごく一部は血漿中に溶解する。酸素と結合している動脈血中のヘモグロビンの割合を示す**酸素飽和度**(S_aO_2)は，健常者では 95〜100%であり，残りの数%が血漿中に溶解した状態の酸素である。

酸素化ヘモグロビンは，低酸素状態，二酸化炭素が高濃度の状態，pH が低い状態，高体温などの場合には，ヘモグロビンの**酸素解離曲線**(図 5–18)が

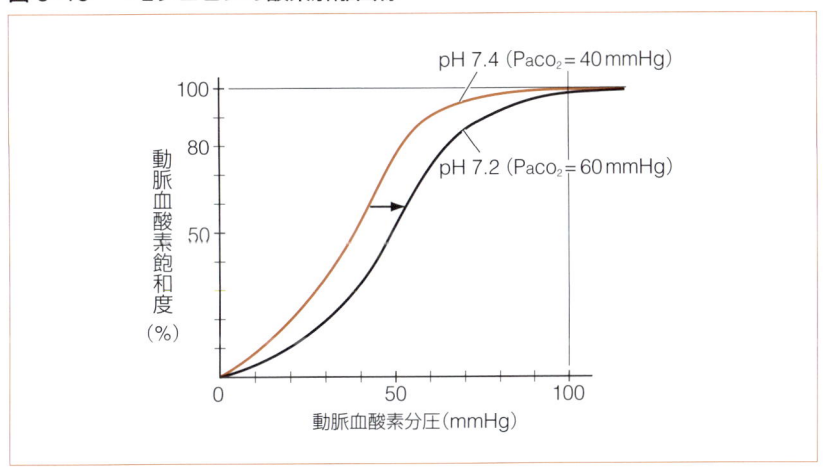

図 5–18　ヘモグロビンの酸素解離曲線

| Word | ⑳
| :-- |
| **拡散障害**
| 肺胞と毛細血管の間において，肺胞内の滲出物や肺胞壁の肥厚などによって肺胞気中の酸素の拡散が障害されることをいう。肺拡散能は酸素ではなく，微量の一酸化炭素を用いて測定される D_LCO，$%D_LCO$（実測値に対する予測値）などで判定される。|

| Word | ㉑
| :-- |
| **血流シャント**
| 先天性心疾患，無気肺（肺の一部の含気がなくなった状態）などで静脈血がガス交換されないまま動脈血に合流することをいう。|

右に移動して，低い酸素分圧でも容易に酸素を遊離することができるようになる。これを**ボーア効果**という。すなわち，酸素の不足した部位に，より多くの酸素を供給できるように，生体にとって合目的な仕組みとなっている。一方，動脈血中の酸素が不足して**酸素分圧**（P_aO_2）が基準値（80 mmHg 以上）より低下した状態は，**低酸素血症**とよんでいる。

呼吸不全とは，室内空気吸入時に，P_aO_2 が 60 mmHg 以下の呼吸障害をいう。高二酸化炭素血症（$P_aCO_2 \geq 45$ mmHg）を伴う場合（Ⅱ型）と伴わない場合（Ⅰ型）とがある。また，A-aDO_2（肺胞気-動脈血酸素分圧較差）が正常の場合と開大する場合（20 mmHg 以上）とがあり，前者は肺胞低換気，低酸素環境などが原因であり，後者は拡散障害⑳，血流シャント㉑，換気・血流比不均等分布㉒ などが原因となる。急性呼吸不全は急性に経過するものをいい，呼吸不全状態が1か月以上持続している病態を**慢性呼吸不全**という。

低酸素血症が続くと細胞の正常な働きができなくなり，生命が危険となる。とくに脳の神経細胞は，無酸素状態が4～5分続くと回復不能となる。

ステップアップ

一酸化炭素中毒
一酸化炭素中毒は低酸素血症の特別な原因の1つである。一酸化炭素は酸素の 200 倍もヘモグロビンと結びつきやすいために，低酸素状態となる。火事の死亡原因で最多である。意識障害，拍動性頭痛，皮膚の桜色化が特徴で，治療では 100％の酸素投与が重要である。常習喫煙者も血中の一酸化炭素濃度が増加し，慢性の低酸素状態となっている。

急性呼吸促迫症候群（ARDS）と急性肺障害（ALI）
ARDS は acute respiratory distress syndrome，ALI は acute lung injury の略である。いずれも重篤な急性呼吸不全であるが，肺炎・敗血症・外傷などの原因疾患を背景として，①胸部 X 線写真上，両側性肺浸潤影，②急性発症の低酸素血症，③非心原性肺水腫をすべて満たす。さらに，P_aO_2 と F_IO_2（吸入気酸素濃度）の比が 300 以下ならば ALI，200 以下ならば ARDS と診断される。すなわち，ARDS は ALI のなかでもさらに重篤な病態である。

ワンポイント　チアノーゼ
爪床や口唇が青紫色の色調を呈することをチアノーゼという。毛細血管中の脱酸素化ヘモグロビンが増加する（5.0 g/dL 以上）ことによって出現する。

| Word | ㉒
| :-- |
| **換気・血流比不均等分布**
| 肺胞換気量（V_A）と肺胞に分布する血流量（Q）の比（V_A/Q）が不均等になると，十分酸素化されない血液が種々の割合に混合されることによって，P_aO_2 が下がってくる。健常者でも，運動によって換気量が多く血液量の少ない肺尖部と，逆の肺底部では，換気・血流比が不均等となっている。低酸素状態では生理的に肺血管は攣縮し，換気・血流比を均等に保とうとする。|

| Word | ㉓
| :-- |
| **炭酸脱水酵素**
| 炭酸デヒドラターゼともいう。$H^+ + HCO_3^- \rightleftarrows CO_2 + H_2O$ を触媒する酵素で，肺・赤血球・胃・腎などに広く分布する。|

b 二酸化炭素

血中では二酸化炭素の約 90％が**炭酸水素イオン**（重炭酸イオンともいう；HCO_3^-）となり，そのうち血漿中に約 2/3，赤血球内に約 1/3 が溶解して存在する。残りの約 10％はカルバミノ化合物として，あるいは二酸化炭素のまま存在し運搬される。これは，赤血球中の**炭酸脱水酵素**㉓ によって $CO_2 + H_2O \longrightarrow H_2CO_3 \longrightarrow H^+ + HCO_3^-$ という反応が進むからである。血漿タンパク質と結合した二酸化炭素をカルバミノ結合二酸化炭素という（☞ 第2章ステップアップ「炭酸脱水酵素と二酸化炭素の役割」，p.31）。

二酸化炭素の運搬は，ガス交換の目的だけでなく，酸塩基平衡の維持のため炭酸緩衝系として，pH の調節という非常に重要な役割ももっている。

表 5-2 フレッチャー–ヒュー–ジョーンズ分類

重症度	状態
I 度	同年齢の健常者とほとんど同様の労作ができ，歩行，階段昇降も健常者並みにできる
II 度	同年齢の健常者とほとんど同様の労作ができるが，坂，階段の昇降は健常者並みにはできない
III 度	平地でさえ健常者並みには歩けないが，自分のペースなら 1 マイル(1.6 km)以上歩ける
IV 度	休みながらでなければ 50 ヤード(46 m)も歩けない
V 度	会話，衣類の着脱にも息切れを自覚する。息切れのため外出ができない

表 5-3 MRC 息切れスケール

グレード	状態
Grade 0	息切れを感じない
Grade 1	強い労作で息切れを感じる
Grade 2	平地を急ぎ足で移動する，またはゆるやかな坂を歩いて登るときに息切れを感じる
Grade 3	平地歩行で同年齢の人より歩くのが遅い，または自分のペースで平地歩行をしても息継ぎのために休む
Grade 4	約 100 ヤード(91.4 m)歩行したあと息継ぎのために休む，または数分間，平地歩行したあと息継ぎのために休む
Grade 5	息切れがひどくて外出できない，または衣類の着脱でも息切れがする

ステップアップ

動脈血ガス分析

末梢動脈(通常，橈骨動脈)を直接穿刺して，pH，二酸化炭素分圧(P_aCO_2)，酸素分圧(P_aO_2)を測定する。HCO_3^-，塩基過剰(base excess)，酸素飽和度(S_aO_2)も計算式から求められる。呼吸不全，喚起不全，酸塩基平衡障害などがわかる。近年，パルスオキシメータ を使って，第 2 指にプローブを装着して，生体中の動脈血酸素飽和度(S_aO_2 と区別して S_pO_2 と表現する)を経皮的に容易に測定できるようになった。

呼吸困難

息切れとほぼ同じ意味だが，客観的に表す方法として，フレッチャー–ヒュー–ジョーンズ(Fletcher-Hugh-Jones; F-H-J)分類(**表 5-2**)や医学調査協議会(Medical Research Council; MRC)質問票(**表 5-3**)などが使われる。

ワンポイント ▶ 乳幼児突然死症候群

乳幼児突然死症候群(SIDS)は，呼吸中枢の未熟性による低酸素血症や，高二酸化炭素血症が感知できないことが原因と考えられている。高度危険群として，未熟児，人工栄養，両親の喫煙，うつ伏せ寝などがある。

D 呼吸調節

血液の恒常性維持のために，化学的緩衝物質や神経系による血液ガスの巧妙な調節機構が備わっている．正常の状態では血液のpHは7.40 ± 0.05の幅(基準値は7.35〜7.45)に調節されており，この範囲を逸脱した場合は病的となる．動脈血がpH 7.45以上を**アルカローシス**，pH 7.35以下を**アシドーシス**[24]．

酸やアルカリの量的変化による影響に対して体液pHの変化をゆるめる作用を，**緩衝作用**という．緩衝作用は弱酸と共役塩基[25]で行われる．生体内の緩衝系には**炭酸緩衝系**(H_2CO_3とHCO_3^-)，**リン酸緩衝系**(H_2PO_4とHPO_4^-)，**タンパク質緩衝系**(H–タンパク質とタンパク質$^-$)があるが，90%は炭酸緩衝系によっており，pHの調節はほとんどが炭酸緩衝系によって行われている．呼吸器系は，炭酸緩衝系の二酸化炭素の血中濃度を調節することによって，水素イオン(プロトン；H^+)濃度を加減している．

一般に酸(HA)と塩基(A^-)は

$$HA \rightleftarrows H^+ + A^-$$

の式で表され，

$$K_a[HA] = [H^+][A^-] \quad (K_a: 酸解離定数,\ [\ ]: 濃度)$$

であるから，

$$[H^+] = K_a[HA]/[A^-]$$

から，

$$-\log[H^+] = -\log K_a + \log[A^-]/[HA]$$

ここから，

$$pH = pK + \log[HCO_3^-]/[CO_2] \quad (pK = 6.10)$$

という式が得られる．この式を**ヘンダーソン–ハッセルバルヒの式**という．

この式から明らかなように，CO_2が増えればpHが下がる(**呼吸性アシドーシス**)ので，HCO_3^-を増やして代償させ，HCO_3^-が増えればpHが上がる(**代謝性アルカローシス**)ので，CO_2を増やして代償させる．過換気症候群[26]では換気が増え，CO_2が減ってしまうために，pHが上がる(**呼吸性アルカローシス**)．糖尿病性昏睡などでは，HCO_3^-が減少してpHが下がり(**代謝性アシドーシス**)，CO_2を低くするように代償機能が働く．

CO_2の調節は換気によってすばやくできるが，腎臓によるHCO_3^-の調節には数日かかる．腎臓では，尿細管において水素イオン(H^+)の分泌やHCO_3^-排出によって，pHの調節を行っている．

Word [24]
アルカローシスとアシドーシス
どちらも酸塩基平衡異常で，アルカローシスは血液のpHが正常値よりもアルカリ性側に，アシドーシスは酸性側に傾いた状態．原因によって呼吸性のものと代謝性のものに分けられる．

Word [25]
共役塩基
ある分子が水に溶けて水素イオン(プロトン)を遊離したとき，その分子自体はマイナスに帯電してイオンとなる．このときのマイナスのイオンを共役塩基とよぶ．$H_2CO_3 \rightarrow HCO_3^- + H^+$の反応において$HCO_3^-$が共役塩基にあたる．

Word [26]
過換気症候群
過剰な換気(過呼吸)によって，動脈血の二酸化炭素分圧の低下から，アルカローシスをきたし，特徴的な症状を呈する一群の病態をいう．呼吸困難，頻呼吸，胸痛，痙攣や，不安・異常緊張などの精神症状を示す．過呼吸症候群ともいう．

| Word | ㉗
| --- |
| 化学受容体
化学受容器ともいう。化学的刺激に特異的に感応する細胞で，センサーとして働く。味覚や嗅覚がこれによっている。呼吸では大動脈小体，頸動脈小体が化学受容器である。頸動脈小体は血中の P_aO_2, P_aCO_2, pH を感知して，この情報が中枢へ伝達され，呼吸（換気）が調節される。|

神経性の呼吸調節は，大脳皮質・視床下部・橋・延髄がうまく協調して行われている。橋と延髄には，呼吸をリズミカルに行う**呼吸中枢**といわれる部位が存在する。また，延髄や大動脈にはそれぞれ動脈血中の P_aCO_2 と pH，P_aO_2 を感知する**化学受容体**㉗（**頸動脈小体**と**大動脈小体**）が存在し，脳内の血流をつねに監視する仕組みがあり，呼吸中枢に情報を伝達している。

ワンポイント クスマウル〔大〕呼吸

糖尿病性昏睡などの代謝性アシドーシスがおこったとき，動脈血中の二酸化炭素分圧（P_aCO_2）を下げて代償するが，このときの呼吸が大きな深い呼吸となるので，こうよばれる。

a 呼吸中枢

呼吸の周期的活動をつくり出す自動能をもつ部分の神経細胞群を，呼吸中枢と総称する。**延髄**には**吸息中枢**と**呼息中枢**が存在し，両者がリズミカルに活動可能となっている。さらに，橋には**呼吸調節中枢**と**持続吸息中枢**があり，自動的に呼吸数や深さ，リズムを調節している。

ワンポイント チェーン ストークス呼吸

呼吸中枢障害時の交代性無呼吸のことで，深さと速さが最大まで徐々に増加し，いったん最大まで達したあと，それに続いて呼吸運動が減少して無呼吸となる。このような，最大呼吸と無呼吸とを繰り返す。死が近いときの末期の特徴的な呼吸である。

ワンポイント ヘーリング–ブロイエル反射

肺迷走神経呼吸反射のことで，吸気で肺が拡張すれば迷走神経を介して吸気中枢を抑制し，呼気中枢を刺激する一方，逆に肺が縮小すると呼気中枢を抑制し，吸気中枢を刺激して，自動的に呼吸運動を調節している反射である。安静呼吸時には延髄の呼吸中枢はほとんどこの反射の影響を受けないといわれ，あまり重要とはされていない。

b 呼吸に影響を与える因子

呼吸に影響する因子として薬物（鎮静薬，睡眠薬，アルコール），睡眠，体温（高体温で代謝率を高めるため呼級数が増加），激しい運動，低酸素血症，高二酸化炭素血症，アシドーシス，感情の高ぶりなどがある。

鎮静薬，睡眠薬，アルコールの過剰摂取は延髄の呼吸中枢を抑制し，呼吸停止をおこすことがある。激しい運動は呼吸中枢から運動刺激インパルスを発し，横隔神経と肋間神経を介して横隔膜，肋間筋を刺激して呼吸をより頻繁に，深くおこさせる。低酸素血症，高二酸化炭素血症，アシドーシスも呼吸中枢を刺激する。感情の高ぶりは，大脳皮質を介して呼吸のリズムの乱れをひきおこすことがある。

ワンポイント CO_2 ナルコーシス

慢性閉塞性肺疾患（COPD）でつねに高二酸化炭素血症の状態にある人は，低酸素で呼吸が刺激されている状態になっており，高濃度の酸素投与で呼吸刺激がなくなり呼吸停止をすることがあるので，注意が必要である。これを CO_2 ナルコーシスという。

本章のまとめ

- 呼吸器系は，循環器系，消化器系，神経系，腎・泌尿器系，免疫系，筋・骨格（運動器）系，感覚器系などの他の器官と密接にかかわりながら機能しており，その最も重要な役割は換気とガス交換である。
- 呼吸器系は，鼻腔（口腔），咽頭・喉頭，気管・気管支，細気管支，肺胞といった一連の構造より成る。
- 鼻腔（口腔）は生体に最初に入る空気の入り口で，大きめのゴミをとらえたり，加湿などの働きをしている。
- 咽頭は消化管の口側（口腔と食道との間）をさし，喉頭は咽頭に接続して気道側にあって，1本の気管に続く。
- 喉頭から肺に向かって気管が連続し，さらにその先には左右の気管支がある。気管支は二分岐を繰り返して細気管支となり，最後は肺胞に達する。気管から肺胞までの分岐の数はおよそ23回である。
- 肺は円錐形で，上部を肺尖部，下部を肺底部という。左右の肺は縦隔で区切られている。
- 肺は5つの肺葉に分かれ，肺葉はさらに肺区域に分かれる。
- 呼吸に直接関与する器官の周囲には，嗅神経，鼻涙管，副鼻腔，耳管，扁桃，声帯，食道，縦隔，体腔構造（胸腔・心嚢腔・腹腔）などがある。
- 換気は気道の管を通して，生体の内外で空気を入れ換えることである。
- ガス交換は肺胞の出現する呼吸細気管支より末梢の肺において，気腔と毛細血管腔との間の薄い壁を通して行われる。
- 気道は粘液と粘膜上皮（線毛円柱上皮および杯細胞）から成る粘膜と，粘膜上皮の支持組織である粘膜固有層，平滑筋や軟骨から構成される壁をもち，線毛円柱上皮と粘液によって，気道内のごみや異物を体外に排出する役目を担っている。線毛円柱上皮は多数の線毛をもち，線毛運動によってこの役割を果たす。
- 気管・気管支から細気管支になるにつれて円柱上皮の丈が低くなり，線毛上皮が少なくなって，無線毛上皮が多くなる。また，気管支には気管支腺や軟骨があるが，細気管支には気管支腺も軟骨もない。
- 小葉細気管支が支配する領域を小葉という。
- 肺胞内には，粉塵や異物を食べて処理する肺胞マクロファージが分布し，生体防御の機能を果たしている。
- 呼吸は吸息と呼息から成るが，内外肋間筋と横隔膜より成る呼吸筋によって行われる。
- 肺胞にはⅠ型とⅡ型の肺胞上皮があり，ガス交換のほとんど（95％）がⅠ型肺胞上皮で行われる。
- Ⅱ型肺胞上皮は表面活性物質のサーファクタントを産生する。
- スパイロメトリーを使った肺気量分画で，最大吸気位から最大呼気位までの肺内含気量を肺活量，年齢別の予測肺活量に対する割合を％VCという。また，最大吸気位から1秒間に強制的に吐き出す呼気量を1秒量，1秒量を肺活量で割った割合を1秒率とよぶ。
- 健康な成人では，％VCが80％以上，1秒率が70％以上である。
- 肺胞は肺毛細血管と薄い膜を隔てて接しており，この膜を通過して酸素は赤血球のヘ

本章のまとめ

モグロビンに，二酸化炭素は血液中から肺胞内に拡散し移動する。これがガス交換である。肺でのガス交換を外呼吸ともよぶ。
- 間質液を介して細胞と末梢の毛細血管との間で行われるガス交換を，内呼吸とよぶ。内呼吸も外呼吸と同様，酸素と二酸化炭素の拡散移動によって営まれる。
- 外呼吸によって得られた酸素は，ヘモグロビンと結合した酸素化ヘモグロビンの形で，また内呼吸によって放出された二酸化炭素は，おもに血漿に溶解して炭酸水素イオン（HCO_3^-）の形で，それぞれ体内を運搬される。
- 酸素化ヘモグロビンは，ボーア効果によって酸素の不足した部位により多くの酸素を供給できる。
- 血中二酸化炭素は，炭酸緩衝系による酸塩基平衡の調節の重要な働きを担っている。
- 血中で二酸化炭素は，約90％が炭酸水素イオン（HCO_3^-）の状態で存在し，そのうち血漿中に約2/3，赤血球内に約1/3が溶解し，残りの約10％はカルバミノ化合物あるいは二酸化炭素のまま存在し運搬される。
- 血液pHの調節には炭酸水素緩衝系，リン酸緩衝系，タンパク質緩衝系が働いている。
- 呼吸は延髄と橋にある呼吸中枢で自動的に調節されている。
- 正常な血液のpHは7.40±0.05である。延髄や大動脈（頸動脈小体と大動脈小体）には化学受容器が存在し，動脈血中のP_aCO_2，pH，P_aO_2をつねに感知して呼吸中枢に伝達し，血液pHの恒常性を維持している。

人体の構造と機能

第 6 章

神経系

本章の学習目標

　神経系を苦手に思っている医療従事者は意外と多い。その理由はいくつか考えられるが，①専門家でもよくわかっていないことが多い，②神経系の病気を扱う科が分かれており（脳神経外科，神経内科，精神科，小児科，リハビリテーション科など），神経系の見方が異なっている，などの事情があることである。

　では，どうしたらわかりやすい教科書ができるであろうか。授業で第1版（初版）を使いながら，学生たちと一緒に問題点や改善点を考えてきた。そこで気づいたのは，高校時代に「生物学」を履修していない学生が多いということである。今から過去に戻ってもとから履修するというのは困難だろうから，大学受験用の薄い参考書で構わないので，それを脇に置いて，関心のあるところの知識を確認しながら学習してほしい。

　神経系の学習に際して最も理想的なことは，患者の具体的な症状から説きおこして，なぜそうなるのかを理解していく方法である。そこで第2版では，病気を念頭に置いて神経系の形態と機能を描写するように努めた。だから，第2版が読者のみなさんにおいて本当の威力を発揮するのは高学年になってから，あるいは臨床現場に出てからかもしれない。そういうわけなので，できるだけ患者に相対する医療者の目からみた観点を大切にしながら学んでほしいと思う。

　神経科学の進歩とその現場への応用はとても速いので，記載した事項はある程度確証が得られた事柄に絞った。これだけは知っておいてほしいと願うものばかりである。

　この「神経系」の章は，A「神経細胞と神経組織」，B「神経系を守る仕組みと血管」，C「中枢神経系」，D「末梢神経系」から成り立っている。構成は国家試験出題基準に従ったが，内容はそれぞれまったく独立した項目として書き下ろした。それは，読者がいちばん興味をもったところ，あるいは当面必要なところから学習できるように，と考えたからである。だから，どの項目からでも読み進めていけるようになっている。とはいえ，どの系統臓器もそうであるとしても，神経系は各器官や部位がシステムとして機能するという特徴がよりいっそう強く，また神経伝達には動きと方向などの規則性がある。各部位の解剖と機能とともに，それらの関連に関しても理解を確実なものにしてほしい。

　また，本来「感覚器」の項目で学習すべき内容のいくつかが，どうしても「末梢神経系」として一括して学習したほうがわかりやすいと考え，「視覚器（眼）」を除いて，本章で相当の部分を取り扱った。そのため，器官系ごとの項目立てや章間での記載量がアンバランスになってしまったが，どうかその意図を汲んでいただきたい。

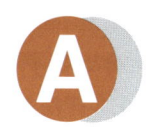

A 神経細胞と神経組織

■神経系の成り立ち

神経系は，解剖学的に**中枢神経系**と**末梢神経系**に大別される。中枢神経系は**脳**と**脊髄**から成り，末梢神経系は脳と脊髄以外のすべての神経をさす(図6-1)。

触覚や視覚・嗅覚などの感覚は電気信号として，末梢神経❶(この神経を**感覚神経**とよぶ)を通じて中枢神経に伝えられる。中枢神経(主として脳)では，伝えられたこれらの信号を処理・判断し，中枢としての指令を末梢神経を通じて身体の各部に伝え，運動をおこさせる(同じく**運動神経**とよぶ)。末梢から中枢に向かう経路は**求心性神経路**，中枢から末梢に向かう経路は**遠心性神経路**とよぶことができる。求心性神経路は感覚神経伝達経路(感覚ニューロン)であり，遠心性神経路は運動神経伝達経路(運動ニューロン)というふうに，それぞれで神経伝達の方向と役割が決まっている。

求心性と遠心性❷の神経伝達は往復を繰り返して，生命の維持と個体としての統一がはかられている。単純な歩行1つをとってみても，そこには末梢の運動器と中枢(脳・脊髄)とのたえざる対話と調節の機能が働いている。とっさの反応を要する場合には，脳を経由しないで脊髄中枢で対応するショートカット機構が備わっており，**脊髄反射**とよばれる。

末梢神経は，脳から出る12対の**脳神経**と，脊髄から出る31対の**脊髄神経**から成る。機能的には，**体性神経系**と**自律神経系**の2つに分けられる。おおざっぱにいうと，体性神経系は身体の感覚機能と運動機能に関与し，自律神経系は内臓の機能に関与する。自律神経系はそれぞれ逆の作用をする**交感神経系**と**副交感神経系**に分けることができるが，この両者の微妙な拮抗関係によって機能の調節がはかられている。

> **Word** ❶
> **末梢神経**
> 中枢神経に対比されるもので，脳のように自己処理・自己判断など「統制」機能をもたないで，伝達機能のみをもつ神経を総称する。

> **Word** ❷
> **求心性と遠心性**
> どちらの用語も，含まれる「心」は大脳のことをさし，大脳を基軸にして，大脳の方向に電気刺激を流し伝える神経を「求心性」，大脳から遠ざかる方向に電気刺激を流し伝える神経を「遠心性」とよんでいる。

図6-1 神経系の分類

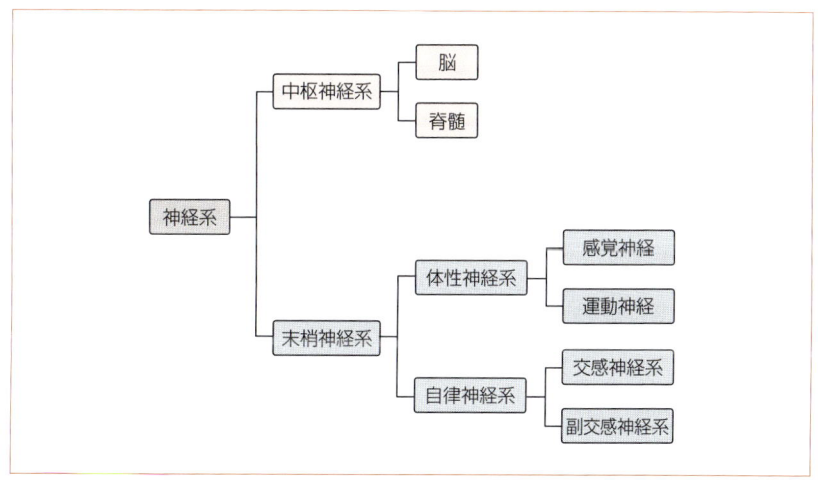

```
                         ┌─ 脳
          ┌─ 中枢神経系 ─┤
          │              └─ 脊髄
 神経系 ──┤
          │              ┌─ 体性神経系 ┬─ 感覚神経
          └─ 末梢神経系 ─┤              └─ 運動神経
                         │              ┌─ 交感神経系
                         └─ 自律神経系 ─┤
                                        └─ 副交感神経系
```

生体の機能のうえからみると，神経系は**動物機能**と**植物機能**とよばれる2つの機能をつかさどっている。動物機能とは，覚醒しているときに，中枢神経系の関与を受けている感覚・運動機能領域をさす。一方，植物機能とは，例えば睡眠時や麻酔時のように，自分の意志によらない，自律的な生命維持の機能領域をさしている。植物機能は，身体の内部環境の恒常性（ホメオスタシス）の維持にかかわるもので，血圧や血糖値，体液の浸透圧や酸塩基平衡の維持などの重要な機能が含まれる。これらは，自律神経系を通じて中枢神経系（主として間脳・脳幹）に存在するセンサーによって常時監視されており，さらに適切な値に維持されるように自律神経系による調節や，あるいはホルモンの放出を通じて，つねに制御されている。

■ **神経系を構成する細胞群**

神経系は，その複雑な機能を迅速かつ正確に果たすために，他の臓器にはない，きわめて相互の役割分担のはっきりした細胞から成り立っている。これらの面を中心として，神経細胞や組織をみてみよう。

神経系を構成する細胞としては，**神経細胞**と**神経膠細胞**がある。神経膠細胞では，**星状膠細胞**（アストログリア〔細胞〕astroglia，同義語で**星状細胞** astrocyte），**乏突起膠細胞**（希突起膠細胞と表記する場合もある；オリゴデンドログリア〔細胞〕oligodendroglia，同義語で oligodendrocyte），シュワン細胞，ミクログリア（小膠細胞）などが，まずは大切である。

a 神経細胞と情報伝達

1 神経細胞──その特徴

神経細胞は身体内における情報伝達の主役を果たす。そのために，**図6-2**のように高度に分化した複雑な形をしている。神経細胞の**細胞体**の細胞膜からは何本かの**樹状突起**が出ていて，他の神経細胞からの電気信号をシナプスを介して受信する。そして電気信号は，細胞体から長く伸びる1本の**軸索**に伝えられ，軸索の末端にあるシナプスの**神経終末**❸から化学物質（**神経伝達物質**❹ という）の放出によって，次の神経細胞の樹状突起を含む細胞体の表面膜に伝達される。ただし，例外として感覚神経細胞は**図6-3**のように神経細胞体から2本の軸索が伸びているが，電気情報の伝達は一方通行であることに変わりはない。

このように，神経細胞の電気信号の伝達は，必ず一方通行である。なぜなのであろうか。そのときそのときで情報伝達の方向が変わってしまうと，電気信号の伝達が無秩序になって，混乱するからである。そのため，一方通行の情報伝達経路が2系統用意されていて，送信用と受信用に厳密に使い分けられているのである。

また，とくにすばやく電気情報が伝えられる必要がある場合は，軸索は太いものが必要であり，かつ**髄鞘**（ミエリン鞘）によって，後述するように**跳躍伝導**（☞ p.144）が可能になるような仕組みが備わっている。

Word ❸
神経終末
1個の神経細胞の軸索の末端にある構造体で，そこまで伝達してきた情報（興奮；電気信号）を次の神経細胞や，筋肉などの効果器に受け渡す機能をもつ。ここから放出されるシナプス小胞が神経伝達物質を運んで，シナプス後膜にある受容体に結合し，電気信号の伝達が行われる（図6-2参照）。

Word ❹
神経伝達物質
シナプスで放出される化学伝達物質を，とくに神経伝達物質とよぶ。アセチルコリンのほかに，カテコールアミン（アドレナリン・ノルアドレナリン・ドーパミン），セロトニン，ヒスタミンなどがある。

A 神経細胞と神経組織

図6-2 神経細胞（ニューロン）とシナプス

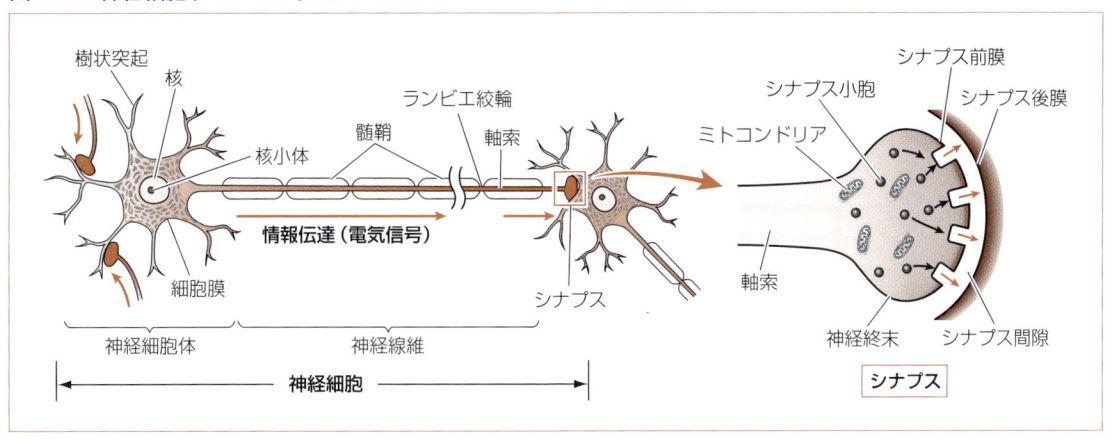

図6-3 感覚神経細胞と運動神経細胞

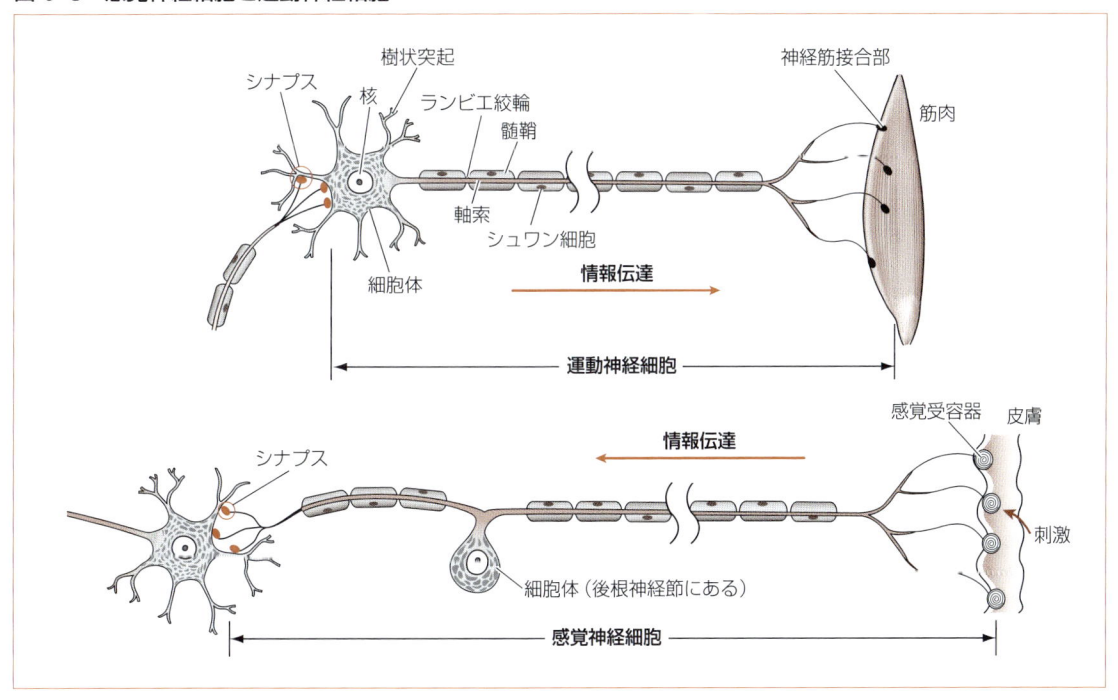

　神経細胞の電気信号の伝達の仕組みをこれから述べていくが，こうした神経細胞どうしが正確な回路網を形成していないと，情報が混乱するだけで，情報伝達の意味がない。だから，個体においては正しい位置に神経細胞が配置されなければならないし，その神経細胞や神経回路網は生涯を通じて正常に維持される必要がある。

　神経細胞はひとたび形成されると細胞分裂はしないが，生まれたときのままの細胞構成物質が生涯にわたってずっと維持されるわけではなく，細胞を構成する物質はたえず代謝されている。

ワンポイント　神経細胞と細胞分裂

　細胞分裂は，1つの細胞が2個の細胞をつくることである。神経細胞は，ひとたび完成

されれば細胞分裂はしないと考えられているが，実際の細胞内では，細胞分裂の一部が機能して常時新しい細胞構成成分をつくりながら，同時に新しくつくった部分に対応する古い細胞構成成分を消去しているために，姿形は変わらないように見える，と最近では考えられはじめている。

> **ワンポイント　神経線維**
>
> 神経細胞(**ニューロン**ともいい，以前は神経単位ともよばれていた)は，**細胞体**と**突起**とから成っている。**軸索**となる1本の突起を除いて，ほかは**樹状突起**である。神経線維は，この軸索のことをさす。有髄神経では，軸索のまわりを髄鞘(**ミエリン鞘**ともいう)が取り囲んでいる(図6–3 参照)。なお，髄鞘はそれぞれが1つひとつの細胞(シュワン細胞あるいは鞘細胞)である。

2　電気信号の伝達

神経情報は電気信号として神経細胞を伝わる。この電気信号は，どのようにして生じ，どのようにして伝わるのであろうか。

❶ イオンチャンネル

安静時の神経細胞のK^+(カリウムイオン)濃度は，細胞内が細胞外より高く，Na^+(ナトリウムイオン)濃度はその逆に細胞内が低くなっている。安静時は，これらのイオンの濃度差(濃度勾配)によって，細胞外が電気的に正(プラス)，細胞内が負(マイナス)になっており，細胞内外で電位差を生じている。この電位差を**静止電位**❺(または**静止膜電位**)とよび，細胞膜の内外で正負に分かれることを**分極**とよぶ。

ここに細胞膜の刺激がおきると，このイオン濃度の逆転(すなわち，細胞内でNa^+濃度が高く，K^+濃度が低くなる)現象(これを**脱分極**とよぶ)が生じて，これが電気信号を生み出す源となる。脱分極によって生じたK^+，Na^+の細胞内外での移動に対して，イオンの濃度差に逆らって安静時の細胞内イオン濃度に戻ろうとして，エネルギーを使ってイオンの移動が行われる。イオンの移動経路を**イオンチャンネル**(イオンチャネル)とよぶ。イオンチャンネルはエネルギーを使って行う物質の移動経路で，この移動のことを**能動輸送**とよんでいる❻。

❷ 電気信号の強弱

1つの神経細胞に電気信号が発生したとしても，一定の強さ(電位差)がなければ，その電気信号は伝達されない。電位差の弱い電気信号は"ないもの"とされる。つまり，弱い電気信号は信号としてカウントされず，伝達されることもない。これは**全か無かの法則**とよばれており(図6–4)，この境目となる電位差を**閾値**とよんでいる。

❸ 脱分極と活動電位

閾値を超える強さの電気刺激が伝えられると，神経細胞の細胞膜(軸索もこれに含まれる)に存在するイオンチャンネルが開き，浸透圧差に従って，細胞外から細胞内へNa^+が流入し，細胞内のK^+は細胞外に流出する。その結果，図6–5のように，安静時には負の電位であった細胞内で，正の電位まで峰をもつ電位の変動(スパイク)が生じる。この一時的な電位の逆転現象を**脱分極**とよび，電位の変動(スパイク)を**活動電位**とよぶ。

Word ❺
静止電位
$-90～-60\,mV$ の範囲にあるが，細胞によって異なり，およそ神経細胞で$-70～-60\,mV$，骨格筋・心筋の筋細胞では$-90～-80\,mV$である。

Word ❻
受動輸送と能動輸送
普通は，浸透圧差に従って，より高い濃度の液体側からより低い濃度側に物質(溶質)は移行する(この現象を拡散とよぶ)。拡散による物資の移動を受動輸送という。ところが逆に，低い濃度の側から高い濃度の側に物質(溶質)を移動させるときには，エネルギーが必要であり，この場合を能動輸送という。第2章ステップアップ「生体内での物質輸送」(p.27)，第12章ステップアップ「能動輸送」(p.339)参照。

図 6-4 能動輸送と「全か無かの法則」

（高濃度）
坂道　落下　石（イオン）
なにもしなければ
石は転がり落ちる
（低濃度）

能動輸送
ATP

自然の状態

↓

強い刺激が加わると

強い力で押し上げると，
石は坂道を上る

（流出）K^+
Na^+（流入）
細胞外
イオンチャンネル
細胞内

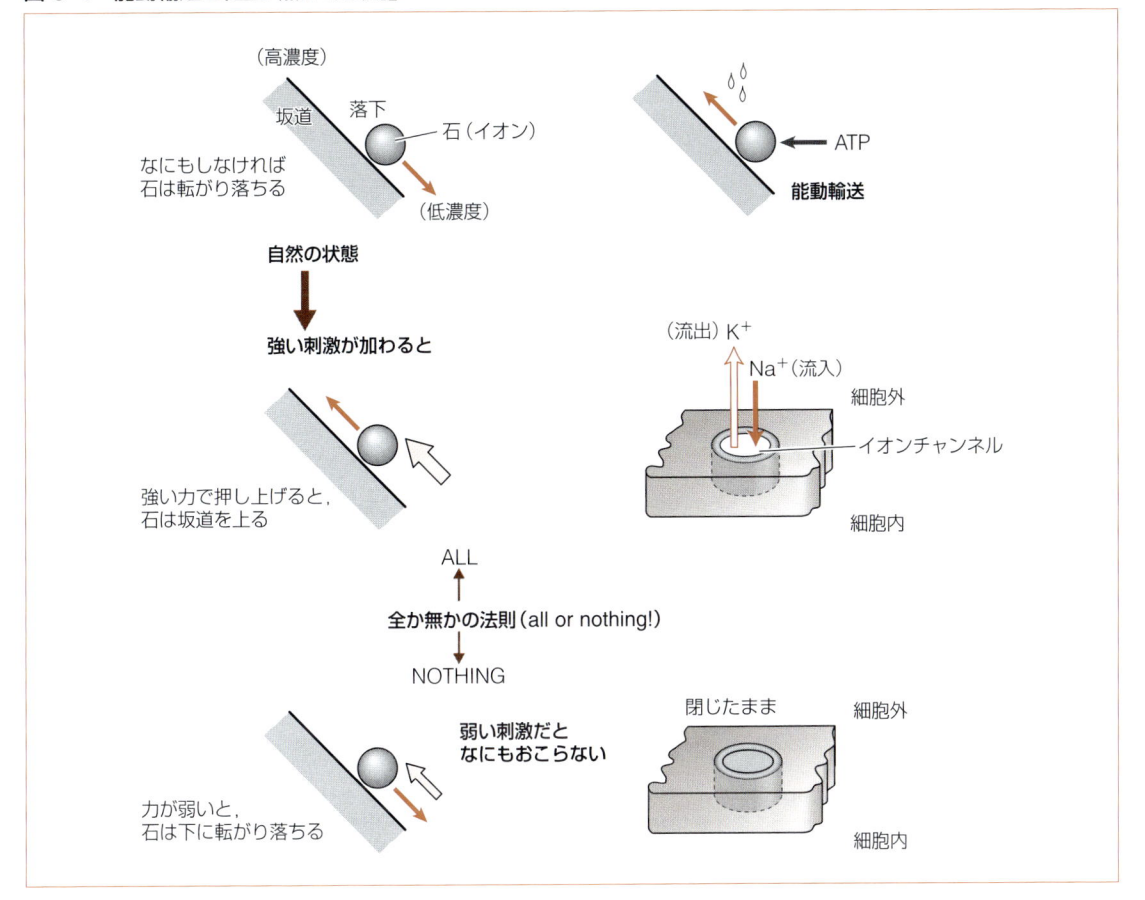

ALL
全か無かの法則（all or nothing!）
NOTHING

力が弱いと，
石は下に転がり落ちる

**弱い刺激だと
なにもおこらない**

閉じたまま
細胞外
細胞内

図 6-5 脱分極と活動電位

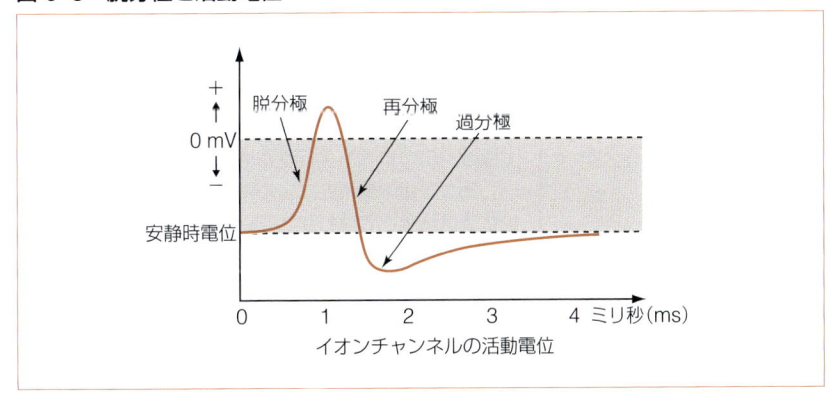

脱分極　再分極　過分極
0 mV
安静時電位
0　1　2　3　4 ミリ秒(ms)
イオンチャンネルの活動電位

ステッファノ

イオンチャンネル

　細胞膜にあるタンパク質でできた孔を，**イオンチャンネル**（イオンチャネル）とよぶ。イオンの種類で孔は決まっており，ナトリウム（Na）チャンネル，カリウム（K）チャンネルなどとよぶ。Na チャンネルは ATP（アデノシン三リン酸）1 分子の加水分解によって得られるエネルギーを使って，細胞内から Na^+ 3 分子を細胞外に放出するのと引き換えに，K^+ 2 分子を細胞外から細胞内に取り込むことができる。一方，K チャンネルは，細胞内外の濃度差によって細胞内から外に出る経路である（図 6-6）。これによって，脱分極で生じた Na^+，K^+ の細胞内外での濃度変化が，静止電位の濃度に戻される。ここ

図 6-6　イオンチャンネル

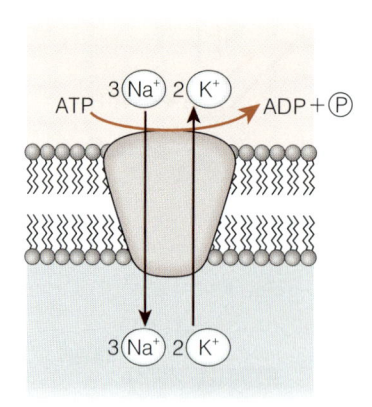

a. Na チャンネル　　　　b. K チャンネル

Na チャンネルは Na–K ポンプ，Na ポンプなどとよばれるが，その実体は Na–K ATP アーゼという酵素である。Na チャンネルでは，1 モルの ATP を加水分解して得られるエネルギーを使って，3 モルの Na$^+$ を細胞内から細胞外に運び出すのと引き換えに，2 モルの K$^+$ を細胞内に取り込む。K チャンネルでは非能動的に，つまりイオン分布の濃度差に従って細胞内に K$^+$ が移動する。能動的に行われる Na チャンネルの働きのほうが強く，3Na$^+$ ⇄ 2K$^+$ の変換によって細胞内外のイオン勾配(電位差)が生じ，静止電位に復する。

は，エネルギーを加えてイオンのくみ出しを行う，一種のポンプとして機能している。
　心不全状態などのときに使われる強心剤のジギタリス製剤は，このイオンチャンネルに結合し，能動輸送を抑制することが知られている。

　このスパイクが電気信号となって，隣のイオンチャンネルに伝わり，そこでも脱分極が生じることによって，つぎつぎと電気信号は神経細胞の細胞膜を伝わっていく。神経筋接合部でも同じ現象が生じる。

ステップアップ

脳で消費されるエネルギーと酸素

　脳は，いうまでもなくきわめて重要な臓器である。その機能を維持・発揮させるために，膨大な量の酸素とエネルギー源(グルコース)が供給される。すなわち，ヒトでは脳の重量は体重比ではわずか 2%余り(脳の重量を約 1,500 g として，体重が 60 kg の人では 2.5%)にすぎないが，安静時に心拍出量の約 12%の血液が脳に送られ，安静時に全身で消費される酸素の約 20%が脳で使われる。
　また，中枢神経細胞はグルコース(ブドウ糖)に対する依存度がきわめて高い。ヒトの神経細胞は，1 日に約 120 g のグルコースを必要とする。白米では約 178 g が必要となる。グルコース 1 g は完全に代謝されると約 4 kcal のエネルギーを生じるから，脳で使われる 120 g のグルコースは 480 kcal のエネルギー分となる。成人で 1 日に 2,000 kcal のエネルギーを摂取した場合，脳ではその 1/4 近いエネルギーが消費されることとなる。

3　電気信号は一方通行

❶ 絶対的・相対的不応期

　神経細胞や筋肉細胞に活動電位を生じた直後には，いかなる電気的刺激を与えても，それらの細胞は反応しない。この間を**絶対的不応期**といい，神経細胞で 1/1,000 秒間，骨格筋細胞で約 2/1,000 秒間，心筋細胞で 200/1,000

秒間である。そのあとに**相対的不応期**が続き，この間は通常の脱分極に要する電気刺激よりも強い電気刺激を与えないと，その細胞は反応しない。この相対的不応期は過分極後の電位の持続時間に相当する。

この絶対的ないし相対的不応期によって一度生じた活動電位は，まだ生じていないイオンチャンネルの方向にしか伝達されない，つまり，先に述べたように電気刺激は一方向にしか伝達されないという仕組みとなっている。

ステップアップ

イオンチャンネルの活動電位

神経細胞の細胞膜に存在する**イオンチャンネル**は，安静時には細胞内がマイナス（−）に，細胞外がプラス（＋）になるように能動輸送を行っている。しかし，ある一定以上の強さ（「閾値」以上）の電気刺激が加わるとイオンチャンネルが開き，浸透圧差（濃度勾配）に従って，細胞外から細胞内へ Na^+ が流入し，細胞内の K^+ は細胞外に流出する。ところが，その速さには著しい差があり，最大で Na^+ が K^+ の50倍もの速さでイオンチャンネルを通過する。また，K^+ チャンネルが開くのは，Na^+ チャンネルより遅れる。

以上の2つの理由から，図6–4に示したように，はじめに急速に大量の Na^+ が細胞内に入るため，グラフではプラスの方向に電位がすみやかなカーブを描くように上昇し（これが脱分極である），次に K^+ が遅れて細胞内から放出されるために，カーブは峰を描いてもとに戻ろうとする（これを**再分極**という）。しかし，電位は一度，戻りすぎて（これを**過分極**とよぶ）から，静止電位に復帰する。これら一連の電位の変動が活動電位である。

この結果，細胞質内の Na^+ 濃度は上昇し K^+ 濃度は低下するので，安静時のイオン濃度に戻すために，ATPをエネルギー源とする能動輸送はたえまなく作動するのである。

❷ シナプス

神経細胞どうしは密着していない（約20 nm 離れている）ので，電気刺激は細胞間を直接には伝わらない。この隔たりをつなぎ，神経細胞（ほとんどが軸索）の末端から次の神経細胞へ電気刺激を伝えるのが，**シナプス**❼である。

シナプスでは，電気刺激が神経細胞末端（神経終末）まで伝わると，神経伝達物質を中に含む**シナプス小胞**が放出される。それが20 nm ある間隙を渡り，次の神経細胞の受容体に結合して，イオンチャンネルを開き，活動電位を発生させる。そして電気刺激は次の神経細胞へと伝えられていく。これはあたかも，電気信号が「神経伝達物質」という"船"に積まれて，20 nm 間隙のある"海"を運ばれていくようなものである。

シナプスによって，活動電位の逆流は発生できず，一方向にしか伝わらない。

ワンポイント ▶ シナプスでの刺激の伝達

シナプスは，イオンチャンネルで生じる活動電位を，神経伝達物質の放出に変換する。神経伝達物質がシナプス後膜にある受容体❽に結合することによって，次の神経細胞のイオンチャンネルに新たに活動電位が生じる。この連鎖的な仕組みによって，活動電位は神経細胞から神経細胞へ伝えられていく。

ところで，神経細胞と神経細胞の結合様式には，何種類かのパターンがある。軸索から樹状突起へ，軸索から軸索へ，樹状突起から樹状突起へ，などなど。

■ 神経筋接合部

神経筋接合部は，神経細胞と神経細胞との結合部位のことではない。また神経筋接合部に発生する病気はあるが，神経細胞と神経細胞の結合部位には疾患は発生しない。接合部の間隙が遠いことなど，厳密な意味では神経筋接

Word ❼
シナプス
1つの神経細胞（ニューロン）と他の神経細胞とを連結する構造全体をさす。シナプスは，シナプス前膜，シナプス間隙，シナプス後膜の3つの部分から成る。前膜から発射されるシナプス小胞の中の神経伝達物質を介して，シナプス間隙を電気刺激が伝達する（図6–8 参照）。

Word ❽
受容体
シナプス後膜に，神経伝達物質に特有な受容体がある。この受容体に伝達物質が結合すると，正か負かの活動電位を生じるので，シナプス前の神経細胞からの電気刺激を受け入れる。

Word ⑨
シナプス間隙
神経細胞と神経細胞の間隔の 20 nm に比べ，神経細胞と骨格筋線維との間隔は 50 nm であるが，シナプス後膜はヒダ状になっており，多数のアセチルコリン受容体が存在している。

Word ⑩
アセチルコリン受容体
神経と筋肉の接合部にあって，アセチルコリンに特異的に結合する受容体。筋肉側にあるアセチルコリン受容体が自己免疫によって破壊される病気が，重症筋無力症である。

Word ⑪
作動性
個々の神経細胞のシナプス前膜から放出される神経伝達物質は決まっており，その伝達物質の名によって「～作動性」といういい方で，神経細胞の機能の一面を表現する。

合部はシナプスではないが，シナプスとよく似た機能と構造をしているので，しばしばシナプスと同様に扱われる。

神経線維を伝わってきた電気刺激は神経終末に達すると，Ca^{2+}（カルシウムイオン）を取り込んで，神経伝達物質である**アセチルコリン**を含んだシナプス小胞を 50 nm 先のシナプス間隙⑨ に放出する。シナプス後膜（筋肉細胞の細胞膜に存在する）はヒダ状になっていて**アセチルコリン受容体**⑩ が高密度に分布しており，2 分子のアセチルコリンが 1 つの受容体と結合し，筋肉細胞の細胞膜に存在する Na^+ チャンネルを開かせ，筋肉収縮機構を作動させる。

■**神経伝達物質とその役割**

神経伝達物質がシナプス後の次の神経細胞の細胞膜（シナプス後膜）に存在する受容体に結合すると，興奮性のシナプス後電位を発生する場合と，逆に抑制性のシナプス後電位を発生する場合とがある。ここでいう「興奮性」とは，シナプス前の活動電位を増幅させて次の神経細胞に伝達する性質であり，「抑制性」とは逆に，電位を減弱させて伝えるという性質を意味する。だから，例えば 1 つの神経細胞に，1 つの神経細胞から興奮性のシナプス後電位が伝達され，数個の神経細胞から抑制性のシナプス後電位が伝達されれば，活動電位はその神経細胞では消えてしまう場合がある。シナプスは，活動電位を増幅させたり抑制したりする機能をもっているといえる。

GABA（γ—アミノ酪酸；通称「ギャバ」とよばれる）は抑制性神経伝達物質であるが，哺乳類の中枢神経系に広く分布し，A，B，C の 3 種類の受容体が知られている。例えば，ジアゼパムなどのベンゾジアゼピン系薬剤は，GABA-A 受容体を介してノルアドレナリン系神経細胞の覚醒作用や不安促進作用を抑制しているのではないかといわれている。**グルタミン酸**も中枢神経系で最も多い興奮性神経伝達物質であり，大脳皮質から出る遠心性神経線維の大半はグルタミン酸作動性⑪ とされている。

そのほか，神経伝達物質には**ノルアドレナリン，アドレナリン，ドーパミン，セロトニン，アセチルコリン**などが知られている。ドーパミンは中脳の黒質から線条体へ電気信号を送る神経細胞内に含まれ，細かい運動の制御に関与する。これの障害による疾患がパーキンソン病である。またドーパミンは，下垂体前葉からのプロラクチンの放出を抑制する。ノルアドレナリン作動性神経線維は脳の広い範囲に分布し，アドレナリン作動性神経線維は脳幹に集中している。

4 柔軟な回路網の形成

神経回路網そのものが，シナプスの可塑性によって変化することが知られている。

❶ シナプスの可塑性

シナプスの伝達の効率が刺激によって変化することがある。また，まったく別の神経細胞と新たな神経回路をつくるために，シナプスそのものが発生（これを発芽とよぶ；☞ p.143）することが知られている。このようなものを**シナプスの可塑性**とよんでいる。学習や記憶の基礎過程と考えられている。つ

看護・介護とリハビリテーションの無限の可能性

　よく使う神経回路網は使うほど強固になり，刺激伝達がなめらかに，確実に行われるようになる，という特質がある。よく「ぼけ防止」にと，絵や字を書(描)いたりする老人を見かけるが，たとえ老化した神経回路網でも，このような努力で強固になることが生物学的にわかってきた。

　患者を寝かせきりにしないで，できるだけ日中は車椅子などに座らせて，手や足に刺激を与え，またホールで会話をすることなどによって，脳に刺激を与えつづけることが，脳の神経回路網を正常に保ち，ときには発達させるのである。ここはまさに，看護・介護の腕の見せどころである。

　またシナプスの可塑性にしても，脳自身が必要に応じて新しい回路をつくり出す能力に関しても，まだまだ知られていない点が多い。例えばアルツハイマー病患者の脳では，神経細胞が確実に消滅していく。そのとき，神経細胞を発育させる脳内物質は長い間，正常な脳よりはるかに少なくなっていると考えられていたが，実際は，正常状態の脳よりずっと高い濃度で脳内に分泌されていることがわかってきた。その意味するところはいまだ定かではないが，実験室では，このアルツハイマー病の脳内物質を培養神経細胞に加えると，のびのびと樹状突起を出しはじめることがわかっている。"枯れ木に花を咲かせる"というが，本当にある話だったのだ。

　患者にとって病気は病気だが，一方で健康な部分は私たちの予想以上に必ず残っている。看護・介護にあたって，病気によるハンディキャップはハンディキャップとして適切に評価され，看護・介護されるべきであるが，病気の部分だけを見るのではなく，健康な部分が必ず残っていて，しかも働きかけによっては，十分に活性化でき，機能の回復が期待できる可能性があることを，つねに念頭においておくべきである。

　実験室でのデータだけではなく，医療・介護の現場での積極的なリハビリテーションの実施や働きかけ，日常的な反復行為，学習などを根気強く行い，注意深く観察していく過程にこそ真実があることを筆者は強調したい。

　あきらめない看護・介護は，"プロ"として期待されている。

まり，反復練習によって新しいことが身についたり，自然に，あるいはときに無意識でいろいろなことができてしまったりすることが，日常生活でもみられる。これはシナプスの可塑性によるものと考えられる。

❷ 反復刺激後増強

　刺激によって1回あたりの伝達物質の放出量が変化する場合がある。増大してシナプス伝達の効率が増大する場合を「促進」といい，シナプスへのカルシウムイオン（Ca^{2+}）の蓄積による。他方，刺激によってシナプス後電位が逆に減少するときがあり，これを「抑制」とよんでいる。

❸ 長期増強と長期抑制

　反復刺激後，増強が数時間ないし数日間続くとき，その後，長期間にわたってその回路のシナプス伝達が亢進する。これを**長期増強**といい，記憶に関係している。その反対が**長期抑制**である。よく使う神経回路は太く補強され，反対に使われない神経回路はすたれる，ということと理解される。

　そのほかに新たにシナプスが形成される場合があり，これを**発芽**とよんでいる。例えば，脳損傷受傷後の早期リハビリテーションによって，ある程度機能回復がおこるのは，損傷直後には神経栄養因子が高い濃度で分泌されるほかに，残存神経細胞による発芽が関与していると考えられている。

5 電気信号を速く伝える仕組み

　ヒトの身体にある神経細胞は，先に示した図6-2のように多彩である。こ

図 6-7　跳躍伝導

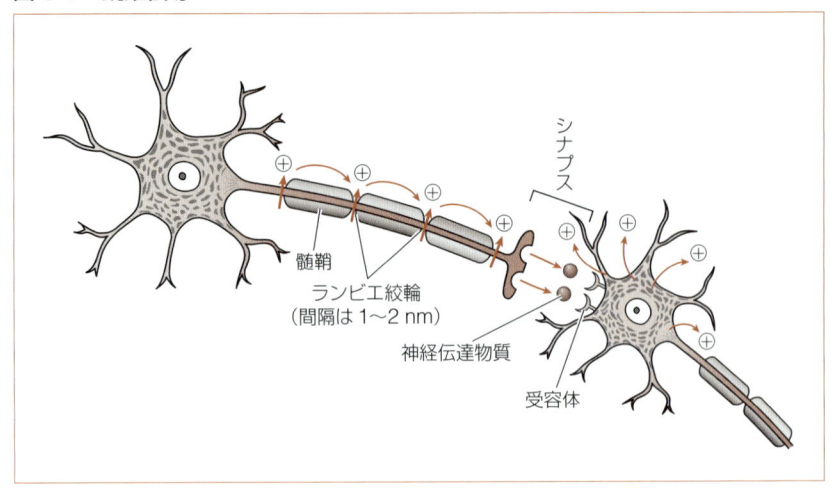

図 6-8　中枢神経系と末梢神経系での神経細胞間の連絡

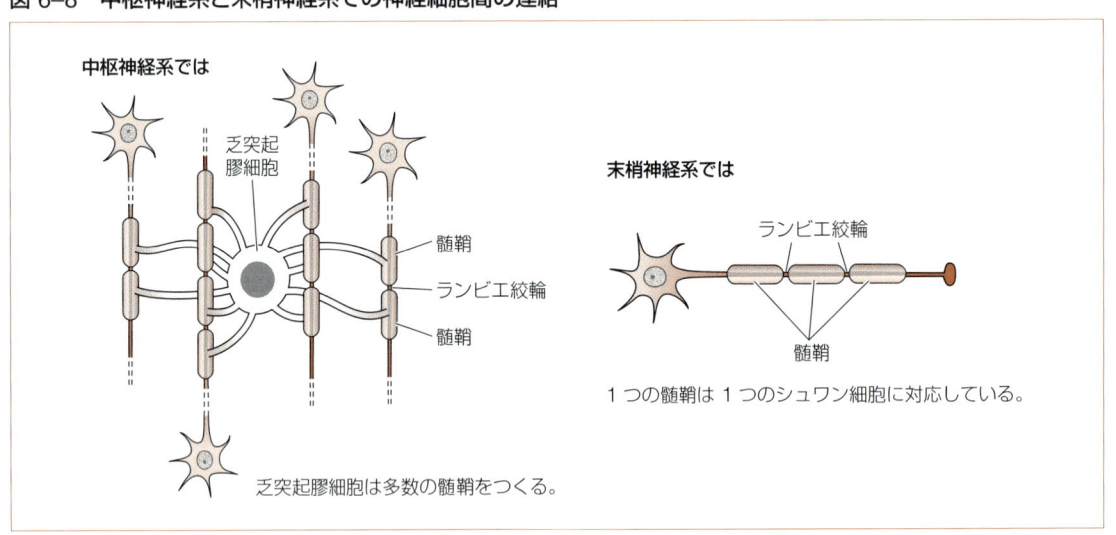

1つの髄鞘は1つのシュワン細胞に対応している。

乏突起膠細胞は多数の髄鞘をつくる。

れらは，電気信号をできるだけ速く伝える必要がある神経細胞と，そうでない神経細胞に分けられる。それに対応する神経細胞の仕組みを考えよう。

❶ 跳躍伝導

　神経細胞の軸索には**髄鞘**が巻きついているが，髄鞘は絶縁体として機能する。髄鞘と髄鞘の間隙には，軸索が露出しているが，これを**ランビエ絞輪**とよぶ。電気刺激は絶縁体である髄鞘を跳び越えて，ランビエ絞輪とランビエ絞輪をジャンプ（跳躍）しながら伝導していく。これを**跳躍伝導**といい，この機構によって速い速度で電気刺激が伝わっていく（**図 6-7**）。

　神経線維（軸索）には髄鞘をもつものともたないものとがあるが，無髄線維では跳躍伝導がおきないので，電気刺激の伝達速度は有髄線維よりも遅い。ちなみに，髄鞘をつくる細胞は，脳と脊髄においては乏突起膠細胞であり，末梢神経においてはシュワン細胞である（**図 6-8**）。

表6-1 神経線維の分類

線維	機能	分布	直径(μm)	伝導速度(m/s)
Aα	運動	骨格筋	15～20	70～120
Aα Ia	感覚	筋紡錘(一次)	15～20	70～120
Aα Ib	感覚	腱器官	15～20	70～120
Aβ II	感覚	触覚・圧覚，筋紡錘(二次)	5～10	30～70
Aγ	運動	筋紡錘(☞ p.180)	3～6	15～30
Aδ III	感覚	疼痛，温覚	2～5	12～30
B	自律神経	節前線維	3	3～5
C	自律神経	節後線維	0.5～1	0.5～2
C	感覚	疼痛(鋭い)	0.5～1	0.5～2

ステップアップ

有髄神経線維と無髄神経線維

身体中のすべての神経線維が髄鞘を有しているわけではない。髄鞘を有していない神経線維を**無髄神経線維**，有している神経線維を**有髄神経線維**とよんでいる。有髄神経線維は魚類以上の大型動物にみられ，発生学上でも遅いとされる。またヒトの大脳では，生まれたときには髄鞘はほとんど形成されていないが，生後1年間の時間をかけて大脳の髄鞘は形成される。

ランビエ絞輪と跳躍伝導

1つの神経細胞の中では電気刺激は，別の神経細胞のシナプス前膜を経て，神経細胞体の樹状突起にある受容体から軸索の膜のイオンチャネルを伝わる。有髄神経線維の場合は，髄鞘は絶縁体であるが，髄鞘と髄鞘の間には軸索が1～2nm露出したランビエ絞輪がある。ここの露出した軸索の膜のイオンチャネルを活動電位が伝わることによって，電気刺激がシナプス前膜まで伝えられる。髄鞘の部分を"跳び越して"伝わるので，跳躍伝導とよばれる。

❷ 軸索の太さ

神経細胞の軸索の太さも，情報伝達の速度に関係している。**表6-1**は実は，有髄神経線維と無髄神経線維と，それも太いのと細いのを組み合わせたものである。手足の動きをつかさどる骨格筋に関与する神経線維(Aα，Aα Ia，Aα Ib)は，どれも最速である。

b 神経膠細胞

神経細胞が電気信号伝達の役割を十分に発揮できるように，**神経膠細胞**が支持している。神経膠細胞には**星状膠細胞**(星状細胞)，**乏突起膠細胞**(希突起膠細胞)，**ミクログリア**(小膠細胞)，**脳室上衣細胞**の4種類の細胞が含まれるが，いずれの細胞も電気情報伝達の機能そのものは担うわけではない。

1 星状膠細胞(星状細胞)と血液脳関門[12]

❶ 星状膠細胞(星状細胞)

星状膠細胞は毛細血管に巻きついて血管から酸素と栄養素を取り込み，これを神経細胞に供給すると同時に，神経細胞の排出する老廃物などを受け取っ

Word [12]

星状膠細胞と血液脳関門

星状膠細胞は毛細血管を包むような突起を出し，脳内に酸素や栄養素を取り込み，二酸化炭素や老廃物を放出する(図6-9)。星状膠細胞は，このような物質移動を一手に引き受けている。神経細胞は直接には，毛細血管と物質移動を行わない。

ところで，「星」と名のつく細胞をめぐって用語の混乱がみられる。「星状膠細胞(astroglia)」は上記のようにはっきりしているが，いろいろな本や辞典を見ると，「星状細胞」「星細胞」などの記載があり，混乱をきわめている。コラム「星状膠細胞と用語の混乱」(p.147)参照。

図 6–9 星状膠細胞

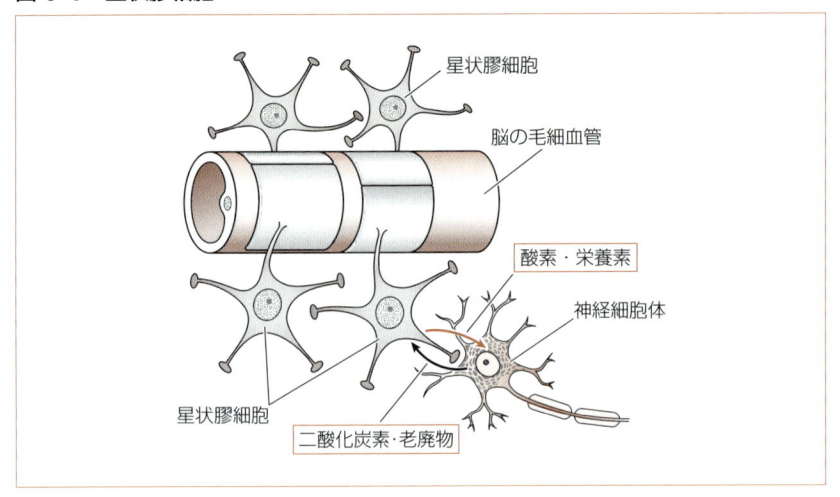

て処理する血液脳関門を構成する。

❷ 血液脳関門

他の臓器の細胞と異なり，中枢神経系では，神経細胞は血液中の物質を直接取り込むわけではない。神経細胞の状態を一定に保つために，また血液に混じって脳に入ってくる物質を制限して有害物質などから脳を守るために，**血液脳関門**（blood-brain barrier）という仕組みができている。ここを介して，厳重に選別された物質だけが神経細胞に送られる。

図 6–9 のように，星状膠細胞が血管を取り巻いている。血管から物質が神経細胞に送り込まれるには，血管壁→血管周囲腔（ウィルヒョウ-ロバン腔とよばれる，脳脊髄液で満たされた腔；☞ 図 6–16，p.155）→脳軟膜→星状膠細胞→神経細胞という経路をたどらなければならない。血液脳関門は] 血管壁⟷血管周囲腔⟷星状膠細胞によって，神経細胞が必要とする物質だけを取り込み，有害な物質の侵入を阻止する"毒見役"や"関所"（関門）としての役割を果たしている。

ステップアップ

神経組織から生じる腫瘍

中枢神経組織からも腫瘍が発生する。どの細胞からも発生するが，第二次性徴期まで神経組織は発達を続けるので，発生しやすい腫瘍は年齢や性別に深い関係がある。中年以降の脳腫瘍では，星状膠細胞から発生する星状膠細胞腫（astrocytoma）と，クモ膜の細胞から発生する髄膜腫（meningioma）の発生頻度が高い。

現在では，細胞が腫瘍化する原因や機序などはわかっていない。しかし，これらは，星状膠細胞が血液中の有毒物質を処理する機能をもっていること，クモ膜の細胞は脳脊髄液を濾過する作用があることなどに関係があるのかもしれない。

---

2 乏突起膠細胞とシュワン細胞，および髄鞘

❶ 乏突起膠細胞とシュワン細胞

乏（希）突起膠細胞とシュワン細胞は，神経細胞の軸索に巻きついて髄鞘をつくる細胞である。髄鞘は電気的には絶縁体である。脳と脊髄の髄鞘は乏突起膠細胞が担い，末梢神経の髄鞘はシュワン細胞（鞘細胞）が担っている。

> ### 星状膠細胞と用語の混乱
>
> 　星状膠細胞は毛細血管を包むような突起を出し，脳内に酸素や栄養素を取り込み，二酸化炭素や老廃物を放出する（図6–9）。星状膠細胞は，神経細胞に代わってこのような物質移動を一手に引き受けており，神経細胞自身は直接には毛細血管と物質移動を行わない。
>
> 　ところで，「星」と名のつく細胞をめぐって用語の混乱がみられる。「星状膠細胞(astroglia)」は上記のようにはっきりしているが，いろいろな教科書や辞典を見ると，「星状細胞」「星細胞」などの記載があり，混乱をきわめている。
>
> 　英語で "astrocyte" は「星状細胞」と訳され，この星状膠細胞と同義語である。ところが，ラテン語の「星」の意味の言葉に語源をもつ英語の "stellate cell" は，「星細胞」とか「星状細胞」と訳されているが，これは小脳の神経細胞の一種である。このような状況から，星状細胞というと，ある人は astrocyte のことを言い，ある人は stellate cell という神経細胞をさしているということが現実におきていて，混乱してしまう。
>
> 　一方，「星状膠細胞(astroglia)」が腫瘍になると，「astrocytoma(星状膠細胞腫)」なのだが，「星膠腫」「星状細胞腫」と言ったりするようである。
>
> 　だから，英語をそのまま使うか，星状膠細胞と「膠」という漢字を省略しないで使うことをお勧めする。

❷ 髄鞘

　髄鞘は，神経の細胞体から長く伸びた軸索に巻きついている。中枢神経系では，乏突起膠細胞が数本の軸索の髄鞘が形成されている（図6–8）のに対して，末梢神経では，1つの髄鞘は1つのシュワン細胞が巻きついて形成されている。そのため，脳や脊髄から外に出たとたんに末梢神経になり，髄鞘がシュワン細胞に替わる。

　髄鞘の機能は，髄鞘が絶縁体の性質をもっているため，髄鞘と髄鞘の間にある間隙（ランビエ絞輪）に電気刺激が伝わるので，その結果，跳躍伝導という電気的な現象がおこって（☞ A–a–5「①跳躍伝導」，p.144），電気刺激伝達の加速化をはかっているということである。中枢神経系では，1つの乏突起膠細胞がウイルスなどで破壊されると，多数の神経の軸索が傷害されてしまう。

> **ワンポイント**　星状膠細胞（星状細胞）と乏（希）突起膠細胞の名前の由来
>
> 　脳組織を普通の染色標本にして顕微鏡で見ると，星状膠細胞（アストログリア）には，スイカの断面のような楕円形の核しか見えない。だが，脳組織に損傷が加わって修復されるときには，星形の細胞質がくっきりと見えるので，この名前の由来になった。乏（希）突起膠細胞（オリゴデンドログリア）も同様に顕微鏡では小型で円形の核しか見えないので，実際には神経系の細胞のなかでは最も突起が多い細胞なのに，乏（希）突起膠細胞という名前でよばれて，今日にいたっている。

③ ミクログリア（小膠細胞）

　脳内の免疫担当細胞と考えられているが，詳しい機能はよくわかっていない。

④ 脳室上衣細胞・脈絡叢細胞

　脳室上衣細胞は線毛円柱上皮細胞❸の性格ももち，細胞1層が平面的に並び，脳脊髄液を満たす脳室の壁を構成する。脈絡叢細胞は脈絡叢❹を形成する細胞で，円柱上皮が脳室壁から脳室内に乳頭状にせり出しており，間質には血管が豊富にあり，主として脳脊髄液を産生する（図6–10）。

Word ❸
線毛円柱上皮細胞
肺の細気管支などの線毛円柱上皮細胞は腺細胞として粘液を分泌し，また分泌物を線毛の動きで移動させる。卵管の線毛円柱上皮も同じ機能をもつ。

Word ❹
脈絡叢
脳室（左右の側脳室，第三室および第四脳室）にあって，脳脊髄液を産生する円柱上皮細胞。

図 6–10　脳室上衣細胞，脈絡叢細胞

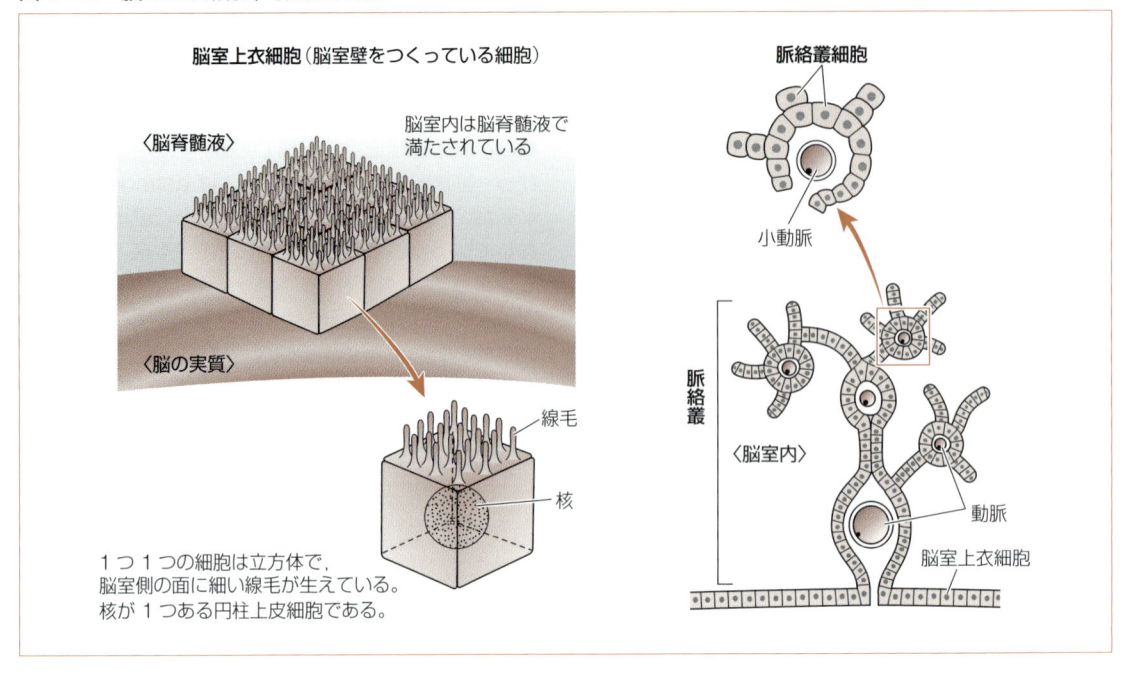

脳室上衣細胞（脳室壁をつくっている細胞）
〈脳脊髄液〉
脳室内は脳脊髄液で満たされている
〈脳の実質〉
線毛
核
1つ1つの細胞は立方体で，脳室側の面に細い線毛が生えている。核が1つある円柱上皮細胞である。

脈絡叢細胞
小動脈
脈絡叢
〈脳室内〉
動脈
脳室上衣細胞

なお，ふつうは脈絡叢細胞は神経膠細胞には含めないが，脳室上皮細胞と密接な関係があるので，便宜的にここで扱った。

B　神経系を守る仕組みと血管

末梢神経はほとんど保護されていないので，ここで問題になるのは脳と脊髄，つまり中枢神経系である。

■中枢神経を守る機構

中枢神経系は**頭皮**と，**頭蓋骨**と椎体骨（脊柱）という頑強な骨に守られており，さらにその内側は**硬膜**・**クモ膜**および**軟膜**の3層からなる髄膜におおわれている。**クモ膜下腔**と**脳室**を**脳脊髄液**（髄液）が満たし，脳は脳脊髄液の中に浮遊している状態となっている（図6–11，6–12）。このように脳は外部からの衝撃に対して，何重にも守られた構造となっている。

脳は頭蓋骨の上に頭皮で守られているが，血管に富んでいるので，頭皮はちょっとした外傷を負っただけでも，大量出血したように見える。

ステップアップ

脳脊髄液（髄液）

成人の脳脊髄液（髄液）の総量は約 140 mL であり，脳室内の脈絡叢で1日に400～500 mL 産生され，水柱 15 cm（150 mmH$_2$O）相当の圧力でくまなくクモ膜下腔を潤している。脳脊髄液は24時間で3～4回入れ替わることになる。そして，大部分がクモ膜顆粒で吸収されて，静脈に入る（図6–11）。

脳腫瘍や外傷，あるいは脳内出血などによって，このどこかで脳脊髄液の流れが停滞

図 6-11 脳脊髄液(髄液)循環

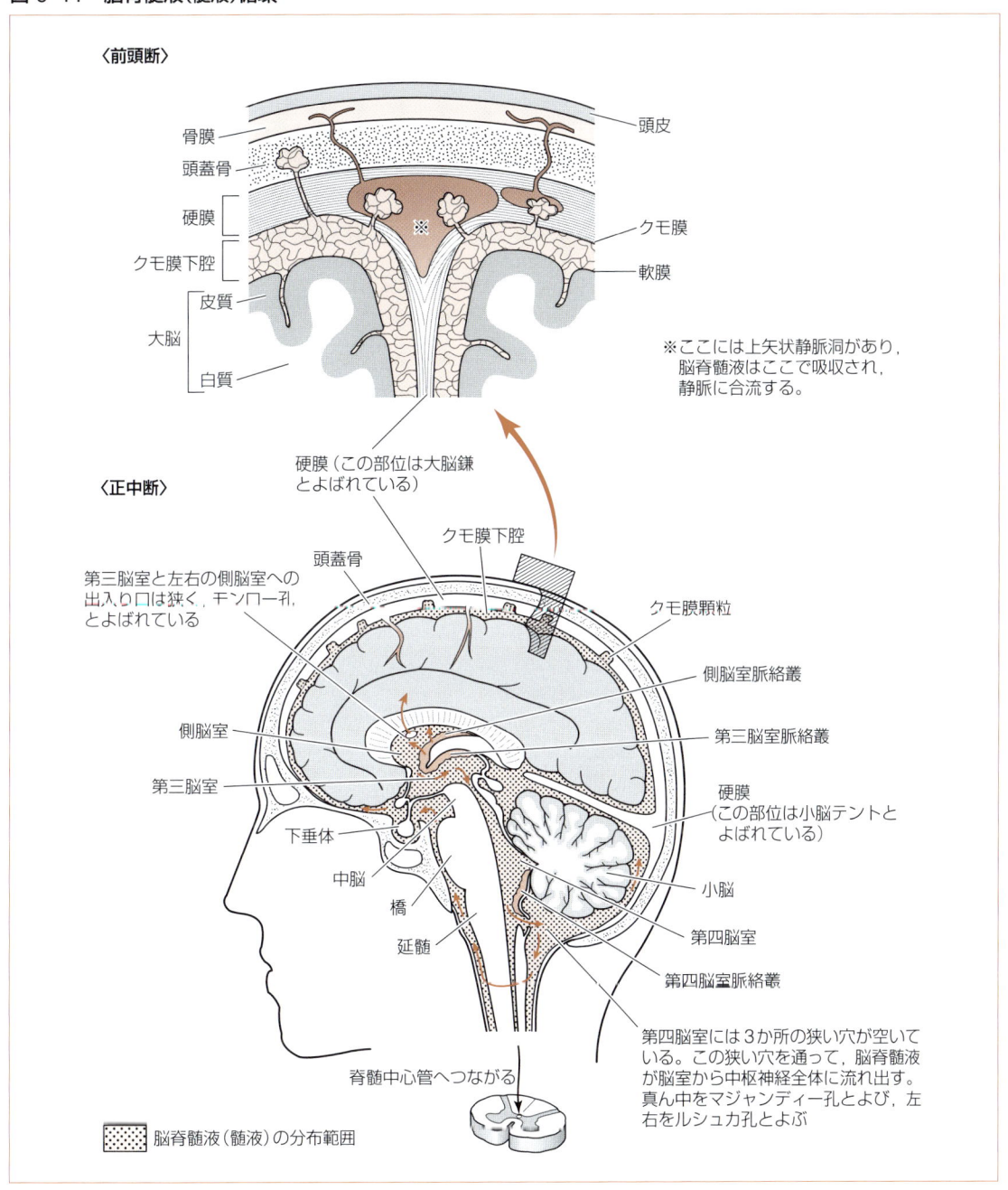

〈前頭断〉

骨膜
頭蓋骨
硬膜
クモ膜下腔
大脳 [皮質/白質]
頭皮
クモ膜
軟膜

※ここには上矢状静脈洞があり、脳脊髄液はここで吸収され、静脈に合流する。

〈正中断〉

硬膜（この部位は大脳鎌とよばれている）
第三脳室と左右の側脳室への出入り口は狭く、モンロー孔とよばれている
頭蓋骨
クモ膜下腔
クモ膜顆粒
側脳室脈絡叢
側脳室
第三脳室脈絡叢
第三脳室
硬膜（この部位は小脳テントとよばれている）
下垂体
中脳
橋
延髄
小脳
第四脳室
第四脳室脈絡叢

第四脳室には3か所の狭い穴が空いている。この狭い穴を通って、脳脊髄液が脳室から中枢神経全体に流れ出す。真ん中をマジャンディー孔とよび、左右をルシュカ孔とよぶ

脊髄中心管へつながる

脳脊髄液(髄液)の分布範囲

すると、脳脊髄液が過剰にたまった病態である**水頭症**をひきおこす。また主幹動脈はクモ膜下腔を通っているため、ここにできやすい動脈瘤の破裂でおきる**クモ膜下出血**では、クモ膜下腔に血液が流れ込んで、脳脊髄液が赤く染まる(**血性髄液**といい、クモ膜下出血の確定診断となる)。正常な脳脊髄液の性状を確認しておこう(表 6-2)。

また、脊髄は椎体骨に守られているが、図 6-12 のように不都合もある。例えば、後縦靱帯に石灰化が生じると(後縦靱帯骨化症)、逃げ場のない脊髄のその部分は徐々に圧迫・破壊されるため、破壊された部位以下の脊髄は機

図 6-12　脊椎と神経

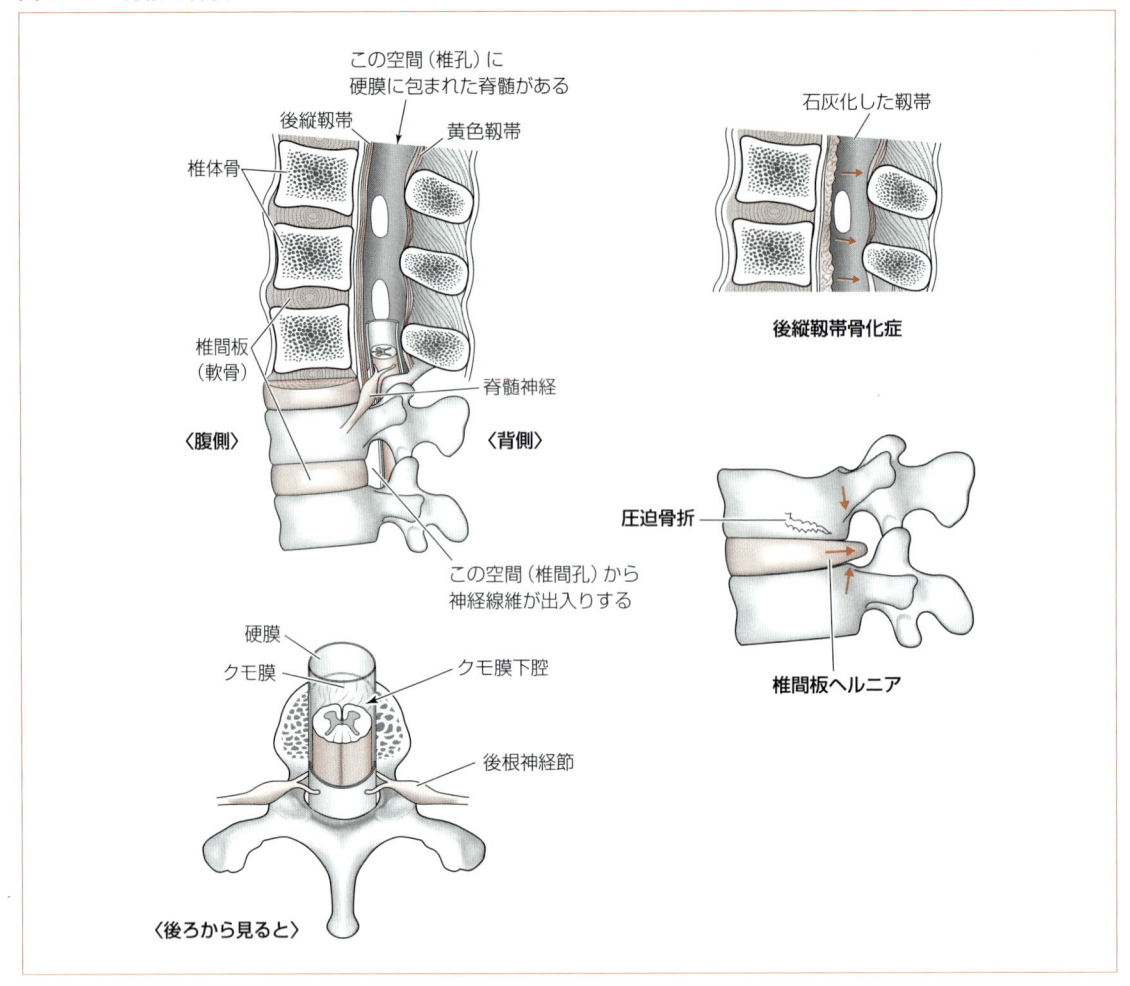

表 6-2　脳脊髄液の基準値	
リンパ球	10 個/3 μL
好中球	0 個
タンパク質	14〜45 mg/dL
糖	血糖値の約 60%
圧	70〜150 mmH$_2$O

表 6-3　脊髄と椎体骨のずれ	
脊髄レベル	椎体骨レベル
C_8	$C_{6〜7}$
T_6	$T_{4〜5}$
L_1	T_{11}
仙髄	L_1

能しなくなり，身体の運動は不能となり，感覚も伝わらなくなる。また，椎間孔は脊髄から出入りする神経の通路になっているので，椎体骨の圧迫骨折や椎間板ヘルニアで椎間孔が圧迫されると，神経線維，とくに後根神経節が圧迫されるので，感覚刺激が伝わらなくなったり，不快なしびれ感が感じられたりするような症状が現れる。

　脊髄から発生する腫瘍や血管奇形なども同じことである。椎体骨に守られているがゆえに，限られたスペースしかなく，そのスペースがなんらかの理由で圧迫されれば，脊髄そのものや脊髄から出入りする神経線維が傷害を受けることになる。

図 6–13　中枢神経系

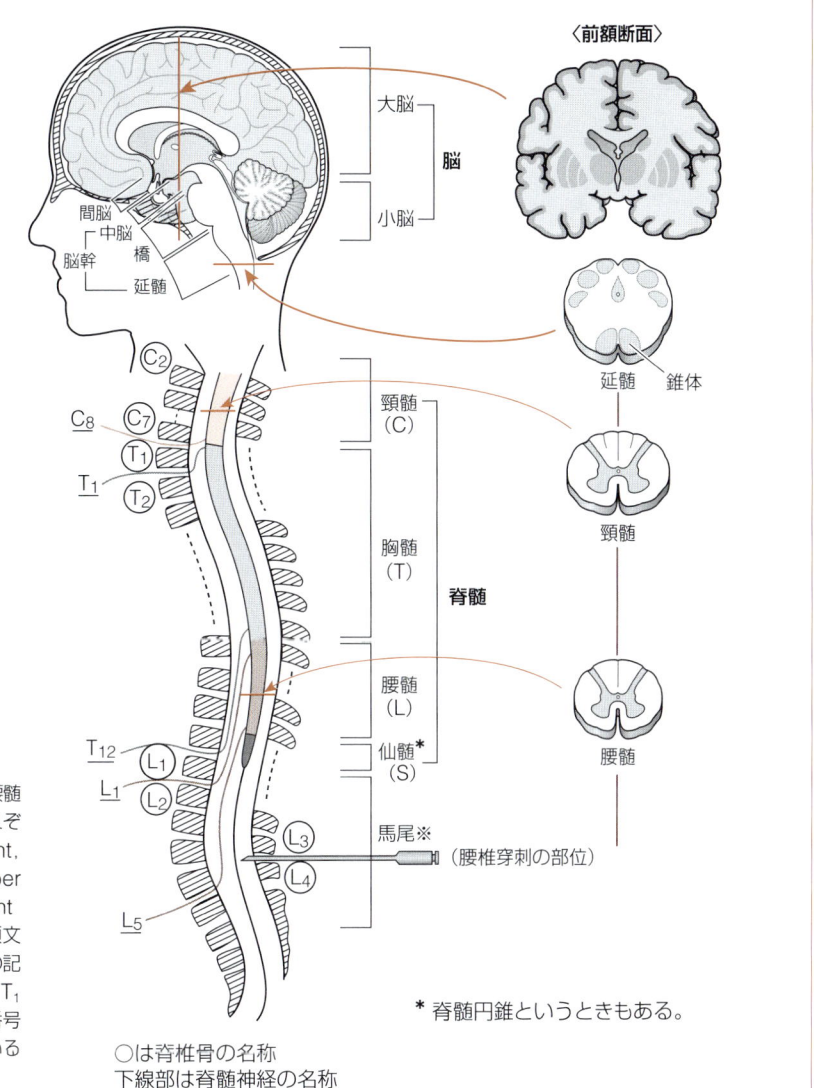

〈脊髄と記号表示〉
頸髄（1～8）、胸髄（1～12）、腰髄（1～5）、仙髄（1～5）は、それぞれ英語の cervical segment, thoracic segment, lumber segment, sacral segment (segment は「節」の意) の頭文字をとって、C, T, L, S の記号で表される。第1胸髄は T_1 のように表される。脊髄の番号は椎体骨の番号と対応しているが、同一ではない。

＊脊髄円錐というときもある。

○は脊椎骨の名称
下線部は脊髄神経の名称

ワンポイント　脊髄と椎体骨

脊髄の番号と椎体骨の番号は、図 6–13、表 6–3 のようにずれていることに気づいてほしい。硬膜外麻酔や脳脊髄液採取の場合、大人では第 3～4 腰椎の部位で注射器で穿刺する（図 6–13 参照）が、ここには脊髄はなく、馬尾しかない。脊髄を傷つけないために、この"ずれ"を利用しているのである。

Word ⑮
静脈洞
図 6–11 の上矢状静脈洞（＊）のように、脳の静脈は脳表に集まってから、硬膜の中にある静脈の洞（大きな穴の意味）に流れ込み、これがさらに合流して総頸静脈となり、大静脈に流出する。

a 硬膜と静脈

頭蓋骨の下には**硬膜**がある（図 6–14–a）。硬膜は脳を保護するだけでなく、硬膜の中には脳や脊髄からの静脈が流れ込み、**静脈洞**⑮としての機能をもっている。硬膜は、大脳全体をおおうだけでなく、小脳もおおっている（図 6–14–b, 図 6–14–c）。

図 6–14 図 6–11 の硬膜の位置関係を詳しく見た模式図

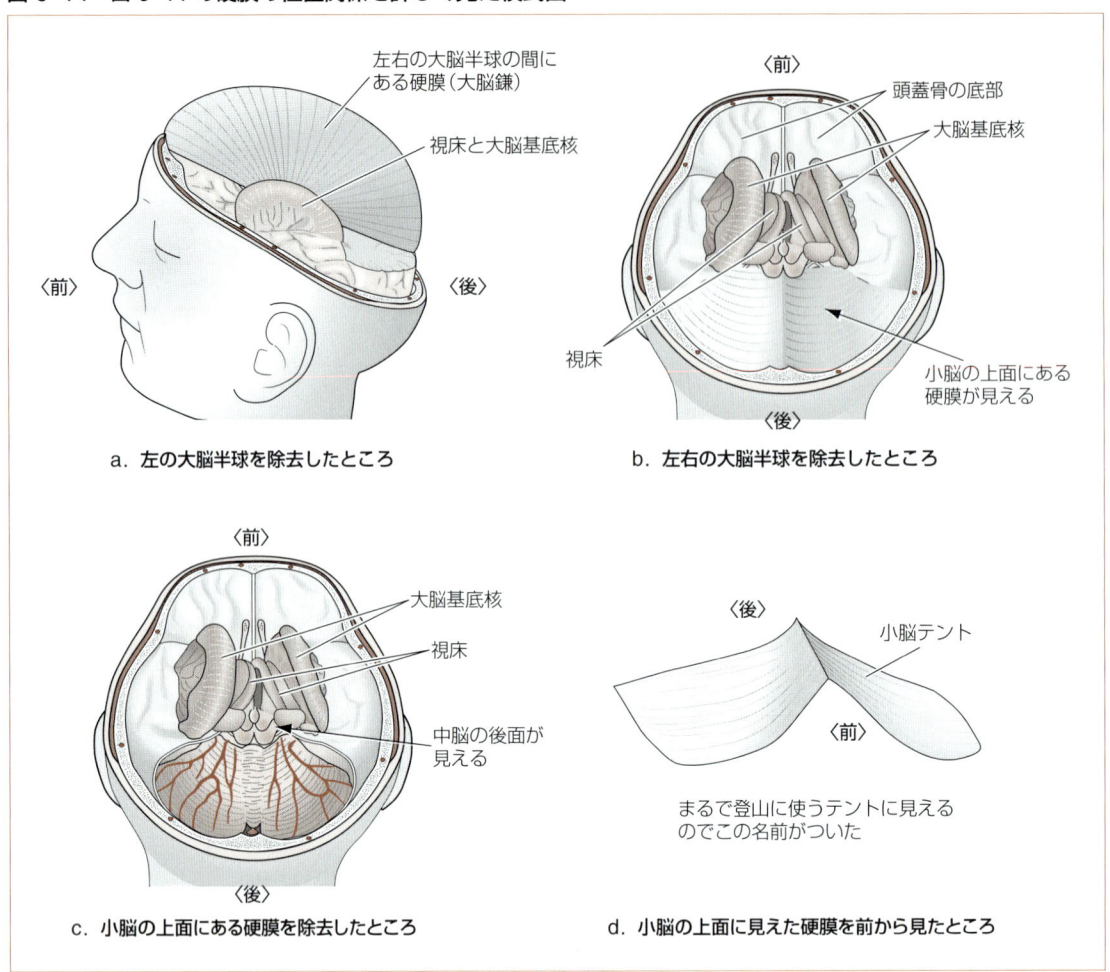

a. 左の大脳半球を除去したところ
- 左右の大脳半球の間にある硬膜（大脳鎌）
- 視床と大脳基底核

b. 左右の大脳半球を除去したところ
- 頭蓋骨の底部
- 大脳基底核
- 視床
- 小脳の上面にある硬膜が見える

c. 小脳の上面にある硬膜を除去したところ
- 大脳基底核
- 視床
- 中脳の後面が見える

d. 小脳の上面に見えた硬膜を前から見たところ
- 小脳テント
- まるで登山に使うテントに見えるのでこの名前がついた

　小脳の上面をおおう硬膜は，**小脳テント**（図6–14–c）とよばれている。実際に見ると，本当のテントのように見えるので，その名前がつけられた。脳神経外科の領域では，しばしば使われる「テント上」「テント下」は，脳のその部位がこの小脳テントという硬膜の上の部位か，下の部位かを表現する意味で使われている（図6–11参照）。つまり，「テント下」の部位の脳は，生まれたばかりの時点で回路網が完成している部位であり，同時に人間の植物的機能を担っている部位を示す言葉として使われている。

ワンポイント　テント下脳腫瘍

　テント下脳腫瘍は，小脳テントより下の部位から発生する脳腫瘍の総称の意味で使われる。生まれたときにすでに完成しているので，テント下腫瘍は，圧倒的に新生児，乳幼児に多い脳腫瘍であり，「○○芽腫瘍」との名前がつくものが多い。例外は膠芽腫（グリオブラストーマ）で，昔の誤解による用語の混乱がそのまま残ってしまった。
　ちなみに，脳全体の回路網の完成は思春期ごろといわれている。だから，脳腫瘍には，好発年齢と男女差がはっきりしている腫瘍が多い。また思春期以降の脳腫瘍は，星状膠細胞腫のように，有害物質のたまりやすい細胞に多いが，その腫瘍の発生のメカニズムは現在なお不明である。

b クモ膜と脳脊髄液（髄液）

　硬膜の下には**クモ膜**がある。この名前は，クモの巣のように見えることに由来している。ただし，クモの巣と異なり防水性は抜群である。クモ膜の下の空間（**クモ膜下腔**）は脳脊髄液（髄液）で満たされており，その中に太い動脈が浮くように分布している（図6–16参照）。

　脳脊髄液（髄液）は，左右の大脳半球の中にある側脳室や第三・第四脳室にある**脈絡叢**でつくられ，モンロー孔とよばれる狭い通路を通って第三脳室と，第四脳室の下の狭い孔から脳と脊髄全体を潤し，硬膜にある**クモ膜顆粒**から吸収されて静脈と一緒になり，流出する（図6–11参照）。

c 軟膜

　脳実質とクモ膜下腔との境目を**軟膜**とよんでいる（図6–16参照）。硬膜やクモ膜と比べると，単なる脳実質の表面にすぎない。

　しかし，脳内に発生した脳腫瘍，例えば星状膠細胞腫は，この軟膜を越えてクモ膜下腔には浸潤できない。逆に，脳以外に発生した白血病などの悪性腫瘍細胞や感染した細菌は，クモ膜下腔に充満することはあっても，軟膜を越えて脳実質内には入れない。

d 脳の動脈

　図6–15のように，脳の動脈は，それぞれ左右の**内頸動脈**と**椎骨動脈**によって血液の供給を受けている。しかし，椎骨動脈は頭蓋骨の中に入ると，脳幹（そのうち橋・延髄）の前で，左右の動脈が合流して1本の**脳底動脈**となり，生命維持の中枢である脳幹（中脳・橋・延髄）や小脳に血液を供給しながら，大脳の底の部分で内頸動脈と合流し，環状の**ウィリス動脈輪（大脳動脈輪）**を形成する。

　ウィリス動脈輪は動脈どうしの**吻合**[16]であり，流入するいずれかの動脈にトラブルが生じても，ウィリス動脈輪から分岐していく前・中・後大脳動脈に障害が及びにくくなっている。このような動脈どうしの直接の吻合は，人体の中でもきわめて珍しい構造である。

　大脳に入った動脈は，図6–15–dのように，主として脳の表面の溝（脳溝）に沿ってクモ膜下腔の中を走行し，脳の実質の中へ細い**穿通枝**を分岐させながら脳の各組織に及ぶ（図6–16）。穿通枝動脈は皮質と白質の境目あたりで1回転してループをつくり，さらに深部へと向かう。穿通枝動脈の周囲は**ウィルヒョウ–ロバン腔**とよばれている。

　頭蓋外の動脈は普通，結合組織に周囲を囲まれているので，血管が破裂しても死に直結する出血になることはまずない。ところが頭蓋内の動脈は，太い動脈が脳表面のクモ膜の中をむき出しの状態で走行しながら，直角に脳実質の中に細い動脈をつぎつぎに分岐させている（図6–16–b）。そのため，脳の

Word [16]
吻合
　普通の血管は動脈→毛細血管→静脈と流れる。例外は2つあり，1つは消化器と肝臓の間の門脈であり，もう1つはこの頭のウィリス動脈輪である。動脈と動脈が吻合するので，血管分岐部には嚢状動脈瘤が発生しやすい（図6–17参照）。

Word [17]
頭蓋内の出血
　脳内出血，クモ膜下出血のほかに，硬膜外血腫（出血），硬膜内血腫（出血）があげられる。前者は「急性硬膜外血腫」として頭部外傷に伴う場合が多く，出血源は中硬膜動脈（硬膜の中を走行する動脈）の断裂による。そのため頭蓋骨の線状骨折がしばしば随伴する。後者は「慢性硬膜下出血」として知られ，アルコール依存者などにしばしば随伴するが，出血源はよくわかっていない。

図6-15 脳の血管系

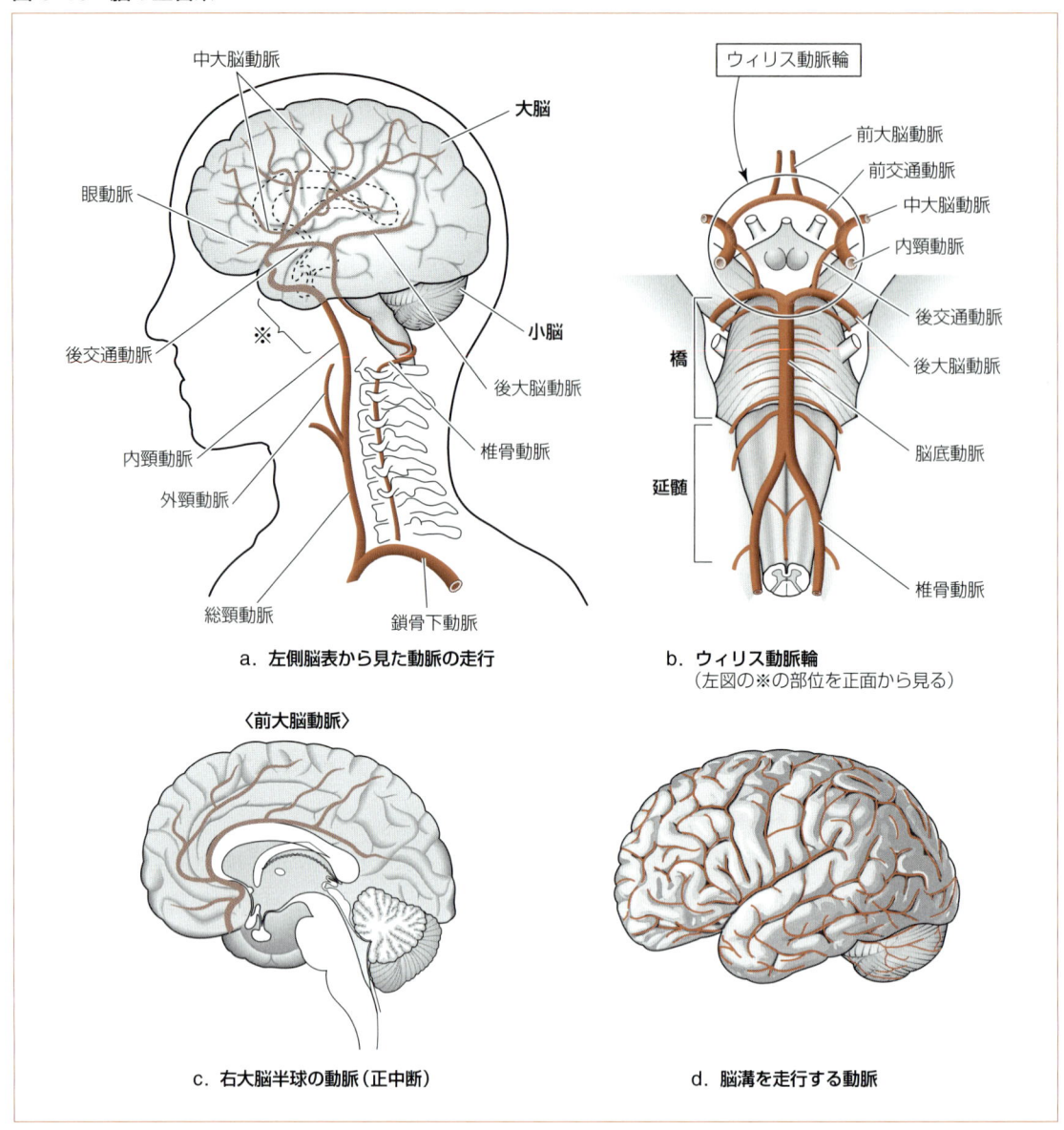

a. 左側脳表から見た動脈の走行

ラベル: 中大脳動脈、大脳、眼動脈、後交通動脈、内頸動脈、外頸動脈、総頸動脈、鎖骨下動脈、椎骨動脈、後大脳動脈、小脳、※

b. ウィリス動脈輪
(左図の※の部位を正面から見る)

ラベル: ウィリス動脈輪、前大脳動脈、前交通動脈、中大脳動脈、内頸動脈、後交通動脈、後大脳動脈、脳底動脈、椎骨動脈、橋、延髄

c. 右大脳半球の動脈（正中断）

〈前大脳動脈〉

d. 脳溝を走行する動脈

動脈が破裂した場合は，表面を走行する太い動脈の部位では**クモ膜下出血**になり，脳実質の中の細い動脈の部位では**脳内出血**（脳出血ともいう）となる[17]（☞ステップアップ「脳脊髄液」，p.148）。どちらも，動脈の周囲には破裂しても大事にいたらないような結合組織の支えがないので，血管が破れれば，ただちに生命の危機に直結してしまう。

ステップアップ

脳動脈瘤

脳の動脈瘤は，血管の分岐部に生じる**囊状動脈瘤**と，血管の本幹に生じる**解離性動脈瘤**とが知られている（図6-17）。血管分岐部はもともと構造的に脆弱なので，囊状動脈瘤が発生しやすい（図6-17-a）。

血管の非分岐部すなわち本幹から生じる解離性動脈瘤には急性型と慢性型があり（図6-17-b），原因は不明である。慢性型は何年もかけて段階的に血管内腔に血栓が付着して

図 6-16 脳の動脈

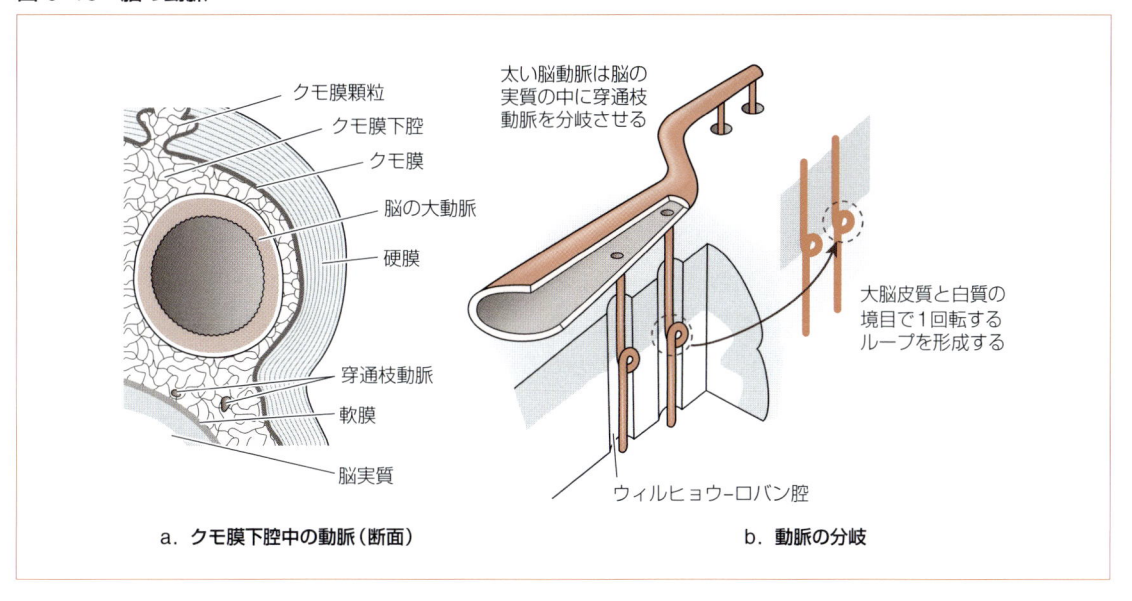

　　a．クモ膜下腔中の動脈（断面）
　　b．動脈の分岐

（ラベル：クモ膜顆粒、クモ膜下腔、クモ膜、脳の大動脈、硬膜、穿通枝動脈、軟膜、脳実質、太い脳動脈は脳の実質の中に穿通枝動脈を分岐させる、大脳皮質と白質の境目で1回転するループを形成する、ウィルヒョウ-ロバン腔）

図 6-17 脳動脈瘤

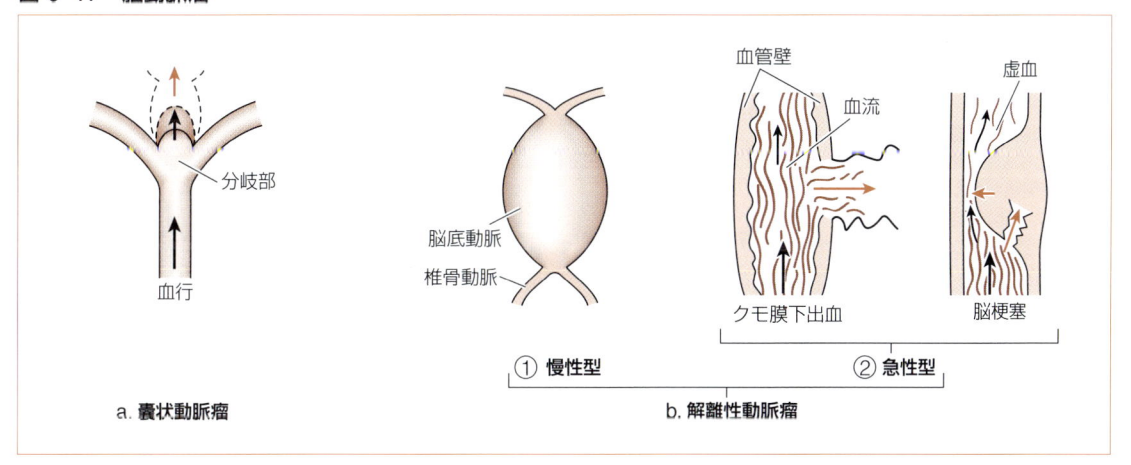

　　a．嚢状動脈瘤（分岐部、血行）
　　b．解離性動脈瘤
　　　① 慢性型（脳底動脈、椎骨動脈）
　　　② 急性型（血管壁、血流、クモ膜下出血、虚血、脳梗塞）

　巨大化し，脳幹部を圧迫する（b-①）。急性型は血管壁が破れれば，クモ膜下出血として**発症**する（b-②左）が，血管壁を破らず血管壁の膨隆が血管の内腔側に**突出**すれば，脳梗塞として発症する（b-②右）。

　一方，脳実質に穿通する細い動脈からの出血は，**高血圧性脳内出血**として知られるが，その機序に関する仮説は百数十年にわたり世界を二分している。加えて最近は，この脳内出血にも，非分岐部血管の破裂すなわち解離性動脈瘤が関与しているという説がある。

　脳ドックで予防的に発見できるのは嚢状動脈瘤であり，解離性動脈瘤の予防的発見はいまのところ困難である。この疾患を疑う場合は，脳血管造影をする必要がある。

C 中枢神経系

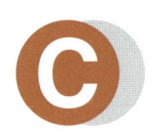

中枢神経系は脳と脊髄から成る(図6–18)。

脳は，下から，延髄・橋・小脳・中脳・間脳・大脳から成る(図6–18)。そのうち延髄・橋・中脳は，機能的に密接に関連しているので一括して脳幹という。間脳は大脳深部にあり，中脳と接する位置にある。脳幹・間脳などは，発生学的に古い部位とされる。

a 大脳の構造と機能

1 大脳半球

大脳は，正中面(大脳縦裂)で分かたれた2つの大脳半球から成っている(図6–19)。大脳縦裂の空間には，硬膜(大脳鎌)が入っており(図6–11の前頭断参照)，ここから脳表の静脈が硬膜内の上矢状静脈洞に注ぎ込むだけでなく，クモ膜下腔を環流してきた脳脊髄液も，この部分のクモ膜顆粒を通って硬膜内の上矢状静脈洞に注ぎ込む。

大脳半球の内部には空洞状となった側脳室[18]があり，ここに毛糸のくずのように見える脈絡叢(図6–10, 6–11参照)があり，脈絡叢で脳脊髄液が産生されている。脳脊髄液は脈絡叢を出たあと，大脳半球の真ん中の第三脳室を通って，クモ膜下腔を流れ，脳と脊髄を環流して，上矢状静脈洞に注ぎ込む(図6–11参照)。

> **Word** [18]
> **脳室**
> クモ膜下腔とつながった腔所部分で，脳脊髄液(髄液)を入れている密閉容器の一部をなす。脊髄の中心管の延長部分と考えられている。透明中隔によって左右の側脳室に分けられ，さらに正中に第三脳室および第四脳室がある。左右の側脳室は，細い通路の室間孔(モンロー孔)でつながっている(図6–18)。

図6–18 中枢神経系の各部(正中矢状断面)

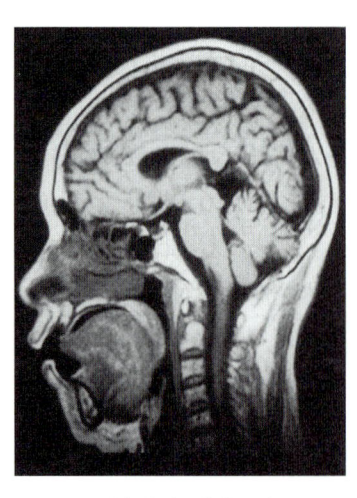

磁気共鳴画像(MRI)
大脳・小脳・脊髄と脳幹の関係に注意。

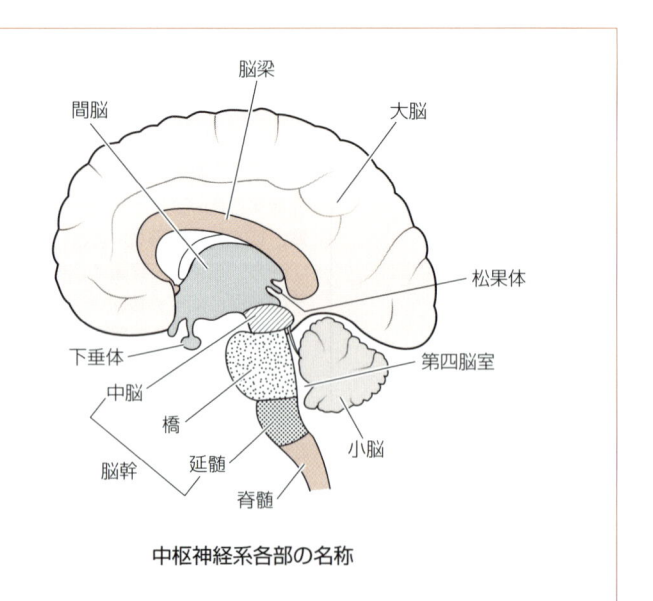

中枢神経系各部の名称

図 6-19 大脳半球（上から見た図）

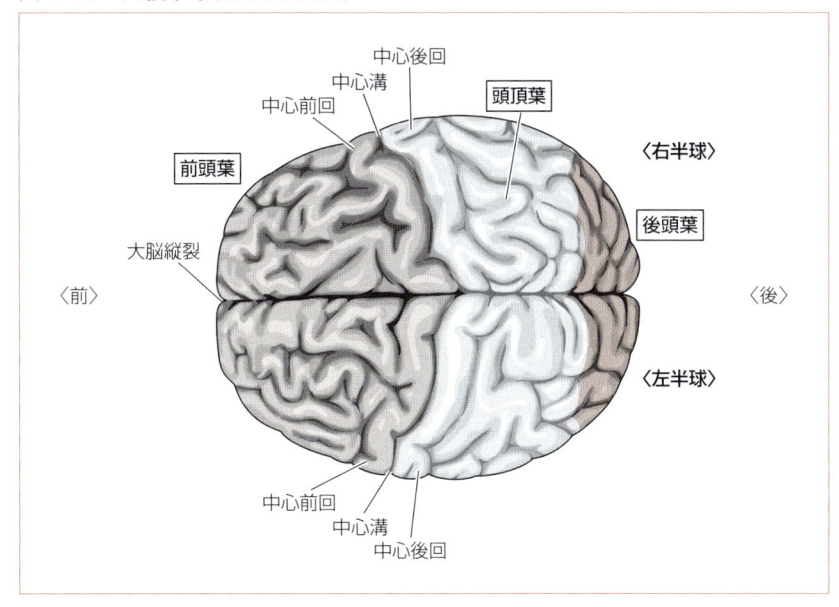

図 6-20 脳溝と脳回

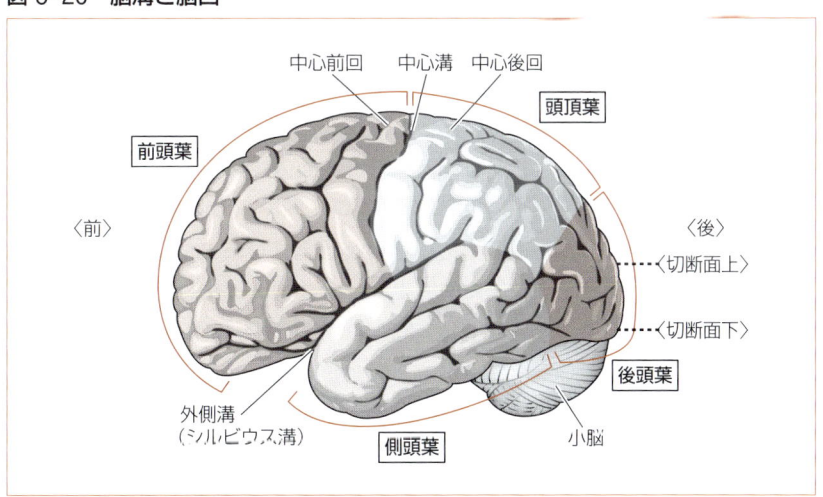

2 脳の溝（脳溝）と脳の盛り上がり（脳回）

脳の表面にはたくさんの溝（これを**脳溝**とよぶ）があり，溝と溝に挟まれた部分は，盛り上がって見えるので**脳回**とよぶ。とくに臨床的に重要な脳溝は**中心溝**と**外側溝**である（図6-20）。中心溝の前の脳回は**中心前回**とよばれており，ここには運動神経の中枢がある。中心溝の後ろの脳回は**中心後回**とよばれており，感覚神経の中枢がある（図6-28参照）。外側溝は**シルビウス溝**ともよばれ，側頭葉と島回[19]（図6-23参照）との間の溝である。

3 前頭葉，頭頂葉，後頭葉，側頭葉

また，大脳は外側から見て，大きく**前頭葉，頭頂葉，後頭葉，側頭葉**の4つに分けられる。大脳のそれぞれの部位ごとに，脳が担っている機能がはっき

Word [19]
島回
大脳皮質の神経細胞は，島回を除いて基本的には形の異なる神経細胞体の6層から成り立っている。島回は4層とも3層ともいわれており，今までほとんど注目されなかった大脳皮質である。味覚の中枢が島回にあることがわかった。

図6-21 ブロードマンの脳機能局在図（左横から見ている）

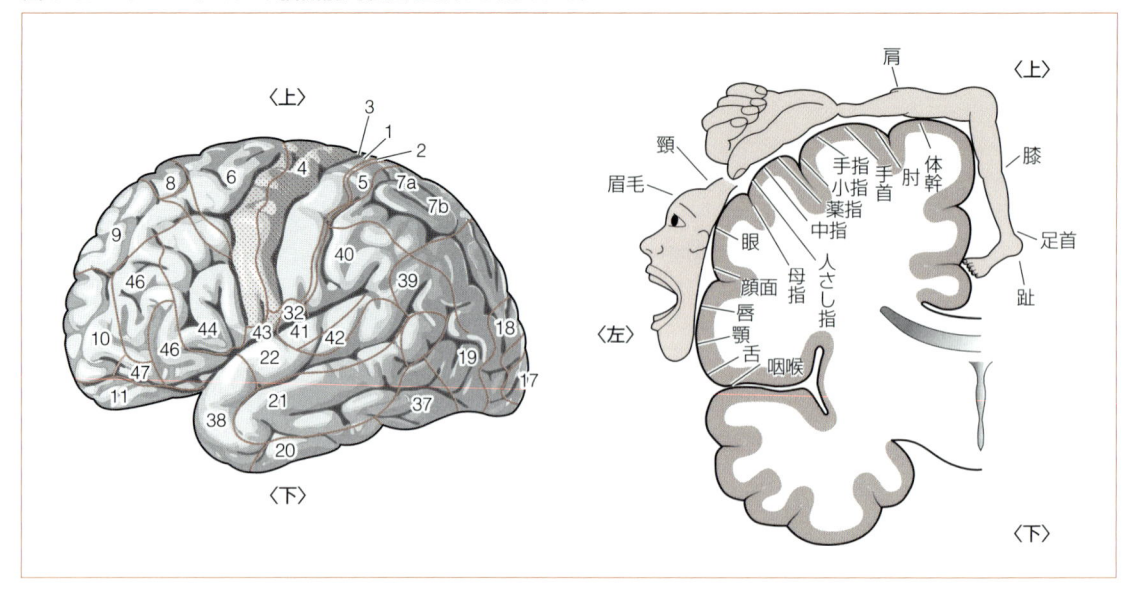

り異なっている（図6-19）。さらにブロードマンによってつくられた図6-21のような地図には，大脳皮質について，もっと細かく番地のように数字で番号がふられている。また，海馬（図6-23参照）を含む大脳辺縁系は，最近の出来事の記憶と関係があるとされる。

■ ブロードマンによる大脳の機能局在

①中心前回（ブロードマンの4の領域）：**運動野**とよばれ，随意運動の最高中枢である。しかし，ブロードマンの4の領域はさらに細かく，図6-21の右側の図のように身体の各部位に対応して分けられている。

②中心後回（ブロードマンの1の領域）：**感覚野**とよばれ，体性感覚の最高中枢である。運動野にほぼ対応するように，全身の各部位からの感覚刺激が決まった領域に伝えられる。

③一次視覚野（ブロードマンの17の領域）：両眼から入った視覚情報が伝えられる。しかし，ここでだけで「物が見える」わけではない（☞コラム「大脳皮質の機能の局在と言葉」, p.168）。

④一次聴覚野（ブロードマンの41, 42の領域）：耳から入った音の情報が伝えられる。しかし，ここの部分では，ただの音の情報しか伝わらない（☞コラム「大脳皮質の機能の局在と言葉」, p.168）。

4 連合野

上記の4つ（中心前回，中心後回，一次視覚野，一次聴覚野）は，感覚神経線維を直接受けるか，運動神経線維を直接発する。しかし，その他の大脳の部位は感覚神経線維を直接受けたり，運動神経線維を直接発したりしないので，これらの部位は**連合野**とよばれている。ヒトの大脳の連合野は，他の動物，とくにサルと比べて比較にならないほど巨大である。

例えば，眼球から視神経を通じて後頭葉の一次視覚野に届いた視覚情報は，

写真で撮ったただの映像と変わらないが，これが中心後回に届いた体性感覚情報と統合され，ブロードマンの5，7の領域で情報処理されてはじめて，文字なら文字と認識される。また単に布に空いた穴ではなく，これがシャツであり，その穴から頭を通して表に顔を出すということが認識される（この部位が障害されると失認症とか失行症が生じる）。つまり，単なる写真と同等の映像が，ここではじめて意味をもった視覚情報に変換され認識される，という重要な機能を担っている。

> **ステップアップ**
>
> **アルツハイマー病**
>
> アルツハイマー病は，大脳辺縁系と，この連合野がまず先におかされるので，1時間前に食事をしたこと自体を忘れてしまい，また長年連れ添った伴侶を，人間の顔ということはわかるが，誰だか思い出せないという症状が現れる。人生を幸せに終えたいと思うときに，最愛の伴侶に誰だかわかってもらえないというのは，とてもつらいことである。

5 優位半球と劣位半球

『右脳を使え』などという本が，巷にあふれて久しい。

左右の大脳半球の皮質の連合野に関しては，まったく同じ機能を担っているわけではない。少なくとも言語中枢は**優位半球**[20]にある。

静脈注射用の麻酔薬を左脳だけに投与すると，一過性の失語症がおきるが，右脳だけに投与しても失語症はおきないことが知られている。左脳が優位半球である人は，右ききであるが，右の脳が優位半球の人は，左きき，右ききと混在している。混在している理由は，幼いころに左ききを右ききに矯正されている可能性が高いことである。

では，**劣位半球**のとくに連合野は，なんの機能を担っているのであろうか。最近，右脳の脳梗塞を患った患者が，自分の左側の空間が認識できないことがわかった。例えば，絵を描いてもらうと，絵の左半分は描かれないことが多い。また，カレーをスプーンで食べるときも，お皿の左にスプーンを置くと，スプーンの存在が認識できずに「スプーンはまだですか」と問う場合が多い。お皿を動かさず，スプーンだけをお皿の右側に置くと，「おお，あった」と認識できるという（これを**半側空間無視**という）。

また，立体感覚や芸術的な認識や発想は，劣位半球にあるらしいこともわかった。だから（右ききの人が多いので，劣位半球としての）『右脳を使え』などという本が出回るわけである。

Word
[20] **優位半球** 右ききの人では左脳，左ききの人では右脳のこと（ただ，本当は左ききの人でも，右ききに訓練されることが多い）。

6 皮質

大脳の割面を見ると，脳の表面の灰色の部分は**皮質**とよばれていて神経細胞体がここに配置されており，神経細胞の形の違いから6層構造を示している（図6-22）。脳溝にも，脳回にも皮質が存在することを確認してほしい。この大脳皮質には，複雑な神経回路網が形成されている。また先に学んだシナプスの可塑性によって，たとえ老人になってからでも新しい回路網が形成される。これまで述べてきた大脳の機能は，この皮質にある神経回路網の機能である。

ところで，脳の中心の灰色部分にも神経細胞体が密に配置されているが，こ

第6章 神経系

図6-22 脳の断面

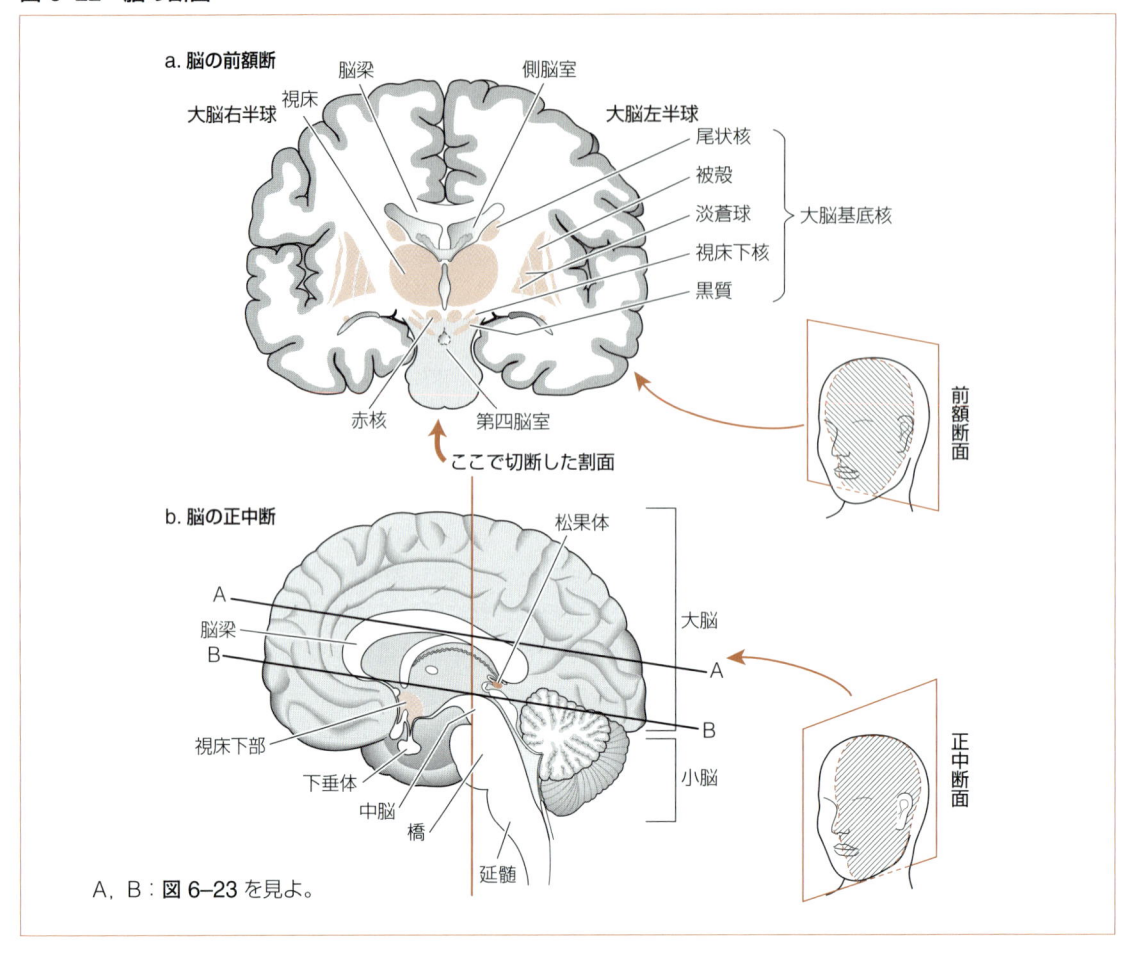

a. 脳の前額断

大脳右半球　脳梁　側脳室　大脳左半球
視床
尾状核
被殻
淡蒼球　　大脳基底核
視床下核
黒質
赤核　第四脳室
ここで切断した割面

前額断面

b. 脳の正中断

松果体
A
脳梁
B
大脳
A
B
視床下部
下垂体
小脳
中脳
橋
延髄

A, B：図6-23を見よ。

正中断面

図6-23 大脳の断面（図6-22のA, Bにおける断面を上から見た図）

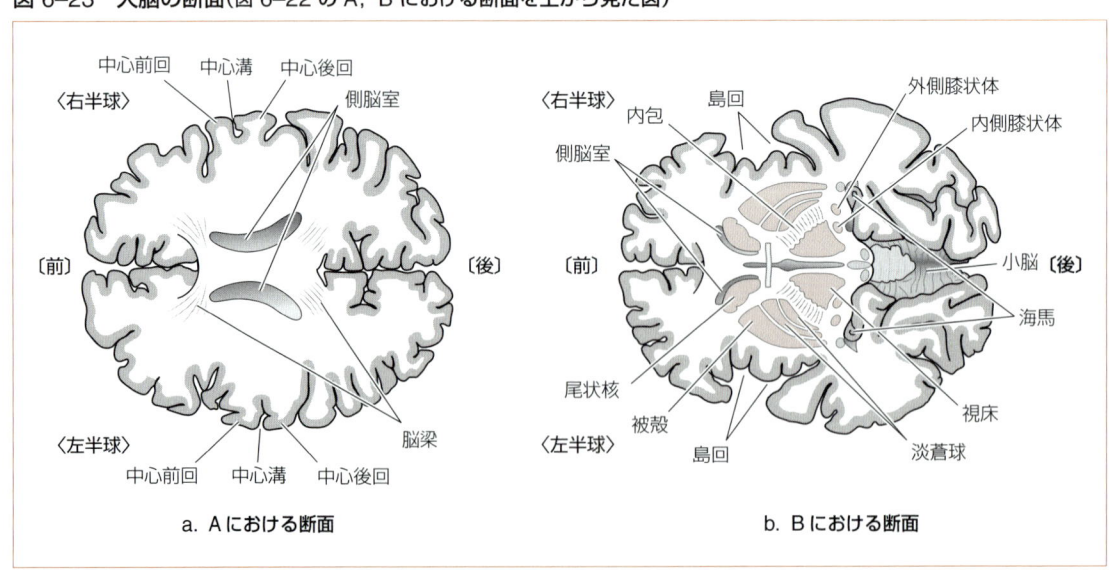

a. Aにおける断面

〈右半球〉
中心前回　中心溝　中心後回
側脳室
〔前〕　〔後〕
〈左半球〉
中心前回　中心溝　中心後回
脳梁

b. Bにおける断面

〈右半球〉
内包　島回　外側膝状体
側脳室　　　　　内側膝状体
〔前〕　　　　　　　小脳〔後〕
海馬
尾状核
被殻　　視床
島回　淡蒼球
〈左半球〉

生物の進化と脳・神経系の発達

神経系を生物の進化との関係で見直すと，原始的な動物にも，細胞と細胞の間で電気信号を伝える神経のネットワークをもつものがある。例えば海に漂うクラゲなどでは，信号はただばらばらの方向に伝わるだけで，クラゲの運動も閉じたり開いたりするくらいの動作しか行えない。だから海流に身をまかせて，漂うだけである。

生物の進化によって，昆虫くらいになると，**神経節**とよばれる神経組織のネットワークの中心が，身体の中にいくつもできるようになる。昆虫は花の蜜を探し出し，外敵から身を守るなど，クラゲよりはるかに複雑な認知・判断・運動機能を備えるにいたっている。これは，原始的ながら情報処理センター（中枢神経系）の誕生ともいえる。

やがて，神経節が発達して**脊髄**をつくり，さらに**小脳**や**大脳**へと進化をとげていく。とくに，ネズミなどの動物は立派な小脳をもち，複雑ですばしっこい運動が可能になっているし，生命維持中枢である間脳の視床下部や，本能に関係の深い大脳辺縁系などはヒトと比べても遜色がないほど発達している。

一方，ニホンザルの脳からヒトの脳までの間には飛躍的な進化がみとめられるが，その過程では，とくに**前頭葉**の発達が顕著である。前頭葉の発達によって，言葉をもち，道具を使い，文字や絵画を書（描）くことができるようになる。

個体発生の観点からは，生まれたときには脳は完成した状態にはない。小脳テントの下の部分しか完成していない。だから，生まれたばかりの新生児は歩くこともできないし，目は開いていても認識することはできない。しかも，生まれてから少なくとも第二次性徴期（思春期）くらいまでは，脳は未完成で，発達中であることが最近わかってきた。

種としての発達をしてきたばかりでなく，同一の個体であっても，その年齢を経るにつれて脳が発達するのである。

Word ㉑　異所性
本来はその部位にないはずの細胞や組織が，存在する様子の形容。発生・成長過程で，神経細胞が正常な位置に移動できない（遊走障害）ために，結果として正常な神経回路網を形成できないことがある。

ステップアップ

Word ㉒　てんかんの治療
てんかんの原因は多様であるが，治療の基本は抗てんかん薬の服用である。正常人が服用すると，腰が抜けて立てなくなったり，心臓の収縮が遅くなって徐脈になったりする副作用がある。

Word ㉓　難治性てんかん
薬物の大量投与をもってしても，制御できないてんかん発作が続く場合があり，これを難治性てんかんとよぶ。

こは皮質とはよばずに，**視床**や**大脳基底核（基底核）**とよばれており，大脳皮質の機能とはまったく異なる機能を担っている。

ワンポイント　大脳基底核（基底核）

大脳基底核は**尾状核・被殻・淡蒼球・視床下核・黒質**の5つの部位の総称であるが，被殻＋淡蒼球を**レンズ核**とよぶときがある。**線条体**は狭義では尾状核＋被殻をさし，広義ではこれに淡蒼球を加えている。大脳基底核は錐体外路として体性神経機能に関与し，中脳の黒質と機能的に密接な関係がある（☞ Word「大脳基底核」，p.178）。

3歳児（三つ子）の魂百まで

昔から「三つ子の魂百まで」という諺がある。ここでいう「三つ子」とは，3歳児の意味である。ヒトの大脳の神経回路網がかろうじて形成されるのが3歳前後と考えられており，周囲の状況をなんとなく感じたり理解しはじめたりして，それに対して自分の気持ちや考えが形成され，行動ができはじめるのが，このころと考えられている。形成されたばかりの神経回路網で脳に刻印された事柄は，百歳になるまで（生涯という意味）その人の無意識の中に保存され，その人の人柄や物事の考え方の基礎になる，と最近は考えられはじめている。

大脳皮質の形成異常

中枢神経系，とくに大脳は，生まれたときには未完成の状態であるが，生まれてからも第二次性徴期（思春期）くらいまでは，なお発達過程にある（☞ 上記コラム「生物の進化と脳・神経系の発達」）。個体発生の過程で，神経細胞が正しい位置に来ず，あるいは正確な回路網が形成されなかった場合を総称して，神経細胞の遊走障害とか，脳の形成異常などとよばれている。例えば，本来は白質には神経の軸索と髄鞘しかないはずであるが，この白質に神経細胞体があるような異常な場合をさして，「**異所性**㉑の神経細胞」などとよばれている。この異所性の神経細胞が，正常ではない神経回路網をつくって，かってに放電するために，脳の電気信号は混乱し，脳の器質的な病気の原因となる。

その代表的なものが，薬物治療㉒では制御できない**難治性てんかん**㉓である。しかし最近，脳神経外科手術で難治性てんかんを治療することができるようになった。

7 白質

❶ 軸索の走行

大脳の白い部分は，**白質**とよばれており，ここには髄鞘が巻きついた軸索が配置されている。白質を走行する軸索の方向や太さは，多様である。一番太いのは，左右の大脳半球を結ぶ**脳梁**である（図6-22）。基本的には，左右の対応する大脳皮質の間を結んでいるといわれているが，まったく対応していない大脳皮質のとの間にも連絡があることが注目されている。例えば，視覚情報であるが，左右の一次視覚野で再現された映像であっても，左右の脳が結ばれていないと本当の意味で「再現された映像」にはならない。

最近の研究では，脳梁は女性のほうが幅が厚く，男性の脳梁より大量の軸索で左右の大脳半球にある神経細胞体が結ばれていることがわかってきた。その意味は不明であるが，男女の脳の性差は脳梁の数が目に見えるくらいに異なっている，というのは真実なのである。

また軸索の走行には，大脳皮質にある神経細胞体と視床を結ぶ走行，視床を中継して少し離れた大脳皮質と大脳皮質とを結ぶ走行，隣り合った皮質と皮質を結ぶ走行，さらには大脳皮質からまっすぐ脊髄まで一気にいたる運動神経細胞の走行もあり，それらが整然と並んでいる。

❷ 視覚情報と聴覚情報の伝達路

視覚情報は，眼球の網膜から視神経を通り，束になって**外側膝状体**（図6-22）に入る。そこでシナプスで別の神経細胞に連絡した軸索上を，網の目状に広がって後頭葉の視覚中枢にいたる。網の目状に広がるこの走行は比較的昔からよく知られており，**視放線**とよばれている。

また聴覚情報は，束のような軸索に沿って**内側膝状体**（図6-22）に入る。そこでシナプスで別の神経細胞に連絡した軸索は，網の目状に広がって側頭葉の聴覚中枢にいたる。この走行は**聴放線**とよばれている。

❸ 運動神経の情報伝達路

皮質の中心前回から伸びた運動神経の軸索は，**内包**を通り，延髄で左右が交叉したあと，そのまま脊髄を一気に下って，脊髄の二次運動神経細胞体まで伸びている。

脊髄は外側が白質で，内側が灰白質（皮質）となっている。

Word ㉔

失語症
言葉を話す能力や言葉を理解する能力が障害された状態で，話す能力が障害されれば**運動性失語症**，理解する能力が失われれば**感覚性失語症**となる。両方とも失われた状態は**全失語症**である。単に発語器官（口・舌・喉頭・声帯など）の障害による**構音障害**と区別する。

ステップアップ

脳の高次機能障害

言葉を言葉として認識できない，自分の話したい言葉が話せない（失語症㉔），などの状態は，脳の機能の障害の1つである。この高次機能は，小さい子どものことを例にとると理解しやすい。

例えば，自分で服を着たり脱いだりする動作は，生まれていきなりできるわけではなく，長い年月をかけた日々のしつけによって可能となる。ひらがな，カタカナ，漢字などの文字が読めるようになり，書けるようになるにも，実に長い日々の学習が必要である。このような事柄は，成長した現在は当たり前のようにできるので，私たちは子どものころの，こうした涙ぐましいほどの訓練をまったく忘れてしまっている。

しかし，年をとって脳梗塞などで脳のある領域が障害されると，後遺症として，それまでできていたのに，服を着られなくなる（失行症の1つ），文字が読めなくなる（失読症の1つ）など，日常生活動作を行ううえでの支障・困難が生じてくることがわかった。つ

C 中枢神経系

まり、子どものころに長い時間をかけて学習し、獲得してきた日常生活の動作や言語能力は、脳のある領域に密接に関係しており、脳の健全な状態が維持され、脳の正常な働きがあってはじめて可能だ、ということである。

このような脳の関与が密接に関連する機能領域を総称して**高次脳機能**とよび、その障害を**高次脳機能障害**とよんでいるが、これらの障害にはまだまだ解明されていないことがたくさんあり、患者の行動に対する細かい観察が科学的な解明の糸口になることが少なくない。

b 視床と視床下部の構造と機能

視床下部は解剖学的には意外に狭い領域である（図6-22）が、その機能はきわめて重要である。視床下部のすぐ下位にある下垂体前葉は下垂体門脈系を介し、また下垂体後葉は直接神経線維を出して、内分泌系を制御している。視床と視床下部には、体温、体液の浸透圧、血中ホルモン濃度を検出する受容体があり、自律神経系と内分泌系のフィードバック機能を担っている（☞図9-4, p.256）。

さらに、脳幹との密接な神経連絡によって、時々刻々と変化する自律神経系の情報を統御し、視床下部前部が興奮すると副交感神経系が作動し、視床下部後部が興奮すると交感神経系が作動することによって、自律神経系の最上位の中枢機能を担っている。

ワンポイント　間脳と視床下部

解剖学的な意味で厳密にいえば、間脳は大脳の深部に位置する（図6-18）。間脳は**視床**㉕・**視床上部**・**視床下部**・**視床下核**などから成り立っている。視床上部には**松果体**がある。

視床下部では、下垂体への神経性の統御が行われている。視床では全身からの感覚情報、自律神経の集中情報はもとより、血圧・血中酸素濃度からホルモンが適正に分泌されているかどうかのホメオスタシス（恒常性）の情報が集中され、生命維持に対し、また生体のすべての細胞が最適な環境（内部環境）に置かれるように、自律神経とホルモンを介してたえず指令を出している。

c 脳幹の構造と機能

脳は、下から、**延髄・橋・小脳・中脳・間脳・大脳**から成る（図6-18）。そのうち延髄・橋・中脳は機能的に密接に関連しているので、一括して**脳幹**という。間脳は大脳深部にあり、中脳と接する位置にある。脳幹・間脳などは、発生学的に古い部位とされる。

脳幹には、脳神経の二次神経細胞があり（☞D-d-1「錐体路」, p.177）、また運動情報・感覚情報や自律神経の伝達経路にもなっており、脊髄と似ている。

脳幹の背側には**網様体**（**脳幹網様体**㉖）があり（図6-24）、脳の覚醒状態を保つのに重要な役割を果たしている。大脳と間脳、脳幹、小脳、脊髄をつなぐ広範な神経細胞を通る、求心性と遠心性の神経回路網がここに形成されている。

なかでも間脳の視床（図6-22）を介した経路である**脳幹網様体賦活系**は、感覚刺激を脊髄から受けると、注意を集中するように大脳に働きかける機能をもつ。また、睡眠・覚醒のリズムにも関与している。

Word ㉕
視床と間脳
現在の標準的な教科書では、視床を間脳に分類している。しかし、図6-21にあるように、大脳皮質にはそれぞれの領域ごとに担う情報処理の機能が異なっているが、最近の研究によって視床は、ある大脳皮質と別の大脳皮質を結びつけ、どの情報は、どこの皮質領域からどの特定の皮質領域に向かえばよいか、合理的に振り分けたり、情報の選別をしたりして、脳全体の情報網の中枢としての機能を果たしていることがわかってきた。近い将来、間脳の範囲が変更になる可能性がある。
なお松果体は、中脳の上、大脳深部の後方正中にある部分（図6-22）で、ここでは視覚刺激を受け入れて体内時計の役割を果たしているといわれている。メラトニンというホルモンを産生する。

Word ㉖
脳幹網様体
網様体の名前の由来は、顕微鏡で網の目のように見えるところからきている。

図 6-24 脳幹網様体賦活系

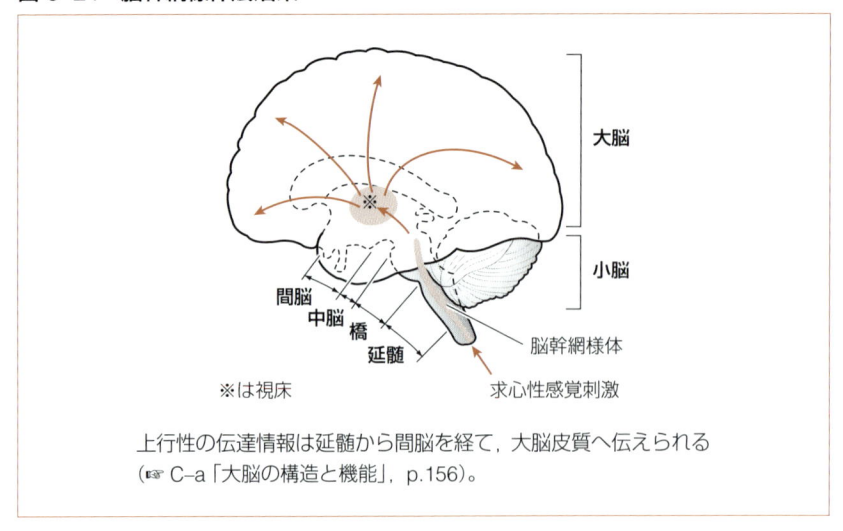

上行性の伝達情報は延髄から間脳を経て，大脳皮質へ伝えられる
（☞ C-a「大脳の構造と機能」，p.156）。

また脳幹では，循環・呼吸・排泄などの生命維持にあずかる，自律神経系の情報中継が行われていると考えられている。これは網様体と密接な関係があり，間脳へ神経連絡をしている。

d 小脳の構造と機能

小脳の表面には大脳と比較にならないほど多くの溝がみられ，それらが水平に密集している（図 6-25-a）。小脳において，溝となる部位も盛り上がっているところもともに**皮質**である。

小脳の皮質は，さらに**分子層**と**顆粒層**とに分けられる（図 6-25-b）。顆粒層には，小型の円形をした**顆粒細胞**とよばれる神経細胞が密集している。そして，分子層と顆粒層の間に巨大な神経細胞がみられ，これを**プルキンエ細胞**とよんでいる。分子層にはこのプルキンエ細胞の細胞体から，樹木の枝のようにたくさんの樹状突起が出ており，ここに多種類の神経細胞からのシナプスが連絡している。

小脳の皮質の下には，軸索から成る**白質**がみられる。

図 6-25 小脳

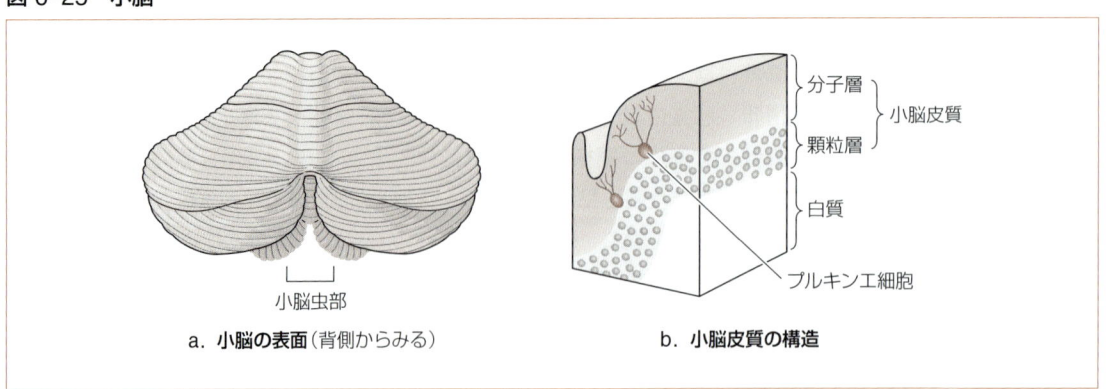

a. 小脳の表面（背側からみる）
b. 小脳皮質の構造

小脳には，すべての感覚神経からの情報が集められて，大脳皮質の運動野や脊髄と相互に連絡する神経回路を形成している。

小脳の機能は，次の3点に要約することができる。
(1) 運動を適切に，迅速に開始する。
(2) なめらかな協同運動ができるように調節を行う。
(3) 筋肉の緊張を適度に維持し，姿勢を保持する。

小脳の真ん中の部分を**小脳虫部**といい，その他を**小脳半球**とよぶ。小脳虫部は身体の胸・腹などの体幹部分に対応し，小脳半球は手や足の四肢の運動のなめらかさに対応している。

> **ワンポイント ▶ 錐体外路の障害**
>
> 中脳の黒質の細胞の障害（ドーパミン作動性）は，パーキンソン病として知られる。ほかにハンチントン病（障害部位は尾状核＋被殻と考えられている）や，種々の不随意運動がある。運動障害というところは似ているが，小脳失調症は錐体外路の障害とは切り離して，独自に記載される。

e 脊髄の構造と機能

図6-13（☞ p.151）のように，**脊髄**は脳からつながっている。脊髄は脳から近い順に，**頸髄**，**胸髄**，**腰髄**，**仙髄**と分けられる。頸髄には，手の感覚と運動に関与する末梢神経がたくさん出入りしている（あとで述べるようにこれを**頸神経叢**とよぶ）ので太くなっており，**頸膨大**とよばれる。また腰髄からは足の感覚と運動に関与する末梢神経がたくさん出ている（**腰神経叢**とよぶ）ので，**腰膨大**とよばれ，この部分でも脊髄は太くなっている。

脊髄は，仙髄からだんだん細くなり，腰神経叢を構成する末梢神経と同じ太さで終止となる。肉眼的には，腰神経叢からの末梢神経の軸索と終止は区別ができなくなり，ちょうどその様子が馬のしっぽに似ているので，**馬尾**とよばれている。

図6-26のように，脊髄も，脳と同じように骨（椎体骨），硬膜（中には静脈が流れ込む），クモ膜，軟膜で保護されており，クモ膜下腔には脳脊髄液が環流している。脊髄は，脳とは逆に外側が**白質**で，脳からの遠心性の神経線維（軸索）がここを走行し，また脊髄の中にある神経細胞体から脳への求心性神経線維が，その中に配置されている。外側が白質で，中は神経細胞体が配置されているが，皮質とはよばずに**灰白質**とよばれている。

脊髄からは，脊髄の灰白質にある神経細胞体からの神経線維（運動神経線維）が，腹側から束をなして出ているので**前根神経**とよばれている。また，手足や筋肉からの感覚情報は「後根」から脊髄に入るが，感覚神経の神経細胞体は「後根」の脊髄に入るすぐ外側に，まとまって神経節を形成しているので，とくに**後根神経節**[7]とよばれている。

> **ワンポイント ▶ 脊髄の髄鞘**
>
> 神経細胞の軸索が脊髄の白質を走行している間は，その髄鞘は，脳と同じ乏突起膠細胞がつくっている。しかし，少しでも脊髄から出ると，とたんにその軸索をつくる細胞はシュ

Word [7]

後根神経節

脊髄を守る椎体骨と椎体骨の間には，椎間板とよばれる軟骨組織があって，通常は椎体骨と椎体骨の間のクッションの働きをしている。この部位の背中側に位置している神経節をいう。椎間板ヘルニアや，椎体骨の圧迫骨折が原因で，後根神経節を，しばしば物理的に圧迫してしまう。そのために感覚異常や，痛みが生じやすい。

図 6-26 脊髄神経

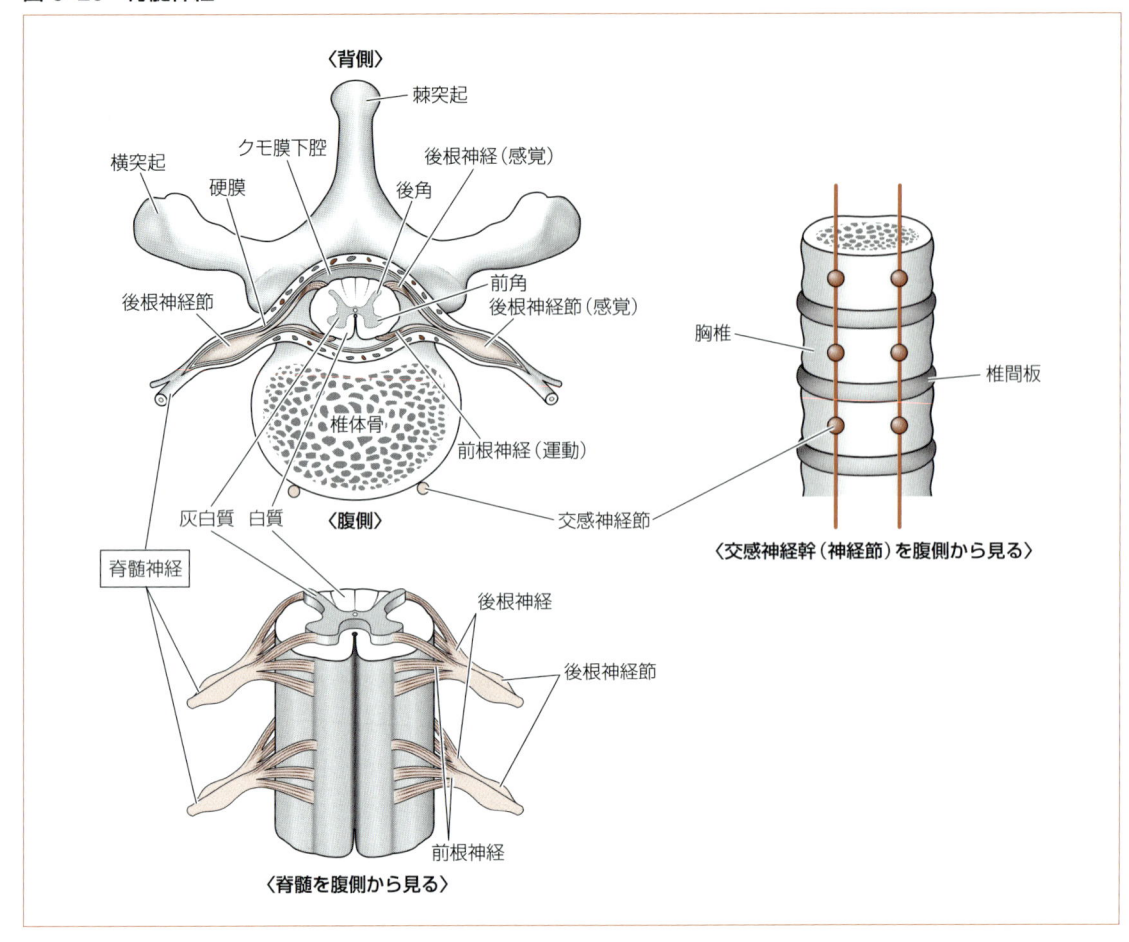

〈背側〉
棘突起
横突起
クモ膜下腔
硬膜
後根神経（感覚）
後角
後根神経節
前角
後根神経節（感覚）
椎体骨
前根神経（運動）
灰白質　白質
〈腹側〉
交感神経節
脊髄神経

胸椎
椎間板
〈交感神経幹（神経節）を腹側から見る〉

後根神経
後根神経節
前根神経
〈脊髄を腹側から見る〉

ワン細胞に替わる。だから，脊髄のクモ膜や硬膜を通過するときは，すでにシュワン細胞が髄鞘形成細胞となっている。脊髄腫瘍となれば，脊髄の硬膜下腫瘍として，シュワノーマ（神経鞘腫）が生じることになる。

f 脊髄反射

　私たちは急に熱い物に触れると，ほとんど瞬間的に手を引っ込める。これは，**脊髄反射**とよばれている。

　図 6-27 を見てほしい。通常は感覚神経は，皮膚や筋肉や腱から後根神経節にある神経細胞体に入り，もう 1 本の軸索を伝わって，脊髄の灰白質にある神経細胞体にシナプスで結合し，その感覚情報が脳に送られる。脳は"危険だ"と判断して，中心前回から，運動神経の軸索が，脊髄にある運動神経細胞体にシナプスで結合し，それから手を引っ込める動作に入る，という情報伝達経路をとる。

　しかし，いくら神経細胞の軸索が有髄線維であって，一番速い情報伝達であるとはいえ，急を要する。そのために，脊髄の灰白質にある感覚神経細胞から，一方では脳に情報を送りながら，同時に**介在神経細胞**[28]を経由して，脊

> **Word** [28]
> **介在神経細胞**
> 図 6-27 にあるように，脊髄反射を担う脊髄内の経路として重要な働きをするのが，介在神経細胞である。脊髄後角からの感覚刺激を前角の二次神経細胞へ伝える機能をもつ。

図 6–27　体性感覚の伝達経路

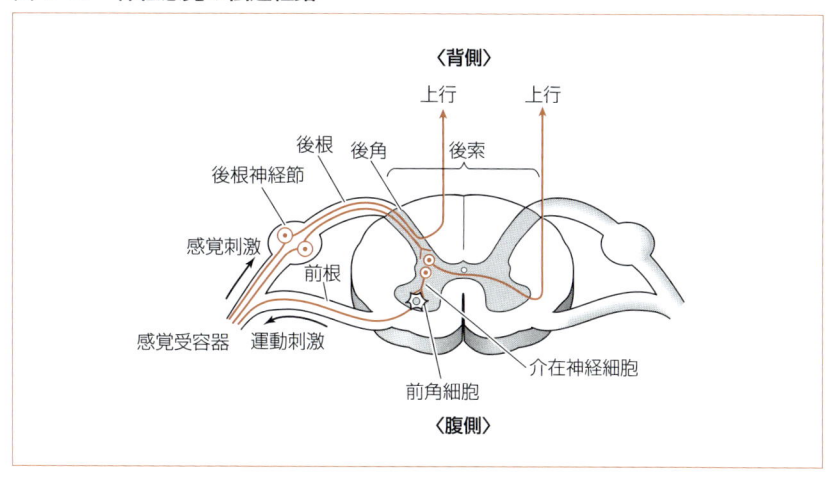

髄灰白質の運動神経細胞に直接，感覚情報を送り，即座に手を引っ込める，という動作をおこす回路が存在している。これが脊髄反射であり，脊髄が単なる情報伝達の軸索を束ねた機能だけではなくて，的確な情報処理を行うという点で，中枢神経系に含まれる理由である。

脊髄反射は，多種多様である。

g 中枢神経系の統合機能

「大脳の構造と機能」のところで少しふれたが，ヒトの脳には優位半球と劣位半球があり，また単に視覚情報や聴覚情報を受信する領域と，その受信した情報がどういう意味なのかを認識するための領域は異なっている。これらは一般的に中枢神経系の「統合機能」とよばれているが，実際にはまだよくわかっていない事柄が多い。その中で比較的よく研究されているのは，言語に関する統合機能である。

■ 言語に関する統合機能

耳でとらえた音声情報は，ブロードマンの 41，42 の領域にある**一次聴覚野**に伝わる。この時点では，単に音が伝わったという意味しかない。そこから，劣位半球の一次聴覚野の情報は，脳梁を経て優位半球の頭頂葉中のブロードマンの 22 の領域にある**ウェルニッケ野（感覚性言語野）**に伝わり，はじめて言葉としてその意味が理解できる。

発語は，ウェルニッケ野から出た情報が，優位半球のブロードマンの 40 の領域で処理され，優位半球の前頭葉のブロードマンの 44，45 の領域にある**ブローカ野（運動性言語野）**で意味をなす言語情報として構成されたのち，ブローカ野の領域から中心前回にある運動野に情報が伝達されて，言葉が発せられる。

一方，文字情報は，ブロードマンの 17，18，19 の領域にある一次視覚野に伝えられる。この時点では写真に写ったただの映像と同じで，どのような意味のある情報なのかはわからない。同じく劣位半球の一次視覚野に伝わった視覚情報は，脳梁を経て優位半球の**有線外皮質**（ブロードマンの 39，40 の領

大脳皮質の機能の局在と言葉

耳から入った音の情報は，図6–28の**一次聴覚野**（ブロードマンの41，42の領域）に伝達される。会話の言葉を例にとってみよう。

「おはようございます」の言葉が耳から入り，一次聴覚野に伝達されたとする。一次聴覚野に伝達された「おはようございます」の音の情報は，まだ意味のある言葉としては認識されない。雑音と区別がつかないただの音情報である。

その情報が，一次聴覚野から図6–28の**感覚性言語野**（ウェルニッケ野ともよばれる；ブロードマンの22の領域に相当）に神経線維を通じて伝達される。ここの感覚性言語野には複雑な神経回路網があり，この回路網で情報が処理されて，単なる雑音ではなく，はじめて「おはようございます」という言葉として認識されるのである。

そのため，もし一次聴覚野が損傷を受けた場合，耳から音の情報は入るが，大脳は音の情報伝達を受け取ることができないので，はじめから音や言葉が聞き取れないのと同じ状態になる。また，一次聴覚野は正常で感覚性言語野が損傷を受けた場合は，なにか音がしているのは認識可能な状態であっても，言葉も音楽も雑音も区別，すなわち識別することができない（☞C–g「中枢神経系の統合機能」，p.167）。

次に「おはようございます」と認識できたら，普通は「あ，おはようございます」とあいさつを返す。このときには，感覚性言語野から複雑な神経回路網を介して図6–28の**運動性言語野**（ブローカ野ともよばれる；ブロードマンの44の領域に相当）に情報が伝達され，「おはようございます」と発音するように準備がなされる。そして，無数の音の組み合わせの中から，「あ」と発音するプログラムを作成し，つづいて「おはようございます」のプログラムがここで作成される。

案外，このプログラム作成は手間がかかり，にっこりとほほえみながらなら，それに即した音程や強弱，速さなどを決めなければならないし，恐怖におののいたときのような音程や絶叫などは避けるようにプログラムをつくらなければならない。

そして中心前回にある運動野に存在する，関係する舌や口を開ける動作を担当する神経細胞，息を吐き出すための筋肉や，声をプログラムどおりに出すための喉の筋肉を動かす神経細胞がすべてプログラムどおりに言葉になって発音されるように，情報伝達がなされる。

そのため，この運動性言語野が損傷されると，「あ，おはようございます」と発音したくても，「あ〜，う〜」とか「きゃ〜」とかのように，まったく言葉として発音されないことになる。

このように，大脳皮質は部位によって機能が決まっているが（機能の局在性），一方では，相互に連絡し合い，複雑な神経回路網を介して，言葉の理解や発語などの複雑な情報処理をしているのである。

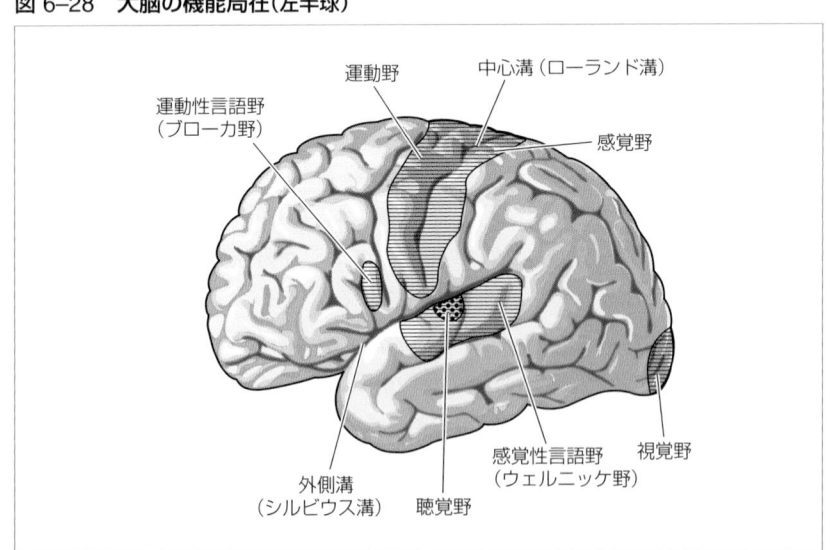

図6–28　大脳の機能局在（左半球）

域)において，ただの画像情報から一度「聞き言葉」（音声情報）に変換されてから，ウェルニッケ野に達して言語の理解が得られる，という過程をたどる。

　この画像情報から音声情報に変換できない人は，意外にも，日本人の10人に1人いると考えられている。だから，音読をすると，この変換がスムーズに行われるようになり，文字が読めるようになるわけである。大人になっても音読を勧める理由がここにある。現に，文字のない文明はたくさんあることの意味に気づいてほしい。

　これらの研究は，当初は第一次世界大戦で弾丸を頭に受けながら，奇跡的に一命をとりとめた患者の観察から始まった。現在は，画像の進歩によって脳梗塞の部位から患者の観察と脳の病変局在がわかりはじめ，最近では，機能的MRIのような非侵襲的な方法による解析が進んでいる。ささいな言語の理解の障害や日常生活の障害に気がつけば，次のステップである画像解析が可能になり，その大脳の機能障害の意味を解明できる時代になった。

D 末梢神経系

　はじめのところ(☞ p.135)で述べたが，末梢神経系についてもう一度，輪郭を整理しておこう。

　末梢神経系は脳と脊髄以外のすべての神経をさす。中枢神経系である脳と脊髄に対して，末梢神経系は末梢部（効果器である手足や，皮膚・眼などの感覚器）と中枢を結ぶ神経路（伝達経路）の総称である。末梢神経系は①体性神経系と②自律神経系に大別され，自律神経系はさらに交感神経系と副交感神経系に分けられる。体性神経系は身体の運動機能と感覚機能にかかわり，自律神経系は内臓の機能にかかわる。なお，末梢神経系には脳神経と脊髄神経が含まれるが，この2つは解剖学上の概念であり，自律神経系と体性神経系の区分は機能上の分類である。脳神経と脊髄神経は自律神経系の一部を含んでいるので，注意が必要である。

　以下，この分類を念頭に読んでほしい。

a 末梢神経の構造

　末梢神経は身体のすみずみに張りめぐらされた電線のようなもので，この細かな神経1本1本に解剖学的な名前がついている。手足に注射針を刺すときに，傷つけないように気をつける神経がこれにあたる。

　しかし，解剖学的には1本の末梢神経で，例えば上腕の真ん中を走る神経である正中神経と名づけられていても，機能的にみるとさまざまな機能の異なる連絡経路が束ねられている集合管であり，これを**神経線維束**とよぶ（図6-29）。この中には，感覚を中枢神経系に伝える感覚神経（求心性）が通っていること

図 6-29　末梢神経の基本的な構造

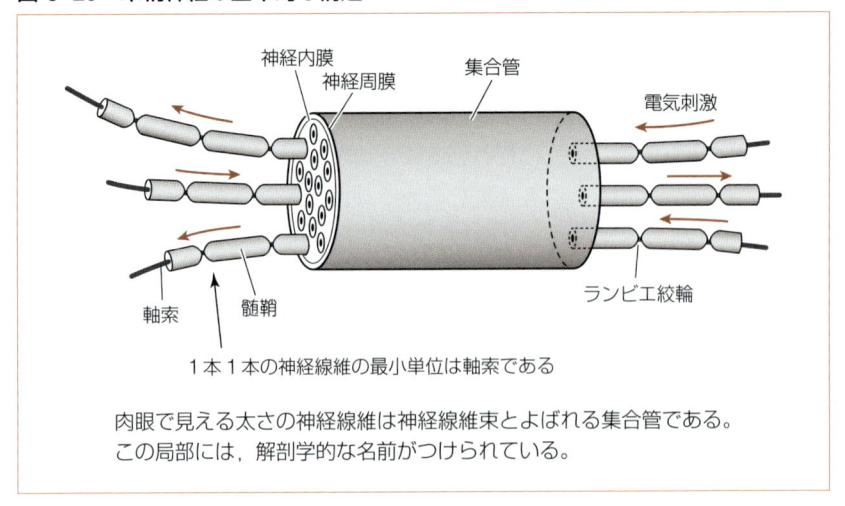

1本1本の神経線維の最小単位は軸索である

肉眼で見える太さの神経線維は神経線維束とよばれる集合管である。
この局部には，解剖学的な名前がつけられている。

もあれば，中枢神経系から身体を動かす命令を伝える運動神経（遠心性）も混在していることがあり，ときには自律神経（求心性と遠心性）の一部も入っていることがあって，それらが一束の神経線維となっているわけである。

b　脳神経

末梢神経のほとんどは脊髄から出入りするが，例外的に，脳から直接出入りする末梢神経が **12 対**ある。これを特別に**脳神経**とよんでいる。視神経（第Ⅱ神経）や，眼球を動かす神経（第Ⅲ・Ⅳ・Ⅵ神経）など，生体にとって重要な機能を担う神経が多い。これらの神経は脳から直接出ているので，脳の機能をよく反映し，生死の判定や脳死の判定など，重要な脳機能の確認に役立てられるものが多い。

機能的にみても，1本の脳神経は先に述べたようなさまざまな機能の異なる神経線維の集合管である。例えば，迷走神経（第Ⅹ神経）は，副交感神経であるとともに，のど（喉）の奥の感覚神経と嚥下運動をつかさどる運動神経の一部をなしている。

> **ワンポイント　脳神経の表示**
> 12 対の脳神経にはそれぞれ固有の名前がついているが，ローマ数字で表示される場合がある。例えば，視神経は第Ⅱ神経と表される。

❶ 嗅神経(Ⅰ)

鼻腔の最上にある頭蓋骨の底の部分（篩骨）に左右2本，太さ5 mm くらいの平たい紐のような神経が，脳から出てきている。この**嗅神経**の先は**嗅球**とよばれている。嗅球から鼻腔側に出た嗅上皮にある**嗅細胞**が臭い（匂い）を感知したあと，嗅球で電気信号に変換するとされている。臭いの信号は嗅神経から嗅覚野に伝達され，さらに大脳辺縁系に入力されるので，快不快の感情や本能をつかさどる部分と直結している。

D　末梢神経系

> ### 動物の嗅覚
>
> 　イヌ（犬）やクマ（熊）などは色盲であるため，眼からの視覚情報より，嗅神経(I)からの情報が重要になっている。例えば，板塀があり，塀の向こうで楽しそうなお花見などの宴会が行われていたとする。その塀には直径 10 cm くらいの穴が 1 つ空いていたときに，私たち人間なら，その穴に眼を押しあててのぞいて見るだろう。ところが，熊はこの穴に眼ではなく鼻を差し込んで，なにがおきているのか知ろうとすることが知られている。
>
> 　確かに，ヒトでは嗅球があるといっても，ほとんど白質ばかりであるが，熊の嗅球にあたる部分は，直径 2 cm くらいの嗅脳があり，きちんと皮質が存在する。また，ヒトが持つ鉄砲の臭いを嗅ぎ，生存競争が厳しい自然界で生き残るには，嗅脳の情報が本能の領域に直接入力されることは，理にかなっている。
>
> 　また，この嗅神経の周囲に，動物ではフェロモンの受容体があることが知られている。これも本能の領域に直接入力されている。残念ながら，ヒトでは確認できていない。確かに視覚情報が格段に劣り，手が歩行から解放されていない動物にとっては，異性をフェロモンで虜にすることができるかもしれないが，同じフェロモンなら相手の区別はおぼつかないので，人間の男女の間ではちょっと困ったことが頻発するであろう。
>
> 　このように動物の脳と比べると，ヒトの脳の特徴がよくわかる。それがよいかどうかは別にして。

❷ 視神経(II)，および動眼神経(III)，滑車神経(IV)，外転神経(VI)

　眼球の網膜からの視覚情報は**視神経**を伝わる。この情報は，ちょうど脳下垂体の上で，**視交叉**を経て**外側膝状体**で二次神経細胞にシナプス結合をして，視放線を通って大脳の一次視覚野に入力される。詳しくは，第 8 章「感覚器系」（☞ p.225）で述べる。

　視覚情報に関連して，受け入れる光量を調節するために瞳孔の拡大と縮小が随時必要になるが，この外側膝状体で入力される網膜からの一次神経細胞の情報の一部は，ここで自律神経系にもシナプス結合をして，瞳孔の拡大・縮小のコントロール情報として役立てられる。

　また，眼球運動は 3 種類の脳神経で行われているが，この 3 種類の脳神経の細胞体は密接に神経線維で連絡され結合されている。また，頭部の動きや傾斜の情報は，これから述べる脳神経の 1 つである**前庭神経**(VIII)からの情報が入力され，また小脳も関与するなど，複雑な神経回路網により，なめらかに視野が確保されるようになっている。

❸ 三叉神経(V)

　三叉神経は顔面の感覚をすべて担っており，顔面の感覚神経情報は三叉神経を通じて脳に入力される。ところが，顔面の随意筋を支配する神経のほとんどは，三叉神経ではない。顔面の随意筋のなかで，物を噛む筋肉（咬筋）を支配する二次運動神経細胞だけが三叉神経を通っているが，他のすべての顔面の横紋筋は，**顔面神経**(VII)が支配している。末梢神経では異例である。

ステップアップ　顔面神経による顔面の横紋筋支配

　顔面の横紋筋を支配しているのが顔面神経だという点は，末梢性の顔面神経麻痺のときのリハビリテーションに応用できる。つまり，もし物を噛む機能にかかわる神経がおかされていなければ，嚥下機能が正常なら，例えばガムを噛む動きなどを意識的に行うことによって，顔面神経の支配される横紋筋は一緒に動かざるをえないので，機能の回復が望めることがある。脳神経の複雑さを逆に利用する，という発想である。

図 6-30 顔面神経の分布

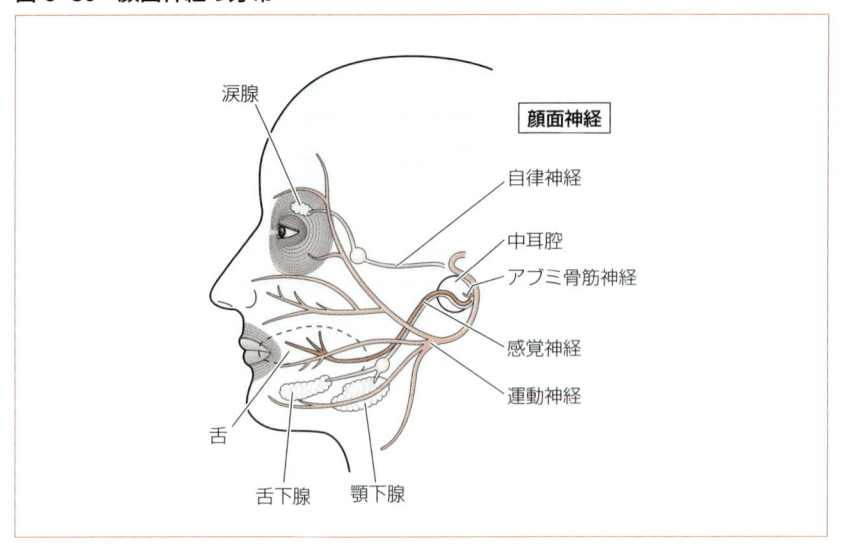

❹ 顔面神経（Ⅶ）の多様性と味覚

図 6-30 は顔面神経の分布模式図である。顔面神経は，顔面の物を嚙む随意筋以外のすべての横紋筋（通常，**表情筋**とよんでいる）を支配している。

それだけではない。大音量を聞いたあと，しばらく耳がキーンと鳴って聴覚が一時的に機能しなくなることは，ときどき経験するが，顔面神経は，それを防ぐ機能も担っている。中耳には鼓膜からの音情報を伝える 3 個の耳小骨があるが（☞ p.174），その最後の**アブミ骨**が過剰な音をそのまま伝えないように，アブミ骨筋肉が調節して，音の伝達をさえぎっているのである。その筋肉はとても小さく短いが，横紋筋である。これを支配しているのが，顔面神経から枝分かれするアブミ骨筋神経である。

また顔面神経には自律神経が一緒に通っており，涙腺・顎下腺と舌下腺を支配しており，涙を流したり，唾液を出したりする機能を担っている。

さらに，舌の味覚にも関与している。図 6-31 に示したように，**味蕾**（みらい）が舌の表面に多数存在し，これに味覚のもとが接すると化学的刺激を生じ，感覚神経を伝わっていく。味蕾は，**明細胞**❷（L），暗細胞（D），中間細胞（I），基底細胞（B）から成り立っている。舌の表面には**味孔**とよばれる穴が空いており，そこには微絨毛が密生している。

舌の前 2/3 の味覚は**顔面神経**（Ⅶ），温覚・冷覚と痛覚・触覚は**三叉神経**（Ⅴ）を通じて，図 6-32 のように脳幹の**孤束核**に入力され，その感覚情報は視床に入り，味覚は味覚の一次中枢である**島回**に，他の感覚情報は**中心後回**にいたる（☞ 図 6-23, p.160）。

舌の後 1/3 と咽頭の味覚と温覚・冷覚と痛覚・触覚は**舌咽神経**（Ⅸ）を通じて，同じく脳幹の孤束核に入力され，あとは同じである。舌の後 1/3 と咽頭は，嚥下反射に関係しているので，ここでの感覚神経と運動神経はともに舌咽神経であり，脊髄反射と同じ機能が備わっていて合理的にできている。

Word ❷

明細胞，暗細胞
病理学的に染色性の違いから区別される名称で，明るい色が明細胞，暗いのが暗細胞。固有の細胞名ではない。他の部位にも同様の細胞は分布する。

図 6-31 味蕾と舌

L：明細胞　　I：中間細胞
D：暗細胞　　B：基底細胞

a. 味蕾

喉頭
味覚と感覚
迷走神経（X）

後1/3+咽頭
舌咽神経（IX）

前2/3+咽頭
顔面神経（VII）

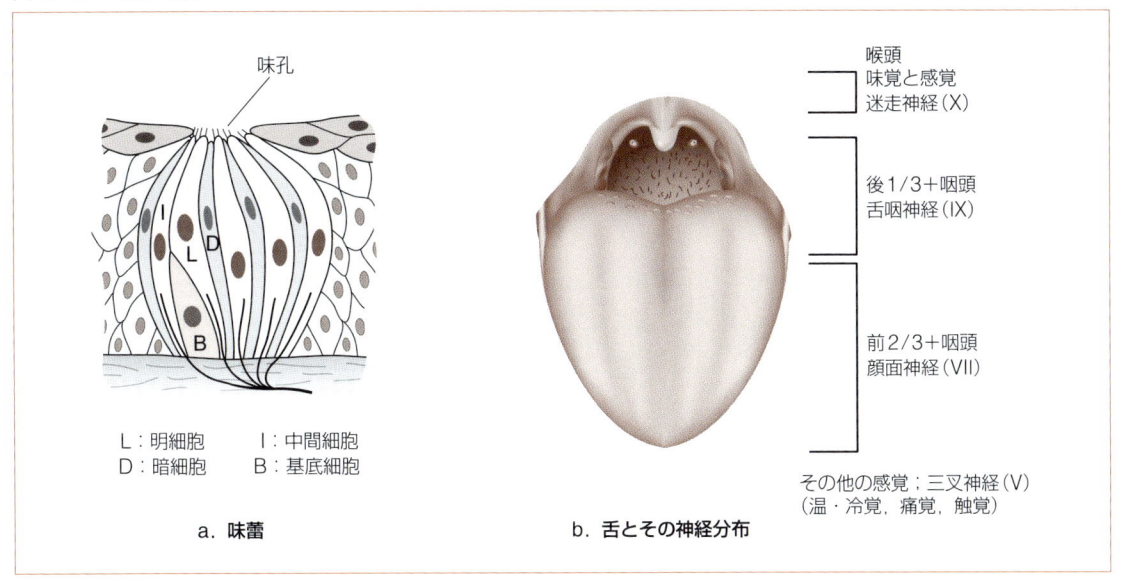

その他の感覚；三叉神経（V）
（温・冷覚，痛覚，触覚）

b. 舌とその神経分布

図 6-32 舌への神経伝達

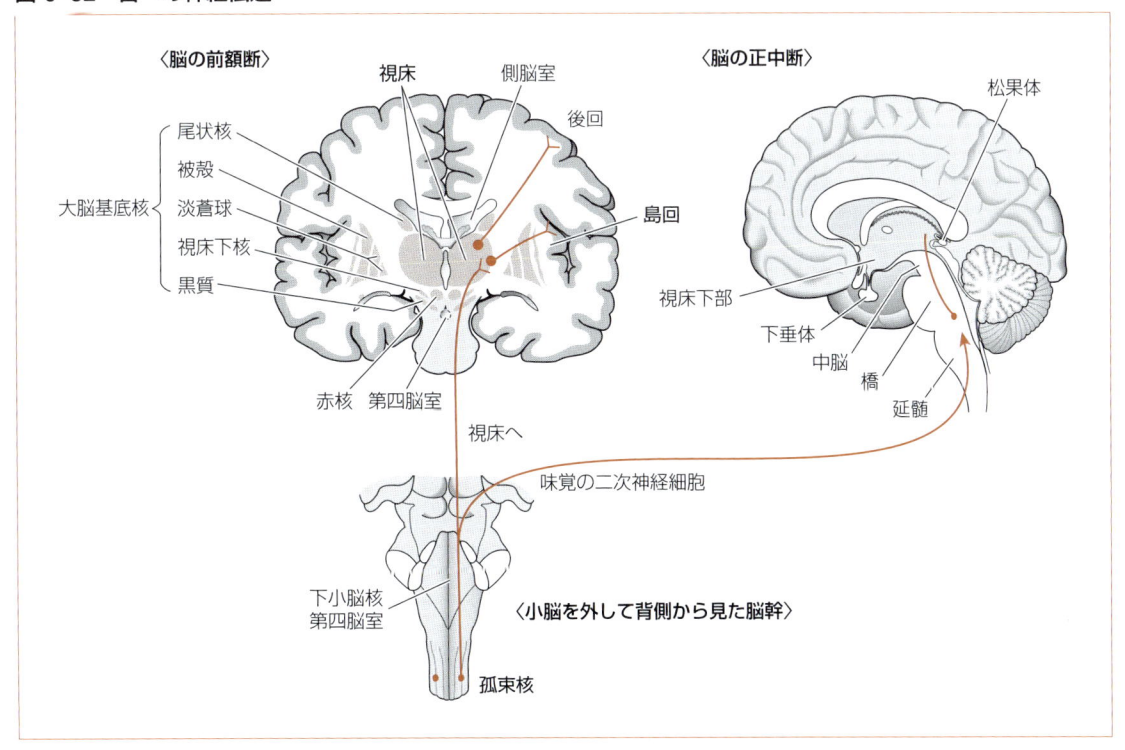

　ちなみに，喉頭の味覚とそれ以外の感覚は**迷走神経（X）**が担っており，やはり脳幹の孤束核に入力され，あとは同じである。
　なぜ，こんな複雑な仕組みになっているのか，理由はわかっていない。しかし，逆に考えると，一部の末梢神経が傷害された場合でも，他の感覚や機

図 6-33　耳の構造

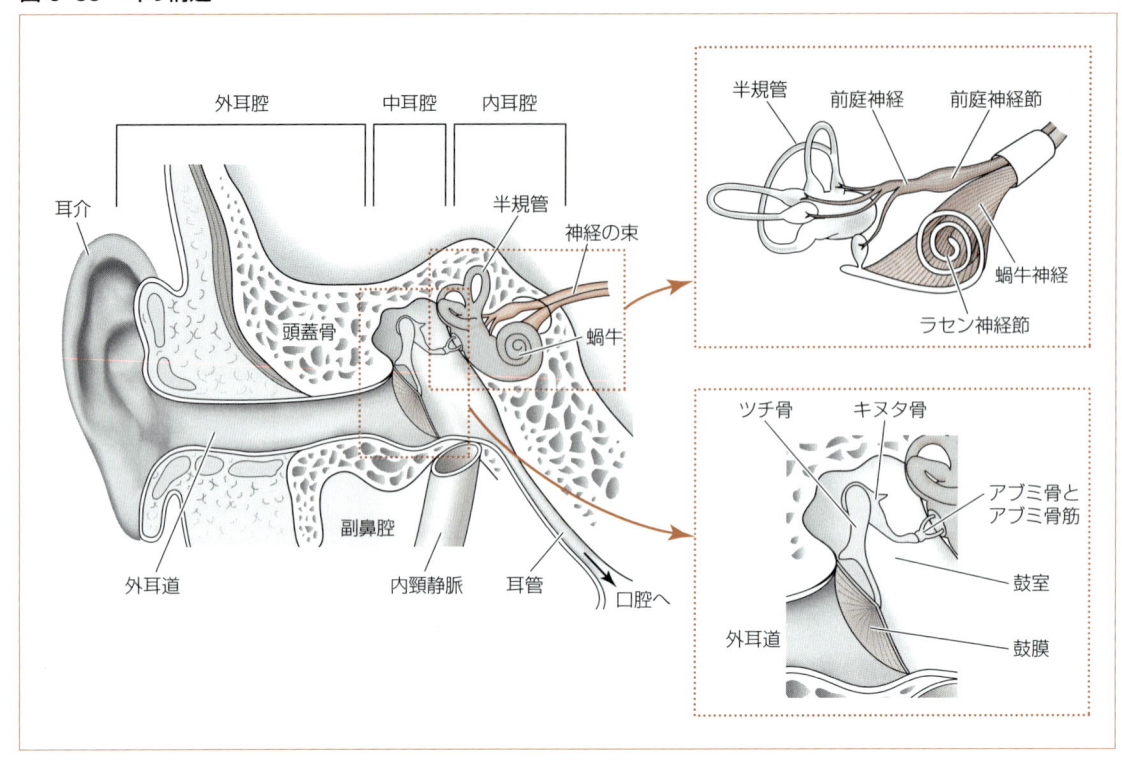

❺ 耳と蝸牛神経・前庭神経（Ⅷ）

　音は**耳介**（耳）で集音され，**外耳道**を通って**鼓膜**を振動させる。この鼓膜の振動は，**ツチ骨，キヌタ骨，アブミ骨**という3つの耳小骨を通じて，てこの原理により増幅されて，**蝸牛**（カタツムリも漢字では同じ字をあてる）に入り（**図6-33**），中にあるリンパ液に振動を伝える。その振動を**コルチ器**が神経情報として発信させ，ラセン神経節にある神経細胞体を通り，**蝸牛神経**（Ⅷ）を経て，聴覚伝導路に伝わる。そして，**内側膝状体**から**聴放線**を通り，大脳皮質の一次聴覚野にいたる。

　アブミ骨の過剰振動を抑えるために，顔面神経（Ⅶ）からアブミ骨筋神経が分岐していることは，すでに前項で述べた。

> **ステップアップ**
>
> **中耳炎と中耳腔**
>
> 　鼓膜の外側は外耳道だが，鼓膜の内側で，3つの耳小骨がてこ（梃子）の原理で動く空間は，中耳腔である。**図6-33**で明らかなように，耳管を通じて，口腔とつながっている。この意味は，急に高度差を生じると外耳道と中耳腔の間に圧力差が生じ，鼓膜の振動がうまくいかないために，耳管を通じて空気が出入りして，圧力差を解消するというしかけである。
>
> 　また，子どもが中耳炎になりやすいのは，口腔で増殖した細菌が耳管を通じて感染するためである。細菌の感受性を調べずに漫然と1週間ほど抗生物質が処方されていたら，膿や炎症により，逆に3つの耳小骨の微妙な動きが障害されてしまうことになりかねない。このことはぜひ気をつけたい。

　また耳には，**平衡覚**（平衡感覚）を感じる機能がある。平衡覚は頭の傾斜，

回転運動(加速度)の変化から感知されるといわれるが、これらを感知するのは**半規管**である。この情報が前庭神経節にある神経細胞体を通じて**前庭神経**(Ⅷ)から脳幹に伝わる。この情報はさらに小脳、視床に伝えられて、姿勢の維持がはかられる。

蝸牛や半規管は頭蓋骨の中の内耳におさまっている。内耳の障害によって、平衡感覚に異常を生じて、めまいをおこす疾患に、メニエール病がある。

❻ 迷走神経(Ⅹ)

迷走神経は、自律神経の副交感神経として重要な役割を果たしている（☞ D-f「自律神経系」、p.181）。感覚神経としては、食道・胸部からの内臓痛覚のほかに、頸動脈小体の化学受容器からの情報を伝える。

また、喉頭、咽頭、軟口蓋、上部食道の筋肉を支配する運動神経の側面ももっている。このことは食べ物を喉頭には入れないで、食道に導く機能と関係がある。

❼ 副神経(Ⅺ)と舌下神経(Ⅻ)

副神経(Ⅺ)は、僧帽筋と胸鎖乳突筋を支配する運動神経である。**舌下神経**(Ⅻ)は、舌筋を支配する運動神経である。口腔内の感覚神経を伝える三叉神経(Ⅴ)からの情報を受けて、咀嚼や嚥下といった、脊髄反射と同じ反射の機能に関与する。

■脳神経系の経路とその障害時の部位表示

12対の脳神経は、運動神経の軸索、感覚神経の軸索、自律神経の軸索の集合管である（図6-29参照）。そして、それぞれ軸索の神経細胞体は異なっている。脳神経の場合、生命維持に直結する重要な機能をもつものが多く、ある神経細胞体のすぐ近くには別の神経細胞体や軸索が配置されていて、1つひとつの神経回路は整然としているのに、その収納は狭い空間内であり複雑になっている。そのために、どの神経細胞体のどの経路が障害を受けたかをわかりやすくする目的で、神経細胞体が存在する部位を**脳神経核**[30]とよぶことにしている。その神経細胞体そのものに障害があるときは「核性」、神経細胞体より大脳の部分に障害があるときを「核上性」、神経細胞体の軸索に障害があるときは「核下性」とよぶことにしている。

C 脊髄神経と神経叢

脳神経以外の末梢神経は、脊髄から出入りする。31対あり、これを**脊髄神経**という。脊髄神経には**自律神経系**と**体性神経系**があり、体性神経系はさらに**運動神経系**と**感覚神経系**に分けられる。運動神経は脊髄の腹側から出て、感覚神経は背側から脊髄に入る（図6-26参照）。運動神経の細胞体は脊髄の中に存在するが、感覚神経の細胞体は脊髄の外の**後根神経節**[31]に存在する。

脊髄神経の細胞体は**脊髄前角**にあり、その軸索は前根から出て骨格筋にいたる。種々の感覚受容器からの感覚刺激情報は、後根神経節に神経細胞体がある感覚神経の片方の軸索から、もう一方の軸索に伝わり、後角の神経細胞体にシナプス結合をして中枢へいたる（図6-27参照）。ここには同時に介在神

Word [30]
脳神経核
脳神経のように狭い空間に多数の回路網がある場合は、神経細胞体の部位に核が存在するので、きわめて特殊で細長い神経細胞の細胞体の部位を、「脳神経核」などとよぶことがある。

Word [31]
後根神経節
椎間板ヘルニアで感覚がおかされやすいのは、感覚神経細胞体が脊髄の外にあるため、それだけ圧迫されやすいからである（図6-12参照）。

図 6-34 脊髄神経

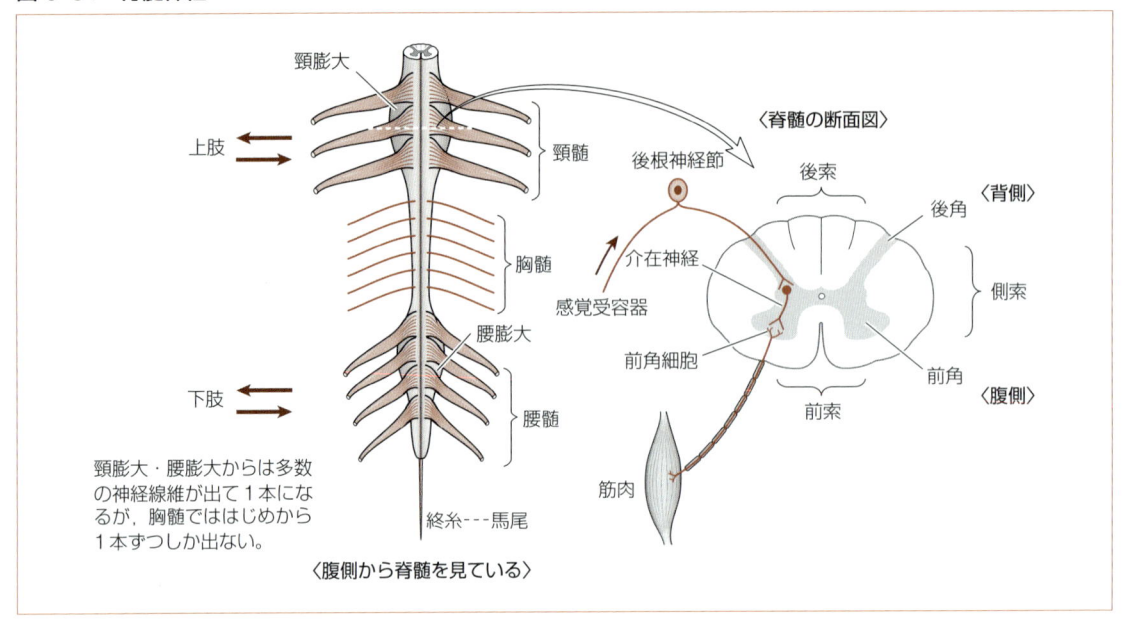

図 6-35 神経叢

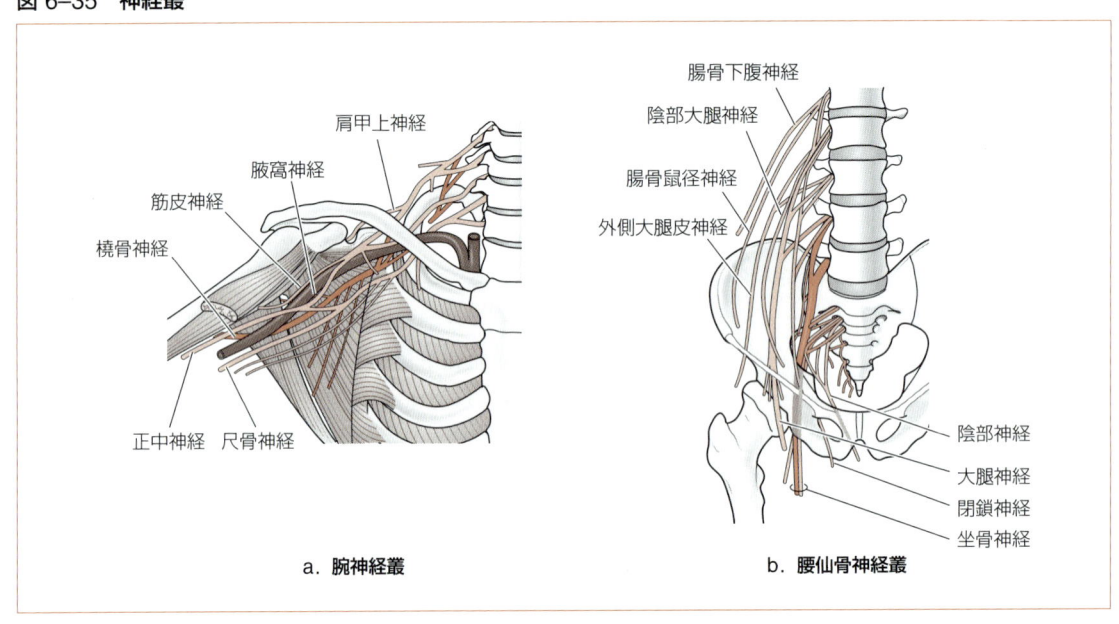

a. 腕神経叢

b. 腰仙骨神経叢

経があり，脊髄反射を担っている。

　上肢や下肢には多数の骨格筋や指趾と手足があり，ここからの感覚情報の入力も，運動神経の出力も，他の部位とは比較にならないほど多いために，上肢に対応して頸髄は膨大し，下肢に対応して腰髄も膨大している（図 6-34）。

　手指がある上肢と連絡する末梢神経は，第 4 頸髄（C_4 と略記）から第 1 胸髄（T_1 と略記；Th_1 と略記する場合もある）にかけて分岐するが，手の先端方向にいくにしたがって多くの分岐を生じ，また一部は合流するので，**腕神経叢**（叢は草むらの意味）とよばれている（図 6-35-a）。

下肢も，第1腰髄（L_1と略記）〜第4仙髄（S_4と略記）間から分岐する末梢神経が，腰仙骨神経叢を形成している（図6-35-b）。

d 運動神経系

1 錐体路

❶ 錐体路をつくる経路

錐体路は，手や足などの骨格筋を随意に動かす運動神経のなかで，最も中心的な役割を果たす経路であり，典型的な遠心性神経路である。錐体路の基本的な経路は，以下の2つから成り立っている（図6-36）。

1つ目の経路は，大脳中心前回（運動野）の神経細胞から発した軸索が，脊髄の前角にある運動神経細胞まで走行し，シナプスで結合するまでである。

2つ目の経路は，脊髄前角の運動神経細胞の軸索が，脊髄の前根（腹側）として椎体骨から外に出て，そのまま支配する横紋筋に到達するまでである。

1つ目の経路をなす運動神経細胞を**一次神経細胞**（または**一次ニューロン**），2つ目の経路をなす運動神経細胞を**二次神経細胞**（または**二次ニューロン**）とよぶことがある。

❷ 錐体交叉

錐体路の一次神経細胞は，延髄の下部において，左右の大脳中心前回からの軸索の約90％が交叉する。この交叉によって，左大脳は右半身，右大脳は左半身の感覚の受容と運動の支配に向かう。これを**錐体交叉**とよぶ。このこ

図6-36 錐体路

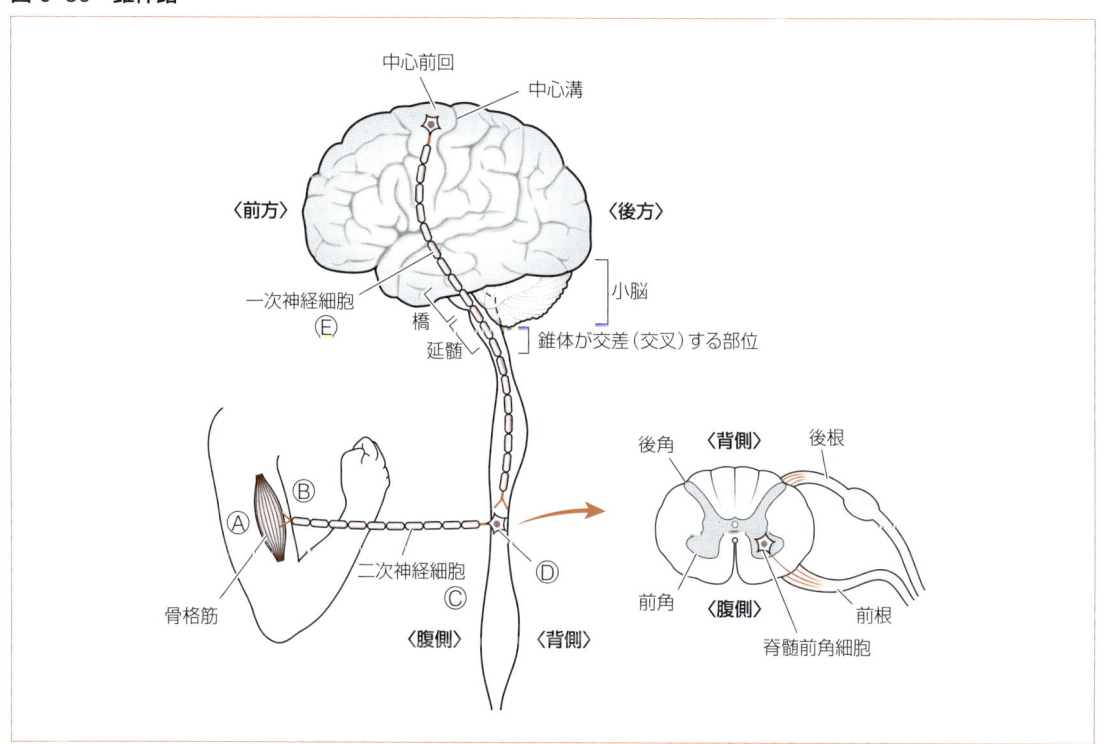

図 6-37　左大脳中心前回からの軸索

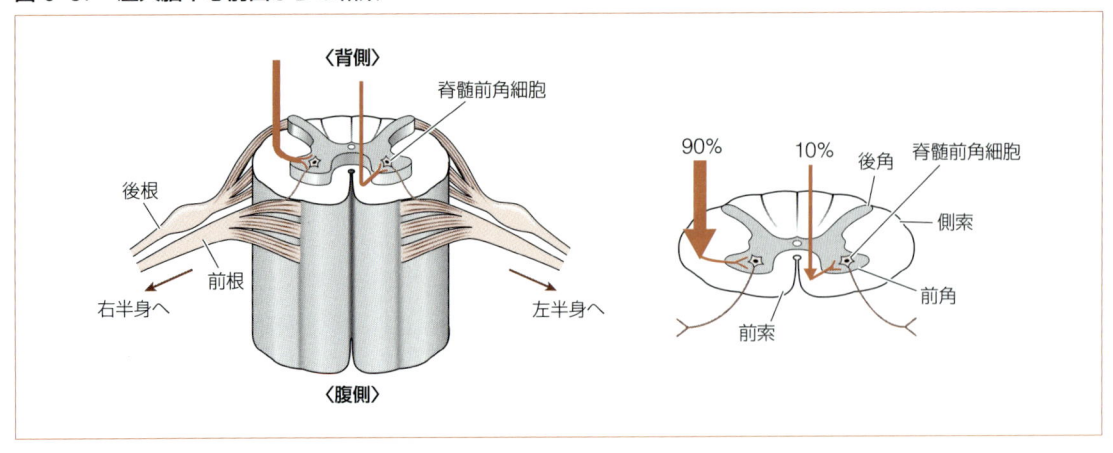

とは例えば，右半身の手足の麻痺が生じたら，延髄下部よりも大脳側に病巣がある場合は，左右反対の錐体路に障害が生じているということを意味する。

この約90％は延髄下部で交叉したあと，反対側の側索を下降し，そのまま反対側の脊髄前角の二次神経細胞に接続するが，残りの約10％は交叉せずに同側の脊髄前索を下降し，同じ側の脊髄前角にある二次神経細胞に接続する（図6-37）。

> **ステップアップ**
>
> **錐体路の障害部位と疾患**
>
> 　錐体路と骨格筋のどこかに障害があって，手足などの随意運動ができないときに，障害された部位がどこなのかがわかれば，診断において疾患をかなり絞り込むことができる。図6-36に Ⓐ〜Ⓔ として障害部位を図示した。障害された部位で，どのような病態（疾患）となるかを考えてみよう（答えは次ページの左下）。
> 　Ⓐ：骨格筋そのもの，Ⓑ：神経筋接合部，Ⓒ：二次神経細胞の軸索（と髄鞘），Ⓓ：二次神経細胞の細胞体，Ⓔ：神経細胞の軸索（と髄鞘）
> 　①筋萎縮性側索硬化症(ALS)，②脳内出血，③脊髄腫瘍，④多発性硬化症，⑤糖尿病性ニューロパチー，⑥ギラン-バレー症候群，⑦ポリオ（急性灰白髄炎），⑧重症筋無力症，⑨進行性筋ジストロフィー

2　錐体外路

❶ 錐体外路という経路

　錐体外路は，延髄下部で錐体交叉をしない運動神経の経路のことで，大脳，小脳，大脳基底核（基底核）㉜，赤核，脳幹，脊髄を連絡する複数の経路である。運動の細かな調節を行い，細かい運動を可能にする経路となっている。

❷ 錐体外路の働き

　錐体路で意志による運動命令を伝達する場合，運動の速度や組み合わせ，いろいろな筋肉の力の入れぐあいなどを刻々に調節しないと，スムーズな筋肉の運動はできない。また，ある動作をするときは，複数の筋肉の絶妙な協調運動が不可欠である。例えば，直線状に歩くという場合，上げるほうの足は膝の内側の筋肉は収縮し，膝の外側の筋肉は弛緩しなければならない。また，反対側の足は体重移動をしながら，ぐらつかないでしっかりと体重を支えていなければならないし，次の一歩の準備をしなければならない。こうし

Word ㉜
大脳基底核
図6-22に示したように，尾状核・被殻・黒質・淡蒼球・視床下核の総称。このうち黒質は中脳に，視床下核は間脳に分類されている。大脳基底核は視床を介して大脳皮質に連絡する。別に記したように，黒質の障害はパーキンソン病の発生にかかわっている。

図 6-38 皮膚分節（ダーマトーム）

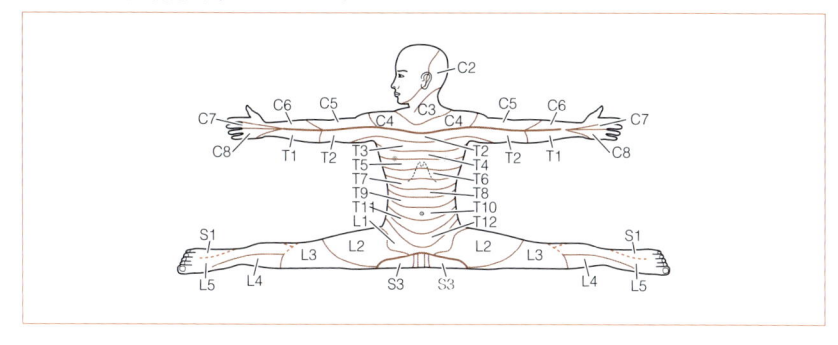

た運動神経の協調性やなめらかさを担うのが，錐体外路の役目である。

e 体性感覚系

1 体性感覚系の2つの特徴

体性感覚は，皮膚・粘膜の感覚である**表在感覚**（表面感覚）と，筋肉・腱・関節の感覚である**深部感覚**に分けられるが，図 6-27, 6-34 に図示したように，種々の**感覚受容器**で感知された感覚刺激はいずれも脊髄神経を通り，後根神経節を経て，後根から脊髄後角に達する。

体性感覚系には2つの特徴が知られている。

第1には，感覚受容器がそれぞれ異なるにもかかわらず，感覚受容器が局在する部位と，感覚神経が入る脊髄神経との間には一対一の関係がある，ということである。皮膚・粘膜の感覚である表面感覚と脊髄神経の一対一の関係を，皮膚表面の地図として表したものが，**皮膚分節**（ダーマトーム）とよばれている（図 6-38）。深部感覚も同様である。ただし，厳密に一対一というわけではなく，隣接の脊髄神経とのある程度の重複もみとめられる。

第2には，感覚受容器の局在と脊髄神経とに一対一の関係がありながら，後角の神経細胞に連絡してから先の求心性神経経路は，感覚の種類によって，主として，3つの経路を通って脳に伝えられる，ということである。

2 3つの経路と感覚の種類

体性感覚系の3つの経路ごとに，感覚の種類と感覚器を整理する。

❶ 温度覚・痛覚（温痛覚）

1つ目は温度覚・痛覚（温痛覚）にかかわる経路である。これらの感覚は，それぞれの部位に分布し，感覚の種類ごとに対応する感覚受容器で感知される。**温度覚**には，0〜35℃の温度に反応する**寒冷温度受容器**と，30〜45℃の温度に反応する**温暖温度受容器**がある。**痛覚**には**痛覚受容器**がある。それぞれは自由神経終末（☞第8章の Word「神経終末」, p.243）から成り立っており，有髄の **Aδ 線維**と無髄の **C 線維**で構成されている。

温痛覚信号を後角においてシナプス結合で受けた二次感覚細胞は，同じ平

〈前ページステップアップの答え〉
①＝Ⓓ，②＝Ⓔ，③＝ⒺとⒹ，
④＝Ⓔ，⑤＝Ⓒ，⑥＝Ⓒ，
⑦＝Ⓓ，⑧＝Ⓑ，⑨＝Ⓐ

図 6-39　脊髄視床路

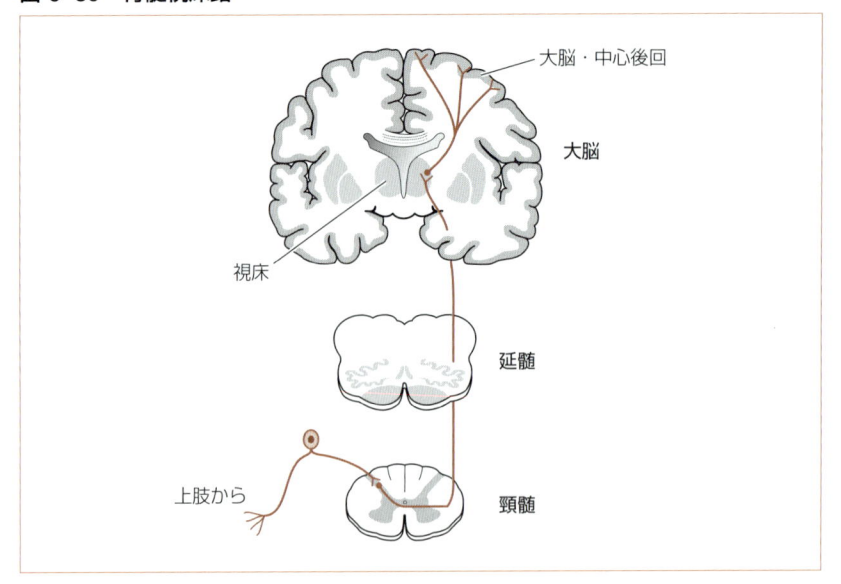

面上の脊髄の反対側に軸索を伸ばしてから，間脳の視床まで上行する。そして視床で別の神経細胞に情報を引き継いで，大脳皮質の中心後回の，身体の各部位に対応した部位に温痛覚信号を伝える。この回路を**脊髄視床路**とよぶ（図 6-39）。

> **ワンポイント　高齢者の脊髄損傷**
>
> 　温痛覚だけは脊髄を横断する。だから，左右の片側だけが温痛覚の障害を受けることはない。また最近，高齢者が転倒しただけで，脊髄の中心部の脊髄損傷がおこることが意外なほど多いことが知られてきた。その場合は，頸髄に障害がおきやすく，上肢の運動麻痺と温痛覚のみの障害が出やすい。上肢がうまく使えないと，車椅子の移動も困難になり，食事も介助が必要になるので，高齢者の転倒対策は軽んじてはいけない。

❷ 筋肉と腱の伸縮情報

　2つ目は，深部感覚のうちで，骨格筋の伸縮の状態を伝える経路である。

　骨格筋の中には，特殊な筋線維から成る**筋紡錘**という受容器がある。筋紡錘は骨格筋線維と平行に骨格筋の結合組織に位置しており，骨格筋が伸びると受動的に筋紡錘の中の特殊な筋線維が伸張することによって，刺激を感知する特殊な受容器である。有髄の **Aα 線維**と **Aβ 線維**を介して，脊髄の後角に信号が伝わる（図 6-40-a）。また骨格筋の伸縮に対して，筋紡錘内の特殊な筋線維の感受性を調節するために，脊髄前角から **γ 運動神経**が筋紡錘内の特殊筋線維を支配している。脊髄前角から通常の骨格筋の伸縮にかかわる運動神経は，**α 運動神経**といわれているので，特殊な運動神経と考えられている。

　また，骨格筋と腱の接合部に位置する，**ゴルジ腱器官**とよばれる受容器がある。ゴルジ腱器官は**腱紡錘**とよばれることもある。筋肉が収縮すると刺激を感知する特殊な受容器である（図 6-40-b）。

　2つの受容器には，筋紡錘は骨格筋の伸張を感知し，ゴルジ腱器官は収縮を感知するという違いがある。また筋紡錘は感受性の調節機構をもつが，ゴ

図 6-40 筋紡錘とゴルジ腱器官の伝達経路

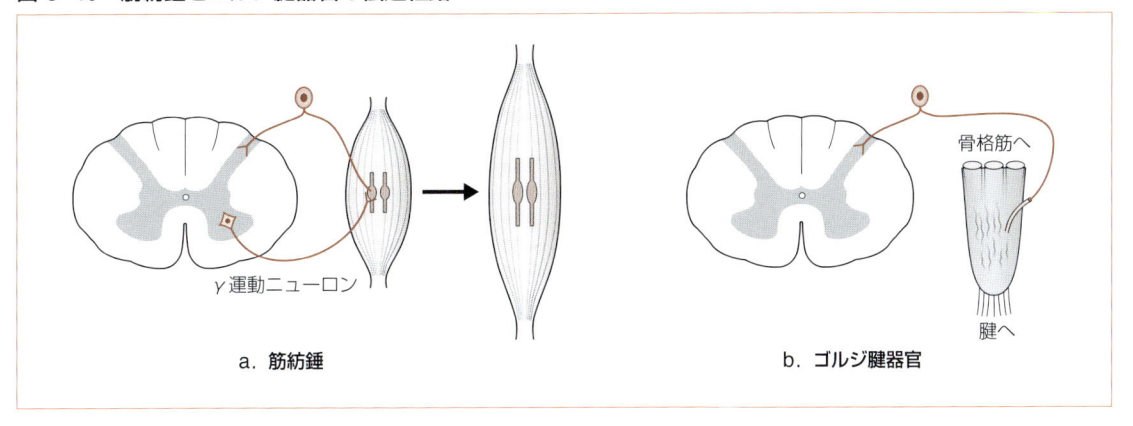

a. 筋紡錘　　γ運動ニューロン

b. ゴルジ腱器官　骨格筋へ／腱へ

ルジ腱器官にはそれがない。いずれも位置覚に関係している。

筋紡錘とゴルジ腱器官からの信号は，後角の神経細胞にシナプス結合で伝えられ，同側の白質を上行して小脳虫部に入力される。大脳までは上行しないので，感覚として意識されることはない。小脳でのこの回路を，**脊髄小脳路**とよぶ(図6-41)。小脳の機能(運動を適切に迅速に開始する，なめらかな協調運動ができるように調節を行う，筋肉の緊張を適度に維持し姿勢を保持する)を想起しよう。

❸ **触覚・圧覚・振動覚・位置覚**

触覚・圧覚は，毛のある皮膚では**毛包受容器**や**メルケル小体**，毛のない皮膚では**マイスナー小体**(マイスネル小体ともいう)やメルケル小体を受容器とする。振動覚は**パチニ小体**(ファーテル-パチニ小体ともいう)を受容器とし，太い有髄のAβ線維の末端が無髄となった軸索を伝わる。深部感覚である位置覚の受容器は不明である(☞ 第8章F「体性感覚」，p.239)。

これら触覚・圧覚などは，脊髄後角でシナプス結合によって別の神経線維に接続し，同側の後索を上行する。下肢からの軸索は後索の内側の**薄束**を，上肢からの軸索は後索の外側の**楔状束**を上行し，下部延髄の薄束核と楔状束核でシナプス結合によって次の神経細胞に接続し，この下部延髄で反対側の**内側毛帯**に交叉し，そのまま上行する。そして視床で，別の神経にシナプス結合で接続し，大脳皮質の中心後回の，身体の各部位に対応した部位に信号を伝える。この経路を，**後索内側毛帯経路**とよぶ(図6-42)。

このほかにも別のいくつかの経路が知られているが，まずこの3つは理解しておいてほしい。

> **Word** ㉝
> **自律神経**
> 図6-43にあるように，中脳から脊髄円錐までをみると，上下に副交感神経があり，真ん中に交感神経というように配置されている。この生物学的な意味は不明である。

f 自律神経系

自律神経系は，個体の意志から独立して機能する神経で，循環・呼吸・消化・代謝・分泌・排泄などの生命維持にあずかる機能を制御している。自律神経系は，**交感神経系**と**副交感神経系**から成り立っている㉝。これらにも末

図 6-41 脊髄小脳路

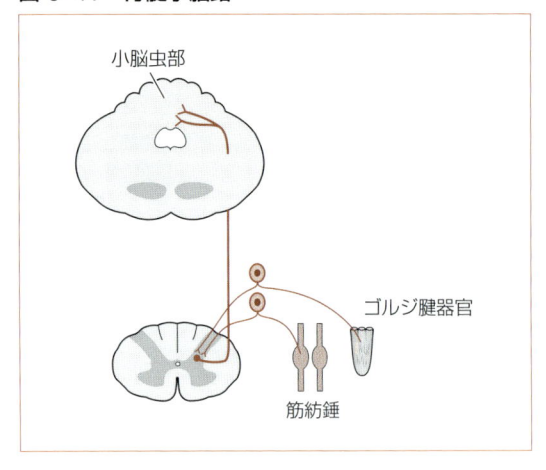

図 6-42 後索内側毛帯経路

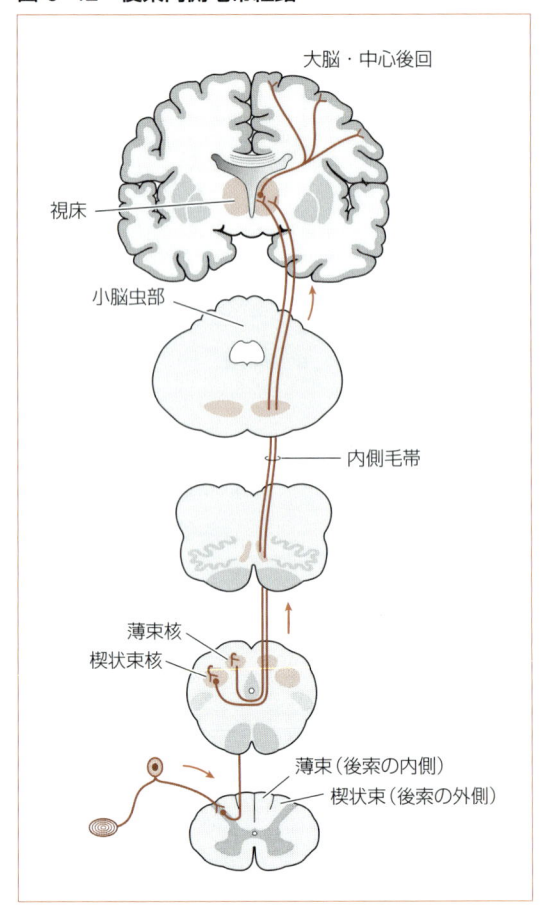

梢神経の一部を構成している部分と，中枢部分とがある。自律神経の中枢には，循環中枢・体温調節中枢・呼吸中枢などがある。

中脳から延髄にいたる部分から出入りする脳神経と，仙髄から出る末梢神経が副交感神経系を構成し，胸髄から腰髄までの範囲の前根から出入りする末梢神経の一部が交感神経系を構成している（図 6-43）。

1 交感神経系

交感神経は，第 1 胸髄（T_1）～第 2 腰髄（L_2）間の脊髄の前根から，脊髄神経として 3 つのルートで出る。

第 1 のルートは，椎体骨の前の左右に，直径 5 mm くらいの数珠をつなげたように長軸方向に位置する**交感神経幹**[34]の中にある**交感神経節**[35]にいたる線維を出している（図 6-43；図 6-26 も参照）。ここで別の神経に連絡して，各臓器や血管にいたる。

第 2 のルートは，交感神経幹を通らず，椎体骨の前にある腹部大動脈に絡みつくようにして，主として 3 つの交感神経節にいたる線維を出している。ここで別の神経に連絡して，各臓器にいたるのは同じである。この 3 つの交感神経節は上から順に，**腹腔神経節**，**上腸間膜動脈神経節**，**下腸間膜動脈神**

Word [34]
交感神経幹
交感神経幹は胸椎の前面に 2 列の数珠のような神経節がつながっている。1 つひとつの交感神経節は，おおむね直径 5 mm くらいの球状である。

Word [35]
交感神経節
交感神経は胸髄から前根神経に混じり，脊髄を出て，交感神経節にいたる。交感神経節で次の神経細胞に連絡して，効果臓器（☞第 4 章の図 4-5〔p.86〕では気管支）に刺激が伝導される。

図 6-43　自律神経系（交感神経）

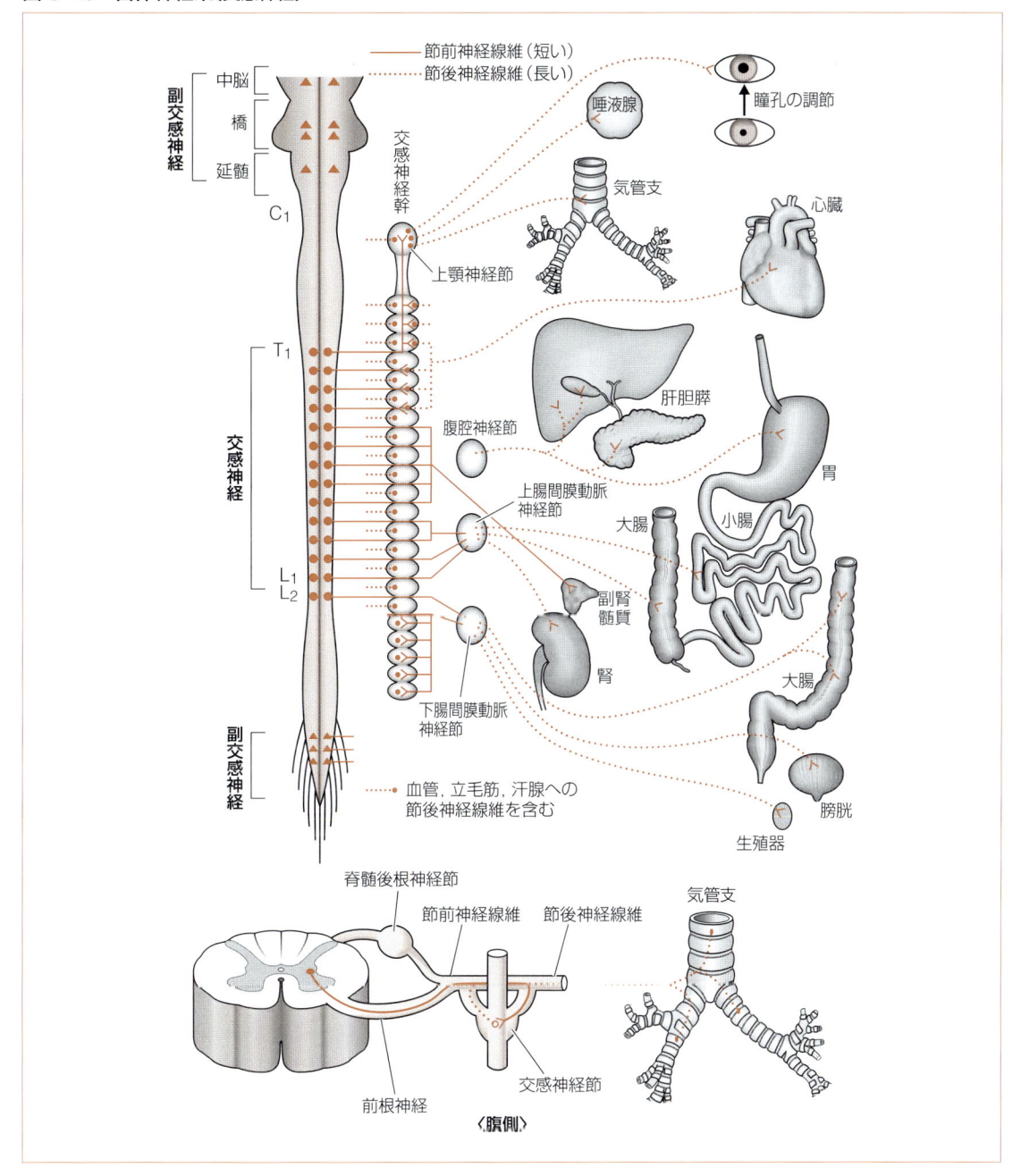

経節である。

　第3のルートは，副腎髄質にいたる線維で，交感神経節を介さず，直接，脊髄から副腎髄質の細胞にいたり，副腎髄質の細胞がエピネフリンとノルエピネフリンを血中に放出する。副腎髄質は交感神経と密接な関係にあるので例外的でもある。

　交感神経節までを**節前神経細胞**（**節前ニューロン**），交感神経節から臓器までを**節後神経細胞**（**節後ニューロン**）とよぶ。副交感神経に比べると，節前神経細胞は短く，節後神経細胞は長い。

表 6–4 自律神経系の機能

臓器	交感神経興奮	副交感神経興奮
心臓	心拍数増加	心拍数減少
	筋力増大	筋力減弱
末梢血管	一般に収縮	一般に拡張
瞳孔	散大	縮小
毛様体筋	—	収縮（遠近調節）
涙腺	—	分泌促進
唾液腺	分泌（軽度に促進）	分泌促進
汗腺	分泌（コリン性）	—
消化管	運動抑制（括約筋促進）	運動促進（括約筋抑制）
	分泌抑制	分泌促進
胆嚢	弛緩	収縮
膀胱	弛緩	収縮
骨格筋の血管	拡張	—

交感神経系の機能は**表 6–4** に列記したが，いくつかの大切な機能がある。交感神経が興奮すると，瞳孔が散大し，心拍数は増加し，末梢血管は一般に収縮するが，骨格筋の血管は拡張して血液流入が集中する。手のひらに汗をかく。しばしば，闘いや競争に適した身体の状態にたとえられる。

2 副交感神経

脳神経である**動眼神経**（Ⅲ），**顔面神経**（Ⅶ），**舌咽神経**（Ⅸ），**迷走神経**（Ⅹ）と，仙髄に発する**脊髄神経**から成り立っている（**図 6–44**）。

脳神経の関与の例としては，唾液の分泌促進に関与する副交感神経は，顔面神経（Ⅶ）を経て涙腺・顎下腺・舌下腺にいたり，舌咽神経（Ⅸ）を経て耳下腺にいたる。胸部内臓から腹部の上行結腸までは，迷走神経（Ⅹ）が支配している。下行結腸から骨盤内臓器にかけては，脊髄の仙髄から出る脊髄神経が支配している。

副交感神経系は，節前神経細胞が長く，神経節は各臓器の近くにあり，そこで節後神経細胞に連絡するので，節後神経細胞が非常に短いのが特徴である。

副交感神経が脳・脊髄から出る部位は，脳と仙髄に分け隔てられている。骨盤内臓器は生殖や排尿・排便にかかわる臓器が多いが，これらの自律神経による統御は第一次的には，仙髄とその周辺に分布する脊髄反射の複雑な回路網によっている。最終的な中枢は遠く脳幹部にあるが，そこには大脳からの神経連絡がある。試験直前などで緊張するとトイレが近くなる（膀胱が収縮する）など，心の緊張が自律神経中枢に影響を及ぼす。

3 拮抗支配

副交感神経の支配を受ける器官のほとんどすべては，交感神経によっても支配を受ける。両神経による支配を**二重支配**といい，両神経の作用が反対方向の場合を**拮抗支配**という。例えば，心臓では交感神経が促進的に作用するが，副交感神経（迷走神経）は抑制的に作用する。一例をとれば，心臓や瞳孔に関しては，逆の作用をする。

図 6-44　自律神経系（副交感神経）

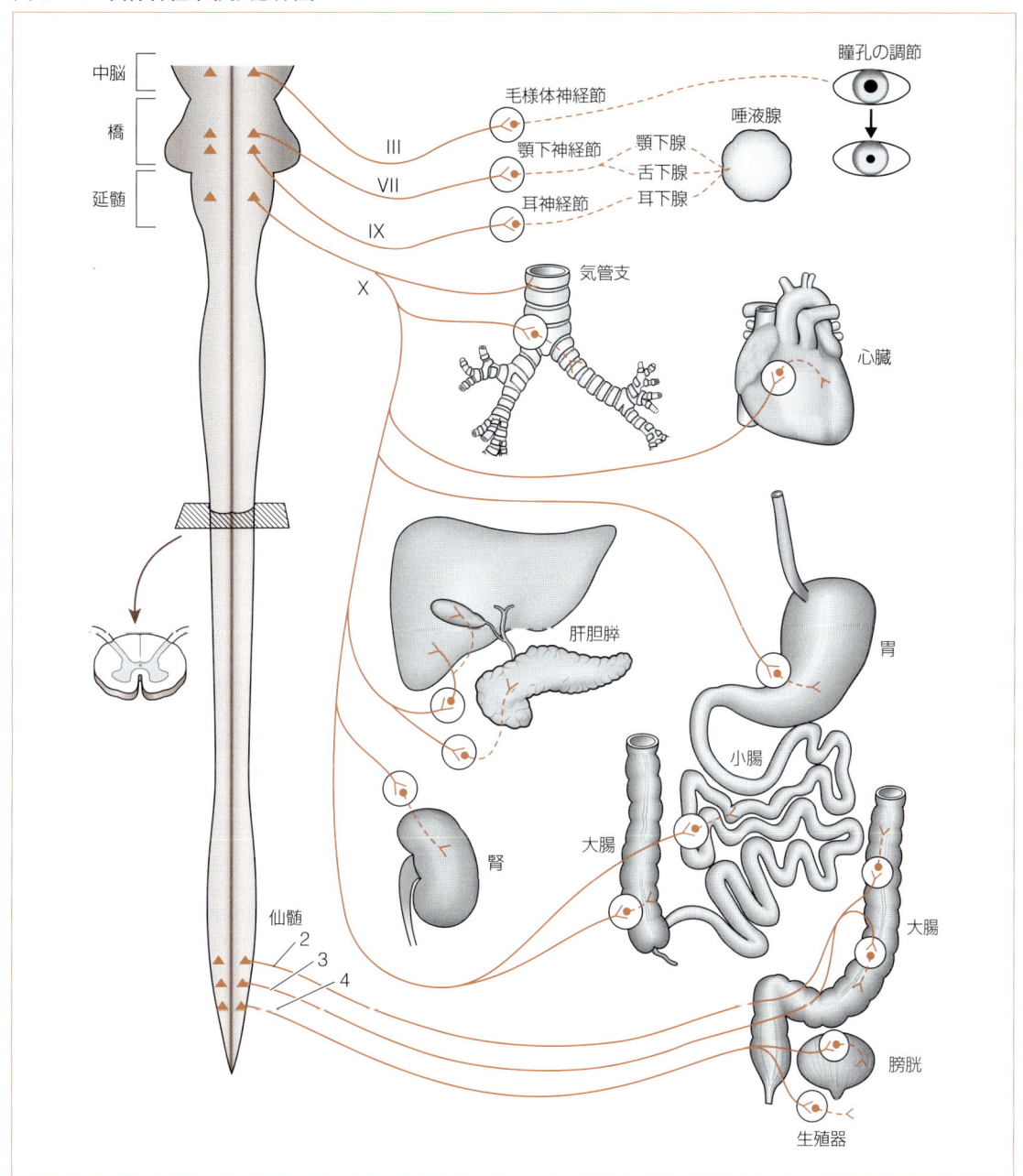

ステップアップ

アセチルコリン受容体

　アセチルコリン受容体には，**ニコチン性受容体**と**ムスカリン性受容体**の2種類があることが知られている。前者は神経筋接合部や自律神経節（交感神経・副交感神経の両方）に多く分布し，*d*−ツボクラリンで抑制される。一方，ムスカリン性受容体は副交感節後神経細胞末端と効果器の接合部に多く存在し，**アトロピン**で抑制される（図6-45）。*d*−ツボクラリンは筋弛緩薬で，麻酔薬の1つとして使われる。

　一方，交感神経の節後神経細胞の神経伝達物質と受容体は2種類あるが，大半はノルアドレナリンが神経伝達物質として放出され，受容体はアドレナリン作動性 α(1, 2)または β(1, 2, 3)である。β受容体は**プロプラノロール**で抑制される。汗腺や骨格筋の一部の血管を支配する交感神経の場合は例外的に，アセチルコリンが放出される。

図 6-45 自律神経系における伝達物質

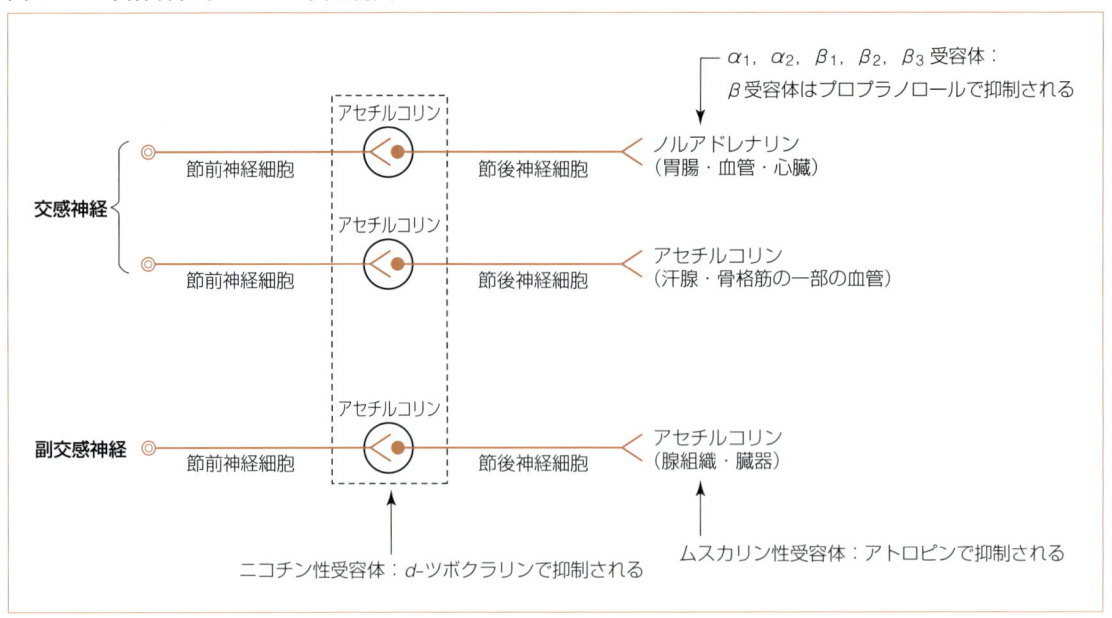

―α₁, α₂, β₁, β₂, β₃ 受容体:
β 受容体はプロプラノロールで抑制される

交感神経
- 節前神経細胞 ―アセチルコリン→ 節後神経細胞 ― ノルアドレナリン（胃腸・血管・心臓）
- 節前神経細胞 ―アセチルコリン→ 節後神経細胞 ― アセチルコリン（汗腺・骨格筋の一部の血管）

副交感神経
- 節前神経細胞 ―アセチルコリン→ 節後神経細胞 ― アセチルコリン（腺組織・臓器）

ニコチン性受容体：d-ツボクラリンで抑制される
ムスカリン性受容体：アトロピンで抑制される

ステップアップ

Word ㊱
大動脈小体，頸動脈小体

それぞれ迷走神経(X)，舌咽神経(IX)を介した，H^+ と CO_2 の受容体のことをさす。このような，あるイオンを識別してその濃度を感知する受容体は，身体の要所要所に多数存在し，その情報を主として自律神経系を介して中枢神経系に時々刻々に伝達している。大動脈小体は大動脈弓部にある。

Word ㊲
睡眠時無呼吸症候群

ヒトはあお向けになって睡眠状態になると，舌根が沈下して気道をふさぐ場合があり，肥満体質の人に多くみられる。このような場合は閉塞型とよばれているが，延髄の呼吸中枢の変調によっても，呼吸が一時的に止まることが知られてきた(中枢型)。いずれも1〜2分間呼吸が止まったあと，代償性に，あくびのような大いびきをかくのが特徴である。

自律神経中枢

自律神経系の中枢による統合機構はわかっているようで，いまだわからないことが多い。例えば，呼吸〔調節〕中枢は延髄背側に位置する。末梢の受容器としては，**大動脈小体**が迷走神経(X)を，**頸動脈小体**が舌咽神経(IX)を介し㊱，延髄の呼吸〔調節〕中枢が水素イオン(H^+)と二酸化炭素(CO_2)の上昇を感知して，延髄背側の呼吸〔調節〕中枢に情報を送る。また，延髄腹側にある受容器では H^+ の上昇を感知し，背側の呼吸〔調節〕中枢に情報を送る。呼吸〔調節〕中枢は，呼息(息をはき出す)中枢と吸息(息を吸い込む)中枢から成り，それぞれから横隔膜と肋間筋に交互に刺激が発せられ，肺で換気が亢進される。

しかし，呼息中枢と吸息中枢の相互の関係や，意識して深呼吸するときには大脳皮質からの電気信号が来るはずであるが，それがどういうものかがわかっていない。また，寝ているときにも，呼吸は止まることはない。これは延髄の呼吸〔調節〕中枢だけによるのか，それ以外の中枢が関与しているのかもわかっていない。最近は，睡眠時に呼吸が止まる睡眠時無呼吸症候群㊲という病態があることが知られるようになった。

本章のまとめ

- 神経系は解剖学的に中枢神経系と末梢神経系に大別される。さらに，中枢神経系は脳と脊髄に，末梢神経系は体性神経系と自律神経系に分けられる。
- 感覚は末梢から中枢に向かい，運動は中枢から末梢に向かう。これらの方向をそれぞれ求心性，遠心性とよび，それぞれの感覚の種類によって主として3つの伝達経路が決まっている。中枢と末梢の連絡路となるこれらの神経を末梢神経と総称する。
- 神経系を構成する細胞には，神経細胞，神経膠細胞（星状膠細胞，乏突起膠細胞，マイクログリア〔小膠細胞〕，脳室上衣細胞）があり，神経膠細胞は神経細胞を支持し，また血液脳関門をつくる。
- 神経細胞は細胞体と，細胞体から出る何本かの樹状突起，および1本の軸索から構成されている。軸索のことを神経線維とよぶ。
- 1つの神経細胞から次の神経細胞へ，または筋肉への情報伝達は，シナプスや神経筋接合部において神経伝達物質（アセチルコリンなど）を介して伝わる。そのために情報電達は一方向にだけ伝えられる。
- 神経線維は髄鞘（ミエリン鞘）のある有髄神経線維と髄鞘のない無髄神経線維に分けられる。有髄神経線維では跳躍伝導によって，無髄神経線維よりも速く情報が伝達する。
- 神経情報は電気信号で，この電気信号が隣の神経細胞の細胞膜に伝わり，イオンチャンネルが開いて生じる活動電位によって細胞間を伝わる。
- 中枢神経は頭皮，頭蓋骨と椎体骨で外部が守られ，その内側はさらに硬膜・クモ膜・軟膜でおおわれている。
- クモ膜と軟膜の間にはクモ膜下腔という腔所があり，ここと脳室を脳脊髄液（髄液）が満たしている。髄液は脳室の脈絡叢でつくられ，クモ膜顆粒で吸収されて硬膜内にある静脈洞に入る。
- 脳の動脈は，左右にそれぞれある内頸動脈と椎骨動脈によって血液が供給される。椎骨動脈は頭蓋内で1本の脳底動脈となり，さらに大脳の底部で内頸動脈と合流してウィリス動脈輪（大脳動脈輪）を形成する。
- 脳は大脳縦裂で分かたれた左右2つの大脳半球から成る。
- 脳の表面の盛り上がった部分を脳回，溝の部分を脳溝とよぶ。
- 大脳皮質は脳の表層部分で灰白質ともよばれ，大きく前頭葉，頭頂葉，後頭葉，および側頭葉に分けられる。大脳皮質は神経の細胞体が集まってできており，それぞれの部位ごとに担っている決まった機能があり，これを大脳の機能局在とよぶ。
- 視床下部は小さな部位であるが，体温，体液の浸透圧，血中ホルモン濃度などの調節中枢があり，自律神経系の最上位の中枢機能を担っている。
- 脳は下から，延髄・橋・小脳・中脳・間脳・大脳から成る。延髄・橋・中脳は脳幹とよばれ，ここに生命維持の中枢がある。
- 小脳は，なめらかな，適切な運動や，姿勢の保持を調節する機能がある。
- 脊髄は脳からつながり，上から頸髄，胸髄，腰髄，仙髄に区分される。頸髄と腰髄からは感覚と運動の神経線維が多数出ているので太く，頸膨大，腰膨大とよばれる。
- 脊髄反射は，感覚刺激が大脳まで行かないで脊髄を迂回して反射運動をひきおこす，緊急の場合にとるショートカット経路である。

- 末梢神経には脳から直接に出入りする12対の脳神経と，脊髄から出入りする31対の脊髄神経がある。
- 顔面の感覚は三叉神経が，顔面の咬筋以外の横紋筋（表情筋）の運動は顔面神経が担っている。
- 四肢などの骨格筋の運動神経経路として錐体路と錐体外路がある。錐体路は一次と二次の2つの神経細胞（ニューロン）から成り，脊髄前角で2つの細胞がつながる。一次神経細胞は脊髄の下部で90％が交叉（錐体交叉）し，左右が入れ替わる。錐体外路は交叉しない運動神経経路で，筋肉の協調運動に関与する。
- 自律神経系は個体の意志から独立して，呼吸・循環・消化・排泄・分泌などの生命維持機能に関与する。中枢部分と末梢部分とがある。
- 自律神経系は交感神経系と副交感神経系から成り，相互が拮抗して機能している。交感神経が興奮すると心身の高ぶりとなり，静穏なときは副交感神経が優位である。

人体の構造と機能

第 7 章

運動器系

本章の学習目標

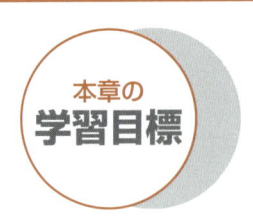

　人体は，そのときどきにおける生命活動の状態と重力との関係から，種々の姿勢や体位をとっている。この姿勢や体位は，静止状態から運動に対応させて，さまざまに変化していく。この運動を担っている主要な組織は，骨格・筋・関節・神経などである。それぞれが共通の基本構造をもちながらも，体内の部位によって，その動きに合わせた一定の特徴的な構造を有している。本章では，人のさまざまな生活行動を支えているこれら運動系の各組織・器官についての正常な構造を学び，ついでそれぞれが有する機能と特徴的な構造との関連性について学習する。

　内容を細かくみると，骨格をつくっている骨組織の基本的な共通構造とその微細（細胞）レベルでの骨の成り立ちや再生，骨の機能，形による骨の分類，身体の各部位に対応した骨のさまざまな種類，さらに筋組織の微細構造と骨格筋収縮の仕組み，各部位に対応した筋の種類とその働き，関節の構造とその働きなどについて詳しく学習する。

　以上のことを学習することによって，人体の静止状態や日常生活での通常の活動状態（運動状態）における各器官の働きを理解する。そして，さまざまな疾病による病的状態を理解するための基礎的知識を得ることを本章の目標とする。

A 骨格

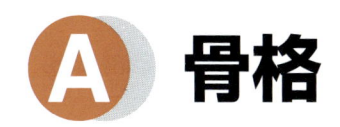

骨格とは，いわば身体の「フレーム」（構造）部分である。その組成は骨組織や軟骨である。その役割は大きく，体幹の支持，内臓の保護，運動など多様である。

身体を構成する骨格には，脊柱と胸郭の骨，上下肢の骨，および頭蓋の骨がある（図7-1，表7-1）。

a 骨の構造と機能

1 骨の構造

骨は骨組織，骨髄，軟骨組織，骨膜によって構成されている（図7-2）。

❶ 骨組織

骨組織は**基質**（細胞間質）と**細胞**から成る結合組織である。基質は，豊富な膠

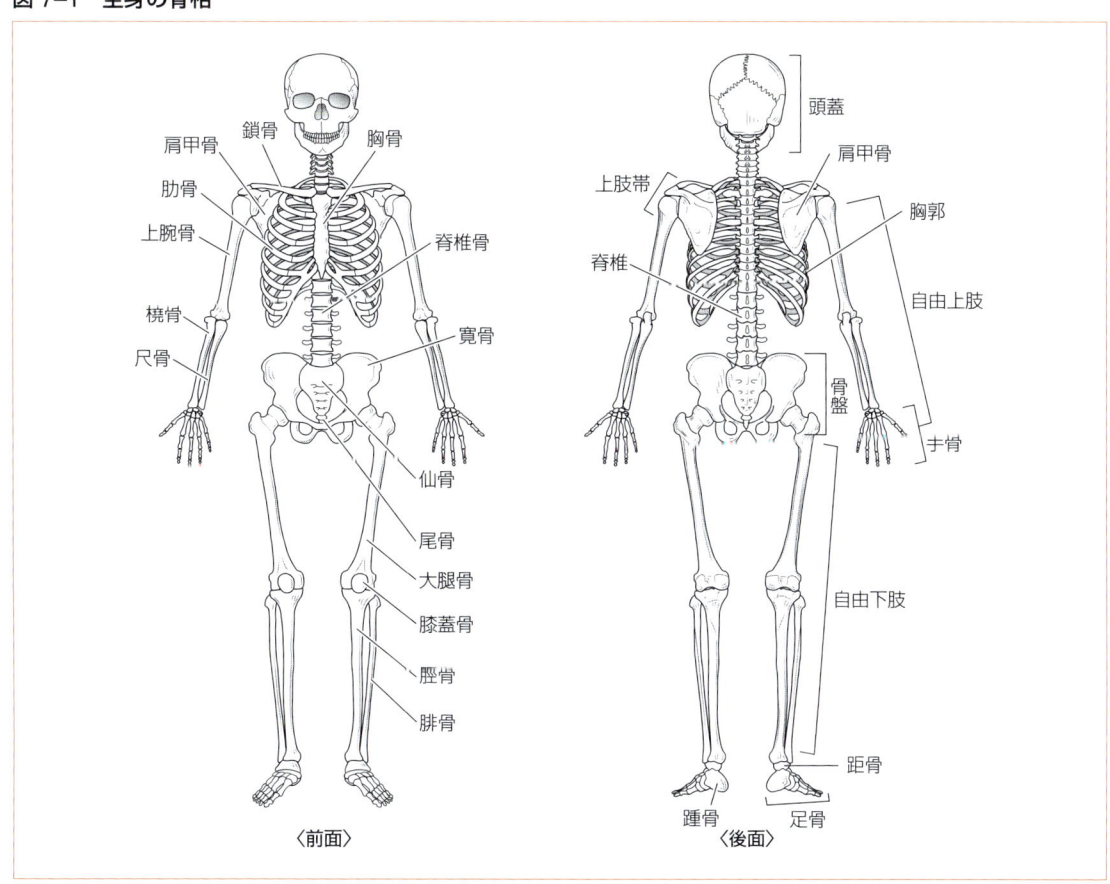

図7-1　全身の骨格

表 7-1 全身の骨格の構成

頭蓋	神経頭蓋	前頭骨，頭頂骨，後頭骨，側頭骨，蝶形骨，篩骨
	顔面頭蓋	鼻骨，涙骨，鋤骨，下鼻甲介，上顎骨，頬骨，口蓋骨，下顎骨，舌骨
体幹	脊柱	頸椎(7)，胸椎(12)，腰椎(5)，仙椎(5)，尾椎(3〜5)
	胸郭	胸骨(1)，肋骨(12対)，胸椎(12)
上肢	上肢帯	肩甲骨，鎖骨
	自由上肢	上　腕：上腕骨 前　腕：橈骨，尺骨 手根骨：舟状骨，月状骨，三角骨，豆状骨，大菱形骨，小菱形骨，有頭骨，有鈎骨 中手骨：第1〜第5 指　　：基節骨，中節骨，末節骨
下肢	下肢帯	寛骨(腸骨，恥骨，坐骨)
	自由下肢	大　腿：大腿骨，膝蓋骨 下　腿：脛骨，腓骨 足根骨：距骨，踵骨，舟状骨，内側楔状骨，中間楔状骨，外側楔状骨，立方骨 中足骨：第1〜第5

原線維(コラーゲン線維)と多種類のタンパク質，カルシウム塩(リン酸カルシウム，炭酸カルシウムなど：主成分はヒドロキシアパタイト〔水酸化リン酸カルシウム $Ca_5(OH)(PO_4)_3$〕)から成り，石灰化していて硬い。骨の強度は骨基質による。

骨細胞には**骨芽細胞，骨細胞，破骨細胞**がある。骨芽細胞は基質の有機質成分の合成・分泌，骨細胞は骨細胞外液のカルシウム濃度の維持，破骨細胞は石灰化組織の吸収を行う。

ステップアップ

骨の形成と吸収

成人では**骨の形成**と**骨の吸収**は活発に行われているが，両者の均衡がとれているため量的な変化は生じない(骨の吸収と形成の過程を**リモデリング**〔remodeling〕という)。骨の形成は，骨の表面をおおう**骨芽細胞**によって行われる。骨芽細胞が基質中に移動すると，**骨細胞**となる。骨の吸収は**破骨細胞**によって，**ハウシップ窩**から石灰化組織の吸収として行われる。

ワンポイント　骨端軟骨板

骨端板または**成長軟骨板**ともいう。長管骨の骨端部の骨幹側にあって，骨の成長部分である。成人になると骨におきかわり，骨端と骨幹の間に痕跡として残る(**骨端線**；図7-4 参照)。

❷ 骨の立体構造

骨は表面を**骨膜**がおおい，その下層に硬い**皮質骨**(ここを**緻密骨**または**緻密質**ともよぶ)があり，さらにその内部の髄腔部を**海綿骨**❶(**海綿質**)が占めている。管腔(髄腔)部には**骨髄**があり，ここで**造血**を行っている(図7-2 参照)。

ワンポイント　長管骨の部位と骨質

長管骨では骨幹部には海綿骨は少なく，皮質骨が主体である。海綿骨は骨端と骨幹端部に多くある。

Word ❶

海綿骨

網の目状にほぐれた組織で，衝撃力が吸収される構造になっている。皮質骨と組み合わさって，軽量性と高い支持性を得ている。内軟骨性骨化によって骨髄と同時につくられ，柱状構造をしている(この構造体を**骨梁**という)。

図 7-2 骨の構造

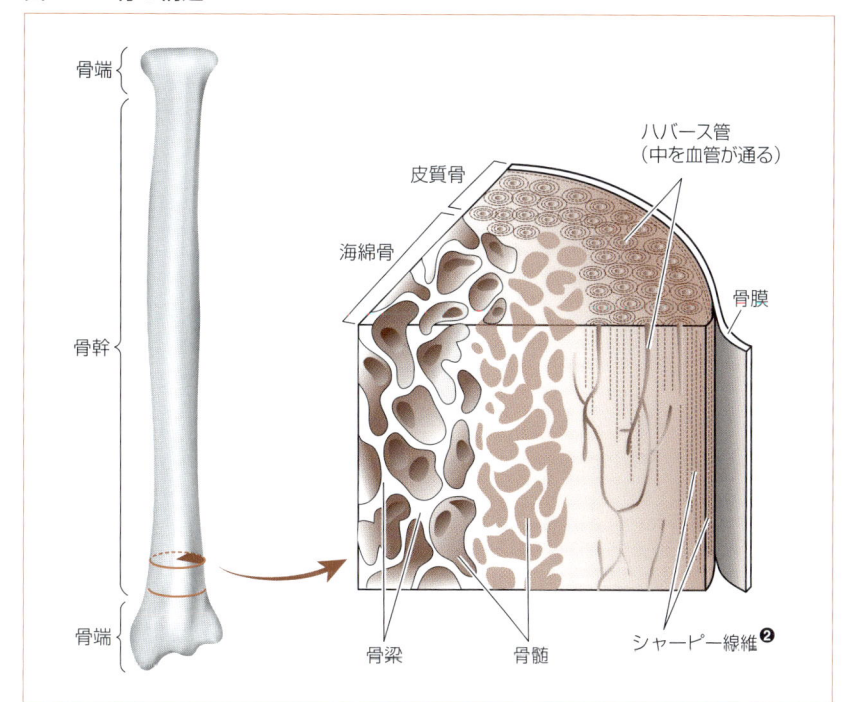

Word
シャーピー線維
骨膜と骨質を強固につなぐ膠原線維で，貫通線維ともよばれる。

ワンポイント　骨髄と造血機能

骨髄には**赤色骨髄**と**黄色骨髄**があり，造血は赤色骨髄（腸骨・胸骨・椎骨などに存在）で行われる。黄色骨髄には造血機能はなく，脂肪が占める。

❸ 骨の微細構造

皮質骨を構成する基本構造単位として，**オステオン**がある。オステオンは中心に**ハバース管**があり，その周囲を同心円状の層板構造が囲む円柱構造をとる。ハバース管は皮質骨内を長軸方向に走る管で，内部を血管が通っている。層板間には骨小腔が点在し，その中に骨細胞が存在する（図 7-3）。

ステップアップ　骨の発生と成長

骨の発生過程における骨形成を**骨化**という。骨化には 2 種類あるが，どちらも**骨芽細胞**による骨基質成分の合成・分泌と細胞外での石灰化による。1 つは**膜性骨化**で，結合組織の膜の中に骨芽細胞が出現して骨をつくる場合である。頭蓋骨・顔面骨・鎖骨などでみられる。皮質骨が厚さ・太さを増していく場合である。

もう 1 つは**内軟骨性骨化**で，軟骨により形がつくられたものが骨組織に変わっていく場合である。海綿骨のつくられる過程や，胎生期や成長期に生じる骨化のほか，成長後の骨折や損傷時の骨の再構成（**骨改変**）など，ほとんどの骨はこの形式による。

2 骨の機能

骨は，まず身体の骨組みをつくり，体の支柱となり，さらに体の大きさや形を決定している。また，種々の器官（臓器）を保護するとともに，筋肉と協同して運動器としての働きをなす。そのほか骨髄は造血器として働き，さらにカルシウム・リンなどの貯蔵・調節場所ともなっている。

図 7-3　骨の微細構造(緻密骨)

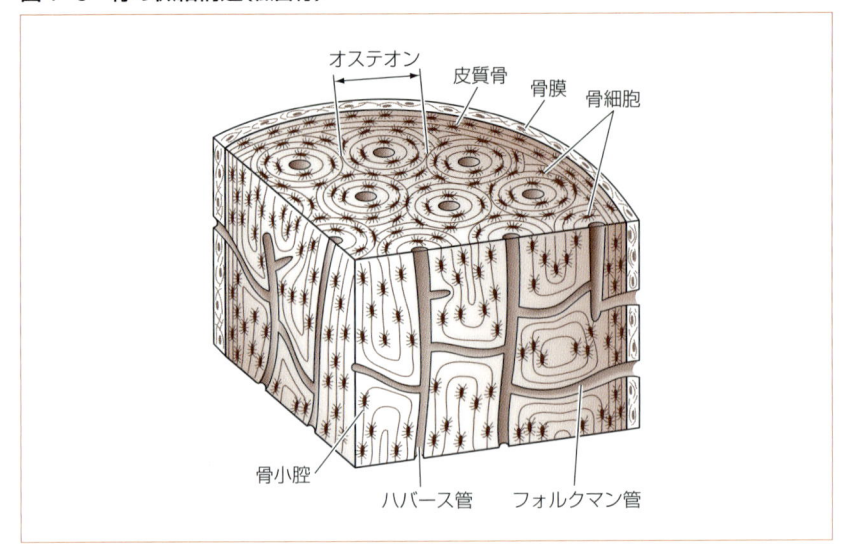

オステオン　皮質骨　骨膜　骨細胞
骨小腔　ハバース管　フォルクマン管

ステップアップ

体内でのカルシウムの役割と動態

　ヒトの体内のカルシウム(Ca)の 99%，リンの 80%は，化合物などの形で骨と歯に存在する。カルシウムの残り 1%のうちの 40%以上は血清中でアルブミンと結合し，さらに約 50%が細胞内外と血液(血清)中にイオン(Ca^{2+})として存在する(細胞内液中の Ca^{2+} 濃度は細胞外液中よりもずっと低い)。わずかにしか存在しないこの Ca^{2+} が活性を示し，生体の恒常性(ホメオスタシス)の維持や神経・筋の興奮性，また血液凝固に関与するなど，重要な役割を果たす。

　Ca は小腸(十二指腸と空腸)で吸収されると同時に，腎臓の尿細管から再吸収されて一定の範囲に保たれるほか，Ca^{2+} の血液中の濃度が低下した場合には，骨中の Ca が血液中に溶け出してこれを補う(これを**骨の吸収**という)。ホルモン(副甲状腺ホルモン，カルシトニン，成長ホルモンなど)やビタミン D 〔$1,25(OH)_2D_3$；1,25-ヒドロキシビタミン D_3 で，**活性型ビタミン D** とよぶ〕がカルシウムの調節にかかわっている(☞ 図 9-8，p.262)。

3　骨の種類

　骨は形によって次のように分けられる。

　①**長管骨**：管状骨とか長骨ともいい，**骨幹**と**骨端**が区別できる(両者の中間部を**骨幹端**という)。両端を**関節軟骨**がおおっている。骨の成長は骨端部などでおきる。大腿・下腿・上腕・前腕などの骨がある(図 7-4)。

　②**短骨**：骨幹と骨端の区別がないもの。手指や足趾などの骨。

　③**扁平骨**：薄い，扁平な骨。頭蓋骨・肩甲骨など。

　④**不規則〔形〕骨**：椎骨。

　⑤**含気骨**：内部に空気で満たされた空洞をもつ。上顎骨・蝶形骨など。

　⑥**種子骨**：手足の腱の中にある球形の小さな骨で，腱の動きを円滑にする。膝蓋骨❸ など。

Word ❸
膝蓋骨
　最も大きな種子骨で，大腿四頭筋の腱の中に存在する。後方は膝関節腔に接する。

図 7-4　長管骨の構造

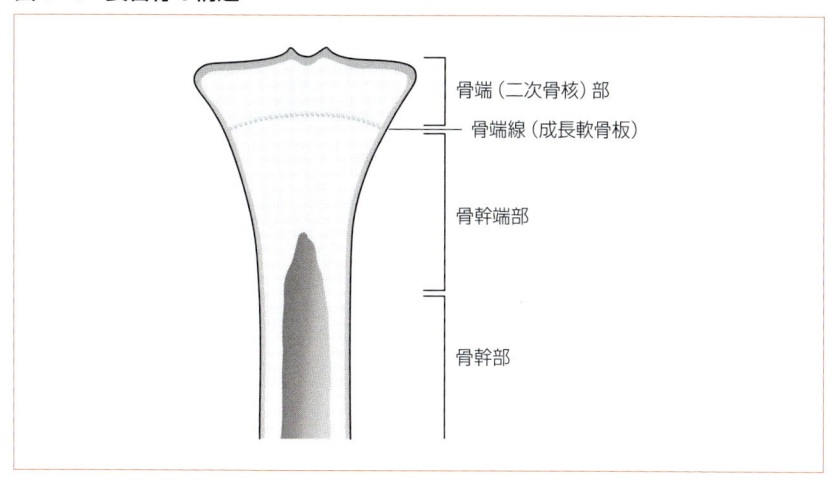

骨端（二次骨核）部
骨端線（成長軟骨板）
骨幹端部
骨幹部

b 体の支柱

体幹の骨格は**脊椎**と**胸郭**で構成される。胸郭については，A-d「頭蓋骨と胸郭」（☞ p.198）の項にゆずる。

❶ 脊椎

脊椎は，頭部・胸部・腹部を支え，身体の中軸をなす。節状をなして連なる**脊椎**（**椎体**）から成り，それぞれの椎体の間には，**椎間板**とよばれる円盤状の線維軟骨が存在する。

頭側から**頸椎**（7 個），**胸椎**（12 個），**腰椎**（5 個），**仙椎**（5 個），**尾椎**（3〜5 個）がある❹。

| Word | ❹
| 脊椎の部位表示
| 脊椎の各部は記号で表される。頸椎は C，胸椎は T または Th，腰椎は L，仙椎は S で表される。例えば，第 5 胸椎は T_5 となる。

> **ワンポイント　脊柱の生理的彎曲**
>
> 脊柱は頸椎と腰椎が前方に，胸椎が後方に凸で，S 字を 2 個重ねたような彎曲を示す（図 7-5）。腰椎と仙椎の間では直角に近い屈曲をなす（岬角；図 7-5，7-8 参照）。側方への彎曲がみられる場合は異常である。

❷ 椎骨の形（図 7-5）

椎骨は本体である**椎体**と，**椎弓**から成る。椎弓は後方に左右に伸び，癒合して**棘突起**をなす。椎弓からはほかに**横突起**，**上関節突起**，**下関節突起**が伸びている。

椎体と椎弓で囲まれた部分は空いており，ここを**椎孔**という。椎孔が頸椎から仙椎までつながって**脊柱管**を形成し，ここの中を**脊髄**が通っている。

> **ワンポイント　椎骨の大きさと形状の差**
>
> 椎骨は頸椎から腰椎にかけて，下のほうほど大きい。また，その部位によって形状がやや異なる。第 1 頸椎は椎体を欠き，指環（指輪）状なので**環椎**という。第 2 頸椎は**軸椎**といわれ，椎体から上方に歯突起が伸びる。頸椎は一般的に横突起基部に椎骨動脈が通る横突孔をもっている。また，仙椎，尾椎はそれぞれ合体して仙骨，尾骨となる。

図 7-5　脊椎の構造

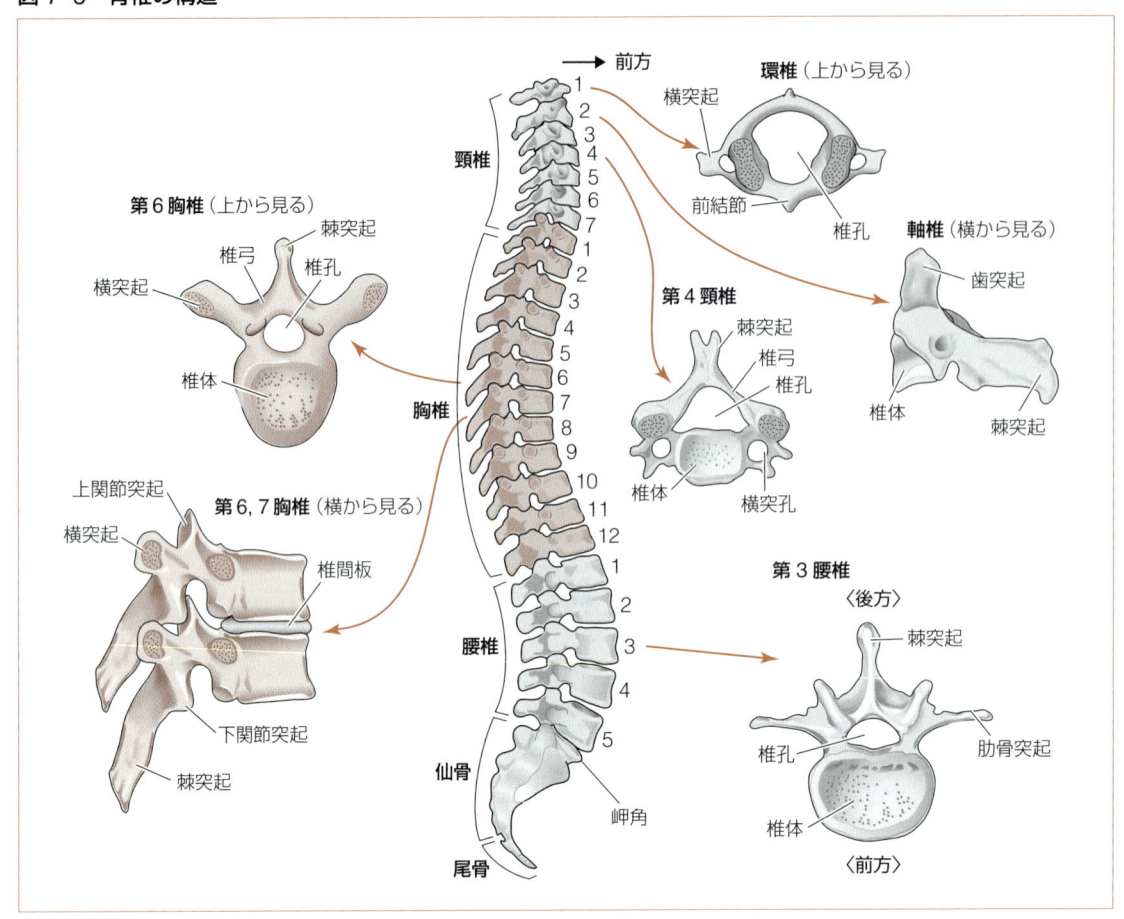

C　四肢の骨

1　上肢の骨

上肢は**上肢帯**と**自由上肢**に分かれ，それに対応して骨も 2 つに分かれる。自由上肢は運動機能をもち，上肢体は自由上肢をもとで支える。

❶ 上肢帯

上肢帯には**鎖骨**と**肩甲骨**がある(図 7-1 参照)。鎖骨は胸骨(**胸鎖関節**)および肩甲骨(**肩鎖関節**)と接し，胸骨と肩関節との距離を保つ役目を果たしている。肩甲骨は上腕骨とともに**肩関節**を形成し，上肢の運動に際して胸郭のまわりを動く。肩関節は人体の関節中最も可動域が広い。上腕二頭筋の起始部には烏口突起がある。

❷ 自由上肢の骨

自由上肢は**上腕**と**前腕**，手に分かれる。腕には**上腕骨**があり，近位では肩甲骨との間に肩関節を形成する。遠位では**橈骨**，**尺骨**と肘関節をつくる。前腕には橈骨と尺骨があり，両者を結ぶ関節によって前腕のねじれ運動が可能になる。尺骨の近位端が肘頭である。

図 7–6　手の骨（右手，掌側から）

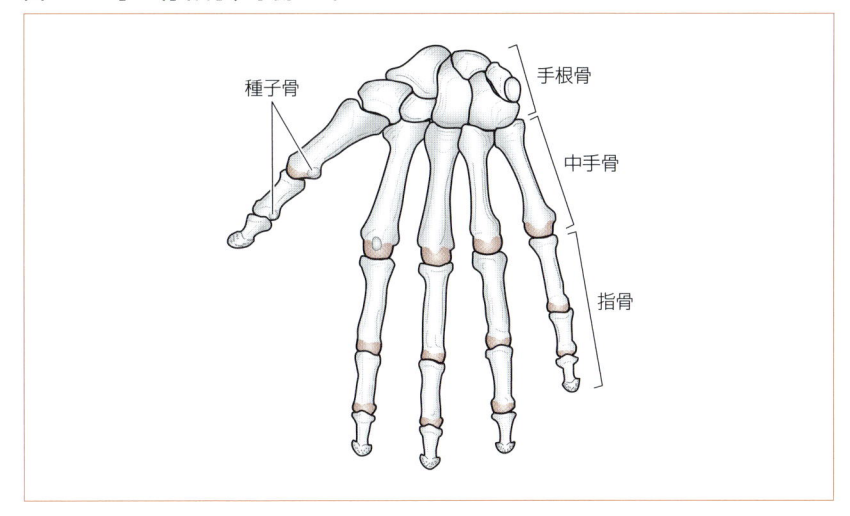

手には，手根骨，中手骨，指骨がある。指骨は母指では 2 個，他は 3 個存在する（図 7–6）。

2 下肢の骨

下肢も上肢と同様に，**下肢帯**（**骨盤**）と**自由下肢**に分かれる。

❶ 骨盤（図 7–7）

仙骨，**尾骨**，および左右の**寛骨**で形成される。寛骨は腸骨，恥骨，坐骨が融合したものである。寛骨は仙腸関節で仙骨と，恥骨結合で左右の寛骨どうしが連結する。仙骨の上端が強く前方に突出した部分を**岬角**といい，歩行するヒトの特徴である。

> **ワンポイント　骨盤の大きさ**
> 骨盤の大きさの計測値として，**解剖学的真結合線**（仙骨岬角から恥骨結合上縁の中央までの前後径；平均 11 cm）と**産科的真結合線**（仙骨岬角の中央から恥骨結合後面までの前後径；骨盤入口部の最短径で，10.5〜12.5 cm が正常）が重要である（図 7–8）。

> **ステップアップ　骨盤の男女差**
> 女性の骨盤は男性に比して次のような特徴がある。骨盤が浅く，横に広い。骨盤上口は丸く（男性はハート型），骨盤下口が大きい。恥骨下で形成される角度は鈍である。仙骨が横に広く，縦の彎曲が軽い。全体として，女性の骨盤はオマル型，男性はバケツ型とも表現される。

❷ 自由下肢の骨

自由下肢は**大腿**，**下腿**および**足**に分かれる。大腿には長骨の中で最大の**大腿骨**があり，両端がそれぞれ股関節および膝関節につながっている。上端は**大腿骨頭**，**大腿骨頸**に区別される。

下腿には**脛骨**，**腓骨**がある。前腕と異なり，脛骨が主役をなし，腓骨の働きは少ない。また足には，**足根骨**，**中足骨**，**指骨**がある。足根骨には**距骨**と**踵骨❺**がある。

> **Word　❺ 距骨と踵骨**
> 距骨は脛骨と足首の屈伸を担う**距腿関節**をつくる。踵骨は後方に突出して**アキレス腱**が付着し，直立歩行を支えている。

図 7-7 骨盤の構造

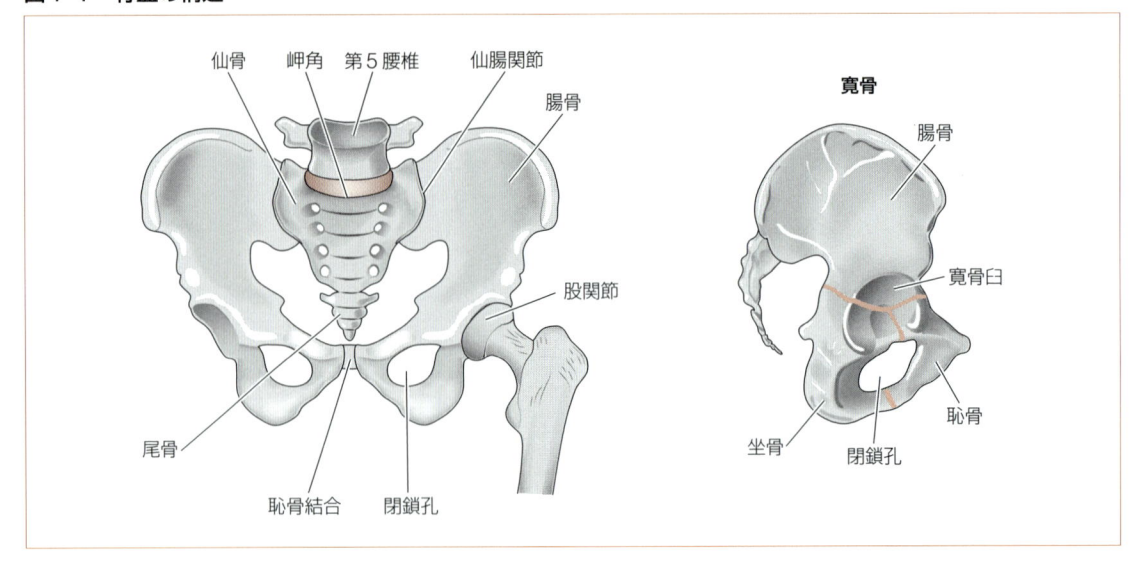

（仙骨／岬角／第5腰椎／仙腸関節／腸骨／股関節／尾骨／恥骨結合／閉鎖孔）
（寛骨：腸骨／寛骨臼／恥骨／坐骨／閉鎖孔）

図 7-8 代表的な骨盤径

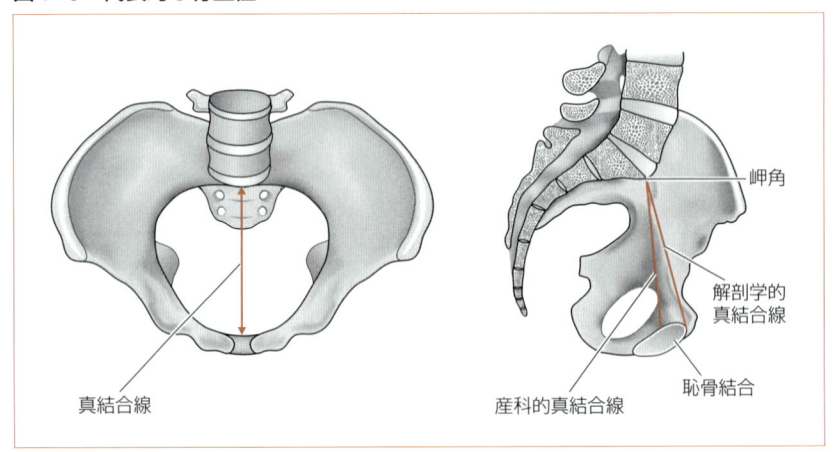

（真結合線／岬角／解剖学的真結合線／恥骨結合／産科的真結合線）

> **ワンポイント　扁平足**
> 足根骨と中足骨は体重を支えるために前後左右にそれぞれアーチをつくっているが，前後のアーチが不十分な状態を扁平足とよぶ。

d 頭蓋骨と胸郭

1 頭蓋骨

頭蓋には，脳および感覚器を入れる**神経頭蓋（脳頭蓋）**と，顔面を形成する**顔面頭蓋（内臓頭蓋）**がある。頭蓋には15種，23個の骨が存在する。

❶ 神経頭蓋

神経頭蓋は**頭蓋冠**と**頭蓋底**に分けられる。

①**頭蓋冠**：頭蓋の天井部をいう。**前頭骨・頭頂骨・側頭骨・後頭骨**で構成されている（図7-9）。それぞれは**縫合**❻（鋸状縫合，冠状縫合，矢状縫合，ラ

Word ❻
縫合
骨と骨とのすき間が線維性の結合組織で連結される様式で，とくに頭蓋骨の連結に用いられる。骨の辺縁部の形状によって，縫合の名称が与えられる。

図 7-9　成人と胎児の頭蓋冠の骨（頭頂から）

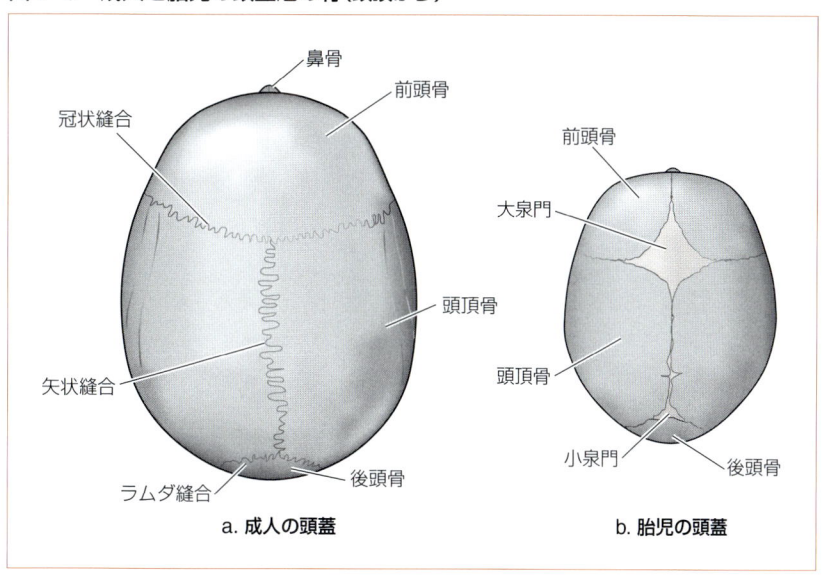

a. 成人の頭蓋
b. 胎児の頭蓋

図 7-10　頭蓋底

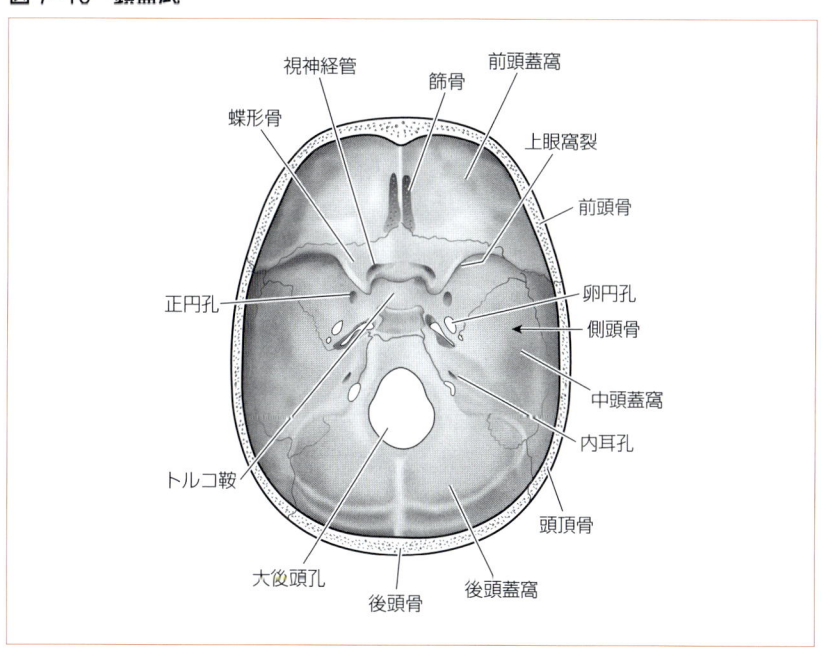

ムダ縫合，鱗状縫合）で接続する。

ワンポイント▶ 泉門

出生直後に縫合完成前に存在する間隙を**泉門**という。新生児には**大泉門**（冠状縫合と矢状縫合の交点に存在し，生後 2 年で閉鎖），および**小泉門**（矢状縫合とラムダ縫合の交点で，生後半年で閉鎖）が残存する（図 7-9-b）。泉門のおかげで分娩が容易となる。

②**頭蓋底**：脳を入れる頭蓋の底をなす部位（図 7-10）で，上側（上面）を**内頭蓋底**，下側（外面）を**外頭蓋底**とよぶ。

図 7–11　成人と胎児の頭蓋（右側方より）

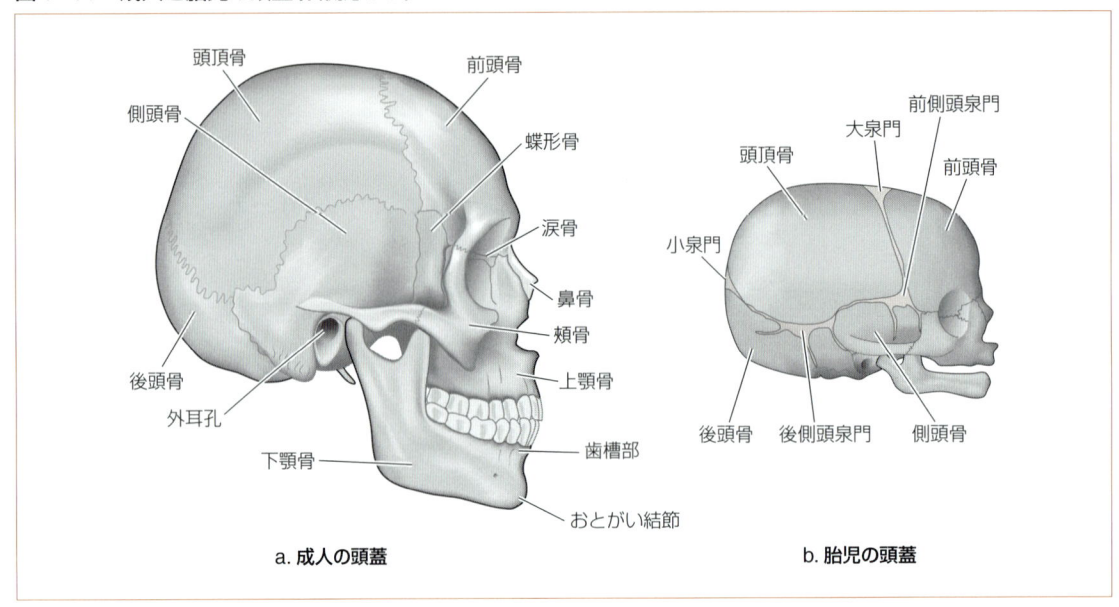

a. 成人の頭蓋
b. 胎児の頭蓋

　内頭蓋底は大脳の前頭葉・側頭葉，小脳のふくらみに応じて，**前・中・後頭蓋窩**を形成している。前頭蓋窩には**篩骨**があり，篩板部分を嗅神経が通る。前・中頭蓋窩の境には，複雑な形の**蝶形骨**が存在する。中頭蓋窩にはトルコ鞍があり，下垂体を入れている。トルコ鞍の前方には視神経管，側方には三叉神経が通る3つの孔（上眼窩裂，正円孔，卵円孔）がある。

　中・後頭蓋窩の境には側頭骨の錐があり，内耳を入れている。後頭蓋窩には延髄，椎骨動静脈などが通る**大後頭孔**がある。

　③外頭蓋底：大後頭孔の前外側に存在する後頭顆は，第1頸椎と関節をつくる。

❷ **顔面頭蓋**（図 7–11）

　①**鼻骨**：左右1対。これに軟骨がついて外鼻を形成する。
　②**涙骨**：左右1対。眼窩の内側にあり，涙嚢を入れている。
　③**鋤骨**：篩骨の垂直板の下に連続し，鼻腔を左右に分ける。
　④**下鼻甲介**：左右1対。上・中鼻甲介は篩骨の一部。
　⑤**上顎骨**：左右1対。眼窩底面，鼻腔外側面，口蓋の前方部をなす。内部には，副鼻腔のうち最大の上顎洞を含む。
　⑥**頬骨**：左右1対。ほおぼね（頬骨弓）を形成。
　⑦**口蓋骨**：上顎骨の後方に位置し，口蓋（骨性口蓋）の一部をつくる。
　⑧**下顎骨**：下顎体と左右の下顎枝から成る馬蹄形の骨。下顎枝上端は前後に分かれ（筋突起，関節突起），後者は側頭骨との間に**顎関節**を形成する。
　⑨**舌骨**：関節を形成せず，筋肉と靱帯で支えられている。

　ワンポイント　**歯槽**
　上顎骨の歯槽突起および下顎骨の歯槽部には，それぞれ左右8対の歯槽があり，歯根を入れている。

図 7–12　胸郭の構造

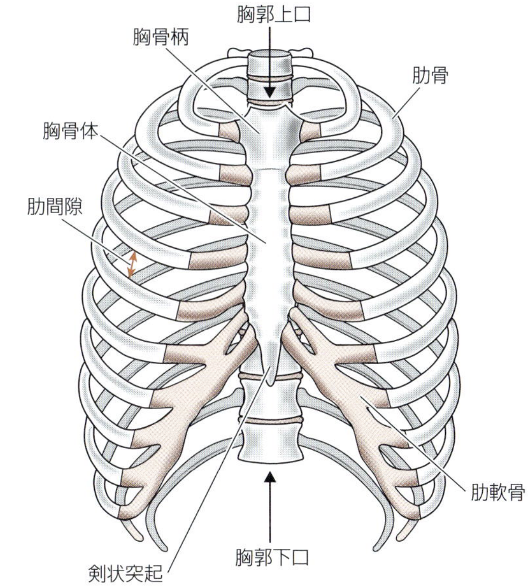
胸郭上口
胸骨柄
肋骨
胸骨体
肋間隙
肋軟骨
胸郭下口
剣状突起

ワンポイント **おとがい(オトガイ，頤)**

ヒトでは，サルや類人猿に比べて歯が退化し，歯槽突起も後退している。下顎骨前面のおとがい結節は，歯槽の後退から取り残された部分で，ヒトの特徴である。

ステップアップ

眼窩と鼻腔の構造

ともに多数の骨がモザイク状に連なって形成されている。

眼窩は前頭骨・蝶形骨・上顎骨・口蓋骨・篩骨・鼻骨・涙骨などから成り，内部に眼球を入れる。

鼻腔は篩骨・鼻骨・前頭骨・蝶形骨・上顎骨などから構成されている。正中には鼻中隔があり，外側からは上・中・下鼻甲介が伸びている。周囲の骨には副鼻腔(上顎洞・前頭洞・篩骨洞・蝶形骨洞)があり，それぞれ鼻腔と連続している。

2 胸郭

胸郭は 1 つの**胸骨**と 12 対の**肋骨**，および 12 個の**胸椎**から成る(**図 7–12**)。胸郭は胸腔を形成し，心臓・肺・食道・気管支などをその内部に入れている。

肋骨は，胸骨に付着する部分は軟骨(肋軟骨)から成り，外力に対する緩衝作用をもっている。

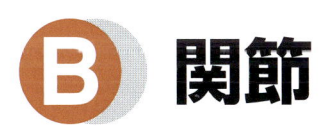

B 関節

a 関節の構造と機能

人体内の骨は，隣り合った他の骨と連結して機能している。この連結には，

第7章 運動器系

Word	❼
関節	
隣り合う2つあるいは2つ以上の骨が結合する部位にできる構造体をいう。可動性と支持性の2つの機能を担うが、不動関節は後者の機能が重要。	

骨間での可動性がなく固定した状態にある場合(**不動関節**)と、可動性のある場合(**可動関節**)とがある。後者が一般に**関節**❼とよばれる骨間の連結様式であるが、広義には前者も関節に含まれる。

1 不動関節

不動関節における骨と骨との連結様式は、その連結にかかわる組織の種類によって**線維性結合・軟骨結合・骨結合・靱帯結合**の4種類に分けられる。

> **ワンポイント ▶ 不動関節**
> 不動関節には、ごくわずかの可動性をもつ関節も含まれる。

①**線維性結合**：骨表面を硝子軟骨がおおっているが、骨間に線維軟骨があり、靱帯で結合する様式。椎間板や恥骨結合などがある。

②**軟骨結合**：骨表面の硝子軟骨で連結される様式で、成長期の骨端と骨幹の結合がある。

③**骨結合**：従来、軟骨や靱帯で結合していたものが、成長後に融合して骨で置換される様式で、成長期の骨端と骨幹端の結合がある。

④**靱帯結合**：線維性の靱帯で結合する様式で、多少の可動性がある。脛腓関節や椎弓間靱帯などがある。

> **ワンポイント ▶ 関節をつくらない骨**
> 他の骨と連結がない骨は膝蓋骨と舌骨だけである。

2 可動関節

可動関節(以下「関節」という)は、互いに向き合った骨と骨とがなめらかにすれ合って、自由な運動ができるような構造体になっている。

❶ 関節の一般的構造(図7–13)

関節をなす双方の骨端は**関節軟骨**におおわれている。骨端どうしの間には**関節腔**が存在し、両端面に凹凸がある場合、それぞれを**関節窩**、**関節頭**とい

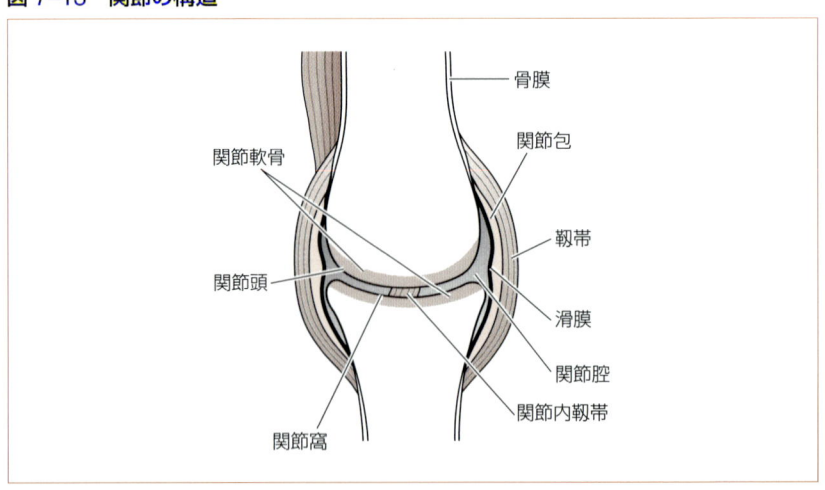

図7–13　関節の構造

図 7-14　主な関節の種類

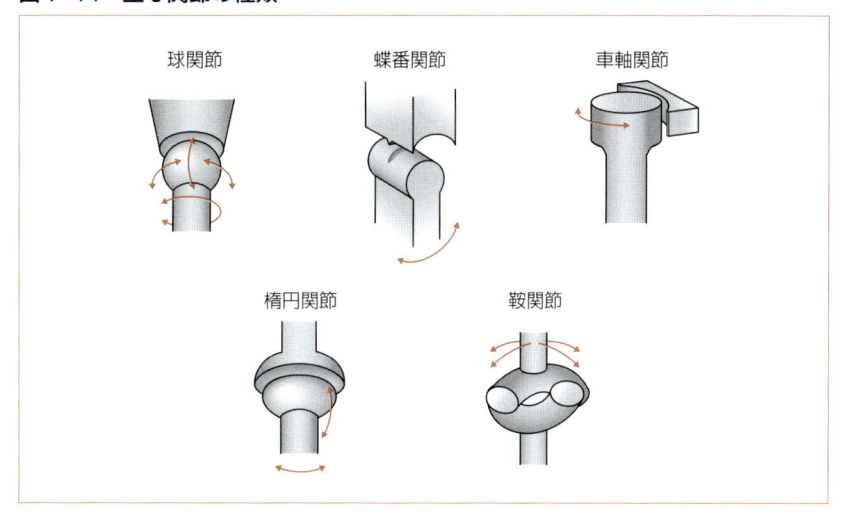

う。骨膜に連続して**滑膜**が関節腔を囲み，滑膜は**関節包**でおおわれている。滑膜は粘稠な滑液を分泌している。

❷ 関節の種類と例（図 7-14）

関節はその形状によって，さまざまな名称がつけられている。

①**球関節**：肩関節・股関節
②**蝶番関節**：腕尺関節・距腿関節・指節間関節
③**車軸関節**：上橈尺関節・正中環軸関節
④**楕円関節**：橈骨手根関節
⑤**鞍関節**：母指の手根中手関節
⑥**平面関節**：椎間関節
⑦**半関節**：仙腸関節・手根間関節

|ワンポイント| 関節を構成する骨の数による名称

関節をつくる骨の数によって名称が与えられているものがある。2 つの骨で形成される関節を**単関節**，3 個以上の骨から成るものを**複関節**という。膝関節（大腿骨・脛骨・膝蓋骨）や肘関節（上腕骨・橈骨・尺骨）は複関節である。

❸ 関節の運動

表 7-2，図 7-15 を参照のこと。

表 7-2　関節の運動（左右にある語は対語）

屈曲：骨格の長軸を曲げる	伸展：骨格の長軸を伸ばす
外転：体の正中面から遠ざける	内転：体の正中面に近づける
回内：前腕を前に出し手掌を下方に向ける	回外：前腕を前に出し手掌を上方に向ける
内反：足の内側を上げ足底を内に向ける	外反：足の外側を上げ足底を外に向ける
背屈：つま先を上げて足を背側にそらす	底屈：つま先を下げて足首を伸ばす
回旋：長軸のまわりを回転させる	
描円：四肢の一端を軸に他端が円を描く	

図 7-15 関節の運動の例

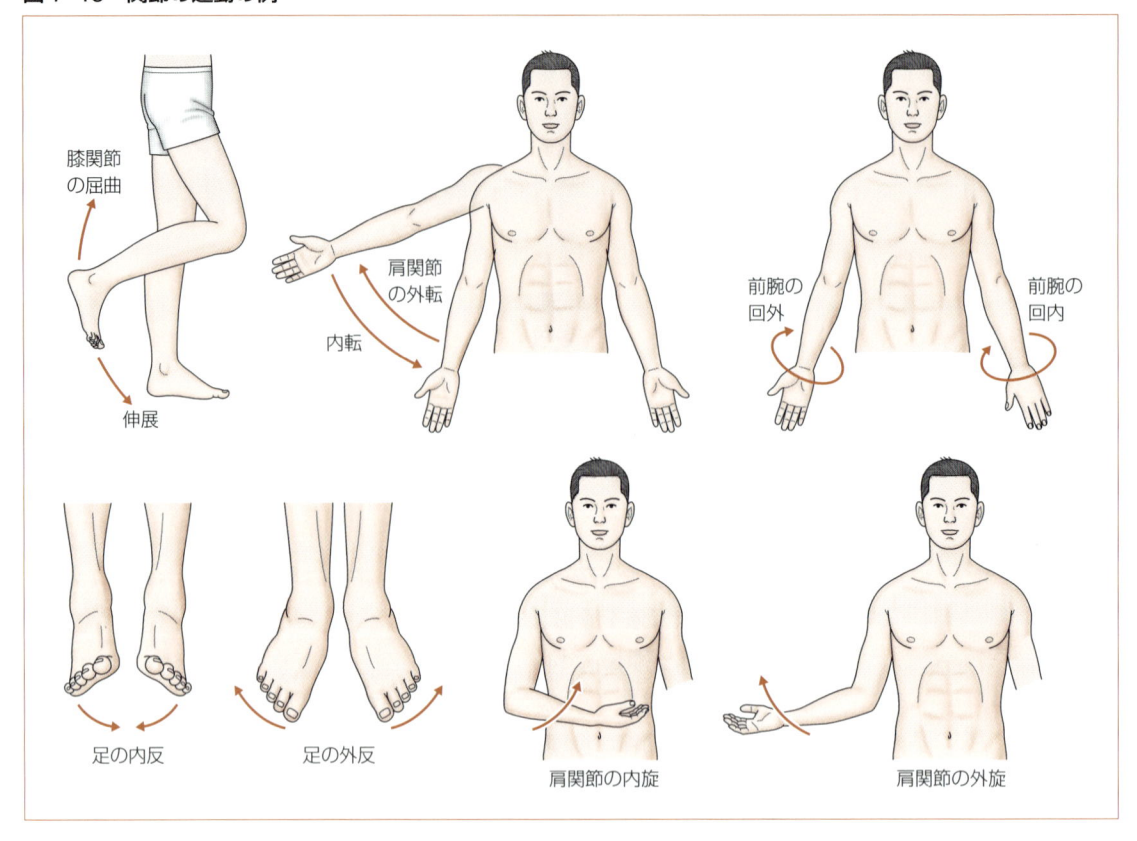

b 関節可動域

　四肢および体幹の関節を動かすことのできる範囲を**関節可動域**(関節可動範囲)という。通常は他動的に運動させた場合の範囲をさすが、自分の力で動かしうる関節可動域も計測される。

　基準となる解剖学的な肢位を**基本肢位**(0°)といい、関節可動域はそこから動かすことのできる角度で計測される。可動域が制限されている場合は、運動に関与する関節、骨格筋あるいは支配神経などの障害を考慮する。

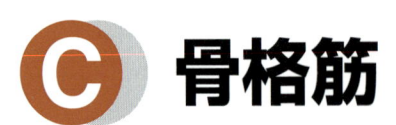

C 骨格筋

　筋には、**骨格筋**、**心筋**、および**平滑筋**がある。そのうち、骨格筋が最も多い。体幹を支える背の筋群や腹部・四肢・頸部の筋群などがこれにあたり、運動機能や骨格の構成・維持にあずかっている。

■骨格筋の種類と役割

　内臓・血管の筋および心筋を除くすべての筋は、**骨格筋**である。骨格筋は、

図 7-16　関節可動域の例

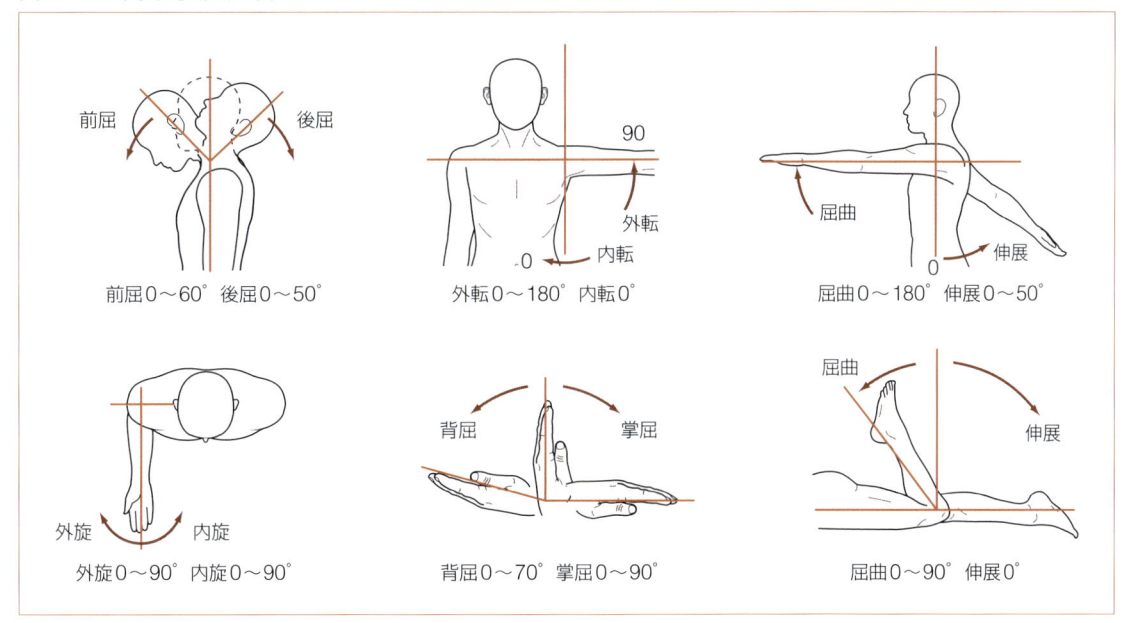

体内での役割に応じてさまざまな形と大きさ，構造を有している。これらの形や構造などの特徴によって，それぞれに筋の名前がつけられている。

(1) 筋の走る方向によって：体の正中線や四肢の長軸方向に沿った長筋，これに対して斜めに走る斜筋
(2) 筋の相対的な大きさによって：大・小，長・短
(3) 筋の起始の数によって：二頭筋・三頭筋・四頭筋など
(4) 筋が付着する骨の種類によって：胸鎖乳突筋・側頭筋など
(5) 筋の形によって：三角筋・菱形筋・僧帽筋など
(6) 筋の作用によって：屈筋・伸筋・外転筋など

> **ワンポイント　筋の名称と働き**
>
> 例えば，筋の起始と停止の部位を知れば，筋の受け持つ役割がわかる。なお，筋の起始による名称は，停止の数を示していない。

a　骨格筋の構造

ヒト筋(筋肉)の約半分は**骨格筋**である。骨格筋は**横紋筋**で構成されている(図 7-17)。

1　骨格筋の付着と腱

骨格筋は通常，**腱**❽を介して骨格に付着している。骨格筋は紡錘形をしており，両端が**筋頭**と**筋尾**，中央が**筋腹**とよばれる❾。

> **ワンポイント　筋の分類**
>
> 筋は**横紋筋**と**平滑筋**に分けられる。横紋筋は顕微鏡で縞模様の横紋がみられ，これには

Word ❽
腱と腱膜
腱は膠原線維(コラーゲン線維)が豊富な密性結合組織で，骨と筋肉をつなげている。張力に対してきわめて強い抵抗力をもつ。アキレス腱や膝蓋腱が有名。板状の筋に付着する腱は腱膜となる。

Word ❾
筋の部位
筋が付着する骨のうち，動きが少ないほうを**筋頭**，多いほうを**筋尾**とする。筋頭が複数個存在する筋もある(上腕二頭筋，上腕三頭筋，大腿四頭筋など)。腱の付着部は，筋頭側を**起始**，筋尾側を**停止**という。

図 7-17 骨格筋の構造

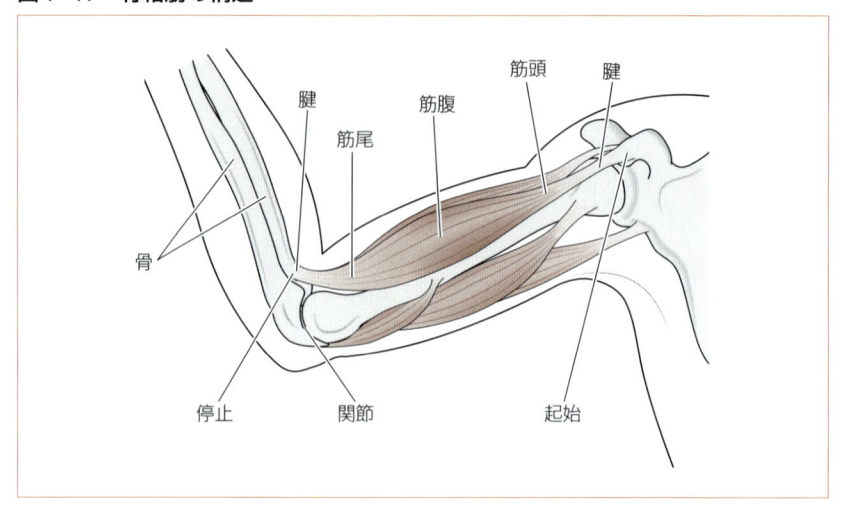

骨格筋と心筋がある。平滑筋は横紋がみられず，内臓・血管にある。横紋筋は機械的な作用や運動機能を担う。骨格筋は**随意筋**であり，心筋と平滑筋は**不随意筋**である。

ステップアップ

腱鞘
手根や足根部では，腱の周囲に腱鞘とよばれる二重膜があり，**滑液**によって周囲との摩擦を軽減する役割を果たしている。ただし，アキレス腱には腱鞘はない。

2 筋線維の構造（図 7-18）

❶ 筋線維束の構造

骨格筋は，**筋線維**（筋細胞）とよばれる大きな多核細胞が多数集まって束状（**筋線維束**）になり，つくられている。筋線維束の周囲は**筋周膜**で包まれ，筋線維束がさらに束になって**筋群**を構成している。筋群の表面は**筋膜**とよばれる結合組織でおおわれている。

筋線維には，**白筋線維**と**赤筋線維**の 2 種類がある。ヒトの骨格筋は，両者が混在して成っている。すばやい動きを必要とする四肢や眼の筋では白筋線維が多く（**白筋**），姿勢保持などに関与する体幹の筋は赤筋線維が多い（**赤筋**）。

ワンポイント ▶ 筋をおおう膜

筋線維（筋細胞）には**筋細胞膜**（これを**筋線維鞘**または**筋鞘**ともよぶ）があり，**筋周膜**は個々の筋線維束を区分けする境目をなす。**筋膜**（**筋外膜**ともよばれる）は，機能単位としての 1 つの筋肉の外側をおおっている。

❷ 筋原線維の微細構造

筋線維（筋細胞）は多数の**筋原線維**が集まり，束状になってできている。筋原線維は，**ミオシン**と**アクチン**という 2 種類のタンパク質から成るフィラメントが交互に重なった形をしている。アクチンがミオシンの上を滑るように移動して，筋の収縮と弛緩がおこる。

ワンポイント ▶ 筋の細胞小器官

筋線維（筋細胞）にはミトコンドリアや小胞体などの細胞小器官が存在する。また，筋線

図 7-18 筋線維の構造

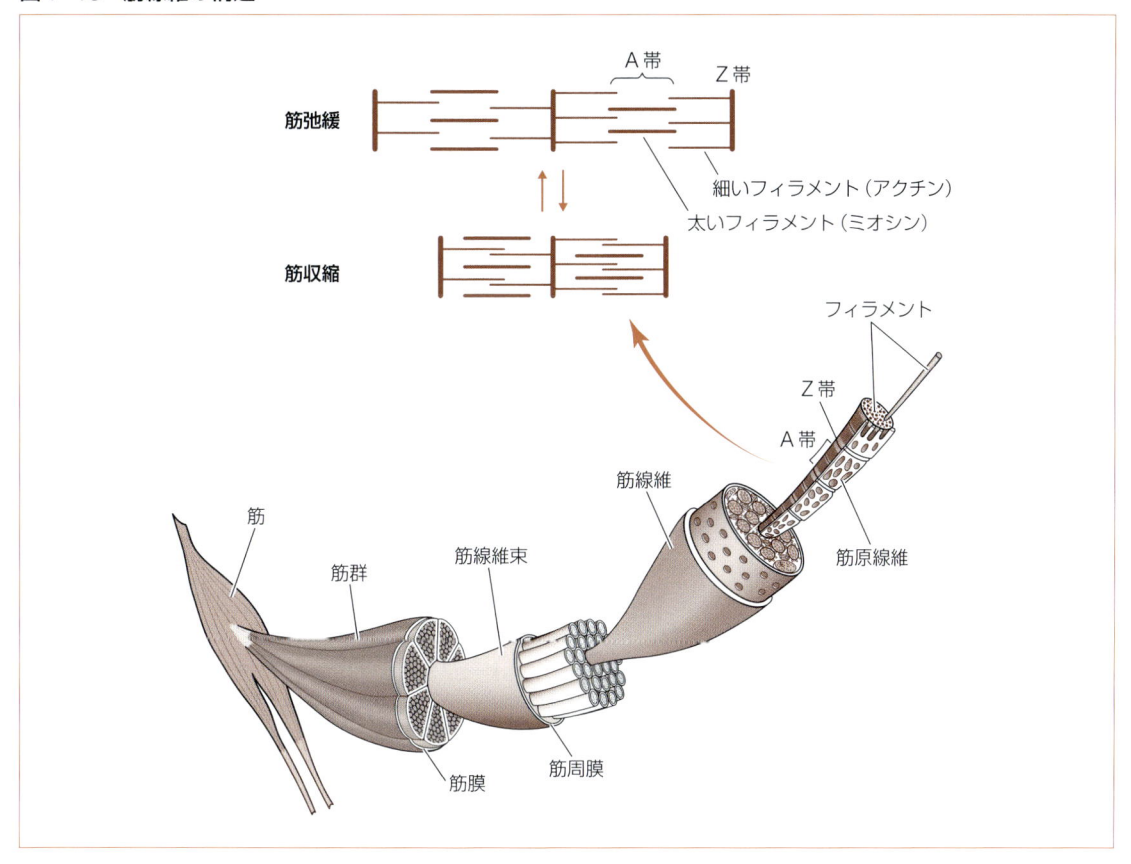

維にはグリコーゲン顆粒があり、ミトコンドリアがエネルギーの産生（ATP）にかかわっている。なお、筋細胞には複数個の核が存在する。

> **ステップアップ**
>
> **ミオシンとアクチン**
>
> 筋原線維のうちミオシンは太く、アクチンは細い。この両者の相互作用で筋の収縮がおきるので、2つは**収縮性タンパク質**とよばれる。横紋筋の横紋は、この2つが規則正しく配列していて、光学顕微鏡で横紋として観察されるものである。筋の収縮にはATPが使われる。

❸ 神経筋接合部の構造

神経筋接合部は、脊髄前角細胞から出た運動神経が骨格筋と接する部分で、**運動終板（運動神経終末）**ともよぶ（図7-19）。神経筋接合部は一種のシナプスと考えられており、**アセチルコリン**（神経伝達物質の1つ）を放出する。筋線維にはアセチルコリン受容体がある。

筋線維には知覚装置である**筋紡錘**❿ が存在し、中枢神経に興奮を伝える。腱には**腱紡錘**がある。

> **Word** ❿
> **筋紡錘**
> 骨格筋の中にあって、筋の緊張・伸展を感知する受容体。

b 筋収縮の機構

骨格筋は、神経による刺激で収縮をおこし、収縮によって働きを発揮する。

図 7-19 神経筋接合部の構造

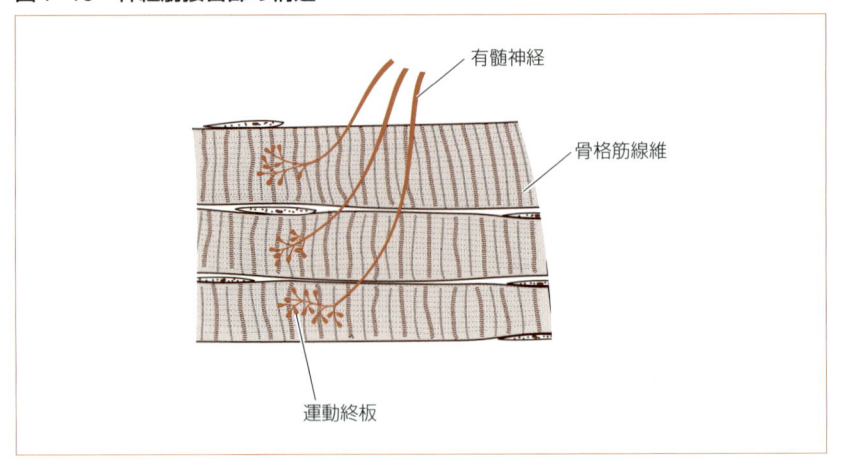

　有髄神経
　骨格筋線維
　運動終板

刺激は，中枢神経から末梢神経を通じて伝達される。筋肉運動は，多くの筋が共同的に働いておこる。

> **ステップアップ**
>
> ### 筋電図と神経筋単位
> 　筋電図は筋の収縮時に生じる活動電位を，筋電計を用いて体外から計測するもので，通常，針電極を用いて，ある筋線維群を支配している神経を刺激し，その筋の興奮で生じる活動電位を調べる。神経と筋の病態が同時にわかる。並行して，末梢神経伝導速度や運動神経伝導速度などが調べられる。なお，1本の神経線維は多数の筋線維を支配しており，これらの筋群が1つの運動単位として収縮をおこす。神経線維と筋線維の両者をまとめて**神経筋単位**とよぶ。
>
> ### 筋の協力と拮抗
> 　1つの運動のために複数の筋が収縮することが少なくない。このうち主役を演じるものを**主働筋**，逆方向に働くものを**拮抗筋**とよぶ（例：上腕二頭筋と上腕三頭筋）。主働筋を助ける働きをする筋を**協力筋**（協働筋），このうち特定の骨を固定するために働く筋（例：脊柱の周囲）を**固定筋**という。

1 筋収縮の機構

　神経細胞によって筋線維群が刺激されると，表面に**活動電位**が生じる。これによって，Ca^{2+} が筋線維の小胞体から放出され，アクチンとミオシンが活性化される。アクチンの線維（フィラメント）がミオシンの間に滑り込むように動く結果，Z 帯間の距離が短縮し，筋は収縮する（滑り説）（図 7-18 参照）。

2 筋収縮とエネルギー（図 7-20）

　筋収縮のためのエネルギーは，Ca^{2+} の存在下でミオシン中にあるアデノシン三リン酸（ATP）分解酵素によって，筋線維中の**アデノシン三リン酸（ATP）**が加水分解され，アデノシン二リン酸（ADP）に変換される際に放出される。分解された ATP を補い再合成するために，筋肉内の**クレアチンリン酸（CP）**が分解される。さらに CP の再合成のために，糖質の分解がおこる（筋肉中にたくわえられたグリコーゲンがグルコースに変えられて分解され利用されるが，グリコーゲンがなくなると，食物が摂取されない場合には，体タンパク

C 骨格筋

図7-20 筋収縮とエネルギー

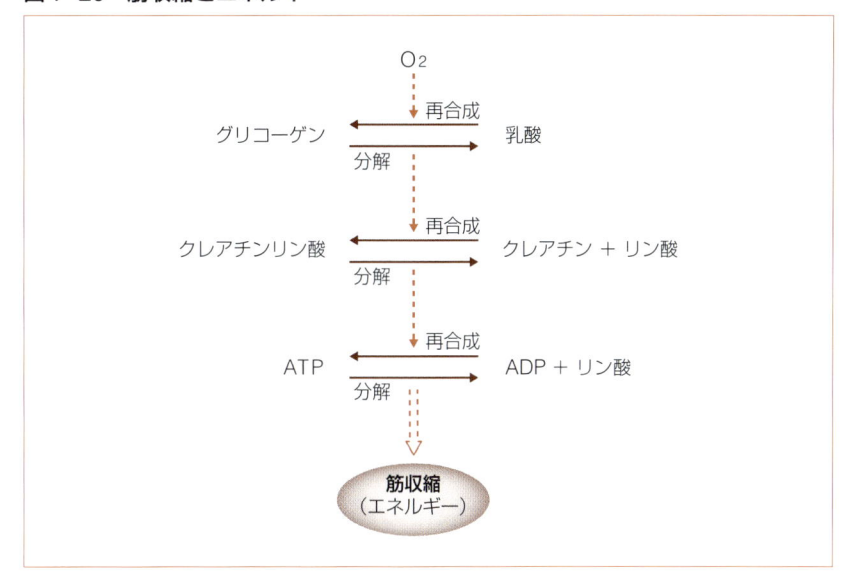

質や体脂肪の分解がおきる)。

乳酸からグリコーゲンを再合成するためには酸素を必要とするが，激しく運動をしている筋線維では酸素供給が間に合わず，乳酸が蓄積する。乳酸は血液から肝臓に運ばれ，解糖(☞ 第11章 C-a「炭水化物(糖質)の代謝」，p.315)の逆の反応(糖新生)でグリコーゲンが再合成される。

> **ワンポイント 筋収縮のエネルギー**
> 高エネルギー化合物の1つである**クレアチンリン酸(ホスホクレアチン**ともいう)が分解される際のエネルギーと，分解されて生じるリン酸が，ATPの再合成に使われる。そのため，運動が続いても筋肉中のATPはほとんど減少しない。このATPの再合成にはグルコースの分解が必要である。

> **ワンポイント 筋肉の疲労**
> 激しい運動が行われると，酸素の供給が間に合わず，ミトコンドリアで酸素の存在下でおこる代謝に進まず，**乳酸**を生じる。乳酸は筋疲労物質とよばれ，乳酸が蓄積すると筋肉が運動を持続できなくなる。

3 筋収縮の種類

| Word ⓫
| **死後硬直**
| 不可逆的で，頭部，体幹，四肢の順におこり，その後硬直はゆるんでいく。

①**攣縮**：1回の刺激に対する筋の収縮(単収縮)で，収縮後は弛緩する。
②**強縮**：反復刺激に対して攣縮が繰り返されて生じる大きな収縮。
③**拘縮**：運動後の持続性の筋収縮で，可逆的。
④**硬直**：死後一定の期間を経ておこる筋の持続的な収縮(死後硬直⓫)。

4 等張性収縮と等尺性収縮

筋の収縮には，**等張性**と**等尺性**とがあり，四肢のリハビリテーション(運動訓練)の際に，状態に応じて選択される。

①**等張性収縮**：関節の運動の際におこる。筋がフィラメントの滑走により短縮しながら収縮する場合で，エネルギーの一部は短縮に使われ，残りが熱

となる。

②**等尺性収縮**：関節の安定や状態の維持の際におこる。筋の長さは一定で，張力が増すような収縮。エネルギーはすべて熱になる。

> **ワンポイント ▶ 筋の緊張**
>
> 骨格筋は運動していなくても，つねに軽い緊張状態にあるため，筋肉質の人では，筋自身のエネルギー消費によって肥満になりにくい。麻酔時には，筋の緊張を解くために筋弛緩薬を用いる。睡眠時にも筋の緊張が低下する。

C 抗重力筋

体幹を支える筋群には，**上肢帯・背部・腹部・下肢帯の筋**があり，これらが連携して働いている。

1 上肢帯の筋

上肢帯の筋には腹側と背側の筋があり(図7-21)，脊髄神経の前枝に支配されている。主として肩関節の運動に関与している。

❶ 腹側の筋

腹側の筋には**大胸筋・小胸筋・前鋸筋・鎖骨下筋・胸鎖乳突筋**がある。

①**大胸筋**：胸の上部前面をおおう扇形の筋で，腕の内転と前への挙上を行う。

②**小胸筋**：大胸筋の後面にあり，肩甲骨を内下方に引いたり，肋骨を持ち上げたりする。

③**前鋸筋**：第1〜9肋骨からおこり，肩甲骨につく。肩甲骨の運動に関与する。

❷ 背側の筋

背側の筋には，**僧帽筋・肩甲挙筋・菱形筋・広背筋・大円筋・小円筋・肩甲下筋・三角筋・棘上筋・棘下筋**がある。

①**僧帽筋**：後頭骨，頸椎，胸椎からおこり，肩甲骨につく。左右を合わせると菱形をしている。肩甲骨を背中の正中に引き付けたり，回したりする働きを担っている。僧帽筋は前鋸筋と拮抗して働く。

②**広背筋**：脊柱の下半・腸骨・下位肋骨に起始し，上腕骨につく広大な筋で，上腕の内転・内旋に関与する。

③**三角筋**：肩関節をおおい丸みをつくる筋で，肩甲骨と鎖骨からおこり，上腕骨につく。上肢の外転に関与する。

> **ワンポイント ▶ 三角筋**
>
> 三角筋は，比較的少量の薬剤の筋肉内注射部位として用いられる。しかし，かつて幼小児の注射によって**三角筋拘縮症**がしばしばおこり，社会問題となった。

2 背部の筋

脊柱の支持・起立を担い，**脊柱起立筋**とよばれる。背の深部に存在し，長短さまざまな筋が密集してできている(背筋と一般にいわれているのは，これらの筋群をさしている)。脊柱起立筋には**板状筋・腸肋筋・最長筋・棘筋・半**

図 7-21 上肢帯の筋，背部の筋

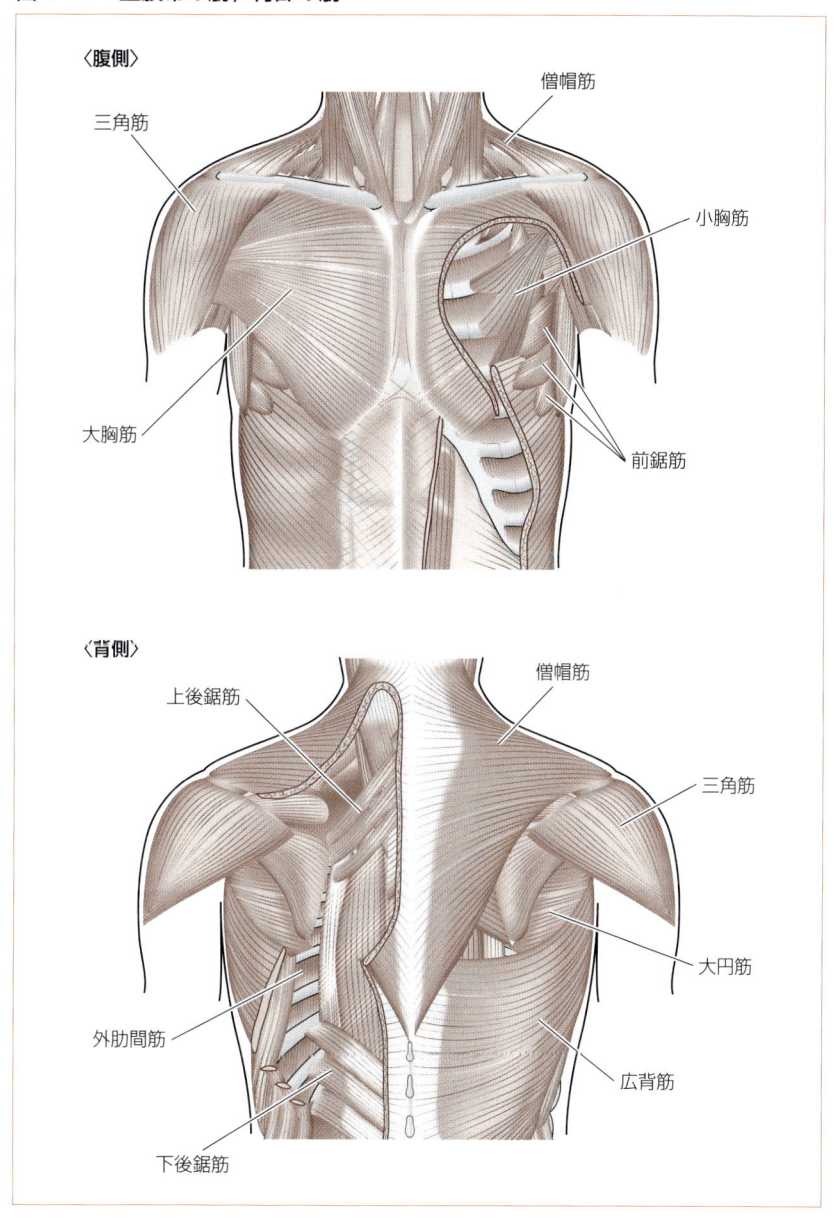

〈腹側〉
- 僧帽筋
- 三角筋
- 小胸筋
- 大胸筋
- 前鋸筋

〈背側〉
- 上後鋸筋
- 僧帽筋
- 三角筋
- 大円筋
- 外肋間筋
- 広背筋
- 下後鋸筋

棘筋・多裂筋・回旋筋などがある。

脊柱起立筋は脊椎の横突起や棘突起に付着している。姿勢の保持や，脊柱の屈伸・ねじり運動，頸部の運動などに関与している。これらは**脊髄神経の後枝**に支配されている。

ステップアップ

前胸部と背部の筋

前胸部と背部の筋は，存在部位によって**浅層筋**と**深層筋**に分類され，それぞれで受け持つ役割が異なっている。胸部では，大・小胸筋や前鋸筋などは浅層筋（浅胸筋）であり，肋間筋などの呼吸筋は深層筋（深胸筋）である。背部では僧帽筋，菱形筋や広背筋は浅層筋（浅背筋）で，脊柱起立筋や後鋸筋は深層筋（深背筋）に属する。背・腹の浅層筋は上肢帯を形成し，背の深層筋は脊柱の支持・起立に働いている。

図 7–22 腹壁の筋群

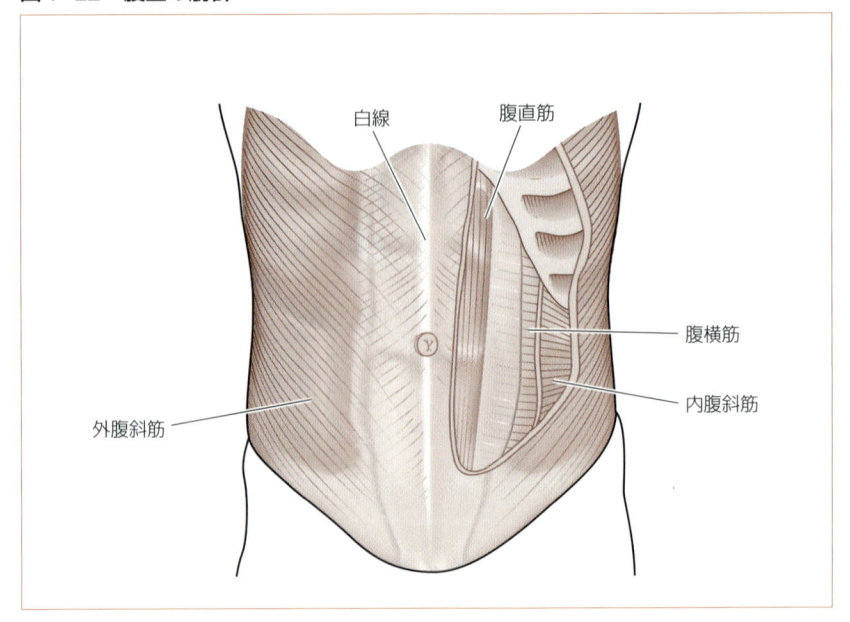

白線　腹直筋　腹横筋　内腹斜筋　外腹斜筋

3 腹壁の筋群

　腹壁には**腹直筋**，**外腹斜筋**，**内腹斜筋**，**腹横筋**など，体幹を強化する帯状の筋群がある（図 7–22）。また，筋線維が合板のように互い違いに走行し，腹腔内臓を保護している。
　①**腹直筋**：腹壁の前面をおおう筋で，恥骨から胸郭に達し，腱膜の鞘に包まれている。脊柱の前屈，腹圧上昇や深呼吸に関与している。
　②**外腹斜筋**：側腹部の表面に存在し，内側前下方に向かって走っている。機能は腹直筋と同じである。
　③**内腹斜筋**：外腹斜筋の下層に存在し，これと直交して走行している。機能は腹直筋と同じである。
　④**腹横筋**：腹壁の最深層にあり，腹壁を横切って水平に走行している。排便時に腹腔内容を圧迫する役割をもつ。

ステップアップ

鼠径靱帯
　外腹斜筋は下方で腱膜となり，腹部と大腿の境目のところに**鼠径靱帯**として張っている。ここには**鼠径管**というトンネル状構造がつくられ，男性では精管，女性では子宮円索が貫いている。**鼠径ヘルニア**とは腹圧が上がって，この部分から腸が脱出した状態である。

4 下肢帯の筋

　上肢帯の筋が広範な部位に起始を有するのに対し，下肢帯の筋のほとんどは骨盤内にとどまる（☞ C–h「骨盤底筋」，p.218）。

図 7–23　上肢の筋(伸側面)

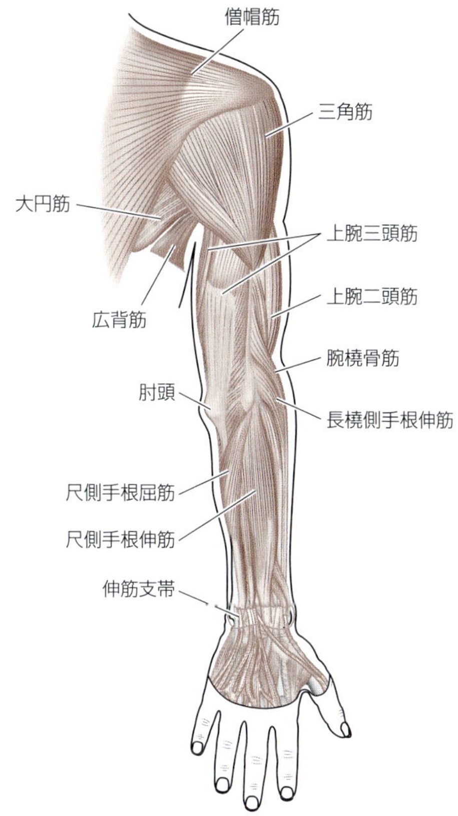
僧帽筋
三角筋
大円筋
上腕三頭筋
上腕二頭筋
広背筋
腕橈骨筋
肘頭
長橈側手根伸筋
尺側手根屈筋
尺側手根伸筋
伸筋支帯

d 四肢の筋

1 上肢の筋

上肢の筋は腕神経叢の枝に支配されている。上腕と前腕の筋は，前面にある**屈筋〔群〕**と後面にある**伸筋〔群〕**に分かれる(**図 7–23**)。

ワンポイント ▶ 筋の屈伸と動き

腕(上腕・前腕)は手掌(手のひら)を前にした状態で前面・後面をいうので，上肢と下肢とでは，前面と後面は逆になる。しかし，筋は収縮によって運動を行うので，上肢も下肢も屈側の筋群が屈曲を担い，伸側の筋群が伸展を担う[12]。また内側にある筋が**内転**・**内旋**，外側にある筋が**外転**・**外旋**の運動に関与する。

Word ⑫

屈曲と伸展

基本肢位(手足を伸ばして直立した姿勢)から，隣接する2つの部位が近づく動きが**屈曲**，遠ざかる動きが**伸展**。肩関節・頸部・体幹に関しては前方への動きが屈曲，後方への動きが伸展。

❶ 上肢帯の筋

前述参照(☞ C–d–1「上肢帯の筋」，p.210)。

❷ 上腕の筋

上腕の屈筋群には**上腕二頭筋**・**烏口腕筋**・**上腕筋**があり，**筋皮神経**(C_5～C_7)の支配を受ける。一方，伸筋は**上腕三頭筋**のみで，**橈骨神経**(C_4～C_6)の支配を受ける。

第7章 運動器系

Word ⓭
上腕二頭筋
力こぶをつくる筋として知られる。

Word ⓮
上腕三頭筋
上腕二頭筋の背側にあって，上腕二頭筋と拮抗して肘関節をのばす。

ステップアップ

Word ⓯
前腕の回内・回外
上肢を下に垂らした状態で，手掌(手のひら)が後方へ向くように動かすのが**回内**，逆に前方に向けるのが**回外**。回内と回外を合わせて**回旋**という(☞ 表 7-2, p.203)。

①**上腕二頭筋**⓭：上肢帯(肩甲骨)の2か所から始起し，橈骨で停止する。肘関節を屈曲させ，前腕を回外させる。

②**上腕三頭筋**⓮：上肢帯と上腕骨近位端から三頭をもっておこり，尺骨の肘頭に停止する。

❸ 前腕の筋

前面(手掌)側には屈筋，後面(手背)側には伸筋が存在する。屈筋群は**正中神経**と一部**尺骨神経**の支配を，伸筋群はすべて**橈骨神経**の支配を受ける。

前腕の筋は主に上半部にあり，下半部は長い腱となって手根骨や指骨に達する。手首の部分では腱が密集するため**腱鞘**が発達し，動きをなめらかにしている。尺骨と橈骨の間には，前腕の回旋にかかわる**回内筋・回外筋**がある⓯。

> **前腕の筋の種類**
> 前腕の屈筋群には，長掌筋・橈側手根屈筋・尺側手根屈筋・円回内筋・浅指屈筋・深指屈筋・長母指伸筋・方形回内筋がある。伸筋群には，腕橈骨筋・長橈側手根伸筋・短橈側手根伸筋・総指伸筋・固有小指伸筋・尺側手根伸筋・回外筋・長母指外転筋・短母指伸筋・長母指伸筋・固有示指伸筋がある。

❹ 手の筋

手指の運動は主に前腕の筋によって行われているが，細かい動きは手指固有の筋によって行われる。物をつかむ運動は，母指と小指の付け根のふくらみ(母指球・小指球)に存在する筋の働きによっている。手指の筋はすべて**屈筋**で，**正中神経**または**尺骨神経**に支配される。

手指の筋には，母指，小指と他の指に対応した固有の筋がある。母指球には短母指外転筋・短母指屈筋・母指対立筋・母指内転筋が，小指球には短掌筋・小指外転筋・短小指屈筋・小指対立筋がある。そのほか，中手には虫様筋・骨間筋が存在する。

2 下肢の筋(図 7-24)

❶ 下肢帯の筋

後述参照(☞ C-h「骨盤底筋」，p.218)。

❷ 大腿の筋

大腿の筋は，前面に存在する**伸筋**〔群〕，内側に存在する**内転筋**〔群〕，後面にある**屈筋**〔群〕に分けられる。伸筋は**大腿神経**，内転筋は**閉鎖神経**，屈筋は**坐骨神経**の支配を受ける。大腿には大腿四頭筋・大腿二頭筋などが存在する。

①**大腿四頭筋**：**大腿直筋**および3個(内側・中間・外側)の**広筋**から成る。大腿直筋は骨盤から，広筋は大腿骨からおこり，四頭の筋が合流して腱となり，膝蓋骨を越え**膝蓋靱帯**(膝蓋腱)となって脛骨に付着する。伸筋の代表で，膝関節の伸展に関与する。

> **ワンポイント ▶ 膝蓋腱反射**
> 膝蓋腱は診察時に反射の検査に用いられる部位である。

図 7-24 下肢の筋

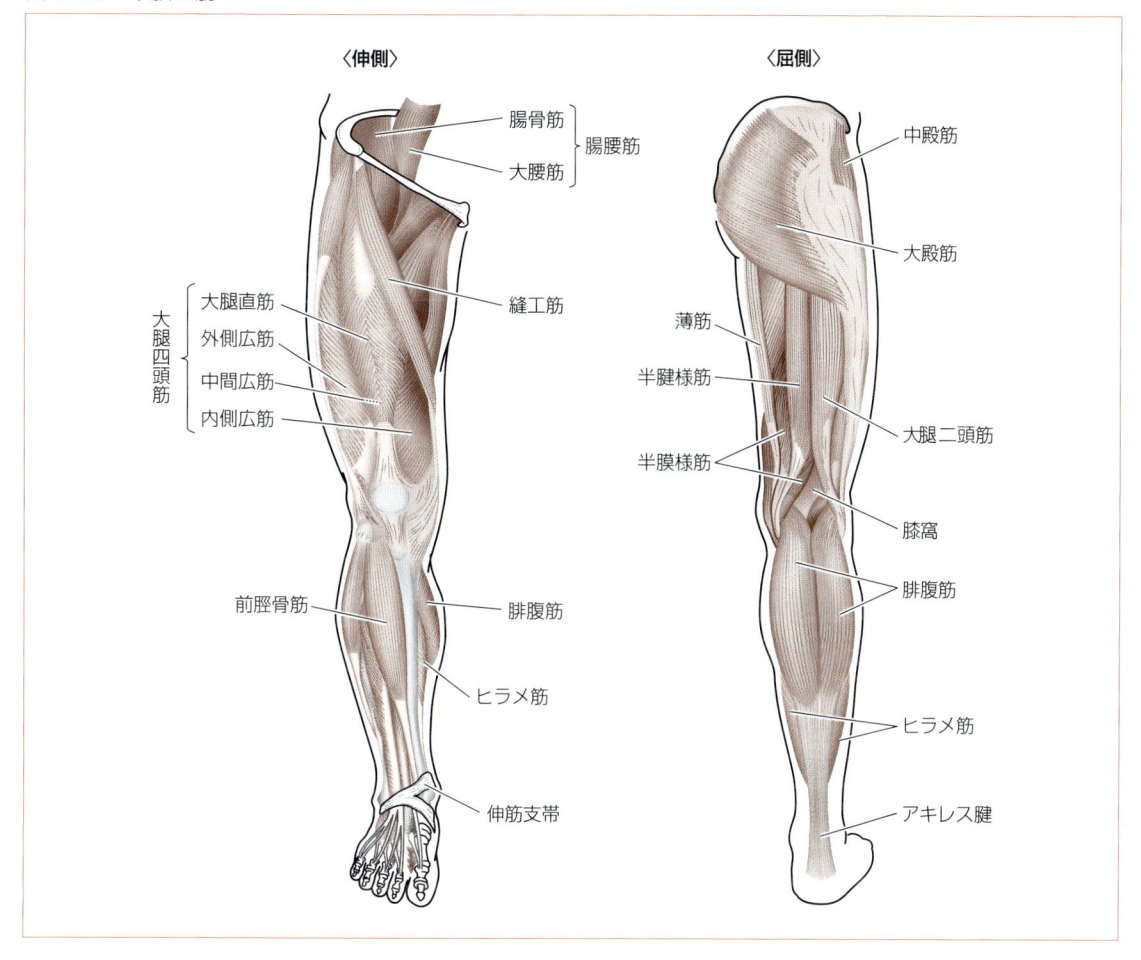

〈伸側〉
- 腸骨筋 ┐
- 大腰筋 ┘ 腸腰筋
- 大腿直筋 ┐
- 外側広筋 │ 大腿四頭筋
- 中間広筋 │
- 内側広筋 ┘
- 縫工筋
- 前脛骨筋
- 腓腹筋
- ヒラメ筋
- 伸筋支帯

〈屈側〉
- 中殿筋
- 大殿筋
- 薄筋
- 半腱様筋
- 半膜様筋
- 大腿二頭筋
- 膝窩
- 腓腹筋
- ヒラメ筋
- アキレス腱

ステップアップ

大腿四頭筋の役割

膝関節は構造が複雑で大きく，最も障害を受けやすい関節である。膝関節にかかる荷重はきわめて大きいが，その安定性保持を靱帯が担い，運動機能を筋群が担っている。大腿前面の**大腿四頭筋**は膝蓋骨と脛骨（すねの骨）を連結する役割を果たしており，膝関節の運動に大きくかかわる筋肉である。とくに**内側広筋**が重要で，膝関節に障害をきたすと，この筋群が最も早く筋力低下をおこしやすい。そのため膝関節障害では，大腿四頭筋強化訓練が行われる（**図 7-24**）。

---

　②**大腿屈筋群（ハムストリング）**：大腿二頭筋・半腱様筋・半膜様筋の3種類をいう。坐骨結節からおこり，大腿二頭筋は**腓骨**，他の2つは**脛骨**に付着する。膝関節の屈曲や外旋，大腿を後ろに引く働きをする❶。

　③**大腿内転筋**：長内転筋・短内転筋・大内転筋・恥骨筋・外閉鎖筋・薄筋の6種類の筋で構成される。

❸ 下腿の筋

　下腿の筋は，**伸筋群・腓骨筋群・屈筋群**の3種類に分けられる。伸筋群と腓骨筋群は**腓骨神経**，屈筋群は**脛骨神経**に支配される。

　①**伸筋群**：下腿前面に存在し，足首前面で腱となって足趾の骨に付着する。足の背屈や足趾を伸ばす働きのほか，一部は足の回内や回外を行う。

Word ❶

膝の屈筋

　3種類の大腿屈筋は膝の屈曲にかかわる屈筋で，大腿二頭筋は腓骨頭に，半腱様筋は脛骨内側付近に，半膜様筋は脛骨前内側に付着する。

第 7 章　運動器系

Word

底屈と背屈
　底屈は足関節を曲げて足の指が足底に向かう(つま先を伸ばす)運動で，背屈は逆に足趾が足背(脛骨)側に向かう運動。背屈は手関節でもいう。

②**腓骨筋群**：伸筋の一部で，腓骨からおこり，腱が踝部(くるぶし)の後ろから下を回って足底につく。足の底屈❶および足の外側縁を持ち上げる(回内)働きをもつ。

③**屈筋群**：「ふくらはぎ」をつくる**下腿三頭筋**が主体である。下腿三頭筋は，大腿骨下端からおこる**腓腹筋**と，腓骨からおこる**ヒラメ筋**が合わさって，**アキレス腱**につながり，踵骨(かかと)につく。強力な筋で，足の底屈のほか，膝を曲げる働きもある。

> **ワンポイント**　下腿の筋の種類
> 　下腿の伸筋には前脛骨筋・長母趾伸筋・長趾伸筋・第 3 腓骨筋が，屈筋には下腿三頭筋と後脛骨筋・長母趾屈筋・長趾屈筋がある。腓骨筋には長腓骨筋と短腓骨筋がある。

❹ **足の筋**

　指の運動に関係する多くの筋がある。足背は**腓骨神経**，足底は**脛骨神経**に支配される。足底には強靱な**足底腱膜**が張っている。

　足背には短母趾伸筋・短趾伸筋が，足底には母趾球筋・小趾球筋・虫様筋・骨間筋のほか，短趾屈筋・足底方形筋がある。

e 頸部の筋

　頸部には大小さまざまな筋が存在する。主な筋に胸鎖乳突筋，舌骨に関与する筋群，後頸筋などがある(図 7-25)。

1 胸鎖乳突筋

　左右に 1 対ある。胸骨と鎖骨におこる二頭筋で，側頭骨の乳様突起に停止する。左右の筋が同時に収縮すると，頸部を後屈し，おとがいを前方に出す。

図 7-25　頸部の筋

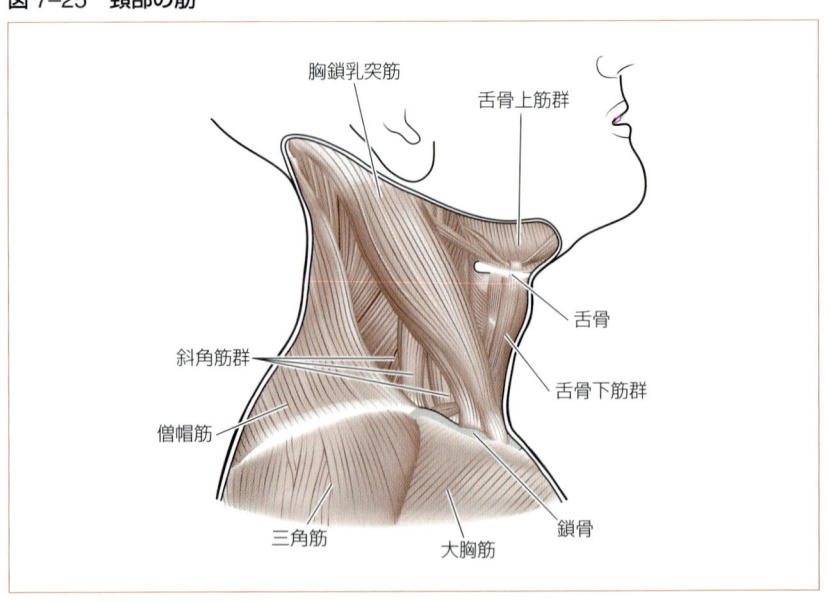

一方の場合には頭が反対側に回る。

2 舌骨に関与する筋群

舌骨は頭蓋から離れて存在するが，左右8対の筋が付着してつなぎとめる格好をしている。4対は舌骨より上方で下顎骨との間をつなぐ**舌骨上筋群**，他の4対は下で舌骨と体幹をつなぐ**舌骨下筋群**である。舌骨下筋群は舌骨を下に引く働きをする。

3 後頸筋

頸部の深部に存在する筋で，**斜角筋群**と**椎前筋群**に分かれる。
①**斜角筋群**：頸椎から第1～2肋骨に付着する。前・中・後斜角筋の3対がある。
②**椎前筋群**：頸椎の前面（後頭骨～胸椎上部）をおおう。首の屈伸時に食道や咽頭との関係を保つ。

> **ワンポイント** ▶ 頸部の神経・血管の走行
> 前斜角筋と中斜角筋との間を重要な神経（**腕神経叢**）と動脈幹（**鎖骨下動脈**）が走っている。

f 表情筋

顔面の表層にある筋の総称で，20種類程度ある（図7-26）。骨からおこり，皮膚につく（皮筋）という特徴があり，皮膚を動かす。神経支配はすべて**顔面神経**による。
①**前頭筋**：頭蓋の帽状腱膜からおこり，額（ひたい）で終わる。額にしわを寄せる。

図 7-26　表情筋

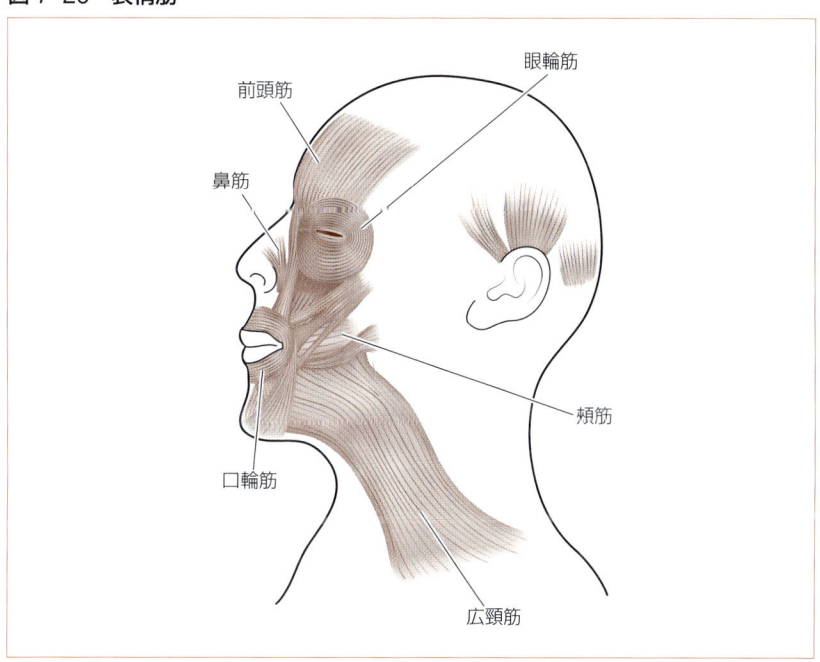

②眼輪筋：眼裂のまわりを輪状に取り巻く筋で，眼を閉じる働きをもつ。
③鼻筋：鼻翼の開閉に関与する。
④頰筋：頰を歯列に押し付ける働きを行う。
⑤口輪筋：口裂のまわりを囲む。唇を閉じる働きをする。

ステップアップ

咀嚼筋
下顎骨を持ち上げて物をかむ（咀嚼）運動を行う筋で，咬筋・側頭筋・外側翼突筋・内側翼突筋の4対がある。いずれも三叉神経枝の下顎神経の支配を受ける。あごを閉じる働きも担う。

g 呼吸筋

呼吸筋は呼吸運動を行う筋群を総称し，**横隔膜**と**肋間筋**がある。

1 横隔膜

横隔膜は，胸腔と腹腔を隔てるドーム状の筋肉性の膜で，中心部には腱中心とよばれる腱膜がある。腱中心の上には心膜，下には肝臓が付着している。また横隔膜には，大動脈・食道・下大静脈が通過する3つの孔がある。頸神経叢（C_4）からおこる左右1対の**横隔神経**の支配を受ける。

吸息の際は，横隔膜の収縮によってドームが平坦になり，胸腔が拡張する。呼息では肺が自身の弾力性によって収縮し，横隔膜は再びドーム状に突出する。排便・分娩・嘔吐などの際には，両者がともに収縮して腹圧が上昇する。

ワンポイント　横隔膜
腹式呼吸では横隔膜は，腹壁の筋群（腹直筋・外腹斜筋・内腹斜筋）と交互に働く。

2 肋間筋

肋間筋は肋骨の間を埋めるように存在し，各肋間を上後方から下前方に走る**外肋間筋**と下後方から上前方に走る**内肋間筋**がある。外肋間筋は吸息時，内肋間筋は呼息時に働く（☞第5章 A-e-2「呼吸筋の動き」，p.117）。

h 骨盤底筋

骨盤底筋は下肢帯の筋で，骨盤内にとどまり，自由さよりもがんじょうさを特徴とする（図7-27）。骨盤からおこって大腿骨に停止し，股関節を動かす。

1 腸腰筋

腸腰筋は**腸骨筋**と**腰筋**の2種類の筋が合わさったもので，腸骨および脊柱下部からおこり，大腿骨の小転子で停止する。股関節を前屈させる主要な筋であり，直立時に上半身が後ろに倒れないように姿勢を保持する。

2 殿筋群

殿筋には，大殿筋・中殿筋・小殿筋がある。

図 7-27　骨盤底筋（下肢帯の筋）

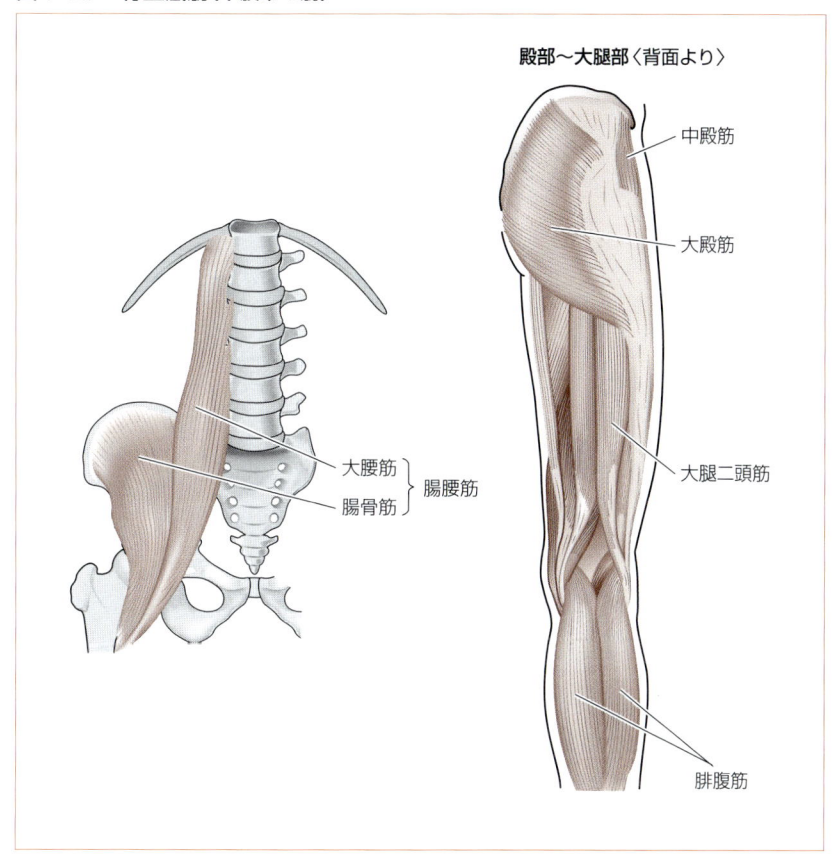

①**大殿筋**：仙骨と腸骨後面からおこり，大腿骨上部につく。大腿を後ろに引いたり，股関節を伸ばしたりする働きをする。下殿神経の支配を受ける。

②**中殿筋**：腸骨からおこり，大腿骨の大転子につく。ほぼ全体が大殿筋におおわれ，大腿を外転させ，歩行時に骨盤を安定させる。上殿神経の支配を受ける。

③**小殿筋**：中殿筋の下層に存在し，大腿を回旋させる。

> **ワンポイント　大殿筋の役割**
> 大殿筋は腸腰筋と拮抗して働いている。両者がバランスを保って姿勢保持，直立歩行に関与している。

> **ワンポイント　中殿筋注射**
> 中殿筋は筋肉内注射の際に用いられる。小児では大腿直筋や外側広筋も利用される。

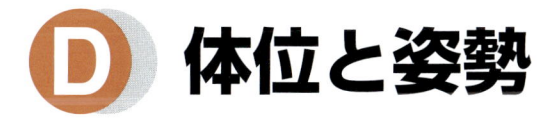

D　体位と姿勢

　日常，姿勢と体位はほぼ同じ意味の言葉としてしばしば用いられるが，意味内容はやや異なる。**姿勢**とは，身体の動きを伴い，あるいは身体の動きを

前提とした全身の構えをさしている。「正しい姿勢」という表現があるが、これは、ある目的動作を行う際に、その目的を達するのに最もかなっていて、無理のない身体の構えのことである。姿勢は、あらゆる瞬間に身体が受ける地球の重力と周囲の状況を要素として組み入れた場合の、頭部・四肢・体幹など身体各部の位置関係をさしている。一方、**体位**とは、身体がとりうる姿勢を、大きく基本となる形態に類型化した場合のそれぞれをいい、通常、静止した状態を示す。

ヒトの体位のあり方は、人類の進化の名残（なごり）と考えられる。

a 体位と構え

体位は、立っているか、座っているか、寝ているかによって、**立位、座位、臥位の3つの基本的体位**に大きく分けられる（図7-28）。そのほかに、手術などの際の**特殊な体位**がある。

1 基本的体位の種類と特徴

体位は活動の有無や様態に応じて大きく変わる。

図7-28 体位の種類

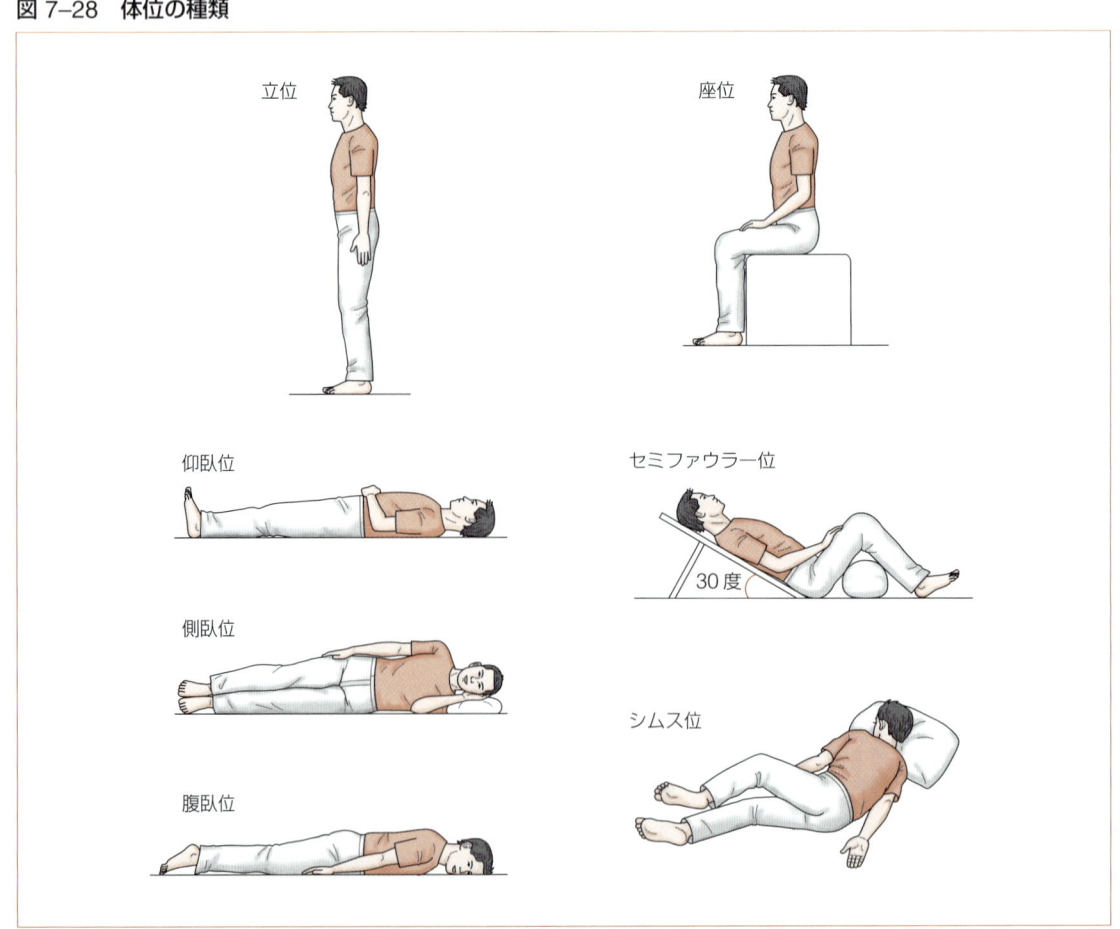

立位　座位　仰臥位　セミファウラー位（30度）　側臥位　シムス位　腹臥位

図 7-29 関節の良肢位

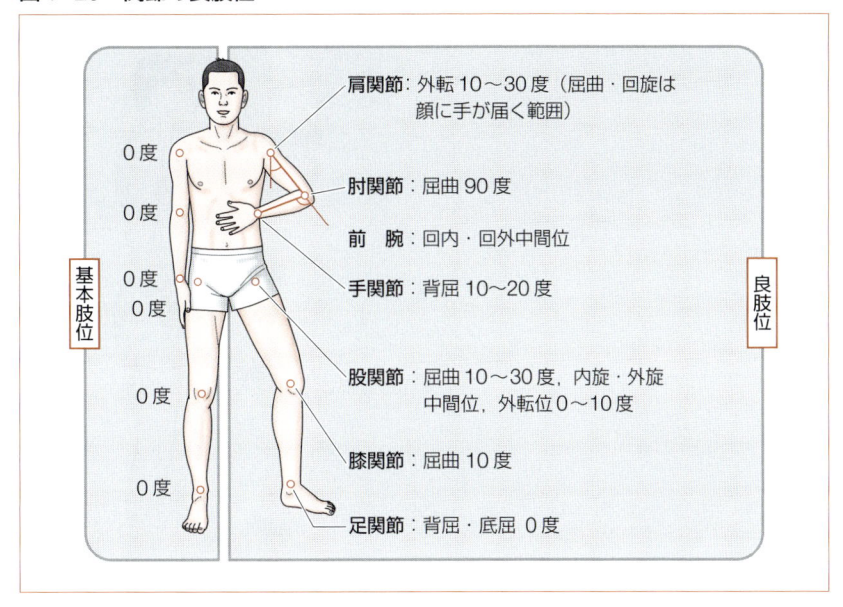

・肩関節：外転 10〜30 度（屈曲・回旋は顔に手が届く範囲）
・肘関節：屈曲 90 度
・前腕：回内・回外中間位
・手関節：背屈 10〜20 度
・股関節：屈曲 10〜30 度，内旋・外旋中間位，外転位 0〜10 度
・膝関節：屈曲 10 度
・足関節：背屈・底屈 0 度

基本肢位：0 度
良肢位

①**立位**：直立している場合の身体の構えである。脊柱を伸ばし，腰と膝を伸ばした状態である。活動時の基本的な体位であり，基本肢位のうちでは最もエネルギー消費が多い。下肢の筋・腱や体幹の筋が緊張する。

②**座位**：座った構えである。基本の体位は，体幹が地軸に対して平行で，下肢が垂直になる。椅子に腰かけているか，床（畳）に足を投げ出しているか，正座しているかなどは問わない。背もたれなどを使って体幹の傾斜を 45 度にした場合を，**半座位**⓲ という。いずれも，くつろいだときの構えである。

③**臥位**：寝た状態をいう。その状態によって，**仰臥位**，**側臥位**，**腹臥位**（伏臥位とも書く）に分かれる。筋・腱は弛緩し，休養，睡眠，活動停止時の構えである。エネルギー消費が最も少ない。

| Word | ⓲
半座位
　半座位はしばしば**ファウラー位**とよばれる。半座位の角度をさらに 30 度相当にした場合を**半(セミ)ファウラー位**という。

2 特殊な体位

　とくに治療・検査・手術など特殊な目的で用いる体位である。特殊な体位をとった場合に，長い時間どこかの部位に大きな無理や荷重，圧迫などがかからないように注意が必要である。
　また障害を負って関節の可動性を失ったときにみられる**良肢位**（日常生活動作を行うために最も使いやすく苦痛の少ない肢位）などもある（図 7-29）。

　ワンポイント　良肢位

　良肢位とは，関節が動かなくなった場合に，日常生活動作を行ううえで最も支障の少ない肢位のことである。**機能的肢位**ともいう。肢位とは関節を介した四肢の位置をさす。
　具体的な良肢位とは，肩関節は外転位 10〜30 度，肘関節は屈曲位 90 度，前腕は回内・回外中間位，手関節は背屈位 10〜20 度，手指はテニスボールを握るような肢位，股関節は屈曲位 10〜30 度，外転位 0〜10 度，外旋位 0〜10 度，膝関節は屈曲位 10 度，足関節は底屈位 0 度である。

図 7-30 抗重力筋の位置

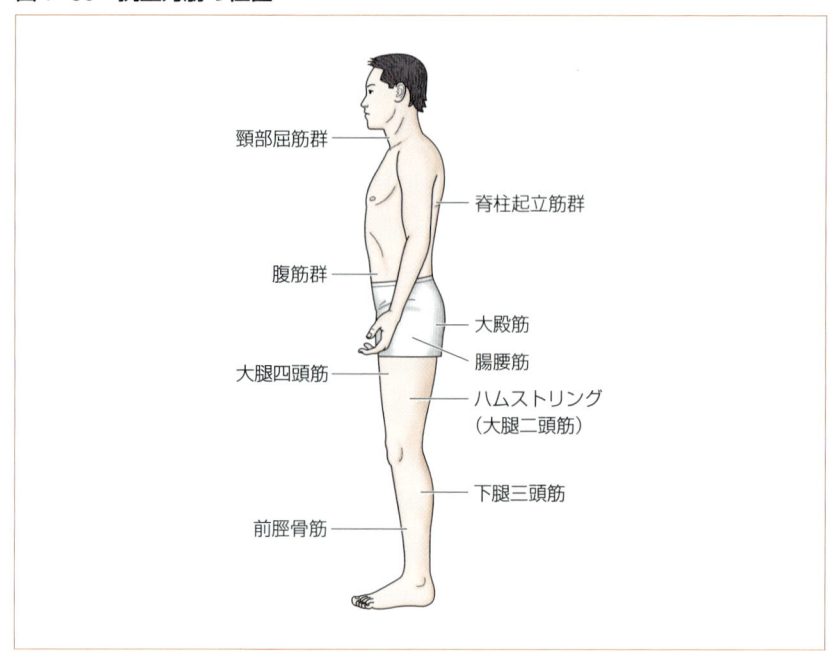

b 体位と神経・筋の発達

　ヒトの体位（立位）と神経・筋の発達過程は，ヒトの進化過程と活動様態に関連づけて考えると，合理的である。ヒトは二足歩行（立位）を行うようになって，他の動物とはまったく異なる進化経路をとるようになったと考えられている。直接的な運動能力によって狩猟を行う生活スタイルから，やがて間接的な方法を用いた狩猟，そして集団（社会）による農耕生活や食糧の備蓄生活へと発展をとげた。その反面，筋力や神経機能は他の野生動物のようには発達をみせなかった。

　あらゆる生物は，その最も活動的な時期や活動的な様態に対応した適応能力を身につけ，また生物学的な進化をとげてきた。ヒトでは活動期にある立位（二足歩行）に適応して，体幹の筋（とくに背筋）と四肢の筋（とくに大腿筋）が発達した。重力に抗して脊柱を垂直に維持するには強力な背筋が，四肢の関節（膝関節）の円滑な運動を確保するには大腿筋（大腿四頭筋）が必要である。

　さらに，ヒラメ筋を含む下腿三頭筋が下肢を支えている。このように，直立姿勢を保持するために運動時以外にもある程度の緊張をもって働く背筋群を，**抗重力筋**とよぶ（図 7-30）。

Word ⓫
重心
　身体各部の重量が相互に平衡である点をいう。身体は重心を軸に，すべての方向に自由に回転させられる。人体では重心は骨盤内の仙骨のやや前方に存在する（図 7-31）。成人では足底から身長の約55%の位置にあるが，小児では重心が高く，より不安定である。重心が低いほど姿勢は安定する（立位より座位）。また，立位では体の動きによって重心点はたえず移動している。

ステップアップ

姿勢反射
　姿勢バランスの保持のためにおこる反射である。**伸張反射**（筋を急に伸ばしたときに筋線維が収縮），**交差性伸展反射**（刺激を受けて収縮した一側肢の対側が伸展），**緊張性迷路反射**（頭と重心❶ の位置によって四肢が屈曲または伸展する反応），**緊張性頸反射**（頭部を他動的に動かすと四肢が一定の屈曲や伸展を示す反射），**立ち直り反射**（重心が傾いたときに姿勢をもとに戻そうとする反射）などがある。これらの一部は幼児期に出現し，成人では消失する。

図 7-31　重心線の位置

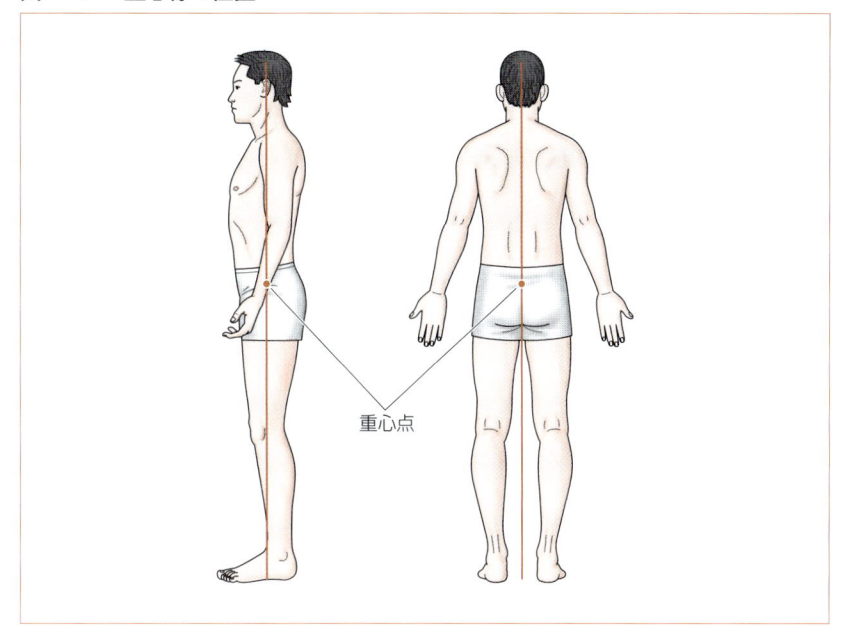

重心点

本章のまとめ

- 骨は体幹の支持，内臓の保護や，運動，さらにはリンやカルシウムの貯蔵などの多彩な役割を担っている。
- 全身の骨は，上下肢(上腕，下腿など)や脊椎，頭蓋などの部位によって，機能を反映する特徴的構造をもっている。
- 骨は，骨組織，骨髄，軟骨組織，骨膜によって構成されている。
- 骨は，細胞と，骨細胞の間を埋める(骨)基質から成る結合組織である。
- 骨細胞には，骨芽細胞，骨細胞，破骨細胞がある。
- 四肢の骨である長管骨の両端(骨端部)の骨幹部側にある骨端軟骨(成長軟骨)で骨は成長する。成人になると，骨組織に置き換わる。
- 身体を構成する骨格としては，脊柱と胸郭の骨，上下肢の骨，頭蓋の骨(頭蓋骨)がある。
- 脊椎は，頭部，胸部，腹部を支え，体の支柱となっている。
- 上下肢はそれぞれ上肢帯・自由上肢と下肢帯・自由下肢，頭蓋は神経頭蓋と顔面頭蓋に分けられる。
- 骨の連結は，隣り合った骨間にある関節の介在によってなされている。
- 関節で隣り合う 2 つの骨の両端(骨端)は関節軟骨によっておおわれ，関節部を関節包がおおっている。
- 関節可動域は，関節ごとに基本肢位から動かすことのできる角度で計測される。
- 筋は骨格筋，心筋，平滑筋に大別される。
- 骨格筋は横紋筋から成り，人体の運動機能や骨格の構成・維持などにかかわっている。
- 骨格筋は，多核細胞の筋線維の集合体である筋線維束が筋周膜で包まれた構造をとっている。
- 骨格筋は，アデノシン三リン酸(ATP)によるエネルギー代謝を介して収縮し，働きを

営む。激しい運動を行うと乳酸が蓄積して，運動を阻害する。
- 筋は収縮によってその働きをなす。収縮には等張性収縮と等尺性収縮がある。
- 骨格筋は大きさ，形・付着部位などによって一定の機能を有している。
- 体幹を支える抗重力筋として上肢帯，背部，腹部，下肢帯の筋が連携している。
- 四肢の筋は，上下肢の複雑な動作を可能にしており，拮抗筋が働くことも多い。
- 頸部の筋は大小さまざまで，頸部を支えるとともに，さまざまな運動に関与する。
- 表情筋は顔面の表層に存在する20種類以上の筋群で，顔面神経の支配を受ける。
- 呼吸運動を担う筋を呼吸筋と総称し，横隔膜と肋間筋が主要なものである。横隔膜は胸腔と腹腔の間にあって両者の境界をなし，肋間筋は肋骨の間にある。
- 骨盤底筋は下肢帯に属し，骨盤内にとどまって骨盤を支え，下肢の運動にかかわる。
- 人体は，日常生活の中でさまざまな体位や構えをとっている。
- 基本となる体位(基本肢位)は，立位，座位，臥位に大別される。

人体の構造と機能

第 **8** 章

感覚器系

本章の学習目標

　第6章の「神経系」のところで，大半の感覚器について学んだ。

　感覚は，それぞれの感覚器の感覚受容器で受け取った感覚情報（刺激）が，神経路から脳のそれぞれの領域に伝達されてそこで処理され，それぞれの感覚として成立する。この場合に，注意すべき要点は4つある。①視覚（眼）や聴覚（耳），舌（味覚），嗅覚（鼻）などの特殊感覚は，脳神経と密接な関係があること，②皮膚の感覚の種類とは関係なく，皮膚のある範囲の感覚情報は皮膚分節（ダーマトーム）とよばれる領域ごとに，同一の脊髄神経として脊髄後根を通って脊髄に入力されること，そして③そこから脳にいたる経路は，感覚の種類によって大きく3つに分けられ，そのうち温度覚・痛覚だけは脊髄に入ったときに，脊髄を横断すること，④筋肉と腱の伸縮情報は小脳に集中するが大脳には直接は届かないこと，である。

　感覚はこのように，感覚受容器での感覚情報の受容であるが，感覚器と神経系は密接な関係にある。初版で感覚器の記載が不十分だったので，当初の改訂版ではかなりのページ数を使って感覚器と神経を一体のものとして書き上げていたが，新出題基準（第3次）では「神経系」と「感覚器」が別の項目に分かれてしまった。そのため，感覚器と神経系をどこかで切り離さなければならなくなり，筆者は悩みに悩んだ。悩んだ末に，どこかで切ることは不自然なので，もともと一体のものとしてまとめたところを「神経系」に掲載することとした。そのために，「神経系」と「感覚器系」の章立てのバランスを著しく欠いてしまった点は否めない。読者のみなさんには，聴覚，平衡覚，味覚，嗅覚については，とくに「神経系」のところに立ち返りながら読んでほしい。

　また出題基準では「皮膚」を取り扱う箇所の判断に迷ったが，体性感覚と関連づけてこの章の最後に入れた。

　この章では，感覚にはどのような種類のものがあるのかを具体的に整理したあと，それぞれの感覚がどのような経路で脳に伝えられるのかを復習も兼ねて述べていく。また他の神経系にはみられない順応など，感覚器・感覚神経の特色についても学習する。

■ 感覚とは

　身体や臓器の周囲や内部では，温度や痛み，運動などによって，その環境が刻々と変わっている。これらの環境の変化は，ある特殊な細胞から成る**受容器（感覚受容器）**が刺激としてとらえ，感覚神経を通じて脳や脊髄に伝えられ，「内部環境」を一定に保つような司令が，運動神経や自律神経系を通じて効果器に伝えられる。その繰り返しによって生命は維持され，また外界の危険から身体や内臓を守っている。この時々刻々と変わる環境情報を**感覚刺激**とよび，それを感知するシステムを**感覚器**とよぶ。

　動脈血中の二酸化炭素の濃度や血圧のセンサーも広い意味では感覚器なのかもしれないが，通常は**表8-1**のように分類される領域を「感覚」とよぶ。

■「感覚器」の特徴

　刺激は，感覚器（感覚受容器）によって感覚刺激として認識される。特殊感覚は，それぞれに対応する脳神経を介して大脳の特定の部位に伝えられる。また体性感覚は，①それぞれの皮膚分節（ダーマトーム）に分布する感覚神経ごとに脊髄後根神経節を通り，②感覚の種類ごとの経路を経て，中枢神経系に伝えられる。内臓感覚は，自律神経系を代用して中枢神経系に伝えられる。

　これらに加えて，感覚器（感覚受容器）にも一定の法則がある。

(1) ある刺激に対しては，1種類の感覚受容器が，一対一の関係で対応する。
(2) ある刺激が感覚情報として感覚器に認識されるためには，一定の強さが必要であり，これを**刺激閾値**とよぶ。一般に閾値の低い感覚は「感度がよい」とか，「敏感だ」といわれる。
(3) 感覚は，「はっきりと感じる」「漠然と感じる」というように，感覚の強さの違いを区別できる能力が異なる。臭い（匂い）や味覚の違いを「はっきりと感じる」場合を，**判別性**がよいといわれる。
(4) 同じ刺激が続いた場合，刺激閾値や判別性自体が変化する。例えば，暗

表8-1 感覚の分類

感覚の種類		感覚刺激	感覚受容器
特殊感覚	● 視覚 ● 聴覚 ● 平衡覚 ● 味覚 ● 嗅覚	可視光線 音の振動 加速度 水溶性化学物質 揮発性化学物質	網膜（視細胞） 鼓膜，耳小骨，蝸牛 半規管 味蕾（味細胞） 嗅細胞
体性感覚	表在感覚・皮膚感覚 ● 触覚（圧覚） ● 温度感覚（冷覚・温覚） ● 皮膚痛覚（単に痛覚）	圧力 熱 侵襲刺激	メルケル小体，マイスナー小体 自由神経終末 自由神経終末
	深部感覚 ● 運動感覚 ● 位置感覚 ● 振動感覚	張力 ? 圧力	筋紡錘，ゴルジ腱器官 ? パチニ小体
内臓感覚	● 内臓痛覚 ● 臓器感覚	侵襲刺激 身体的欲求 （渇き，空腹）	自律神経系を代用 自律神経系

闇にしばらくいると，それまで見えなかった物が見えてくる，などの場合である。これを**感覚の順応**という。刺激の閾値が低くなる場合と，高くなる場合が知られている。

(5) 感覚には，そのときの精神状態や緊張，疲労，集中力など，また過去の経験によっても刺激閾値や判別性自体が変化する。

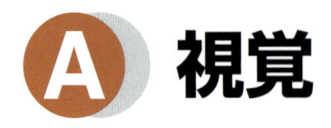

Ⓐ 視覚

視覚の基本は光を感じることである。これが緻密に組み立てられて，**見る**ことになる。

光のエネルギーはカメラのフィルムに相当する**網膜**を刺激し，光が来たという信号を生じさせる。信号は神経を伝わり，大脳の視中枢に達することによって認識される。これは1点の光の認識にすぎない。

多くの点で光を感じれば，物の形や動きがわかる。カラーフィルムのような網膜ならば，より高感度になり色彩も判別できる。眼を動かせば，遠くや近くに視点を移すことも，物の動きを眼で追うことも可能になる。両眼で見れば，より正確な距離感や立体感が得られる。

眼の前方は**眼瞼**（まぶた），表面は**涙液**（なみだ），後方は脂肪組織と**眼窩**で守られている。

眼球を中心に，視神経と視中枢，そして眼瞼や眼窩などの**眼球付属器**を視覚器と総称する。

ⓐ 光の通り道——眼球

正面から眼を見ると，**角膜**の周囲に結膜と強膜があり，眼瞼の縁には睫毛

図 8–1 右眼正面像

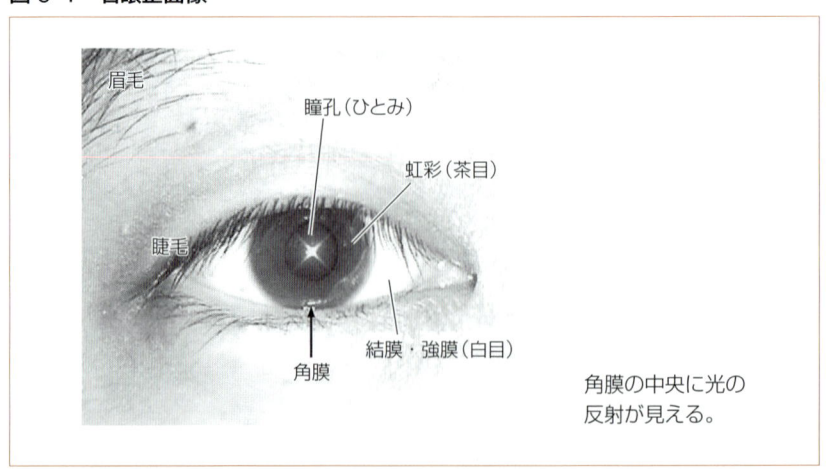

眉毛
瞳孔（ひとみ）
虹彩（茶目）
睫毛
結膜・強膜（白目）
角膜

角膜の中央に光の反射が見える。

A 視覚

figure 8-2 眼球断面図

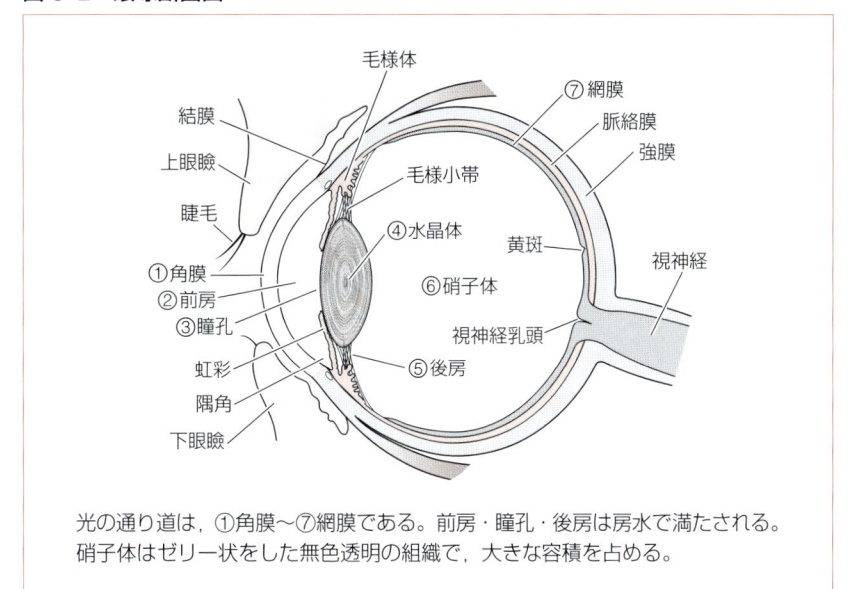

光の通り道は，①角膜〜⑦網膜である。前房・瞳孔・後房は房水で満たされる。硝子体はゼリー状をした無色透明の組織で，大きな容積を占める。

(まつげ)が並ぶ(図 8-1)。褐色の虹彩の中央には，円形の**瞳孔**(ひとみ)が見える。

光は角膜から眼球に入り，網膜に達する。眼球での光の道程は，角膜−前房−瞳孔−水晶体−後房−硝子体−網膜の順である(図 8-2)。

1 角膜

角膜は眼球前面にある無色透明の膜組織で，**強膜**とともに眼球の壁を構成する。強膜の前面と眼瞼の裏面は半透明の**結膜**でおおわれ，角膜と結膜は外気に接する。

角膜は直径約 11 mm，厚さ約 0.5 mm で，表面から上皮，ボーマン膜，実質，デスメ膜，内皮の 5 層構造をなす。内皮には角膜の透明性を維持するポンプ作用があり，外傷や手術などで内皮が著しく損傷されると角膜に浮腫や混濁をきたす。

角膜には約 40 D❶ の強い凸レンズ作用があり，外界からの光を中央に集めている。

> **Word** ❶
> **D（diopter；ジオプター）**
> レンズの強さの単位。値が大きいほど屈折力は強く，凸レンズをプラス(＋)で，凹レンズをマイナス(−)で表す。遠視は凸レンズで，近視は凹レンズで矯正され，度の強い虫メガネは＋20 D くらいである。

> **ステップアップ**
> **コンタクトレンズ**
> コンタクトレンズは，涙で浮かぶように角膜の表面をおおい，屈折を矯正する。瞬目(まばたき)で上下に動くが，角膜の形と合っていれば大きくはずれない。角膜や結膜の炎症があると，コンタクトレンズの物理的な刺激は炎症を悪化させるため，使用を中止しなければならない。長時間のコンタクトレンズの装用は，角膜が酸素不足となるので，眼鏡(めがね)と組み合わせて使用する必要がある。

> **Word** ❷
> **隅角**
> 隅角は虹彩根部と眼球内壁が接する部位である。炎症や出血などで房水の排出量が低下すれば，眼球内圧は上昇し高眼圧になる。

2 前房

角膜と虹彩の間が前房であり，**房水**が満ちている。房水は**毛様体**で産生され，後房→瞳孔→前房→**隅角**❷ を経て静脈に排出される。房水は眼内組織に

酸素や栄養を供給し，眼球内圧(眼圧)の調整に関与する。

3 瞳孔

虹彩の中央にある円い孔が瞳孔である。虹彩の瞳孔散大筋と瞳孔括約筋は瞳孔の大きさを変化させ，光の量を調整する。瞳孔は暗い所で大きく(散瞳)，明るい所で小さく(縮瞳)なる。

> **ワンポイント ▶ 散瞳薬と縮瞳薬**
> 散瞳薬によって瞳孔は拡大し，眼底周辺部の観察が可能になる。臨床では副交感神経を抑制するアトロピンやトロピカミド，交感神経を刺激する塩酸フェニレフリンなどが使用される。散瞳中は光の量が増すので，まぶしく感じる。
> 一方，副交感神経を刺激するアセチルコリンや塩酸ピロカルピンは縮瞳薬として使用される。

4 水晶体

無色透明な水晶体は直径約9 mm，厚さ4〜5 mmの円盤型(ドラ焼き型)の組織である。周縁には細かい線維である**毛様小帯**❸が付着し，**毛様体**❸で支持される。水晶体には約20 Dの凸レンズ作用があり，瞳孔を通過した光を網膜に集めている。毛様体筋の収縮と弛緩が水晶体の厚みと屈折力を変化させ，視点を動かしている。

> | Word ❸
> **毛様小帯と毛様体**
> 毛様小帯(チン小帯ともいう)は，水晶体の周縁と毛様体をつなぐ多数の微細な線維である。毛様体は虹彩後部の眼球内壁を構成し，後方は網膜に連なる組織で，房水の産生と視点を移動させる機能がある。とくに遠くから近くに視点を移すことを**調節**という。

> **ステップアップ ▶ 加齢と水晶体**
> 加齢に伴って水晶体の弾力性は失われ，調節力は低下する。近くが見えにくく，疲れやすくなるのが**老眼**で，40歳ごろから進行する。水晶体の透明性も同様に低下し，混濁や色調の変化を生じる。これが**白内障**である。

5 後房

虹彩前方の前房に対して，後方の房水で満たされた部分が後房である。具体的には，虹彩後面と水晶体，毛様体，硝子体に囲まれた空間をさす。

6 硝子体

硝子体は，眼球の80％の容積を占める無色透明のゼリー状の組織である。成分の99％は水で，残りはコラーゲンやヒアルロン酸などで構成される。

硝子体は加齢によって液状に変化する。この際に生じた濃淡の違いを，糸くずや雲のようなものとして自覚することがある。これが生理的**飛蚊症**である。硝子体の出血や炎症による病的な飛蚊症との区別には，眼底検査が不可欠である。

7 網膜

光の通り道の終点は網膜である。カメラのフィルムや映画のスクリーンのように，網膜に光が投影される。

網膜は眼球後方の内壁であり，前方は毛様体に連なる。網膜の外側には**脈絡膜**❹と強膜が密接し，内側には硝子体が付着している。正面から見

> | Word ❹
> **脈絡膜**
> 網膜に酸素や栄養を供給する血管膜である。発生の由来を同じくする虹彩・毛様体・脈絡膜を合わせて，**ぶどう膜**と称す。

図 8-3 右眼底写真

撮影時にカメラの正面を見ると，中央に黄斑があり，その鼻側に視神経乳頭が写る。視神経乳頭から網膜動脈と網膜静脈が伸びる。

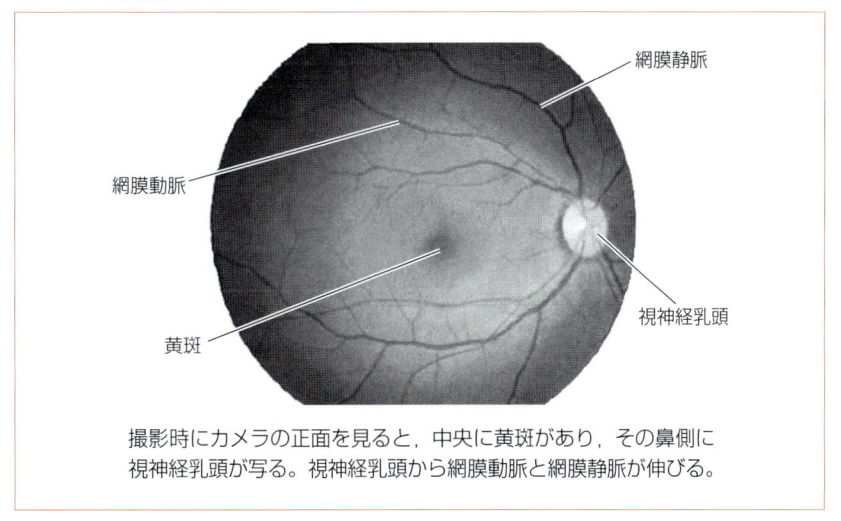

図 8-4 網膜の 10 層構造

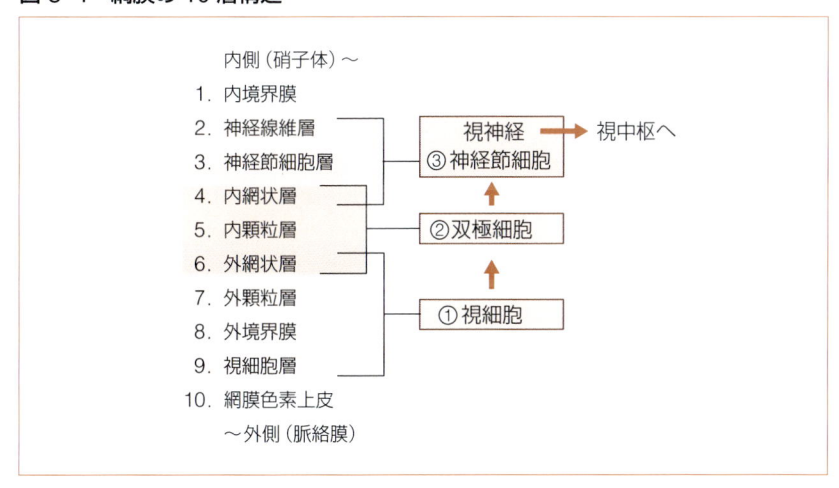

内側（硝子体）〜
1. 内境界膜
2. 神経線維層
3. 神経節細胞層
4. 内網状層
5. 内顆粒層
6. 外網状層
7. 外顆粒層
8. 外境界膜
9. 視細胞層
10. 網膜色素上皮
〜外側（脈絡膜）

視神経 ③神経節細胞 → 視中枢へ
↑
②双極細胞
↑
①視細胞

た網膜の中央には**黄斑**があり，その鼻側に**視神経乳頭**がある（図 8-3）。

黄斑は直径約 2 mm で黄色を帯びている。ここに**視細胞**の**錐体細胞**が密集しており，明所での高度な視力や色覚を担っている。黄斑以外の網膜の視細胞は**杆体細胞**で，暗所での光の感度にすぐれる。

視神経乳頭の外観は薄紅色のボタン状で，外周は網膜面より盛り上がり，内側はへこんでいる。直径は約 2 mm で，中央から網膜の動脈と静脈が伸びる。網膜の神経節細胞から伸びる神経線維の束が視神経乳頭であり，眼球後方で**視神経**になる。

網膜は 10 層構造の組織である（図 8-4）。内境界膜から視細胞層までの 9 層を感覚網膜あるいは神経網膜と称し，最外層の網膜色素上皮と区別される。どちらも神経外胚葉に由来するが，発生部位が異なる。

視細胞で電気信号に変換された光の情報は，双極細胞を経由して，神経節細胞に伝わる。神経節細胞の一端が視神経の線維であり，視中枢まで伸びる。

ワンポイント ▶ 色覚

色覚は色を感じる能力であり，網膜の錐体細胞が赤青緑の各色に反応することによって成立する。暗所では錐体細胞の感受性が低下するので，色の判別能も低下する。赤と緑の判別が困難である赤緑色覚異常はX染色体劣性遺伝で，日本人では男性の約5％にみられる。

ワンポイント ▶ 黄斑

角膜と水晶体の屈折によって，外界からの光は黄斑に像を結ぶため，日光などの強い光を長時間直視すると黄斑に熱傷を生じる。過剰な光の曝露は黄斑の炎症や変性を生じ，視力低下や色覚異常，視野の歪みの原因になる。これらの自覚症状は黄斑の異常に特徴的で，網膜剥離や出血，浮腫が黄斑に及んだ場合にもみられる。

黄斑の機能が正常で，情報伝達に支障がなければ，視力は良好である。黄斑以外の網膜が広く障害されると，暗所での視覚が低下する。

ステップアップ｜光情報の変換

光の刺激は視細胞内の視物質を変化させ，視細胞に電気信号を生じる。錐体細胞と杆体細胞で視物質は異なり，杆体細胞の視物質をロドプシンという。

視物質はビタミンAの誘導体で，視細胞と網膜色素上皮で消費・合成される。ビタミンA欠乏症では，視物質が不足し暗所での視覚障害（夜盲）をきたす。

b 情報の伝達──視神経と視中枢

網膜で電気信号に変換された情報は，視神経を通じて視中枢にいたる（図8-5）。

ワンポイント ▶ 視力と視野

視力は物を見る能力であり，裸眼視力と眼鏡などを用いる矯正視力で評価される。一般には5m遠方の視力表の検査が使用される。矯正視力で1.0以上が正常であり，普通自動

図8-5 情報の伝達路

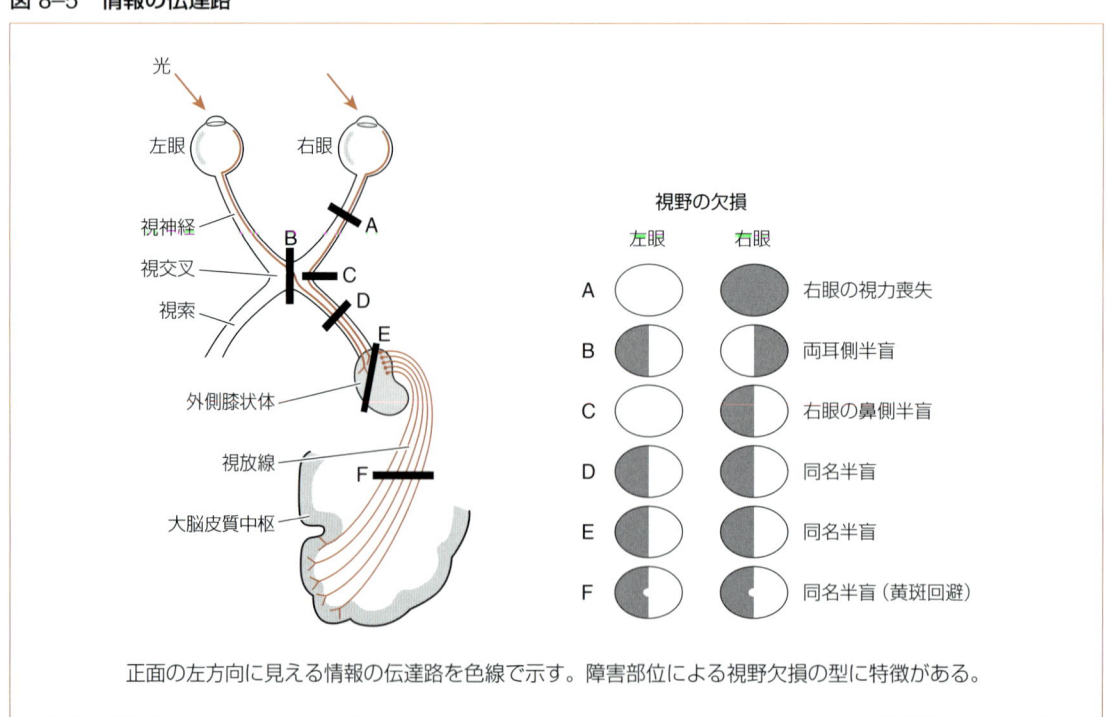

	左眼	右眼	
A	○	●	右眼の視力喪失
B	◐	◑	両耳側半盲
C	○	◑	右眼の鼻側半盲
D	◐	◐	同名半盲
E	◐	◐	同名半盲
F	◐	◐	同名半盲（黄斑回避）

正面の左方向に見える情報の伝達路を色線で示す。障害部位による視野欠損の型に特徴がある。

車免許の取得・更新には0.7以上が必要となる。
　視野とは見える範囲のことである。1点を見つめて眼を動かさない状態で検査を実施する。視野の中央ほど高感度で，視力も良好になる。

1 視神経

　網膜の神経節細胞の一部が伸びた神経線維が視神経乳頭で束になり，脈絡膜や強膜を貫き，眼球の後方から伸びて直径約3mmの視神経になる。視神経は眼窩の視神経管を通り，下垂体茎の前方に位置する**視交叉**を経て，視床の**外側膝状体**に達する。視交叉より中枢側の視神経を**視索**と称する。

　視交叉で"視神経の鼻側半分が反対側に交差"する。つまり，視交叉より末梢側（前方）の視神経は片方の眼で見た情報を，視索（後方）は視界の左右どちらか半分の情報を担当する。

> **ステップアップ**
>
> **緑内障**
> 　緑内障は40歳以上での有病率が5％を超える眼疾患であり，わが国の失明原因の第1位となった。視神経と視野を不可逆に障害し，適切な治療がなければ失明にいたる。眼球内圧（眼圧）の十分な下降が，有効な治療法である。

2 視中枢

　第1視中枢である外側膝状体で視神経からの情報は**視放線**に伝達され，第2視中枢である後頭葉の大脳皮質（ブロードマン野17）に達する。ここに情報が到達することによって光を認識する。

> **ステップアップ**
>
> **見ること**
> 　後頭葉の視中枢から頭頂葉と側頭葉に情報は伝達される。左右で別々の情報は統合され，認識され，記憶に照らされる。この部位が障害されると，物の立体感や位置，動き，なにを見ているのかがわからなくなる。
> 　見ることは，光の認識をふまえて成立する機能である。

C 眼球付属器

　視覚器の中で，眼球・視神経・視中枢を除いた部分である。範囲には，顔面の眉毛（まゆげ）と眼瞼から深部の眼窩までを含む。

1 眼瞼と結膜

　眼瞼の上方には眉毛が弓状に生え，上下の縁には睫毛が並ぶ。睫毛の根もとや後方には脂腺が分布する。眼瞼は外側から，皮膚，**眼輪筋**，結合組織，**眼瞼挙筋**（上眼瞼のみ），**瞼板**，結膜で構成される（図8-6）。

　眼瞼の皮膚は非常に薄く，伸縮性にすぐれる。眼輪筋は皮膚に付着する表情筋であり，眼を閉じる役割がある。眼輪筋の下には，脂肪を含む結合組織と眼瞼を形づくる結合組織の瞼板があり，上眼瞼では瞼板に眼瞼挙筋が付着する。瞼板には瞼板筋があり，眼瞼挙筋と同様に眼瞼を挙上する。眼瞼の最内側には結膜があり，眼瞼の裏面から強膜の前面と角膜の縁まで連続して，嚢状になっている。

図 8-6　眼瞼の断面図

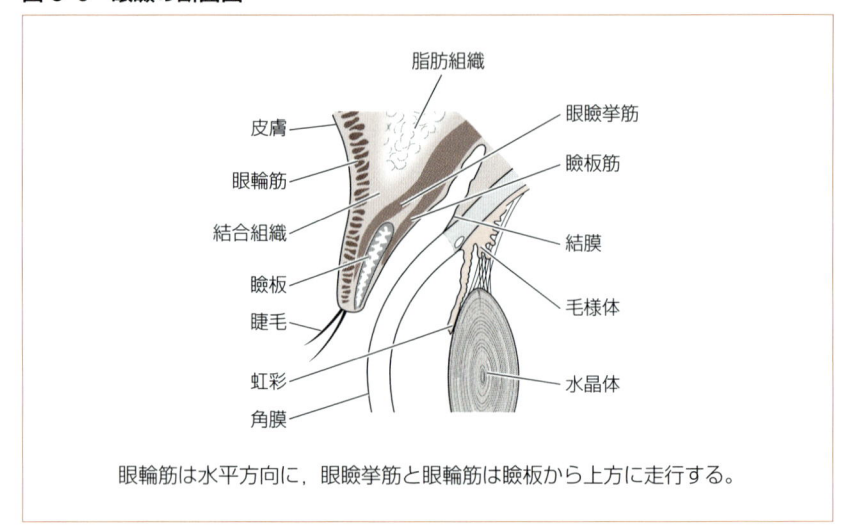

眼輪筋は水平方向に，眼瞼挙筋と眼輪筋は瞼板から上方に走行する。

図 8-7　右眼の涙液分泌と排出経路

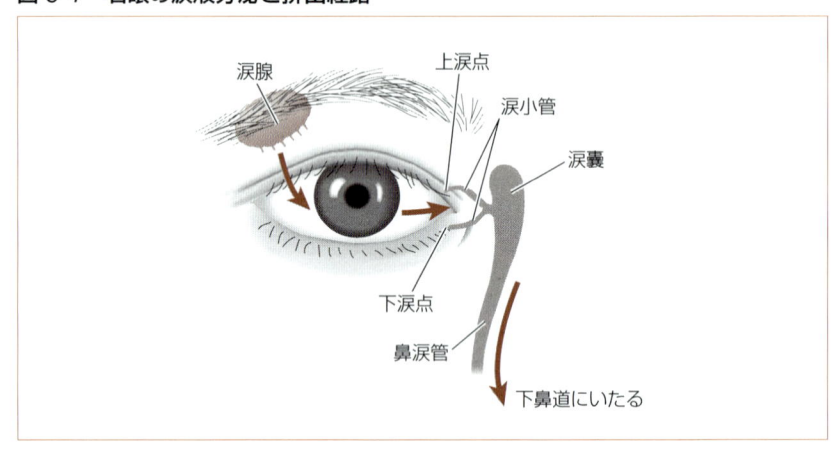

眼瞼は瞬目(まばたき)によって眼球を保護し，表面を涙液で潤わせる。

2 涙器

上眼瞼の耳側に**涙腺**があり，上方の結膜面から涙液を分泌する。涙液は常時分泌されており，瞬目によって涙液は結膜と角膜の表面にいきわたり，眼瞼の鼻側にある上下の**涙点**から排出される。以降，涙小管，涙囊，鼻涙管を経て，鼻腔の下鼻道にいたる(図 8-7)。

感情や炎症などの刺激で，涙腺の涙液分泌が活発になると涙が流れる。鼻涙管の閉塞などで，排出が不十分な場合にも涙があふれる。

3 外眼筋

強膜に 4 つの**直筋**と 2 つの**斜筋**，つまり 6 つの外眼筋が付着し，眼球の運動を担っている(図 8-8)。4 つの直筋は眼球から後方内側に伸びるので，上直筋と下直筋は垂直方向のみならず内側に引き寄せる作用がある。

図 8-8 右眼の外眼筋と運動方向

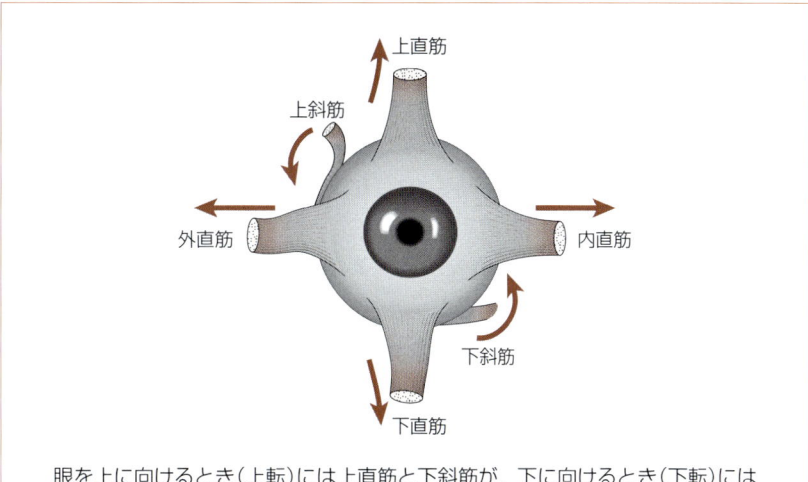

眼を上に向けるとき(上転)には上直筋と下斜筋が，下に向けるとき(下転)には下直筋と上斜筋が作用する。

　外眼筋には 3 つの脳神経が分布し，**動眼神経**(III)は内直筋・上直筋・下直筋・下斜筋，**滑車神経**(IV)は上斜筋，**外転神経**(VI)は外直筋を支配する。
　外眼筋の筋膜は**テノン囊**とよばれる結合組織で，前方は結膜と強膜の間で角膜縁に接し，後方は眼窩の骨膜に付着する。

4 眼窩脂肪組織

　眼球と眼窩の間を埋めるクッションの役割をする。眼球はこの脂肪組織に支えられている。

5 眼窩

　7 つの顔面骨によって構成された頭蓋骨のくぼみである。視神経と眼動脈が通る**視神経管**や，動眼神経・滑車神経・外転神経・三叉神経・眼静脈の通る**上眼窩裂**など，眼窩には眼球と連絡する血管や神経が通う孔がある。

d 連携と相互作用

1 血管系

　内頸動脈の第 1 枝が**眼動脈**であり，**網膜中心動脈**をはじめ，視覚器の主な血流を担っている。網膜中心動脈は眼球の後方 10〜15 mm で視神経に入り，視神経の中央を前進し，視神経乳頭の中央から網膜に枝を伸ばす。網膜の静脈枝は**網膜中心静脈**に集まり，中心動脈と同様に視神経の中央を走って，**眼静脈**に達する。

2 神経系

　視覚器には 6 つの脳神経が関与する。視神経を除く 5 つの脳神経の神経核

は**脳幹**にあり，これらの神経による反射は脳幹機能の判定に利用される。

隣接する神経核があわせて障害されることもあり，神経学的所見と画像所見の対比は必須である。

①視神経（Ⅱ）：視覚情報を伝達する感覚神経（中枢への情報伝達を担当する神経）である。網膜の神経節細胞の一端が視中枢の外側膝状体まで伸びる。

②動眼神経（Ⅲ）：4つの外眼筋（内直筋・上直筋・下直筋・下斜筋）や瞳孔括約筋，毛様体筋，眼瞼挙筋に分布する運動神経（中枢からの情報伝達を担当する神経）である。

③滑車神経（Ⅳ）：上斜筋の運動神経である。

④三叉神経（Ⅴ）：第1枝の眼神経は，前額部や上眼瞼，角膜，毛様体の知覚や瞳孔散大筋，涙腺をつかさどる混合神経である。第2枝の上顎神経は下眼瞼の知覚を担当する感覚神経である。

⑤外転神経（Ⅵ）：外直筋の運動神経である。

⑥顔面神経（Ⅶ）：視覚器では，眼輪筋に分布し瞼を閉じさせる運動神経である。

⑦交感神経：瞳孔散大筋では散瞳を，瞼板筋では眼瞼を挙上させる運動神経である。

> **ワンポイント ▶ 瞳孔反応**
>
> 光の強弱によって散瞳や縮瞳を生じる。光情報の一部は視索から瞳孔反応の中枢である**エディンガー＝ウエストファール核**にも送られる。この核からの信号は，動眼神経と毛様体神経節を経由して瞳孔括約筋に伝わり，縮瞳を生じさせる。これを対光反射という。散瞳は交感神経による瞳孔散大筋の作用で生じる。

ステップアップ

視覚器の反射

反射とは，刺激に対して意識されずにおこる反応である。視覚器の反射には対光反射のほかにも，瞬目反射（睫毛や眼表面になにかが触れると眼を閉じる），近見反射（遠近の調節と同時に縮瞳する），前庭動眼反射（頭や体の動きに対応して眼を動かし視線を保つ），眼球心臓反射（眼を押すと徐脈になる）などがある。

3 眼球運動

6つの外眼筋が相互に作用して，眼球運動が成立している。水平方向には内直筋と外直筋が作用し，垂直方向と回旋（ひねり）運動には上直筋と下直筋に加えて上斜筋と下斜筋が作用する。

通常は両眼で同じ物を見ている。水平方向に眼を動かすとき，片方が外側を向くと一方は内側を向く。右を見るとき，右眼は外側を向き左眼は内側を向く。さらに斜めの要素や見るものまでの距離や移動の要素が加わっても，両眼で見ることができる。このように両眼の外眼筋を連動させる機構には，大脳運動中枢と外眼筋神経核が関与する。

連動がうまくいかない場合がある。例えば，片眼の眼球運動が障害された状態では，物が二重に見える（両眼性複視）。これは左右の眼の情報が一致しないためであり，片眼を閉じれば複視はなくなる。

4 両眼視

両眼で同じ物を見ても，眼の位置の違いから，右眼と左眼の情報にわずかな相違がある。この相違があっても同じ物と認識する能力を**融像**といい，この相違から距離感や立体感を得ることを**立体視**という。

e 全身と眼

人体で侵襲なく血管を観察できる唯一の部位が，**眼底**である。成人病のなかでも，高血圧と糖尿病は血管病変が主体であり，網膜の血管硬化や出血などの所見は全身の病状の把握に有用である。

急速な視力や視野の障害，瞳孔や眼球運動の異常があれば，眼球より中枢の障害を疑う必要がある。とくに突発的な運動障害やしびれ，頭痛などの全身所見を伴うときには，脳梗塞や脳内出血の可能性も少なくない。

生命維持に直結する脳幹の障害は，多くの脳神経核に異常をきたす。瞳孔の散大や固定，対光反射の消失は動眼神経の障害であり，他の脳幹反射とあわせて脳死判定の基準の1つになっている。

---ステップアップ---

糖尿病網膜症

糖尿病網膜症は失明の原因の首位を緑内障と競う眼疾患であり，糖尿病患者の半数に網膜症を生じるといわれる。高血糖が長期間続くことによって血管がもろくなり，糖尿病網膜症の初期には微細な血管瘤や眼底出血をきたす。進行すると網膜血管の機能低下と循環不全によって酸素や栄養が欠乏し，血管の灌流域ごとに網膜が壊死する。さらに進行すれば，壊死組織のまわりからクモの巣のような異常血管が伸びて，硝子体出血や網膜剝離，緑内障をきたし，ついには失明する。

原疾患である糖尿病の治療が必須であり，眼科での継続した診療が大切である。

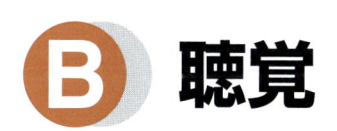

B 聴覚

耳の構造と聴覚・聴力について学ぶ。第6章D-b「⑤耳と蝸牛神経・前庭神経(VIII)」の項(p.174)を参照。

視覚はもとより，ここで扱う聴覚，以下で取り上げた平衡覚，味覚，嗅覚はいずれも「脳神経」と構造・機能のうえで内容が重複するので，第6章の関連の項にゆずる。それぞれ第6章の該当部分を参照してほしい。

ヒトの正常の耳で聞き取れる振動数は20〜20,000 Hz(ヘルツ)といわれるが，これは動物によって異なる。普通の会話に使用されるのは500〜2,000 Hzの言語範囲といわれる。

音は耳介で集音され，外耳道を通って**鼓膜**を振動させる。鼓膜の振動は，中耳に属する**耳小骨**(ツチ骨・キヌタ骨・アブミ骨)で，てこの原理により増幅されて，頭蓋骨の中の内耳に属する**蝸牛**に伝えられる(☞図6-33，p.174)。蝸

牛の中にはリンパ液が満たされており，その振動はコルチ器の有毛細胞で神経情報として感知される。

これら聴覚にかかわる各種部位のいずれかの異常で聴覚障害が生じる。聴覚の障害は，外耳にあるか，中耳にあるか，内耳にあるか，脳にあるか（とくに高次脳機能障害）によって，その治療法やケアのしかたが異なってくる。

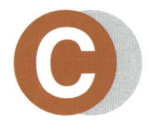

C 平衡覚（平衡感覚）

平衡器官の構造と平衡覚について学ぶ。第6章 D–b「⑤耳と蝸牛神経・前庭神経（Ⅷ）」の項(p.174)を参照。

平衡感覚の障害は「めまい」とか「まっすぐ立っていられない」「まっすぐに歩けない」などと表現される。平衡感覚は内耳の**半規管**が感知するが，半規管は x 軸，y 軸，z 軸の関係になっている3つの軸で構成されているので（☞図6–33, p.174），身体の空間的位置関係とか，その変化に対応できるような仕組みになっている。

また平衡感覚は眼の位置の調節機能と連動することが知られており，例えば首を傾けても視野が補正される一方，また眼を閉じると「まっすぐに立っている」ことがむずかしくなったりする。

また，体操の選手やフィギュアスケートの選手などが，身体をくるくる回転させても，目が回らず，ふらつかないのは，練習によって平衡感覚が順応状態にできているからだともいえる。

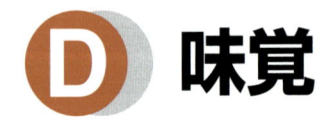

D 味覚

味覚受容器の構造と味覚について学ぶ。第6章 D–b「④顔面神経（Ⅶ）の多様性と味覚」の項(p.172)を参照。

味覚は**味蕾**に水溶性の化学物質が触れて生じるが，簡便な検査方法がある。患者に舌を出させて，舌の前2/3に綿棒かガーゼにしみ込ませた「少量の砂糖」「塩」「クエン酸または柑橘類」「キニーネまたは苦い薬」をつぎつぎと左右に塗っていき，感じた味覚を，あらかじめ紙に書いておいた「甘い」「しょっぱい（塩辛い）」「酸っぱい」「苦い」に指でささせる。そのとき，左右差にも気をつける。

味覚は一般には，判別性が悪い，つまり味の違いがわかりにくい感覚と考えられている。その一方で，食べ慣れた味覚と，そうでない味覚とが厳然と存在するので，栄養学的に同じ料理であっても，患者が食べやすい料理と，食べにくい料理があることにも気をつけておきたい。

E 嗅覚

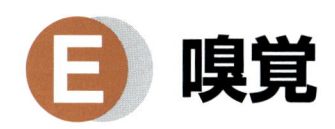

　嗅覚受容器の構造と味覚について学ぶ。第 6 章 D-b「①嗅神経（I）」の項（p.170）を参照。

　嗅覚は鼻腔の最上部に位置し，受容器を出している**嗅細胞**が，揮発性の化学物質を感知し，篩骨を貫いて**嗅球**に臭い（匂い）の刺激を伝える。

　通常の簡便な検査方法は，患者に閉眼させ，片方の鼻を閉じて，タバコの煙をかがせるが，香水などの刺激の弱い香料でもよい。ただし，アンモニアとか酢酸のような刺激の強いものは，鼻腔の表在感覚としての三叉神経を刺激してしまうので，嗅覚の検査に使ってはならない。普通は，左右差がみとめられるが，何日かの間隔をおいて検査をして，左右差が前と同じなら病的であると考えられる。

　臭いがまったくわからないのは**嗅覚消失**で，臭いは感じるが，それが何の臭いかわからないのが**嗅覚低下**，逆に**嗅覚過敏**や，臭いを間違って感じる**錯嗅覚**，不快な臭いとして感じる**不快嗅覚**が病的状態として知られている。

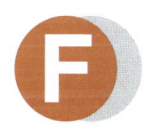

F 体性感覚

a 表在感覚（皮膚感覚）

　体性感覚のうち，皮膚・粘膜などにある受容器が刺激されておこる感覚であり，**表在感覚**とか**皮膚感覚**といわれている。これには，触覚（圧覚），温度感覚，皮膚痛覚がある。

　①**触覚**：圧覚を含めることがある。簡便な検査方法としては，脱脂綿や柔らかな毛筆，紙などを使い，それに答えさせる。できるだけ軽く触れ，なにもないときには指先で軽く，圧迫しないで触れるのでもよい。それでわからないときには，少しなでるようにする。患者には，触れたらすぐに「はい」と答えさせる。患者が正直に答えているかどうか，ときどきなにも触れずに，触れたかどうかを聞くことも大切である。

　②**皮膚痛覚**（単に**痛覚**ともいう）：痛覚の受容器は**自由神経終末**❺にある。かゆみは弱い痛覚の刺激により，くすぐったさは弱い触覚と痛覚の刺激によりおこる。

　簡便な検査方法は，安全ピンで皮膚を軽くつつく。このとき，できるだけ同じ力が加わるように注意する。一般に痛覚鈍麻の場合は，障害部位から正常な部分に向けて検査していくほうがわかりやすい。

> **Word** ❺
> **自由神経終末**
> ほかに連絡せず，むき出しのまま存在する末梢神経の軸索（神経線維）末端部。第 6 章 Word「神経終末」（p.136）参照。

> **Word** ❻
> **感覚点**
> 皮膚に点状に分布する感覚部位で、触点・温点・冷点・痛点がある。

③温度覚(温覚・冷覚)：温度覚の受容器は自由神経終末にある。通常、粘膜には温度覚がないが、口腔・咽頭・喉頭・肛門には存在する。鼻粘膜、口蓋垂、陰茎亀頭、角膜には感覚点❻のうち冷点のみ存在する。

簡便な検査方法は、試験管やフラスコに湯水(40〜45℃)と冷水(10℃くらい)を用意し、この際、試験管の表面がぬれていないことを確かめておく必要がある。温度がすぐに変化しないように、なるべく大きな試験管を使いたい。

温度覚は皮膚の部位によって非常に異なるし、皮膚温によっても異なるので、必ず左右同じ部位で同一の状態で、おおむね3秒くらい皮膚に密着させるが、感じがわからないときは少し長めに密着させる。「感じますか」と聞いただけでは、患者は温かいのか冷たいのか区別せずにただ「感じます」と答えるので、必ず「温かい」「冷たい」を答えさせる。ただし、高齢者や血液循環不全のある人は、感覚障害がなくても温度感覚の低下がしばしばみとめられるので、注意が必要である。

b 深部感覚

深部感覚とは、関節の位置の感覚(**位置感覚**)、動きの感覚(**運動感覚**)、**振動感覚**などをさす。姿勢や運動による深部の受容器が刺激されておこる。実際には、位置感覚と運動感覚とは同じ検査方法で調べられ、感覚受容器はそれぞれ**筋紡錘**、**ゴルジ腱器官**にある。振動感覚は**パチニ小体(ファーテルーパチニ小体)**が感覚受容器である。いずれも**脊髄の後索**を伝わるので、受容器の検査から脊髄後索の障害の有無がわかる。

①運動感覚と位置感覚：簡便な検査方法は、患者の手の指か足の指(趾)を、ちょうど爪の両端をつまむようにつかみ、今の位置よりも大きく上か下に動かす。上に動かすなら「上」と、下なら「下」と答えさせる。次に、眼を閉じさせて、同じことを行い患者に答えさせる。何回か行い、はじめは大きく動かし、次にゆっくりと少しだけ動かして、答えさせる。

②振動感覚：簡便な検査方法は、振動数の少ない音叉を振動させ、四肢の骨に当て、振動が止まったら「はい」と答えさせる検査である。まず胸骨に音叉を当てて、振動がわかるかどうかを尋ねる。振動感覚が低下していれば、四肢末端、つまり手足の指から低下が始まるから、まず胸骨に音叉を当て、次に肘や膝の骨、そして四肢の末端の骨に音叉を当てて調べる。大切なのは、左右を比較しながら、しだいに四肢の末端へと場所を移動して調べていくことである。

> **ワンポイント** 温度感覚と痛覚だけが鈍麻、消失している場合
> 体性感覚のうち、温度感覚と痛覚だけが鈍麻・消失していて、触覚、運動感覚・位置感覚・振動感覚は正常な場合は、脊髄視床路の障害、つまり脊髄の中心部の障害が考えられる。原因には、最近では高齢者の転倒による頸髄損傷が多いが、左右の靴下をはく部分の温度感覚・痛覚が鈍麻・消失している場合(左右の手袋をはめる部分も付随して生じている場合もある)は、糖尿病性の神経障害(左右対称の手袋靴下型神経障害を示す)を示唆しているので、とくに注意が必要である。

G 内臓感覚

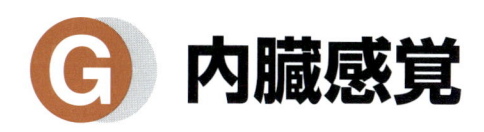

　内臓感覚とは，表在感覚と深部感覚にかかわる器官以外の内部臓器(皮膚・粘膜を除く，消化管・呼吸器・泌尿器・血管など)が感受する感覚である。

■**内臓感覚の受容器と認識**

　内臓感覚には，**臓器感覚**と**内臓痛覚**がある。重要なのは内臓痛覚である。臓器に由来する痛覚は，感覚受容器の密度が低いので局在が不明瞭であり，不快感をおこし，吐きけや自律神経症状を伴うのが特徴である。また，感覚受容器の密度は臓器によって異なり，あるいは障害が重症化しない場合には痛覚を発しないものも少なくない(肝臓)。しかし，炎症時には激痛をもたらすので，やっかいである。

　内臓痛覚の伝達経路は**自律神経**である。つまり，食道や胸部からは**迷走神経**(脳神経[X])を伝わり，それ以外の腹部臓器の大部分および胸膜は**交感神経**を伝わる。直腸と生殖器は仙髄由来の**副交感神経**を通る。内臓痛覚は付近の腹壁骨格筋の反射的収縮をもたらし，腹壁が刺激される。

　頭痛は，広範な鈍痛であり局在性に乏しいが，脳には痛みを感じる受容器はない。

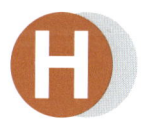

H 皮膚・粘膜の構造と機能

　人体をおおう組織としては最大の皮膚があるが，それ以外にもさまざまな部位や器官に対応して粘膜，漿膜，滑膜，結合組織性の膜がある(図8–9)。これらは人体・臓器・器官の表面を境界し，おおい，保護し，潤すなどの重要な役割をもっている。

a 皮膚の構造と機能

　皮膚は**表皮**，**真皮**，**皮下組織**に分かれる。表皮は外胚葉に由来する上皮で，真皮と皮下組織は中胚葉に由来する結合組織である。皮膚には付属器(皮膚付属器)として毛，皮脂腺(脂腺)，汗腺，爪がある。

　皮膚は，深部組織を機械的に保護する機能をはじめ，体温の調節にかかわり，さらに感覚器としての働きを担う。

1 表皮

　表皮は重層扁平上皮から成り，厚さは 0.1 mm 程度である(図8–10)。表面

第8章 感覚器系

図 8-9　人体に存在する膜

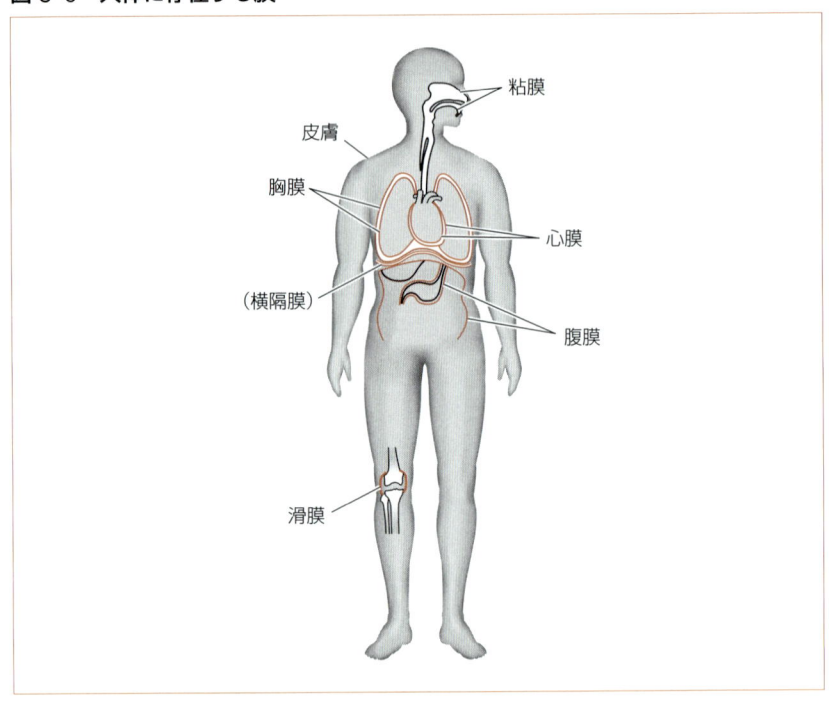

粘膜／皮膚／胸膜／心膜／（横隔膜）／腹膜／滑膜

図 8-10　皮膚の構造

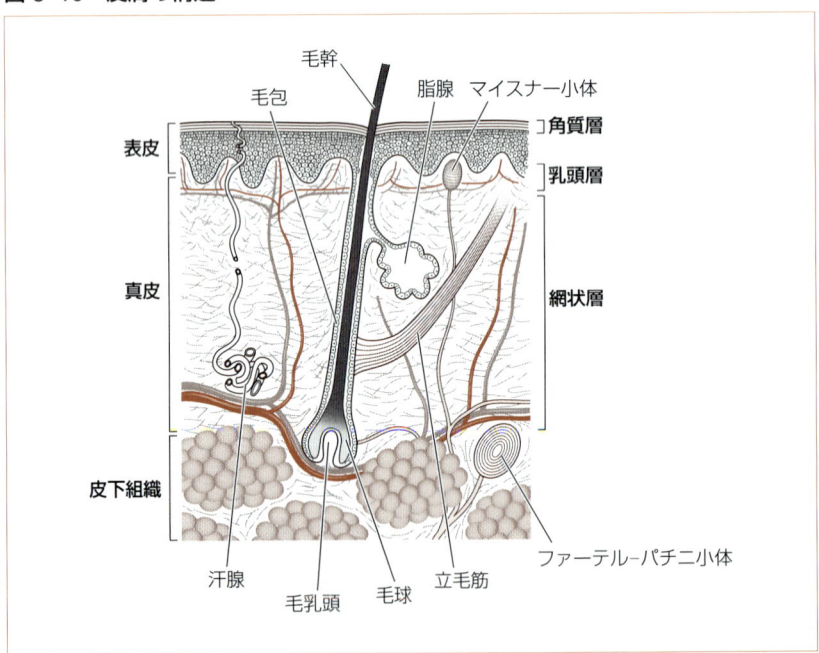

毛幹／毛包／脂腺／マイスナー小体／角質層／乳頭層／網状層／表皮／真皮／皮下組織／汗腺／毛乳頭／毛球／立毛筋／ファーテル-パチニ小体

Word ❼
基底層 表皮の最も下にあって，真皮と接する細胞層。

Word ❽
ケラチン 構造をつくる線維タンパク質で，表皮・爪・毛などの表面構造体の主成分となる。

Word ❾
メラニン 皮膚の着色に働く色素で，さまざまな動物に存在する。褐色と黒色があり，強い光線を吸収する役割をもつ。

Word ❿
抗原提示細胞 免疫反応をおこすはじめの過程（免疫応答）において，取り込んだ異物（抗原）の一部を加工して，表面に提示する細胞をいい，この抗原提示によって，リンパ球（とくにT細胞）は免疫反応を発揮する。マクロファージが代表的であるが，皮膚にあるランゲルハンス細胞もその1つである（☞ 第3章 B-a「免疫系の細胞」p.67）。

から順に**角質層**（角層ともいう），淡明層，顆粒層，有棘層，**基底層**❼の5層がある。角質層は死滅した細胞と，**ケラチン**❽から成る。基底層にはメラニン細胞（メラノサイト）があり，**メラニン**❾を産生している。また，基底層にはランゲルハンス細胞があり，**抗原提示細胞**❿として皮膚の免疫に関与する（☞ 第3章 B「特異的生体防御反応（免疫応答）」，p.65）。

図 8-11 爪の構造

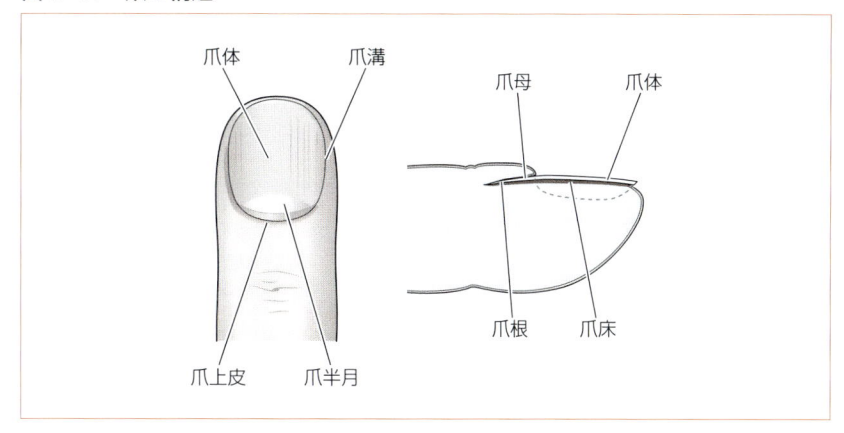

表 8-2 皮膚腺の種類と特徴

種類	開口部	分泌物	機能	分布
エクリン汗腺	皮膚表面	水分の多い汗	体温調節	全身
アポクリン汗腺	皮膚表面	脂質やタンパク質の多い汗	体臭に関与	腋窩，鼻，乳輪，外陰，外耳
脂腺	毛包	脂質	皮膚の潤滑化	頭，有毛部，顔，胸

　表皮には血管が入り込まず，真皮血管からの浸透によって酸素の供給を受けている。

　表皮が管状に落ち込んで**毛包**を形成し，毛はその内部に存在する。先端は**毛球**で，血管・結合組織と混在して**毛乳頭**を形成する。上部には皮脂腺（脂腺）や立毛筋がみられる。

　爪は角質層が変化してできるもので，手指や足趾先端に存在する。表面に出ている部分を**爪体**，隠れている部分を**爪根**，爪根近くの三日月型の白い部分を**半月**，爪の下にある皮膚を**爪床**という（図 8-11）。

2 真皮

　真皮は表皮の下にあり，皮膚の主要な部分を占め，ここに皮膚の修復・再生にあずかる重要な線維芽細胞がある。線維芽細胞が産生する豊富な膠原線維（真皮の 90％を占める），弾性線維と，基質（結合組織）から成っている。

　真皮は**乳頭層**と**網状層**から成る。乳頭層には毛細血管や，神経終末❶を含む。網状層には汗腺（エクリン汗腺，アポクリン汗腺），脂腺（表 8-2），毛包，血管，神経，平滑筋を含む。

3 皮下組織

　皮下組織は疎性結合組織から成り，部位によっては脂肪組織が豊富に分布する（皮下脂肪）。この部分は外界からの影響（衝撃，外力，温度変化）をやわらげ，体温の発散を防ぐ機能をもつ。

> **Word** ❶
> **皮膚の神経終末**
> 乳頭層の**マイスナー小体**や自由神経終末などのほか，真皮深部や皮下組織には圧覚に関与する**ファーテル-パチニ小体**がある。痛覚・触覚・圧覚・温度覚（温覚・冷覚）など感覚刺激の受容を受け持つ。

図 8-12 粘膜の構造(胃)

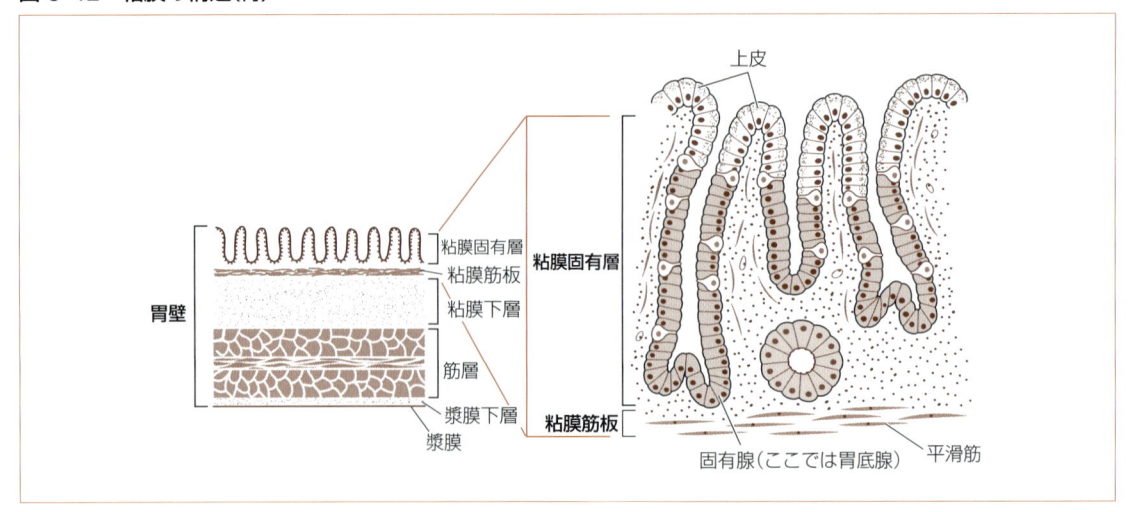

b 粘膜と漿膜 (図8-12)

1 粘膜

粘膜は，**粘膜上皮**と**粘膜固有層**，**粘膜筋板**，**粘膜下層**から成り，外界と交通する中空性器官(消化器・呼吸器・泌尿器・生殖器)の内腔をおおっている。粘膜上皮の種類は器官により異なるが，粘膜表面は粘液によって湿潤されており，種々の分泌腺がここに付属している。

2 漿膜

漿膜は外界と交通のない体腔をおおう膜で，**胸膜・腹膜・心膜**がある。中皮(単層扁平上皮)と，その下の疎性結合組織で構成されている。体腔内臓器の表面をおおう**臓側漿膜**と，体腔内面をおおう**壁側漿膜**がある。体腔(**胸腔・腹腔・心嚢腔**)には少量の漿液を含む。

本章のまとめ

- 感覚刺激は刺激の種類に応じた固有の感覚器(感覚受容器)で受け取ったあと,感覚神経によって大脳の一次感覚野に伝達され,感覚として認識される。
- 感覚は体性感覚,内臓感覚,および特殊感覚の3つに大きく分けられる。
- 体性感覚は,体表(皮膚・粘膜)で感じる表在(皮膚)感覚と,筋肉・腱・靱帯などで感じる深部感覚(固有感覚)から成る。
- 表在感覚には触覚(圧覚),温度覚(温覚・冷覚),皮膚痛覚がある。
- 内臓感覚は各種臓器(肺・消化管・血管・膀胱など)の感覚である臓器感覚と,内臓の痛みを感じる内臓痛覚に分けられる。
- 特殊感覚には視覚,聴覚,平衡覚(平衡感覚),味覚,嗅覚がある。
- 視覚器は,眼球,視神経,視中枢と,眼窩・眼瞼などの眼球付属器をさす。
- 視覚の基本は,光を感じることであり,これが緻密に組み立てられて見ることになる。
- 光は角膜から順に,前房,瞳孔,水晶体,後房,硝子体を経て網膜に達する。
- 角膜と水晶体は,光を網膜の中央に集める凸レンズの役割を果たす。
- 網膜は光を電気信号に変換する。杆体細胞は光の感度にすぐれ,錐体細胞は明所での高度な視力や色覚を担っている。
- 網膜で電気信号に変換された光情報は,視神経を通じて視中枢にいたる。
- 涙腺から分泌された涙液は,結膜と角膜の表面にいきわたり,涙点から排出される。さらに涙小管,涙囊,鼻涙管を経て,鼻腔の下鼻道にいたる。
- 眼球には,4つの直筋と2つの斜筋,合計6つの外眼筋が付着し,眼球の運動を担う。
- 視覚器には6つの脳神経が関与する。視神経を除く5つの脳神経の神経核は脳幹にあり,これらの神経による反射は脳幹機能の判定に利用される。
- 耳から入った音は外耳道を振動させ,その振動は耳小骨(ツチ骨・キヌタ骨・アブミ骨)で増幅されたあと,蝸牛,コルチ器を経て蝸牛神経から神経路に入り,大脳の一次聴覚野にいたり音として認識される。
- 耳には平衡覚に関与する半規管がある。その感覚受容器によって頭の傾斜,回転速度の変化から平衡感覚を感知したあと,前庭神経から脳幹に伝わる。
- 臭い(匂い)は,嗅球の鼻腔にある嗅細胞で受容したあと,嗅神経から嗅覚野に伝達されたのち,大脳辺縁系に入る。
- 味覚は,舌に分布する味蕾で化学的刺激として受容されたあと,舌の前2/3は顔面神経によって,舌の後1/3と咽頭の味覚は舌咽神経によって脳幹,視床下部から島回に伝達される。
- 皮膚は表皮,真皮,皮下組織から成る。
- 表皮は重層扁平上皮から成り,表面から順に角質層(角層),透明層,顆粒層,有棘層,基底層の5つの層で成る。
- 粘膜には粘膜上皮が表面にあり,下に粘膜固有層,粘膜筋板,粘膜下層がある。
- 表在感覚は皮膚・粘膜にある感覚点にある受容器によって感知される。
- 皮膚には毛,爪のほか,汗腺,脂腺などの皮膚付属器がある。

人体の構造と機能

第 **9** 章

内分泌系

本章の学習目標

　生体を構成する種々の器官系は，相互に協調して働き，生命を維持している。肺（呼吸器系）で取り込まれた酸素や，胃腸（消化器系）で消化・吸収された栄養素を含む血液は，循環器系によって全身に送られる。酸素や栄養素は生命の最小単位である細胞に供給され，代謝が行われて熱や体の構成成分をつくり出す。そして不要な物質は呼吸器系によって呼気へ，あるいは泌尿器系によって尿へと排泄されていく。この一連の過程が正常に機能するためには，血圧や体温，血中の糖・電解質・酸素の濃度などが一定であることが必要である。これらに変化が生じた場合に調節するのが，神経系と内分泌系である。迅速に働く神経系に対して，内分泌系は反応は遅いが持続的に働くことが特徴で，互いに補い合っているといえる。

　本章では，ホメオスタシス（恒常性）を維持するための調節を行う内分泌系の仕組みと働きを理解し，この機構が成長や生殖にも不可欠であることを学ぶ。具体的には，まずホルモンとは何かを理解し，そのホルモンを分泌する内分泌器官には何があるかを学習する。そして，これらの内分泌器官（視床下部・下垂体・甲状腺・副甲状腺・膵島・副腎）が体内のどこに存在し，どのような構造をもっているかを確認したうえで，分泌される各ホルモンの作用を理解する。さらに，内分泌器官以外に存在する消化管・腎臓などのホルモン分泌細胞（内分泌細胞）についても学習する。

　ホルモンの正常な作用やフィードバック機構とは何かを正しく理解しておくことは，のちに病的状態を理解するための重要な基礎となる。例えば，ホルモンが過剰に分泌される機能亢進症という病態では，ホルモンの作用でおこる体の変化（本来は正常な変化）が，そのまま症状として列挙される場合がある。各ホルモンの働きを，分泌する細胞とともに正確に記憶しておくことが必要となるゆえんである。

　なお，卵巣と精巣も性ホルモンを分泌し，内分泌系といえるが，生殖器としての働きが主要である。そのため，卵巣と精巣については第 13 章「生殖と老化」で詳しく学習する。

A　ホルモンの種類

■恒常性(ホメオスタシス)の維持と内分泌系
　健康あるいは生命そのものを維持するためには，体温や血圧など身体の内部の状態が一定に保たれていなくてはならない。この生体内部の定常的な状態は，**生体の恒常性(ホメオスタシス)**とよばれ，神経・内分泌系に免疫系が加わって，3つのシステムによって維持されている。内分泌系はホルモンを伝達手段とし，血液を主とする体液を媒体として各臓器の機能を調節しているので，その機能は**液性調節**とよばれる。

A ホルモンの種類

> **Word** ❶
> **内分泌細胞**
> ホルモンを分泌する細胞。分泌機能をもつ細胞は，内分泌と外分泌を合わせて**腺細胞**と総称される。

　ホルモンは，**内分泌細胞**❶で産生され，体液(主に血液)中に分泌される化学物質である。その機能として，必要な細胞に微量で情報を伝達して物質代謝を調節し，"内部環境"を維持する。また，生殖や発育を調節する働きもある。これらの機能を果たすためにホルモンにはさまざまな種類があり，それぞれ特定の細胞から間質液や血液中へ分泌され，作用する標的となる細胞へと運ばれる。内分泌細胞が集まって甲状腺などの**内分泌臓器**(**内分泌器官**)を構成する(図9-1)。これらの臓器のほかに，胃・小腸・腎臓・心臓にも内分泌細胞が散在している(それぞれ関連の章参照)。

> **ステップアップ**
>
> **ホルモンの定義**
> 　ホルモンは「激励する」というギリシャ語に語源をもつ。1949年，セリエ(H. Selye)によって，「遠く離れた器官の機能を維持することを目的として，ある器官の細胞でつくられた生理的な化合物であり，血液により運ばれる」と定義された。その後，間質液を介して近接する標的細胞に働いたり，いったん細胞外に分泌された物質が再びその細胞に働いたりする例が数多く知られるようになったため，「細胞外液に溶け込み，細胞間の情報の授受をする化学的メッセンジャーである」と定義されるようになった。
> 　近年，サイトカイン(☞第3章 Word「サイトカイン」, p.59)。がつぎつぎに発見され，神経・免疫・内分泌系の相互関係が解明されてきており，神経伝達物質，サイトカイン，ホルモンといった化学的情報伝達物質の分類が再編成される可能性もある。

> **Word** ❷
> **コレステロール**
> $C_{27}H_{46}O$で表される有機化合物で，胆石の成分として発見された。脂質の一種で，水に溶けずタンパク質に結合して血液中を運ばれる(☞第11章 C-b「脂肪の代謝」, p.322)。

> **Word** ❸
> **ペプチド結合**
> アミノ酸どうしの結合様式で，結合体を**ペプチド**という。タンパク質は，多数のアミノ酸のペプチド結合によってつくられる**ポリペプチド**である。ペプチドでできているホルモンが**ペプチドホルモン**である。

a ホルモンの化学的性質

　ホルモンはその化学的構造によって，大きく**ステロイドホルモン**と**非ステロイドホルモン**に分けられる(表9-1)。ステロイドホルモンは**コレステロール**❷から合成され，ステロイド骨格を有する(図9-2-a)。非ステロイドホルモンはアミノ酸でつくられ，複数のアミノ酸だけがペプチド結合❸でつながった**ペプチドホルモン**と，**アミノ酸誘導体ホルモン**からなる(図9-2-b)。それぞれの化学的構造に応じて水溶性が異なる。ペプチドホルモンとカテコールアミンは水溶性で，そのまま血漿中に存在する。一方，ステロイドホルモンと甲状腺ホルモンは難溶性で，タンパク質に結合して存在している。

第9章 内分泌系

図 9-1 内分泌臓器と主なホルモン

視床下部

松果体 メラトニン

甲状腺
チロキシン
トリヨードチロニン
（甲状腺裏側）

下垂体
- 中間体
- 前葉
  - 成長ホルモン
  - プロラクチン
  - 甲状腺刺激ホルモン
  - 副腎皮質刺激ホルモン
  - 卵胞刺激ホルモン
  - 黄体形成ホルモン
- 後葉
  - 抗利尿ホルモン
  - オキシトシン

副甲状腺 パラソルモン

胸腺 チモシン

副腎
- 髄質
  - アドレナリン
  - ノルアドレナリン
- 皮質
  - 糖質コルチコイド
  - 鉱質コルチコイド
  - 性ホルモン

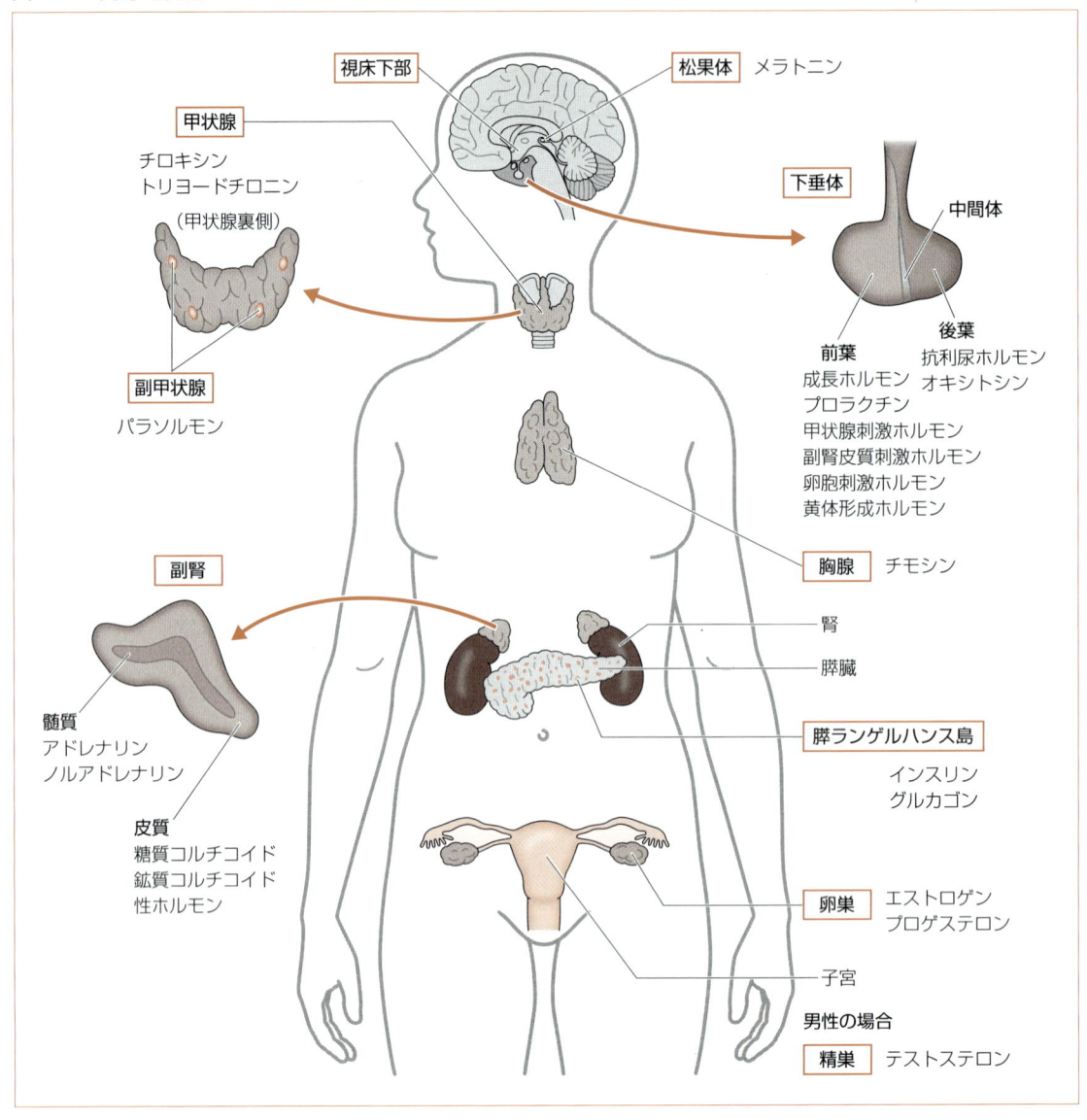

腎

膵臓

膵ランゲルハンス島
- インスリン
- グルカゴン

卵巣
- エストロゲン
- プロゲステロン

子宮

男性の場合
精巣 テストステロン

表 9-1 化学構造によるホルモンの分類

分類			ホルモンの種類
ステロイドホルモン			糖質コルチコイド（コルチコステロンなど） 鉱質コルチコイド（アルドステロンなど） 性ホルモン 　（テストステロン・エストロゲンなど）
非ステロイドホルモン	ペプチドホルモン		成長ホルモン，インスリンなど
	アミノ酸誘導体ホルモン	ヨード化フェノール誘導体	甲状腺ホルモン 　（トリヨードチロニン・チロキシン）
		カテコールアミン	アドレナリン・ノルアドレナリン・ドーパミンなど

A　ホルモンの種類

図 9-2　ホルモンの化学構造

a. ステロイドホルモンの例〈コルチコステロン〉

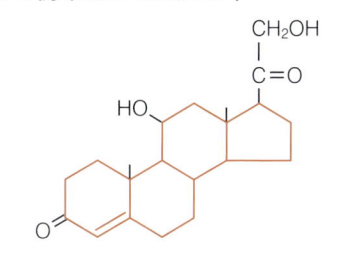

色の部分がステロイド骨格❹で、ホルモンによって周囲につく分子が異なる。

b. 非ステロイドホルモン

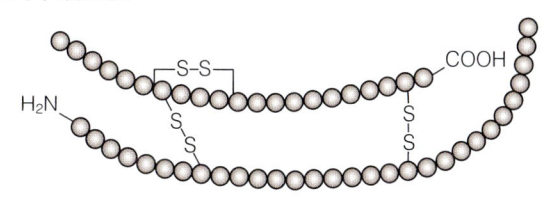

ペプチドホルモンの例〈インスリン〉
タンパク質と同様、アミノ酸のつながりから成る。○はアミノ酸1個で、30個のアミノ酸のつながりと21個のアミノ酸のつながりが、イオウ(S)を介して連結(ジスルフィド結合；S–S結合)されている。

カテコール核

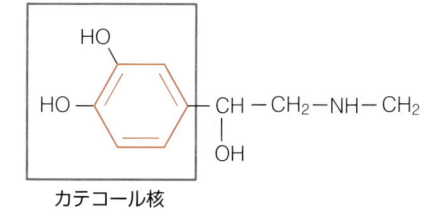

アミノ酸誘導体ホルモンの例〈アドレナリン〉
アミノ酸であるチロシンが変化した物質で、カテコール核❺をもつ。

Word ❹　ステロイド骨格
コレステロールや副腎皮質ホルモンに共通している構造(図9–2)。–OH基(ヒドロキシ基、水酸基)がついた状態がステロールであるが、–OH基がない副腎皮質ホルモンなども重要な物質であるため、この骨格部分をもつ物質をステロイド(ステロール様の物質)と総称するようになった。

Word ❺　カテコール核
ベンゼン環に隣り合わせて2つのヒドロキシ基(–OH)をもつ構造体(1,2–ジヒドロキシベンゼン、カテコール環)(図9–2)。アドレナリン、ノルアドレナリン、ドーパミンの3種に共通しており、これらは**カテコールアミン**と総称される。

ステップアップ

コレステロールとリポタンパク質

ステロイドホルモンの原料となるコレステロールは、肝臓で低比重リポタンパク質(LDL；低密度リポタンパク質ともいう)という形に生合成されて、血液中に送り出される。LDLは副腎などでステロイドホルモンに合成されるほか、細胞膜の構成成分としても利用される。血中濃度が高すぎると動脈硬化の一因となるため、俗に「悪玉コレステロール」とよばれるが、生体に必要な物質である。これに対して「善玉コレステロール」とよばれる高比重リポタンパク質(HDL；高密度リポタンパク質ともいう)は、胆汁酸中に排泄されるため体内には蓄積されない(☞ 第11章 C–b「脂肪の代謝」、p.322)。

内分泌攪乱化学物質

環境を汚染し人の健康を害する合成化学物質の存在は、いわゆる「公害」が社会問題化した1970年代から広く知られてきた。1990年代後半から調査・研究されてきているさまざまな内分泌攪乱物質も合成化学物質である。「環境ホルモン」ともよばれるように、それらの構造はホルモンに類似しており、内分泌系の機能に変化を与えることが重大な問題点である。すなわち、生体内に蓄積されてホルモン作用を阻害することによって、生体の恒常性や生殖に有害な影響を及ぼす。具体的には精子数を減少させたり、発がん物質として作用したりする。

第 9 章　内分泌系

表 9-2　ホルモンの種類による受容体と作用機序の特徴

ホルモン	受容体(◗)の局在とホルモン(●)の作用	作用機序の特徴
ステロイドホルモン 甲状腺ホルモン	標的細胞の細胞質・核膜	ホルモンは細胞膜を自由に出入りし、受容体と結合するとDNAに作用して酵素などを新たに合成させる。
ペプチドホルモン カテコールアミン	標的細胞の細胞膜表面	ホルモンが受容体と結合すると標的細胞がもつ酵素が活性化され、標的細胞の機能が発現する。

b　ホルモンの作用機序

Word ❻
標的細胞
ある物質とそれが作用する対象となる細胞の関係が特異性をもっている場合に、その細胞をその物質の標的細胞という。標的臓器(器官)なども類似語である。なお、免疫系でリンパ球が攻撃の対象とする細胞や、ウイルスが感染の対象とする細胞も、標的細胞とよばれる。

　ホルモンが情報を伝達する対象となる細胞は、**標的細胞**❻とよばれる。ホルモンは、特定の標的細胞に到達したときにのみ機能を発揮する。これは、標的細胞が細胞膜などにもつ**受容体(レセプター)** というタンパク質の働きによる。

　受容体は対応するホルモンのみと結合する構造をもち、ホルモンという「鍵」に対する「鍵穴」の役割を果たす(**表 9-2**)。このため受容体はホルモンとの結合力が非常に強く(**高親和性**)、その周囲に存在するさまざまな物質の中から、該当するホルモンのみを認識して結合するという特性(**特異性**)があり、低い血中濃度でも細胞間の情報を正確に効率よく伝達する。

B　ホルモン分泌の調節

Word ❼
外部環境と内部環境
いわゆる外界である外部環境に対して、細胞外液をさす(☞第1章B-e「ホメオスタシス」、p.21；第2章A「血液の成分と機能」、p.27)。

　ホルモンは**内部環境**❼を一定に保つために、外界や体内のさまざまな状況の変化に応じて分泌される。具体的には、自分にとって敵となるものの存在や外気温の変化などの外界の状態(ストレス要因)のほか、体液量、血糖値や血中カルシウム濃度など内部環境自身の変化、あるいは血圧の変動などがホルモン分泌を促すことになる。例えば、血糖値を下げるホルモンであるインスリンは高血糖によって分泌が刺激され、血糖値を上げるグルカゴン、糖質コルチコイド、アドレナリンなどは低血糖に反応して分泌が刺激される。

　ホルモン分泌は、ホルモンそのものによっても階層的に調節されているという特徴がある(**図 9-3**)。この調節は、基本的には2つの様式で行われている。1つは、上位の内分泌臓器から分泌されるホルモン(上位ホルモン)による、末梢の内分泌臓器からのホルモン(下位ホルモン)分泌の調節である。も

B　ホルモン分泌の調節

図 9–3　代表的なホルモン分泌の調節

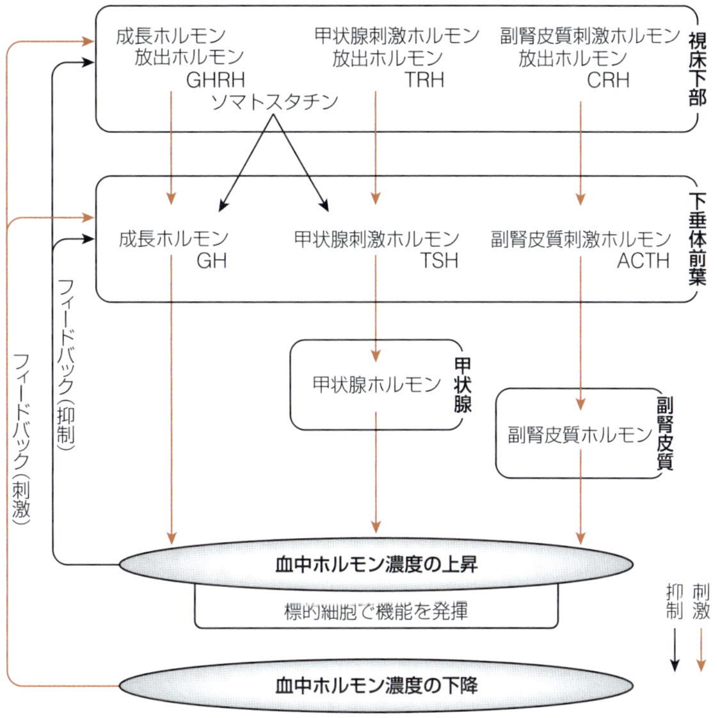

```
視床下部：成長ホルモン放出ホルモン GHRH、ソマトスタチン／甲状腺刺激ホルモン放出ホルモン TRH／副腎皮質刺激ホルモン放出ホルモン CRH
下垂体前葉：成長ホルモン GH／甲状腺刺激ホルモン TSH／副腎皮質刺激ホルモン ACTH
甲状腺：甲状腺ホルモン
副腎皮質：副腎皮質ホルモン
→血中ホルモン濃度の上昇 → 標的細胞で機能を発揮 → 血中ホルモン濃度の下降
フィードバック（刺激）／フィードバック（抑制）
抑制／刺激
```

図の中のフィードバックはいずれもネガティブ-フィードバックである。

う1つは，下位ホルモンによる上位ホルモンの調節で，**フィードバック**[8]**機構**とよばれる。

a　調節ホルモン・拮抗ホルモン

互いを調節し合う上位ホルモンと下位ホルモン（**調節ホルモン**[9]）や，同じ働きをもつ複数のホルモンが存在する一方で，逆の働きをもつホルモンが存在する場合があり，その組み合わせとしていう場合を**拮抗ホルモン**とよぶ。

1　調節ホルモン

上位のホルモンが下位ホルモンの分泌を促進する場合は，その上位ホルモンを**刺激ホルモン**とよぶ。下位ホルモンの分泌を抑える上位ホルモンは，**抑制ホルモン**とよばれる。

最も上位にあたるのは内分泌系の中枢である**視床下部**（☞ C–a「視床下部」, p.255）で，その下位に**下垂体**があり，さらに下位に**甲状腺**や**副腎皮質**などがある。下垂体は甲状腺などに対しては上位にあたる。下位のホルモン分泌を促進するのが刺激ホルモンで，例えば下垂体から分泌される甲状腺刺激ホルモン（上位ホルモン）は，甲状腺を刺激して甲状腺ホルモン（下位ホルモン）の産

> **Word** [8]
> **フィードバック**
> フィードバックとは，結果によって原因を自動的に調整する動作という意味で，もともとは電気回路で使われていた用語である。

> **Word** [9]
> **調節ホルモン**
> 拮抗ホルモンに比べると独立した使い方をされることは少ない用語で，カルシウム調節ホルモンなどのように具体的な機能を示す用法が多い。

生・分泌を促進する。一方、下位のホルモン分泌を低下させるのが抑制ホルモンで、視床下部から分泌されて下垂体からの成長ホルモン分泌を抑制するソマトスタチン❿などが知られている。抑制ホルモンは刺激ホルモンに比べて種類は少ない。

2 拮抗ホルモン

互いに反対の作用をもつホルモンが拮抗ホルモンである。例えば、副甲状腺ホルモンから分泌されるパラソルモン⓫は血中カルシウム(Ca)濃度を上げるが、甲状腺傍濾胞細胞から分泌されるカルシトニン(☞ C–c–2「②カルシトニン」,p.261)は血中Ca濃度を下げる。この場合、パラソルモンとカルシトニンとは互いに拮抗ホルモンであるといえる。血糖値を下げるインスリンに対しては、血糖値を上げるホルモンであるグルカゴン・糖質コルチコイド・カテコールアミン・成長ホルモンなど複数の拮抗ホルモンが存在する。

b フィードバック機構

内分泌系による恒常性の維持には、下位ホルモンの血中濃度が一定の範囲を逸脱すると、その上位ホルモンの分泌を抑制あるいは刺激するというフィードバック機構が大きな役割を果たしている。これはネガティブ–フィードバック(負のフィードバック)とよばれ、エアコンディショナー(エアコン)による室温の自動調節にたとえることができる。

内分泌系におけるネガティブ–フィードバックの例としては、甲状腺ホルモン(下位ホルモン)の血中濃度上昇による下垂体からの甲状腺刺激ホルモン(上位ホルモン)の分泌減少、逆に、甲状腺ホルモンの血中濃度低下による甲状腺刺激ホルモンの分泌増加があげられる。ホルモンどうしだけでなく、血中カルシウム濃度を下降させる働きをもつカルシトニンがカルシウム濃度の上昇によって分泌を刺激されたり、血糖降下作用をもつインスリンが血糖上昇によって分泌を刺激されたりするのも、ネガティブ–フィードバックである。

これに対してポジティブ–フィードバック(正のフィードバック)では、あるホルモンの分泌を刺激するホルモンが、そのシステムが破綻するまで分泌しつづける。すなわち、通常の状態から離脱する場合に行われる特殊な機構である。

ポジティブ–フィードバックの例は、女性の排卵や分娩⓬でみられる。排卵では、下垂体から分泌される性腺刺激ホルモン⓭が、卵胞⓮からのエストロゲン(☞ C–j–2「エストロゲン」,p.270)の分泌を促進する。通常はネガティブ–フィードバックが働き、エストロゲン増加は性腺刺激ホルモンの分泌を抑制する。しかし、排卵直前の卵胞からのエストロゲンの大量分泌は、性腺刺激ホルモンをさらに大量に分泌させ、排卵をおこさせる(図13–6)。

分娩では胎児を子宮から排出するために、オキシトシン(☞ C–b–2「②下垂体後葉ホルモン」,p.259)が子宮の平滑筋を収縮させる。胎児が子宮頸部を押し広げると、子宮頸部から視床下部へ刺激が送られてさらにオキシトシンが放出

Word ❿ ソマトスタチン
視床下部のほかに、膵臓のランゲルハンス島や消化管の内分泌細胞からも分泌され、インスリン分泌や胃液・十二指腸液の分泌も抑制する。

Word ⓫ パラソルモン
パラトルモンともいう(☞ C–d–2「副甲状腺ホルモン」,p.262)。

Word ⓬ 排卵・分娩
次の世代を育てていく過程であり、内部環境の恒常性を維持するという目的とは異なる目標があるため、負のフィードバックは働かない(☞ 第13章 A–c「性周期」,p.375)。

Word ⓭ 性腺刺激ホルモン
C–b–2「①下垂体前葉ホルモン」の項(p.257)参照。

Word ⓮ 卵胞
卵巣で卵細胞を囲む細胞の集団。ホルモンを分泌したりして卵細胞を育てる(☞ 第13章 A–c–1「卵巣の周期的変化」,p.375)。

される。分娩が終了すると子宮頸部の拡張は終了し，ポジティブ-フィードバックも終了する。

> **ワンポイント　ポジティブ-フィードバックの機能**
>
> ポジティブ-フィードバックは排卵や昆虫の脱皮のように，あるシステムが破綻するまで最大出力で働きつづけて次の段階に移るための機構であり，恒常性の維持とは異なる目的で働く。
> 「下位ホルモン濃度の下降が上位ホルモンの分泌を促進すること」は，ネガティブ-フィードバックの1つである。「促進」することからポジティブ-フィードバックと勘違いされることがあるので，注意が必要である。

C 内分泌器官の構造とホルモンの機能

a 視床下部

視床下部は第三脳室の底部にあり，**視索前核・視索上核・室傍核**などの神経細胞体の集合から成る(図9-4；第6章の図6-22も参照, p.160)。その領域は狭いが，内分泌系と自律神経系の両方を調節しており，生体の内部環境の恒常性を維持するための中枢である。

視床下部から分泌されるホルモンには，①血管(血液)を介して下垂体前葉に運ばれるグループと，②神経を介して下垂体後葉に運ばれるグループとがある。前者は下垂体前葉ホルモンの分泌を刺激あるいは抑制し，さらに下位の内分泌臓器(甲状腺・副腎など)へ影響を及ぼす。後者は**バソプレッシン**と**オキシトシン**で，視床下部でつくられるが，下垂体後葉に貯留されて後葉から分泌されるため，下垂体後葉ホルモンとして扱われる。

視床下部ホルモンの種類とその作用は**表9-3**に示す。

●汎用されるホルモンの略号

GH ： 成長ホルモン growth hormone
TSH ： 甲状腺刺激ホルモン thyroid-stimulating hormone
ACTH： 副腎皮質刺激ホルモン adrenocorticotropic hormone
PRL ： プロラクチン prolactin
LH ： 黄体形成ホルモン(黄体化ホルモン) luteinizing hormone
FSH ： 卵胞刺激ホルモン follicle-stimulating hormone
Gn ： ゴナドトロピン(性腺刺激ホルモン)gonadotropin(LHとFSHを含む)
RH ： 放出ホルモン releasing hormone(例えばTSH–RHなどとして使われる)
FT_3 ： トリヨードチロニン(トリヨードサイロニン；T_3)の遊離型 free T_3
FT_4 ： チロキシン(サイロキシン；T_4)の遊離型 free T_4

図 9–4 視床下部の位置と構造

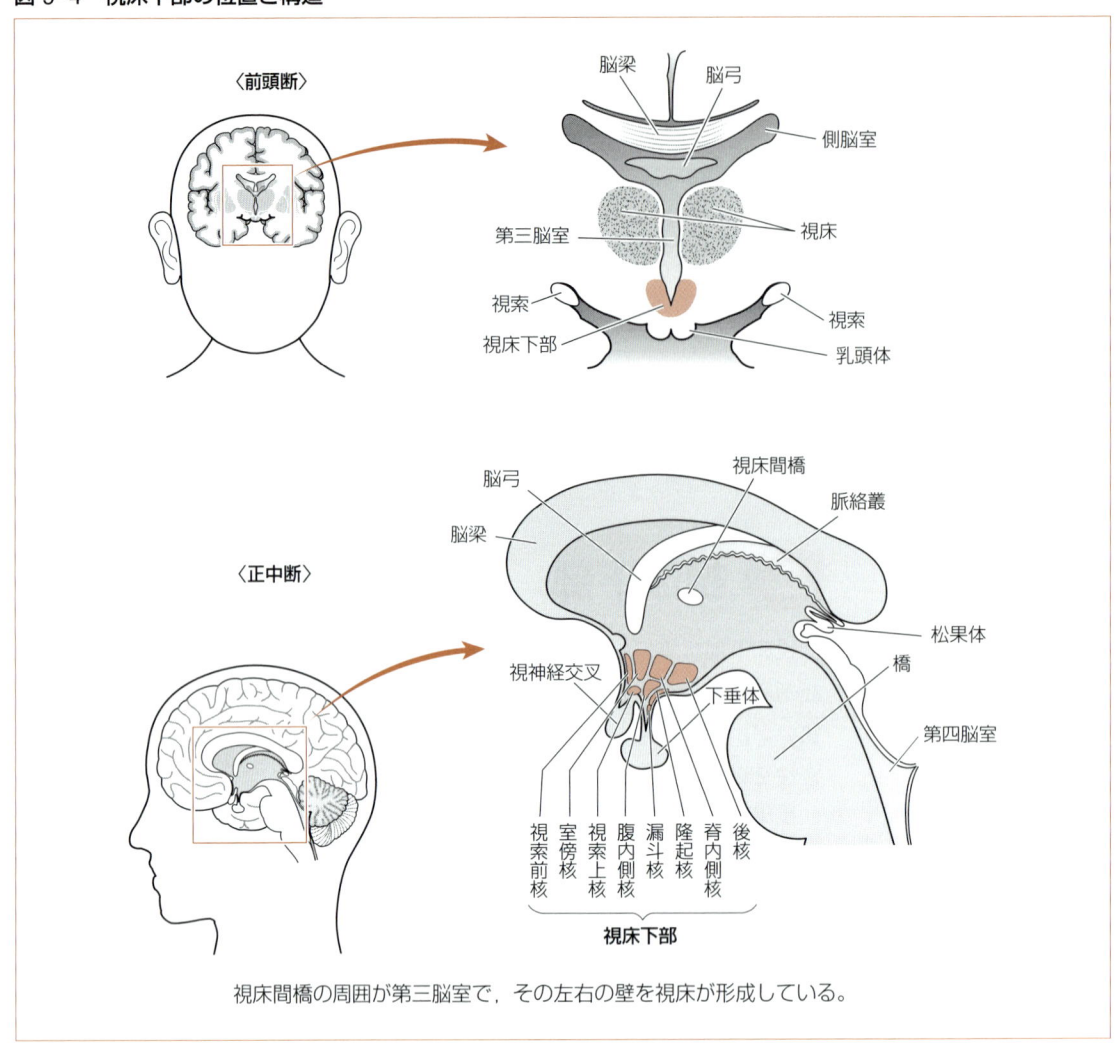

視床間橋の周囲が第三脳室で、その左右の壁を視床が形成している。

表 9–3 視床下部ホルモンの種類と作用

種類	ホルモン	作用
放出ホルモン	甲状腺刺激ホルモン放出ホルモン（TRH）	TSH，PRL 分泌を促進
	副腎皮質刺激ホルモン放出ホルモン（CRH）	ACTH 分泌を促進
	成長ホルモン放出ホルモン（GH–RH）	GH 分泌を促進
	プロラクチン放出ホルモン（PRH） （TRH が PRL にも働く）	PRL 分泌を促進
	ゴナドトロピン放出ホルモン（Gn–RH）	LH，FSH 両方の産生・分泌を促進
抑制ホルモン	ソマトスタチン	GH，TSH の産生・分泌を抑制
	ドーパミン	プロラクチンの産生・分泌を抑制

図 9-5 下垂体の構造

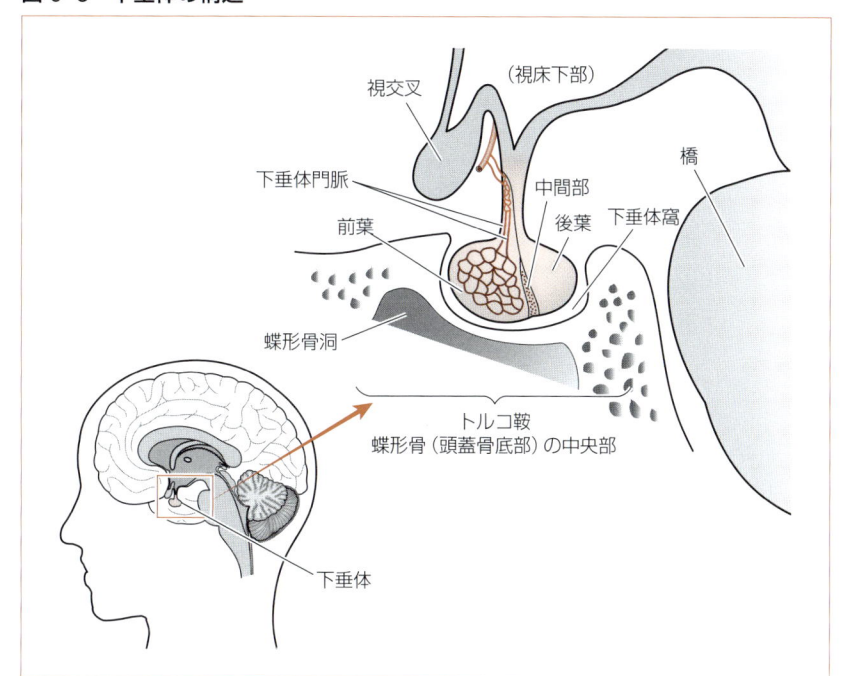

b 下垂体

1 下垂体の構造と機能

下垂体は視床下部から細い茎(下垂体漏斗)でぶら下がり,蝶形骨のトルコ鞍⓯の中に位置するダイズ大(0.5〜1g)の臓器で,**前葉・中間部・後葉**の3つの部分から成る(図9-5)。

前葉は腺性下垂体とよばれ,6種類の前葉ホルモン(表9-4)を産生・貯蔵して分泌する。下垂体重量の75%を占める。後葉は第三脳室底が下垂した中枢神経組織の一部で,ホルモンの産生は行わず貯蔵・分泌するのみである。中間部は痕跡的で,機能は明確でない。

HE 染色による下垂体細胞の分類

下垂体前葉を構成する細胞は,ヘマトキシリン-エオジン(HE)染色⓰によって,好酸性細胞,好塩基性細胞,嫌色素性細胞に分けられる。好酸性細胞は GH と PRL,好塩基性細胞は ACTH・TSH・Gn を主に産生し,嫌色素性細胞は無機能とされる。しかし,その対応は厳密ではなく,免疫染色⓱によって各ホルモン産生細胞が特定される。

2 下垂体ホルモン

❶ 下垂体前葉ホルモン

前葉ホルモンはいずれもペプチドホルモンであり,前葉細胞の中でアミノ酸から合成される。それぞれのホルモンは特定の種類の細胞で合成され,分泌される(表9-4)。

成長ホルモンは名称のとおり,全身の細胞,とくに骨格筋や骨の成長を促

Word ⓯ 蝶形骨のトルコ鞍
蝶形骨は頭蓋底を構成する骨の1つで,その中央にトルコ鞍とよばれる部分がある(☞図7-10, p.199)。

Word ⓰ ヘマトキシリン-エオジン(HE)染色
組織を顕微鏡で観察するために行う染色の代表で,好塩基性のヘマトキシリンという色素では紫色に,好酸性のエオジンという色素では濃いピンク色に染まる。例えば,核は好塩基性でヘマトキシリンにより紫に染まり,多くの細胞質はエオジンによって淡染ないし濃染する。

Word ⓱ 免疫染色
抗原抗体反応を利用して,特定の物質(ここではホルモン)が存在する場所に色素などをつけて顕微鏡下で可視化する方法。

表 9-4　下垂体ホルモンの種類と作用

下垂体ホルモン		標的細胞（臓器）	作用
前葉ホルモン	成長ホルモン（GH）	肝細胞	成長因子（ソマトメジン）産生を刺激。この因子を介して全身の細胞に作用。とくに骨格筋や長骨でのタンパク質合成・細胞分裂を促進。短期的作用としては血糖値の上昇
	プロラクチン（乳汁分泌刺激ホルモン）	乳腺上皮	乳腺上皮の発育と乳汁産生を刺激，排卵抑制
		副腎・卵巣・前立腺	受容体は存在するが，特徴的な作用は乏しい
	副腎皮質刺激ホルモン（ACTH）	副腎皮質	ステロイド産生を促進，副腎重量を増加させる
		副腎外作用	脂肪分解の促進，ステロイド代謝抑制，インスリン・GH分泌促進
	甲状腺刺激ホルモン（TSH）	甲状腺	アデニル酸シクラーゼの活性化，cAMP増加 1）甲状腺の重量，血流増加 2）ヨード摂取，チログロブリン生成 3）ヨードチロシン，ヨードチロニン生成 4）甲状腺のホルモンの放出促進
	性腺刺激ホルモン　卵胞刺激ホルモン（FSH）	卵巣	卵胞の発育を促進，エストロゲンの産生を刺激（女性）
		セルトリ細胞（精巣）	精子形成を促進，精巣の成長を刺激（男性）
	黄体形成ホルモン（LH）	卵巣	エストロゲンとプロゲステロンの産生を刺激，LHサージにより排卵（女性）
		ライディッヒ細胞（精巣）	テストステロンの分泌を促進（男性）
後葉ホルモン	バソプレッシン	腎臓の尿細管・集合管	利尿を抑制（抗利尿作用），血圧上昇
	オキシトシン	平滑筋（子宮・乳腺）	平滑筋収縮作用（とくに分娩時の子宮収縮，授乳期の乳汁放出作用を促進）

進する。このため，成長ホルモンが不足すると下垂体性低身長症，逆に過剰に分泌されると巨人症や末端肥大症❶⁸という病態がひきおこされる。

プロラクチンの主な作用は出産後の乳汁分泌促進で，乳児による吸乳刺激❶⁹によって分泌が亢進される。プロラクチンには性腺刺激ホルモン（ゴナドトロピン）分泌を抑制する作用があり，女性では排卵を抑制する。

副腎皮質刺激ホルモン（ACTH），甲状腺刺激ホルモン（TSH），性腺刺激ホルモン（卵胞刺激ホルモン〔FSH〕と黄体形成ホルモン〔LH〕）は，それぞれ甲状腺，副腎皮質，性腺という下位臓器のホルモン分泌を促進する。これらのホルモンの分泌は，視床下部からの刺激によって制御される一方で，下位臓器が分泌するホルモンによるネガティブ-フィードバックを受ける。

Word	❶⁸
巨人症と末端肥大症	

GH過剰が成長過程でおこると高身長となるが，思春期を過ぎ成長が止まったあとでは，四肢末端や額・顎などが肥大するため，末端肥大症あるいは先端肥大症とよばれる。

Word	❶⁹
吸乳刺激	

乳児が母乳を摂取するために母親の乳頭を吸引することによる刺激で，吸啜刺激ともいう（☞第13章 A-e「乳腺」，p.380）。

ワンポイント　ACTHの産生

ACTHが産生される過程で，まずプレプロオピオメラノコルチンという前駆体がつくられ，βエンドルフィンやメラニン細胞刺激ホルモン（MSH）などが同時につくられる。このためACTHが過剰につくられる病態では，皮膚に褐色の色素沈着が生じる。

ワンポイント　ゴナドトロピン（性腺刺激ホルモン）の作用と分泌調節

FSHは卵胞，LHは黄体にそれぞれ作用して，女性ホルモン分泌を促進する。男性でも精巣に対する機能があり，FSHは精子形成を，LHは男性ホルモン分泌を促進する。通常は下位のホルモンによるネガティブ-フィードバックが働く。しかし，思春期以前にはこれ

らの下位のホルモンの血中濃度が低くても，フィードバックはおこらない。また，女性の排卵時にはポジティブ–フィードバックがおこる（☞ B–b「フィードバック機構」，p.254）。

なお，FSH の刺激によって卵巣と精巣から分泌されるインヒビンというホルモンは，FSH 分泌を抑制する（ネガティブ–フィードバック）。

> **ステップアップ**
>
> **ホルモン産生腫瘍**
>
> 「成長ホルモン」と「プロラクチン」の項で，ホルモンが過剰となる病態を紹介したが，これらは，そのホルモンを産生する腫瘍が発生するためにおこる。腫瘍は正常な状態から逸脱しており，フィードバックがきかないため，血中ホルモン値が異常に高値となり，本来そのホルモンがもつ働きが，人体に異常をもたらす。例えば，男性にプロラクチン産生腫瘍が発生した場合，女性化乳房（乳腺が発達して乳房が大きくなる）や不妊症（性腺刺激ホルモンが抑制されるため）などの症状が現れる。成長ホルモンとプロラクチン以外にも，多くのホルモンに同様の病態が存在する。

❷ 下垂体後葉ホルモン

下垂体後葉から分泌されるホルモンには，**バソプレッシン（抗利尿ホルモン；ADH）**と**オキシトシン**がある（表9–4）。この２つのホルモンは視床下部で産生され，神経を経由して下垂体後葉へ運ばれる。オキシトシンは子宮などの平滑筋を収縮させる作用があり，分娩や授乳時に重要な役割を果たす（☞ B–b「フィードバック機構」，p.254；第 13 章ステップアップ「オキシトシン」，p.380）。

ADH は，血漿浸透圧[20] が上昇したときに産生が亢進される。標的臓器は腎臓で，尿細管・集合管からの水分の再吸収を促進させ，尿量を減少させる（抗利尿作用）。その結果として体液量が増加するため，血漿浸透圧が低下する。ADH には細動脈の平滑筋を収縮させて血圧を上昇させる作用もあり，血圧低下や循環血液量減少も ADH の分泌を刺激する。例えば，塩辛い物を食べて血漿浸透圧が上昇し，視床下部がそれを感知すると，口渇を感じて水を飲みたくなるわけであるが，その一方で，ADH を介して尿量を減らす機構が働いている。

Word [20] 血漿浸透圧
体液中の塩化ナトリウムやグルコースなどによって決定される（☞ 第 12 章 B「尿の調節」，p.355）。とくに，塩化物イオン（Cl^-）とナトリウムイオン（Na^+）は主に細胞外液中にあって，血漿浸透圧に大きく関与するイオンである。

> **ステップアップ**
>
> **下垂体性尿崩症**
>
> 視床下部や下垂体後葉が障害されると，腎臓で水分が再吸収されないために，尿量が著しく増加する（多尿）。この場合，十分な水分を補給しなければ，脱水状態となる。

C 甲状腺

1 甲状腺の構造と機能

甲状腺は甲状軟骨下方の気管上端前面をおおう 10～25 g の器官で，右葉と左葉が中央の狭くなった部分でつながっている（図 9–6）。組織学的には多数の**濾胞細胞**[21] から構成されており（図 9–7），濾胞細胞が形成する**濾胞**中のコロイド成分である**チログロブリン（サイログロブリン）**を土台としてホルモンがつくられる。

また濾胞構造の外側に存在する**傍濾胞細胞（C 細胞）**は，カルシトニンを産生する。

Word [21] 濾胞
内分泌腺や卵巣に特徴的にみられるもので，多数の細胞が胞状（「胞」は胎児を包む膜をいう；同胞＝兄弟姉妹）に形成された組織構造をいう。濾胞を構成する細胞が**濾胞細胞**で，それらが輪状に集合した構造を濾胞，または**濾胞構造**とよぶ（図 9–7 参照）。

図 9-6　甲状腺および副甲状腺(上皮小体)の位置と形態

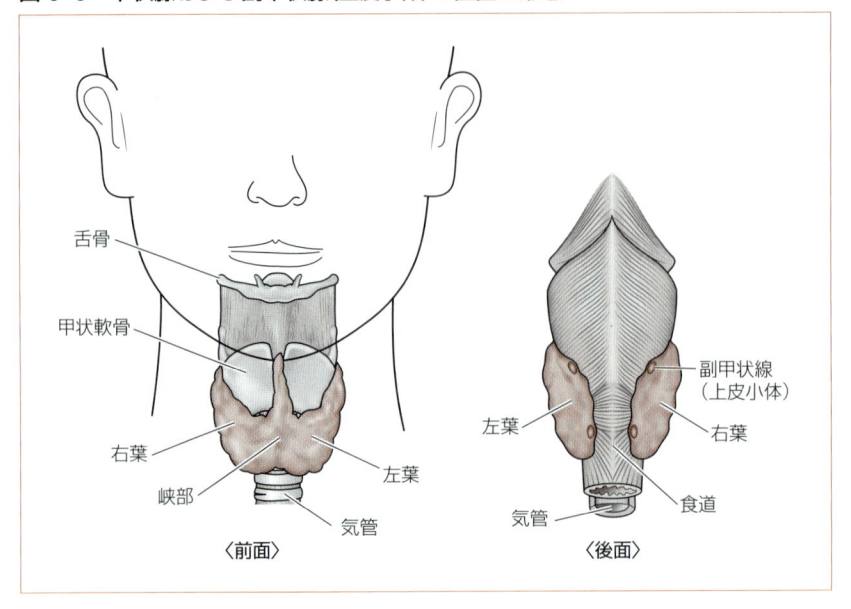

図 9-7　甲状腺の構造

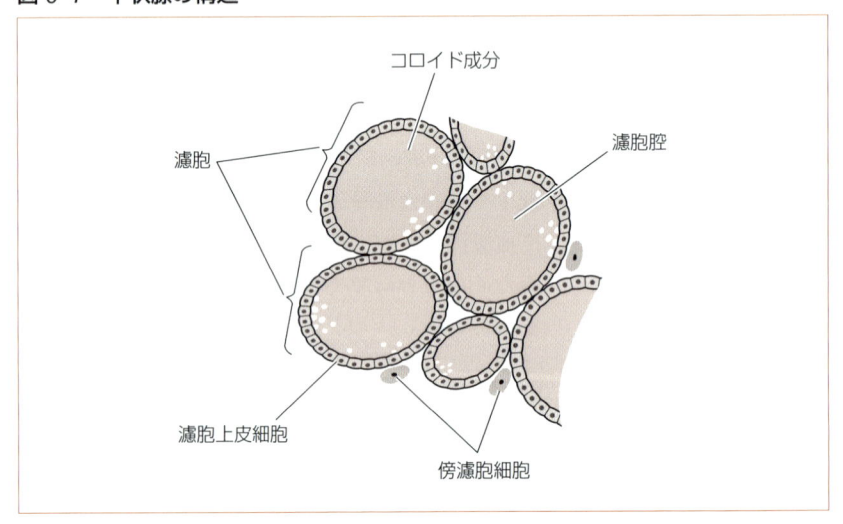

Word	㉒

糖新生
エネルギー産生機構の1つで，糖質(グルコース)以外の脂質(グリセロール)，タンパク質(アミノ酸)，乳酸からグルコースをつくる反応(☞第11章 C-a-5「糖新生」, p.320)。

Word	㉓

ミエリン
有髄神経線維の髄鞘(ミエリン鞘ともいう)をつくるタンパク質成分。髄鞘はタンパク質以外に脂質を多く含む(☞第6章 A-a-1「神経細胞——その特徴」, p.136；図 6-3, p.137)。

2 甲状腺ホルモン

❶ チロキシン(T_4)とトリヨードチロニン(T_3)

チロキシン(サイロキシン)とトリヨードチロニン(トリヨードサイロニン)は，ほぼ全身の細胞での基礎代謝や物質代謝を亢進させる(表 9-5)。ただし，通常の量では糖新生㉒を促進するが，過剰に存在すると抑制するというように，条件によって二面性を示す場合がある。

T_4とT_3は，胎児期・成長期にはタンパク質・脂質の合成促進作用をもち，発育に必須のホルモンで，とくに神経の髄鞘(ミエリン㉓)の形成による神経発達に重要である。また，全身の代謝や GH 産生細胞への影響を介して，骨格を主とする全身の発育にも関与する。

Word	㉔
骨芽細胞と破骨細胞 骨芽細胞は膠原線維と骨基質をつくる細胞で，そこにカルシウム塩が沈着して骨が形成される。破骨細胞は食細胞系の細胞で，骨を溶解させ，骨芽細胞と共同して骨の置き換えを行う（☞第7章ステップアップ「骨の形成と吸収」，p.192）。	

表 9–5 T_3, T_4 の作用

1) 基礎代謝	酸素消費量増大，熱産生増大，心拍数増加，体温上昇，発汗
2) 糖代謝	アドレナリンによるグリコーゲン分解，糖新生を促進。大量では抑制
	インスリンによるグリコーゲン合成，糖利用を促進
3) タンパク質代謝	酵素などの合成促進。大量ではタンパク質合成を抑制し，異化を促進
4) 脂肪代謝	合成・利用・分解のすべてを促進。分解作用が強く，大量では脂質（コレステロール）の貯蔵，血中濃度とも減少

Word	㉕
骨塩 骨（骨基質）をつくる成分のうちの塩（無機成分）をさし，主にカルシウムとリン酸でつくられる塩である（主成分はヒドロキシアパタイトとよばれる水酸化リン酸カルシウム）。骨基質は，有機成分のコラーゲン線維と，石灰化したこれらの塩でできている。骨塩量は**骨量**（骨密度）を知る目安となる（☞第7章ステップアップ「体内でのカルシウムの役割と動態」，p.194）。	

表 9–6 カルシトニンと副甲状腺ホルモンの作用

標的臓器	カルシトニンの作用	副甲状腺ホルモンの作用
骨	骨の溶解を抑制し，破骨細胞を減少させ，骨芽細胞を増加させる㉔	骨塩㉕ 溶出促進により Ca・P を血中へ放出させる
腎臓	尿細管での再吸収抑制による P の排泄増加と，これに伴う Ca 排泄を促進する	尿細管での Ca 再吸収を促進し，P 再吸収を抑制する
消化管	Ca 吸収を抑制（薬理量では吸収促進）し，胃液・膵液の分泌を抑制する	腎でのビタミン D の活性化促進により腸管からの Ca・P 吸収を促進する

T_3 と T_4 は，血中ではタンパク質と結合して移動し，必要に応じて遊離型（FT_3, FT_4）となって作用する。甲状腺ホルモンの1日あたりの分泌量は T_3 が 4 mg，T_4 が 90 mg 程度である。血清中の基準値は T_3 が 90〜170 ng/dL，T_4 が 5〜13 mg/dL である。T_3 は量は少ないが，生理活性は T_4 より強い。

体内の総ヨウ素（ヨード）の90%は甲状腺に存在し，1日 60 μg が T_3 と T_4 の合成に使われる。ヨウ素は尿や便に排泄されるため，成人における1日の推奨摂取量は 150〜300 μg とされている。

ステップアップ

バセドウ病

T_3 と T_4 は，下垂体から分泌される TSH が濾胞細胞の TSH 受容体に結合することよって分泌が刺激される。この受容体を刺激する自己抗体㉖ がつくられてしまう疾患が，バセドウ病である。自己抗体に反応して濾胞細胞が増殖するため，甲状腺は腫大してホルモンを過剰に産生するようになる。病因となる自己抗体にはフィードバックが働かないため，ホルモン産生は続き，代謝が亢進して発汗や頻脈などが症状として現れる。

Word	㉖
自己抗体 本来，抗体は生体防御のために病原体などの異物に対してつくられるが，自分の細胞やその一部に反応してつくられてしまう場合がある。このような抗体を自己抗体とよび，自己抗体によって生じる疾患を**自己免疫疾患**という。	

❷ カルシトニン

カルシトニンは血中カルシウム（Ca^{2+}）濃度の増加によって分泌が促進され，ネガティブ-フィードバックを通じて作用を発揮する。すなわち，骨・腎尿細管・消化管に働いて血中 Ca^{2+} 濃度を低下させる（表 9–6）。

カルシトニンは副甲状腺（上皮小体）ホルモンの作用（血中 Ca^{2+} 濃度を増加させる）と拮抗する。

ワンポイント 甲状腺ホルモンとカルシトニン

傍濾胞細胞から分泌されるカルシトニンも甲状腺から分泌されるが，一般に甲状腺ホルモンというときには，濾胞細胞から分泌される T_3, T_4 を示す。

図 9–8 副甲状腺ホルモン(PTH)とカルシトニンによるカルシウム(Ca)濃度の調整

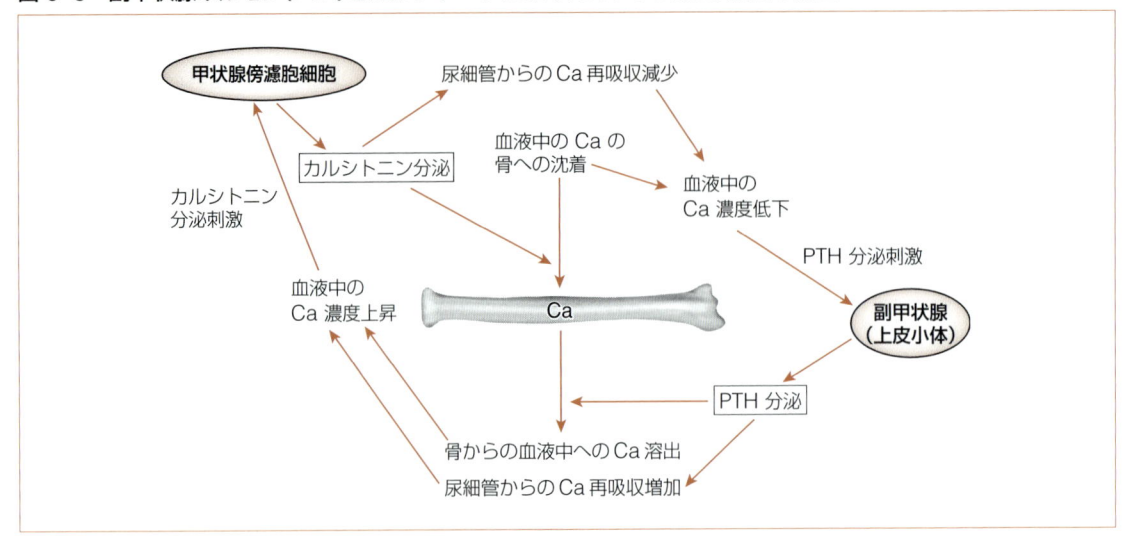

d 副甲状腺(上皮小体)

1 副甲状腺の構造と機能

副甲状腺(上皮小体)は，甲状腺の裏側に4個存在する，米粒大ないしアズキ大の器官で(図9–6参照)，総重量は40〜120 mgである。加齢とともに組織中の脂肪の割合が増加する。

2 副甲状腺ホルモン(パラソルモン)

副甲状腺ホルモン(パラソルモン；パラトルモン〔PTH〕)は，カルシトニンと拮抗して，血中 Ca^{2+} 濃度を増加させ，血中リン(P)濃度を低下させる(表9–6，図9–8)。

ステップアップ

骨粗鬆症
PTHは，骨に作用して骨塩を溶出させることによって，血中 Ca^{2+} 濃度を増加させる。このため，PTHが過剰に分泌されると骨の強度が低下し，骨折をおこしやすくなる。これが**骨粗鬆症**とよばれる状態である。ただし，骨粗鬆症の原因としては，PTH過剰よりも閉経や加齢のほうが患者数が多い。

カルシウムの代謝については，第1章の表1–5 (p.19)，第7章ステップアップ「体内でのカルシウムの役割と動態」(p.194)，第11章 C–e–2「ミネラル(電解質)の代謝」(p.330)も参照。

Word ㉗
腺房細胞
ペプシンやアミラーゼを含む膵液を産生し，膵管を介して十二指腸に分泌する。消化器系に属する外分泌器官である(☞第10章 D「消化と吸収」，p.283)。

e 膵島(ランゲルハンス島)

1 膵島の構造と機能

膵臓の膵島はランゲルハンス島ともよばれ，膵液をつくる**腺房細胞**㉗の集

図 9-9 膵臓の区分と膵島の構造

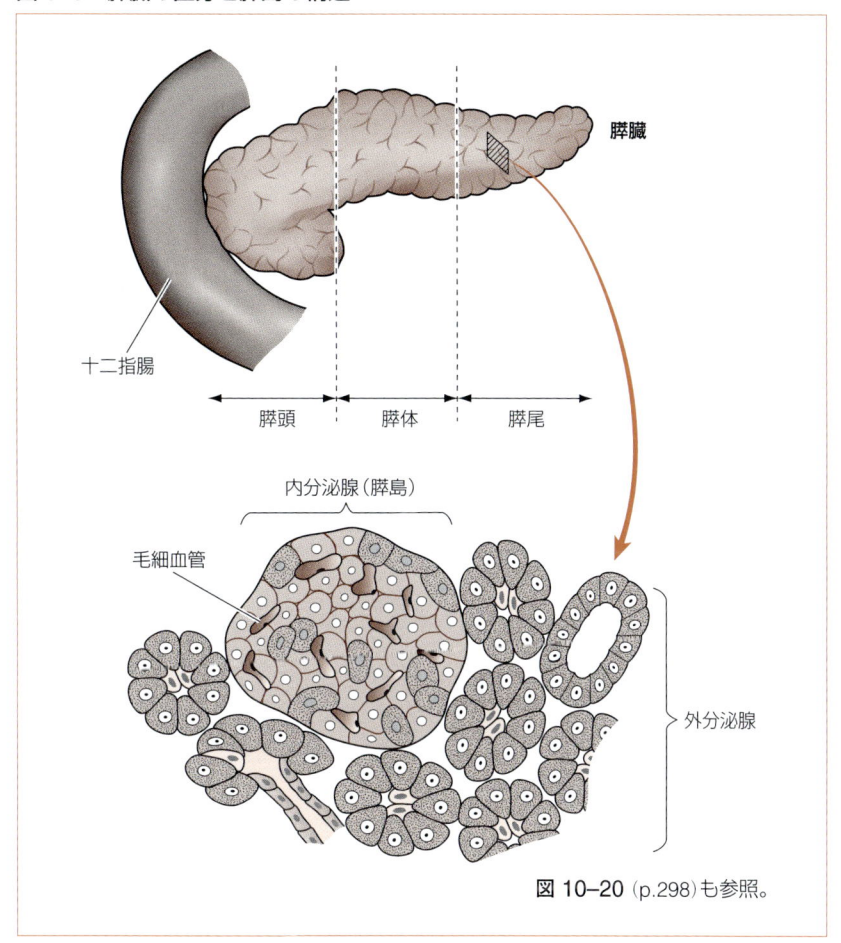

合である腺房構造の間に，約 100 万個が島のように存在している（☞ 第 10 章 D-c「膵臓の構造と機能」，p.297）。膵頭部・膵体部に対して，膵尾部で密度が高い（図 9-9）。膵島は直径 100〜200 μm の球形で，A 細胞（α 細胞），B 細胞（β 細胞），D 細胞および PP 細胞の 4 種類の細胞からできている。

2 膵島ホルモン

膵島ホルモンには，A 細胞から分泌される**グルカゴン**や，B 細胞から分泌される**インスリン**などがある（表 9-7）。

■インスリンとグルカゴン

インスリンとグルカゴンは，互いに拮抗して血糖値を一定の値に調整する。すなわち，食事をして**グルコース（ブドウ糖）**が吸収されると血糖値は上昇するが，インスリンが肝細胞などに作用してグルコースを**グリコーゲン**に変換し，血糖値を下げる。逆に空腹で低血糖状態になると，グリコーゲンが分解されてグルコースになり，血糖値は維持される（表 9-8）。

血糖値を上昇させる作用は，グルカゴン以外に糖質コルチコイド（グルココルチコイド），成長ホルモン，アドレナリンももっている。しかし，血糖値を

表 9–7 膵島の各細胞と分泌するホルモン

細胞の種類	ホルモン	作用
A（α）細胞	グルカゴン	血糖値の上昇，インスリン分泌促進
B（β）細胞	インスリン	血糖値の低下
D（δ）細胞	ソマトスタチン	GH・TSH・インスリン・グルカゴン・ガストリン・セクレチンなどの放出抑制
PP 細胞	膵（パンクレアチック）ポリペプチド	膵外分泌抑制作用

PP 細胞は膵外分泌腺，膵管，胃・十二指腸粘膜，結腸・直腸粘膜にも存在する。

表 9–8 インスリンとグルカゴンの各組織での作用

ホルモン	標的臓器（細胞）	作用
インスリン	肝細胞	●グリコーゲンの分解を抑制し，解糖を促進してグリコーゲン合成を促進 ●アミノ酸の能動輸送を促進してタンパク質の異化を抑制し，タンパク質合成を促進
	脂肪組織	●糖の膜透過性を亢進させ，グリコーゲンの合成を促進 ●脂肪の分解を抑制し，合成を促進
	筋肉	●糖の膜透過性を亢進させ，糖の利用を促進 ●グリコーゲンの合成や筋タンパク質の合成を促進
グルカゴン	肝細胞	●グリコーゲンの分解を促進 ●解糖を抑制し，糖新生を促進して，糖の放出を増加させる
	膵島 B 細胞	●インスリンの分泌を促進

> **Word** ㉘
> **糖尿病**
> 血糖値が慢性的に高いことによってさまざまな症状や合併症をひきおこす疾患（☞第10章ステップアップ「糖尿病」，p.277）。

下げる作用をもつ物質はインスリンしかなく，インスリンの分泌不足や作用力の低下は**糖尿病**㉘の原因となる（☞第 10 章 A–a「血糖調節中枢」，p.275）。

f 副腎皮質

1 副腎皮質の構造と機能

副腎は左右の腎臓の真上に張り付いている。右は肝臓の下面に接し，左は脾臓の下方に位置する（図 9–10）。外側の 80％が中胚葉由来の**皮質**㉙で，内側に外胚葉由来の**髄質**が存在する（図 9–11）。重量は髄質も合わせて左右それぞれ 5〜15 g である。

皮質は**球状帯**，**束状帯**，**網状帯**の 3 層に分かれ，それぞれ分泌しているホルモンが異なるが，その分担は厳密ではない（表 9–9）。

> **Word** ㉙
> **皮質と髄質**
> 臓器が外側と内側で境界をもつ場合に区別され，副腎のほかに脳や脊髄・腎臓などでもそれぞれ皮質と髄質が区別されている。

> **ワンポイント** 内胚葉・中胚葉・外胚葉
> 受精卵がヒトの形へ発達する途中に，3 つの**胚葉**とよばれる部分が出現する（☞第 13 章 C「受精と発生」，p.385）。**内胚葉**（消化器系や呼吸器系になる），**外胚葉**（神経系や皮膚になる），**中胚葉**（筋肉や骨になる）に分けられる。通常，これらは独立した器官として分化していくことが多いが，下垂体や副腎のように別の胚葉が組み合わさっている場合がある。

図 9-10　副腎の位置

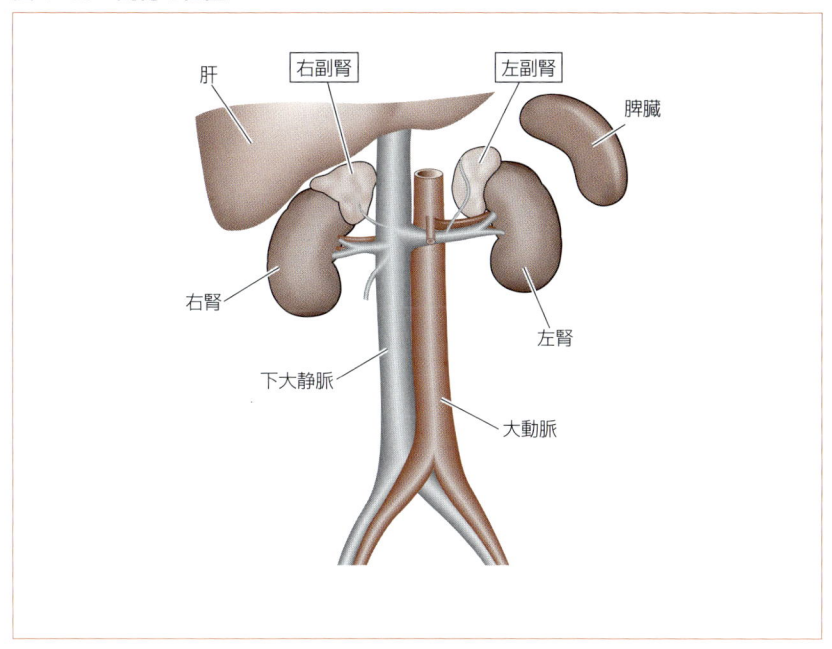

図 9-11　副腎の構造とホルモンの関係

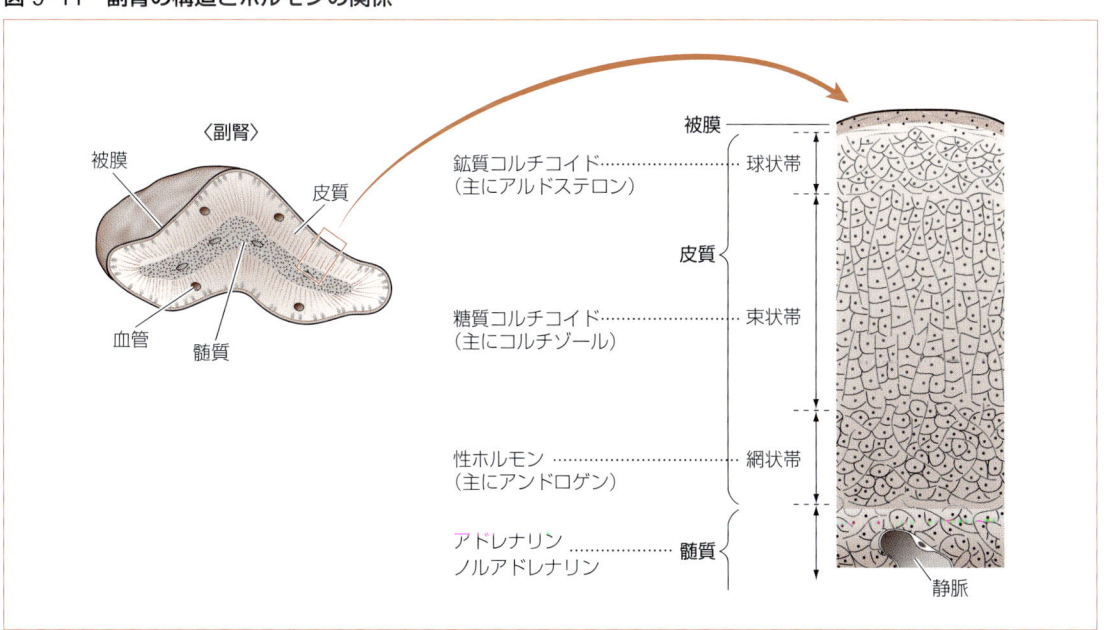

表 9-9　副腎皮質の各層が分泌するホルモン

層	組織の特徴	分泌される主なホルモン	
球状帯	小型多角形細胞が球状の胞巣を形成する	鉱質コルチコイド	アルドステロン, デオキシコルチコステロンなど
束状帯	脂質が多い大型多角形細胞が索状に配列する	糖質コルチコイド	コルチコステロン, コルチゾールなど
網状帯	束状帯に似た明るい細胞と暗調細胞が網状構造を形成する	性ホルモン（主にアンドロゲン）	デヒドロエピアンドロステロンなど

図9-12 ステロイドホルモンの合成経路

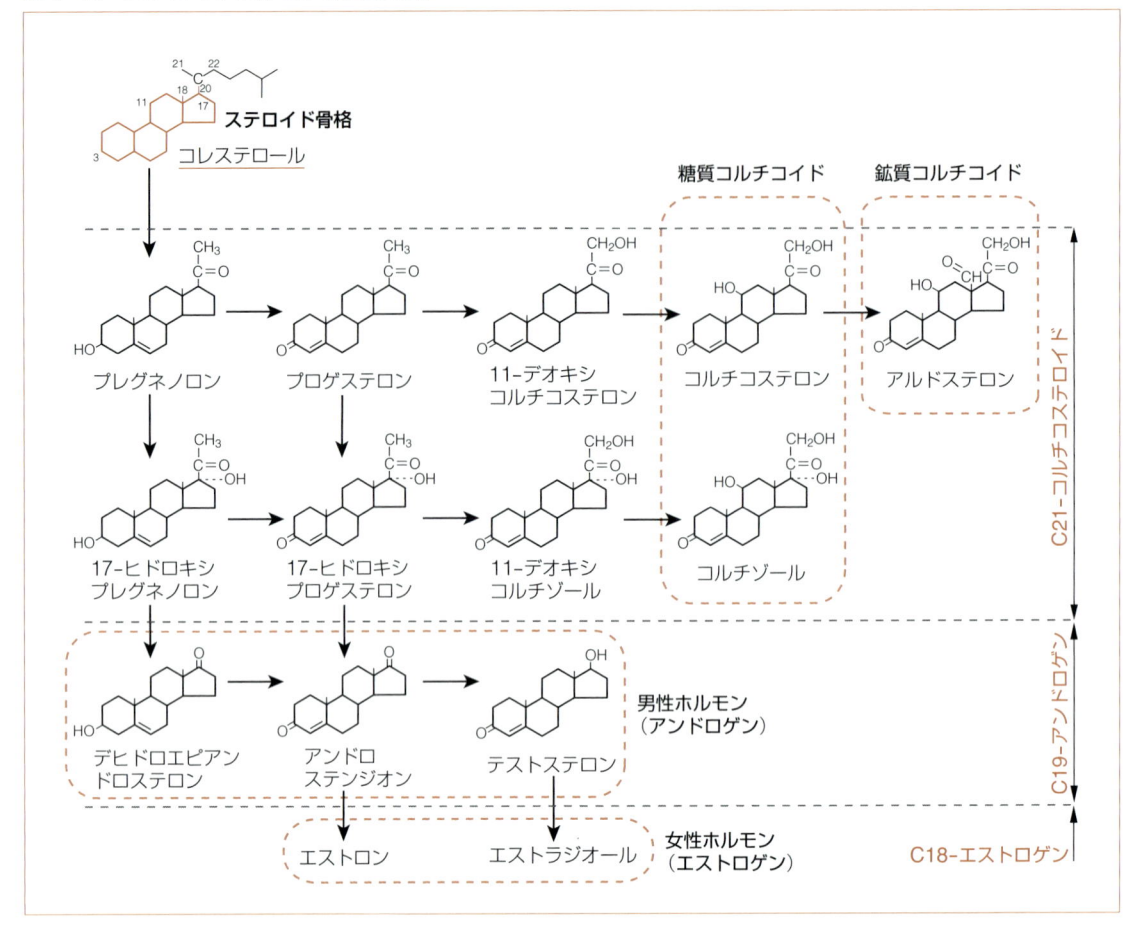

2 副腎皮質ホルモン

副腎皮質ホルモンはコレステロールから，さまざまな酵素の働きによって順次合成されるステロイドホルモンで，副腎皮質ステロイド[30]ともよばれる（図9-12）。副腎皮質ホルモンは電解質や糖の代謝に関与し，生命の維持に必須である。主な作用によって以下の3つに分類される。

❶ 鉱質（ミネラル，電解質）コルチコイド

鉱質コルチコイドは電解質代謝を調節するホルモンの総称で，ヒトではアルドステロンが主として働く。電解質は，体液の量・浸透圧・pHを決定し，神経や筋が正常に働くために必須であり（☞ 第1章 B-b「体液の電解質」, p.18），その恒常性を維持することは生命を維持することと同等の意味をもっている。

アルドステロンは，腎臓の尿細管に作用してナトリウム（Na^+）の再吸収を促し，Na^+を体内に貯留させて血中N^+濃度を維持する一方，カリウム（K^+），水素（H^+），アンモニア（NH_4^+）[31]の排泄を促進させる。H^+の排泄は，体液の酸塩基平衡を維持するために重要である。また，Na^+とともに水分が移動して細胞外液を増加させることもアルドステロンの作用の1つで，結果的に血圧を上昇させる。

Word [30]

副腎皮質ステロイド
一般に，コルチコステロイドあるいはコルチコイドとよばれるのは，副腎皮質ホルモンの総称である。医薬品として使われる場合，コルチコステロイドあるいはコルチコイドとよばれることも多い。

Word [31]

アンモニア
アミノ酸の代謝産物で，有毒な物質。ヒトなど哺乳動物では，肝臓の尿素回路で無害な尿素に処理されて排泄される（☞ 第11章 C-c「タンパク質の代謝」, p.326）。

C 内分泌器官の構造とホルモンの機能

アルドステロン分泌の調節には、レニン-アンギオテンシン-アルドステロン系の働きが最も大きい(☞ C-i-1「レニン-アンギオテンシン-アルドステロン系」、p.269)。ACTH もアルドステロン分泌を刺激するが、ACTH に対してはアルドステロンによるネガティブ-フィードバックは作用しない。なお、血中 Na^+ 濃度の低下や血中 K^+ 濃度の上昇に副腎皮質が直接反応してアルドステロンを分泌するという機構もある。

電解質の重要性

電解質の異常は死に直結する。これは、神経や、心筋を含む筋細胞(筋線維)の興奮が電解質に依存しているためである。K^+ や Ca^{2+} の血中濃度は低すぎても高すぎても心電図に異常が現れ、例えば血中 K^+ 濃度(通常は 3.5~5.0 mEq/L)が 8 mEq/L 以上となると、心臓が停止する(『コアテキスト 4』第 11 章 A「水と電解質の不均衡」の項参照)。

❷ 糖質(グルコ)コルチコイド

糖質コルチコイドは**副腎皮質**から分泌されて糖質代謝を調節するステロイドホルモンで、ヒトでは主として**コルチゾール**が働き、ほかに**コルチコステロン**などがある。糖質は生命活動のエネルギー源であり、その代謝の調節は電解質の調節と並んで生命の維持や生活活動に重要である。コルチゾールはグリコーゲンの生成と貯蔵を促進すると同時に、糖新生(☞ 第 11 章 C-a-5「糖新生」、p.320)を促して血糖値を上昇させる。このほか、抗炎症作用❸❷や免疫反応を抑制する作用、抗ストレス❸❸作用、中枢神経作用などをもつ。

コルチゾールの分泌は、視床下部から下垂体を介して制御されている。外傷や低血糖あるいは精神的な負担などの刺激(ストレッサー)は、視床下部からの CRH (☞ 表 9-3, p.256)分泌を促進する。CRH によって下垂体からの ACTH 分泌が増加すると、副腎皮質からコルチゾールの分泌が促進され、血糖値を上げて刺激に対応する。一方、血中のコルチゾール濃度が上昇すると、フィードバックにより ACTH や CRH は分泌が抑制される(☞ 図 9-3, p.253)。

なお、血中コルチゾールは日内変動❸❹があることが特徴である。

ステロイド剤とその副作用

薬理学で**副腎皮質ステロイド剤**あるいは単に**ステロイド剤**または**ステロイド**とよばれるのは、**ステロイド骨格**(☞ 図 9-12, p.266;Word「ステロイド骨格」、p.251)をもつ合成された物質をさす。

ステロイドは抗炎症作用をもつため、アレルギーや自己免疫疾患(☞ Word「自己抗体」、p.261)の治療に用いられる。しかし、同時に感染に対する抵抗力が低下するので、注意が必要である。さらに、中枢神経活動(情緒活動)への影響や、満月様顔貌・中心性肥満などの副作用がある。これらは本来、糖質コルチコイドがもつ作用の結果である。

クッシング症候群とアジソン病

糖質コルチコイドが過剰となる疾患群は、**クッシング症候群**とよばれる。下垂体の ACTH 産生腫瘍や副腎皮質のコルチゾール産生腫瘍が原因となるが、上に紹介したステロイドによる副作用も医原性のクッシング症候群と考えられている。

一方、**アジソン病**は副腎皮質ホルモンが不足した疾患で、疲労感、食欲低下、体重減少、低血圧、低血糖、腋毛・恥毛の脱落など、各ホルモンの不足による症状が出現する。逆に、フィードバックの作用によって ACTH の分泌は増加する。このとき MSH が同時に産生されるため、皮膚の色素沈着も生じる(☞ ワンポイント「ACTH の産生」、p.258)。

ステップアップ

Word ❸❷
抗炎症作用
炎症とは発赤・発熱・腫脹・疼痛を特徴とする生体の防御反応で(『コアテキスト 2』第 2 章 A-a「炎症」の項参照)、ステロイドはその炎症を抑えて腫れや痛みなどの症状をやわらげる作用がある。しかし、同時に組織の修復が遅れることになる。

Word ❸❸
ストレス
セリエは、有害刺激(ストレッサー)に対して「身体にひきおこされた状態」をストレス(状態)とよんだ。そして副腎皮質肥大・胸腺萎縮・胃潰瘍(出血)が共通して現れた状態を、全身適応症候群と提唱した。日常使われているストレスという言葉はストレッサーにあたる。

ステップアップ

Word ❸❹
日内変動
特定の刺激とは別に、1 日の間でホルモンの分泌量が変化することによって、視床下部からの CRH の分泌量は早朝が最も高く、しだいに低下して夜間に最低となる。それに応じて ACTH とコルチゾールも増減する。

❸ 性ホルモン

副腎皮質で合成されるアンドロゲン（男性ホルモン）は主にデヒドロエピアンドロステロンで，精巣から分泌されるテストステロンに比べて作用が弱く，男性の性機能に対する役割は少ない。女性では恥毛・腋毛発育を促進し，過多状態で痤瘡（にきび）の原因となる。

g 副腎髄質

1 副腎髄質の構造と機能

副腎髄質は皮質の内側に存在する灰褐色ないし暗赤色の部分で，髄質細胞は**クロム親和性**㉟があり，神経外胚葉由来で交感神経と同じ性質をもっている。アドレナリンを産生するA細胞（明細胞）と，ノルアドレナリンを産生するB細胞（NA細胞，暗細胞）がある㊱。

2 副腎髄質ホルモン

アドレナリンとノルアドレナリンは，ともにカテコール核とアミノ基をもった化合物（アミン）で，**カテコールアミン**に属する。神経伝達物質㊲の性格をもち，他のホルモンよりも作用が速いのが特徴である。ノルアドレナリンは交感神経のシナプスで興奮を伝達するという作用が主体で，副腎髄質ホルモンとしてはアドレナリンが主に働いている。

外部からの攻撃や極度の環境変化といった，生命をおびやかす刺激は，交感神経を介して副腎髄質からのアドレナリン分泌を促進し，生体を興奮状態にする。具体的には心拍出量や血圧を上げ，消化器系の運動を抑制し，中枢神経に作用して精神不安，四肢のふるえなどをおこさせる。副腎皮質から分泌されるコルチゾールがおこす反応が長期的であるのに対して，短期的な反応をおこすのが特徴である。

アドレナリンとノルアドレナリンは，結合する受容体の違いによって作用が異なる場合がある（表9-10）。アドレナリンは心臓の収縮力を増強させて心拍数を上げ，血管を拡張させる。また，血糖値を上昇させるなど代謝亢進に強く働く。一方，ノルアドレナリンは血管を収縮させて血圧を上昇させ，この状態を維持する作用が強い。

表9-10 アドレナリンとノルアドレナリンの作用

	アドレナリン	ノルアドレナリン
心臓	心拍出量増加 心拍数増加	心拍出量増加 心拍数減少
動脈系	拡張 （収縮期血圧上昇，拡張期血圧低下）	収縮 （収縮期・拡張期血圧とも上昇）
肝・筋肉	グリコーゲン分解	グリコーゲン分解
消化管	蠕動運動・分泌抑制	蠕動運動・分泌抑制

Word ㉟
クロム親和性
クロム塩を含む固定液でカテコールアミンが酸化・重合して黄褐色に染まる性質をいう。その性質を示す細胞は**クロム親和細胞**とよばれる。

Word ㊱
アドレナリン，ノルアドレナリン
それぞれエピネフリン，ノルエピネフリンともいう。

Word ㊲
神経伝達物質
ノルアドレナリンやアセチルコリンなどと同じように，末梢神経のシナプスにおいて刺激を伝達する働きをもつ物質をいう。化学伝達物質に含まれる。

h 消化管

消化管にもホルモンを分泌する**内分泌細胞**（**基底顆粒細胞**）があるが（☞第10章ステップアップ「基底顆粒細胞」, p.290），下垂体や甲状腺のような内分泌臓器を形成しない。消化管粘膜のところどころに1個ずつ存在し，消化管内腔とは反対側（基底側[38]）に顆粒をもつ。この顆粒はホルモンを含んでおり，必要に応じて間質液や毛細血管内へ分泌される。

消化液の分泌を調節するホルモンが多いが，平滑筋に働く神経伝達物質である**セロトニン**なども分泌される（☞ 表10-1, p.288）。

i 腎臓

腎臓で産生されるホルモンには，レニン，エリスロポエチン，活性型ビタミンDがある。ただし，レニンは酵素に，エリスロポエチンはサイトカインにそれぞれ分類される場合がある。また，活性型ビタミンDはステロイドの1つであるが，他のビタミンとともに栄養素として扱われることが多い。

1 レニン-アンギオテンシン-アルドステロン系

腎臓の糸球体傍細胞[39]から分泌されるレニンは，**アンギオテンシンⅡ**[40]を介して副腎皮質からのアルドステロン分泌を亢進させ，血圧や血中 Na^+ 濃度を上昇させる（☞ 第12章 B-b「体液量の調節」, p.356；図12-13, p.357）。レニン分泌の刺激となるのは，糸球体の輸入細動脈の血流における血圧の低下，遠位尿細管中のナトリウム濃度の低下，交感神経からの信号などである。例えば，脱水状態となると，糸球体輸入細動脈圧が低下するため分泌は上昇する。

2 エリスロポエチン

骨髄での赤血球産生を促進させる働きがあり，動脈圧酸素分圧の低下に反応して産生が高まる。腎臓のどの細胞でつくられているかはまだ明らかでないが，腎疾患によって減少すると貧血をひきおこす。逆に，別の原因でおこった貧血の場合は，産生が増加する（☞ 第2章 A-d「造血と造血因子」, p.39）。

3 活性型ビタミンD

ビタミンD[41]は，小腸でのカルシウムの吸収を増加させ，腎臓の尿細管からの再吸収を促進することによって，血液中のカルシウム濃度を維持する。副甲状腺ホルモンによって活性化が促進され（☞ 表9-6, p.261），副甲状腺ホルモンとともにカルシウムとリン酸の代謝を調整している。

プロビタミンDという前駆体から，皮膚で紫外線によって合成されたビタミンDは，まず肝臓で水酸化される。次に腎臓で水酸化され，**活性型ビタミンD**（コレカルシフェロール，1,25-ジヒドロキシビタミンDともいう）となってはじめて生理作用を発揮する。このため，腎臓から分泌されるホルモンとして扱われる。

Word [38] 基底側
消化管内腔と反対側のことで，粘膜固有層に面している（☞ 図10-18, p.295）。

Word [39] 糸球体傍細胞
傍糸球体細胞ともいう。糸球体輸入細動脈の壁を構成している細胞。緻密斑（遠位尿細管が糸球体の細動脈に接した部分にあって尿細管中のNaCl濃度を感知する；図12-6参照, p.346）とで傍糸球体装置を構成している。

Word [40] アンギオテンシンⅡ
肝臓で産生されるアンギオテンシノーゲンがレニンとアンギオテンシン変換酵素によって変換された物質で，アルドステロン分泌促進作用のほかに血管収縮作用などをもつ（☞ 第12章 B-b-1「レニン-アンギオテンシン-アルドステロン系」, p.357）。

Word [41] ビタミンD
カルシフェロールともいわれ，ヒトで重要なのはビタミン D_2 と D_3 である。プロビタミン D_2 はシイタケなどに含まれる。プロビタミン D_3 は動物性食品に含まれ，コレステロールから体内でも合成される。どちらも本文で説明した活性型となって働く。第12章ステップアップ「ビタミンD」(p.338)参照。

表 9–11 性ホルモンの分泌細胞

	産生細胞	ホルモン	作用
男性ホルモン	副腎皮質細胞（主に網状帯の細胞）	デヒドロエピアンドロステロンなど	・第一次性徴における陰嚢・精巣・前立腺の発達促進 ・第二次性徴（発声・体毛・体格変化など）の発現 ・精子形成の維持 ・体タンパク質の合成促進（成長ホルモンと協同）による筋肉発達・強化
	精巣（ライディッヒ細胞）	主にテストステロン	
女性ホルモン	卵巣（卵胞細胞）	エストロゲン（卵胞ホルモン）	・第二次性徴（初潮，乳腺発達，骨格の女性化，皮下脂肪沈着など）の発現 ・生殖機能の維持 ・子宮内膜の増生促進，収縮性亢進
	卵巣（黄体細胞）	プロゲステロン（黄体ホルモン）	・エストロゲンの作用で増殖した子宮内膜の維持 ・妊娠成立時に子宮内膜分泌細胞の増殖と分泌亢進，子宮収縮性低下，排卵抑制 ・乳腺腺細胞の増殖促進 ・体温上昇作用

j 性腺

主として性腺から分泌されるホルモンを，**性ホルモン**と総称する。性ホルモンは性差を生じさせる作用があるため，**男性ホルモン（アンドロゲン）**と**女性ホルモン**に分けられる（表9–11）。主に精巣（☞ p.381；図 13–9, p.382）から分泌される**テストステロン**が男性ホルモンの代表で，卵巣（☞ p.371；図 13–9, p.382）の卵胞から分泌される**エストロゲン**と，卵巣の黄体および胎盤[42]から分泌される**プロゲステロン**が女性ホルモンの代表である。

副腎皮質からも男性ホルモンは分泌されるため，女性でも男性ホルモンが分泌されている。また，副腎から分泌される男性ホルモンは女性ホルモンに変換されるため（図 9–12 参照），量は少ないが男性の血液中にも女性ホルモンが存在する。

Word [42]
胎盤
胎児へ栄養を送る働きをもち，ヒト絨毛性ゴナドトロピンなどのホルモンも産生する。表 13–3（p.389）参照。

1 テストステロン

テストステロンは，精巣の精細管周囲に存在する**ライディッヒ細胞**（☞ 第13章 B–a–1「精巣」，p.381）から分泌される。胎児期には第一次性徴を促す（☞ 第13章 C–b–2「性の決定」，p.387）。思春期には視床下部・下垂体からの調節によって分泌が高まり，第二次性徴を発現させる。また，FSHとともに精子形成を促進する。50歳代後半に分泌が低下していき，筋力低下や性欲の減退などが生じるが，80歳代や90歳代でも精子形成が確認できることが多い。

2 エストロゲン

エストロゲンは思春期に第二次性徴をもたらして初潮を発来させ，骨端軟骨（☞ 第7章ワンポイント「骨端軟骨板」，p.192）の成長を終了させる。下垂体前葉から分泌されるFSHの調節によって卵胞から分泌され，子宮内膜の増殖を促し，プロゲステロンとともに分泌期へ移行させる（☞ 第13章 A–c「性周期」，

p.375)。また、血中コレステロール値を下げる働きもある。妊娠時には胎盤からも分泌される。

40〜50歳代にかけて、エストロゲンの分泌はしだいに低下して閉経にいたる。しかし、卵巣からエストロゲンが分泌されなくなった場合でも、副腎皮質から分泌されるアンドロゲンからの変換によって、ある程度の血中濃度は維持される。

生化学的にはエストロン、エストラジオール、エストリオールの3種類の構造物があり、肝臓で分解される。

ワンポイント ▶ 女性ホルモンのよび方
卵胞細胞から分泌される「エストロゲン」(＝卵胞ホルモン)が女性ホルモンと同義に使われている場合がある。しかし、プロゲステロンも女性ホルモンなので注意が必要である。なお、テストステロンなどの総称であるアンドロゲンは男性ホルモンと同義である。

3 プロゲステロン

プロゲステロンは、下垂体前葉から分泌される LH の刺激を受けて卵巣の黄体から分泌され、子宮内膜に作用して分泌期の発来を誘発する。**黄体ホルモン**ともよばれるが、妊娠時には胎盤からも分泌され、妊娠の維持や、乳腺に対して乳汁分泌を準備させる作用がある。また、視床下部に作用して基礎体温を上昇させる働きもある。

k その他（心臓・胸腺・松果体）

1 心房性ナトリウム利尿ペプチド（ANP）

心臓にも内分泌機能がある。心房性ナトリウム利尿ペプチド（ANP）は、心房壁の圧受容体❹への刺激に反応して分泌されるホルモンで、腎臓の尿細管でのナトリウム再吸収の抑制、レニン分泌の抑制、副腎皮質でのアルドステロン分泌の抑制などの作用がある。これらの作用は細胞外液量を減少させ、血液循環量を低下させることによって、心臓の負荷を抑えると考えられる(☞図12-14, p.358)。

> **Word** ❹
> **圧受容体**
> 頸動脈洞・大動脈弓・心房壁などにある神経終末で、血管内圧の変化によって伸展されると延髄へ血圧情報を送る。

2 チモシン（サイモシン）

胸腺は主として細網細胞と胸腺リンパ球で構成され、リンパ球の分化・成熟の場である(☞第3章 A-c-1「胸腺」, p.61)。その間に存在する胸腺上皮細胞が**チモシン（サイモシン）**とよばれるホルモンを分泌する。チモシンは、幼若リンパ球の増殖と T 細胞（T リンパ球）への成熟に関与するといわれている。

3 メラトニン

松果体は、第三脳室・後上壁正中部から後方に突出する、4×8 mm 程度の卵形の器官である。松果体細胞と神経膠細胞から成り、成人では退化する。松果体細胞はメラトニンを分泌する。

メラトニンの作用はまだ確定されていないが，体内時計への関与，生殖活動のリズムへの関与，思春期前の生殖腺成熟の抑制などが推定されている。

本章のまとめ

- ホメオスタシス(恒常性)とは，身体を取り巻く外界がたえず変化しても，体内の状態，とくに内部環境を一定に保つという，生体がもつ仕組みあるいは性質である。ホメオスタシスの維持は，神経性の調節(自律神経調節)とともに，内分泌系(液性)の作用によって行われる。
- 内分泌系は，ホルモンを介して循環器系・呼吸器系・泌尿器系などの他の器官系の機能を調節し，ホメオスタシス維持の役割を担っている。そのほか，生殖や発育の調節も行っている。
- ホルモンは，下垂体・甲状腺・副甲状腺・副腎などから分泌される化学物質で，その化学構造によってステロイドホルモンと非ステロイドホルモンに大別される。
- ホルモンは，体液(主に血液)中に分泌されて標的臓器まで運ばれ，微量で機能を発揮する。
- ホルモンの働きは，そのホルモンと特異的に結合する受容体(レセプター)をもつ標的細胞に到達したあと，受容体のタンパク質の作用によっておこる。
- ホルモン分泌の調節には，上位ホルモンによる下位ホルモンの調節と，下位ホルモンによる上位ホルモンの調節(フィードバック機構)がある。
- 第三脳室の底部にある視床下部が内分泌系と自律神経系を統合的に調節する。
- 下垂体は蝶形骨のトルコ鞍内に位置し，前葉からは，甲状腺・副腎・生殖器などのホルモン分泌を促進するホルモン，および乳汁分泌を促進するプロラクチンを分泌する。後葉からは，バソプレッシンとオキシトシンを分泌する。
- 甲状腺は気管支上端前面に位置し，細胞での基礎代謝や物質代謝を亢進させるチロキシン(サイロキシン)とトリヨードチロニン(トリヨードサイロニン)を分泌する。また，副甲状腺(上皮小体)ホルモンと拮抗するカルシトニンも分泌する。
- 副甲状腺は甲状腺の裏側に位置し，パラソルモン(パラトルモン)を分泌して血中カルシウム濃度を増加させ，血中リン濃度を低下させる。
- 膵島(ランゲルハンス島)は膵臓に島状に分布し，血糖値を一定の値に調整するグルカゴンとインスリンなどを分泌する。
- 副腎は腎臓の直上に張り付いており，皮質からは鉱質コルチコイド(ミネラルコルチコイド)，糖質コルチコイド(グルココルチコイド)，および性ホルモンというステロイドホルモンが，髄質からはアドレナリンとノルアドレナリンが分泌される。
- 有害刺激(ストレッサー，一般にストレス)を感知した視床下部は，短期的に交感神経を介して副腎髄質からアドレナリンを，長期的には下垂体を介して副腎皮質からコルチゾールを分泌する。
- 以上の内分泌器官以外に，消化管や腎臓，心臓などにも内分泌細胞が存在し，それぞれホルモンを分泌する。

人体の構造と機能

第10章

消化器系

本章の学習目標

　個体の生命活動を成り立たせ，また生体としての維持をはかるためには，個体は外部から栄養素を取り入れ，これを生体が利用できる形にして，生命単位である細胞に送り込まなければならない。消化器系臓器の働きは，口から摂取した各種の栄養素を細胞に運搬するまでの過程，すなわち栄養摂取にかかわる働きである。

　栄養摂取には，まず咀嚼から始まり消化・吸収にいたる過程があり，つづいて摂取された各種栄養素の代謝の過程がある。本章では，これらの過程にかかわる臓器群の解説を行い，代謝に関しては第11章（エネルギー代謝）で取り扱う。消化・吸収の過程にかかわる臓器群には，口腔から始まり，食道・胃・小腸・大腸・肛門にいたる消化管と，消化に関する酵素などを分泌する唾液腺・膵臓・胆道系，および代謝の体内の「工場」ともいえる肝臓がある。これら一連の過程を経て栄養摂取と利用が行われ，個体の生命維持と活動源の補給が行われる。ここでは，特異的なそれぞれの機能を各器官の部位や解剖学的位置関係および組織構造と忠実に関連づけながら学習し，消化・吸収の全体像を理解する。

　栄養の摂取には，「食欲」が前提となる。まず食欲を規定する血糖とその調節の仕組みや，血糖調節にかかわるホルモンについて学ぶ。ついで食物の咀嚼と嚥下があり，この過程にかかわる口腔と唾液腺や歯牙，口腔から食道までの臓器群の働きについて学ぶ。

　嚥下後の食物は胃・小腸で消化され，小腸を中心として栄養素が吸収される。この段階では，膵臓から分泌される消化酵素や，肝臓で産生される胆汁も重要な役割を果たしている。これらの臓器の構造とその機構について学び，さらに消化に関する基本的な病態を学習する。

　以上，栄養摂取にかかわる臓器群と，消化・吸収に関する仕組みを，解剖学と生理学の両面から融合させて理解することが，本章の目標である。消化器系に関する基本的事項を十分に学習してほしい。

A 食欲

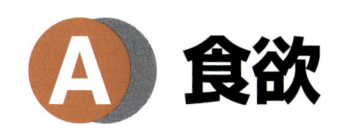

生体は生命維持のために，たえずエネルギーを得る必要がある。このエネルギーは，食事を通じて取り入れた**栄養素**（その多くが炭水化物あるいは糖質）を体内で分解してつくられる。このようなエネルギー産生のもととなる栄養素を**エネルギー源物質**とよび，化学的な反応を利用してエネルギー源物質からエネルギーをつくり出す生体内の営みを，**エネルギー代謝**と総称する。**食欲**は，エネルギーが不足したときに，エネルギー摂取に向かおうとする，生体の基本的欲求である。

a 血糖調節中枢

血糖は血液中の**グルコース**[1]のことであり，グルコースは人体のエネルギーをつくり出す基本となる物質である。食事中の**炭水化物**（**糖質**ともいう）が主としてグルコースの形に分解され吸収されたあと，血流を通じて全身の組織・細胞に必要量が送られる。必要量を維持するために，血糖の調節が中枢の働きで自律的に行われている。食後，時間が経過したときや，食事で糖質が供給されなくなったときなどには，体内に貯蔵したグリコーゲンのほか，脂肪や体タンパク質が分解されてグルコースに変えられ，血糖の濃度維持に働く。

ここでは，その調節機構として血糖の維持や，それにかかわるホルモンの作用について概要を学ぶ（この詳細に関しては 11 章にゆずる）。

1 血糖

血糖とは，末梢（静脈）血中に含まれるグルコース（ブドウ糖）をさす。その濃度を**血糖値**という。健康な成人では，空腹時の血糖値は 70〜100 mg/dL に保たれている。空腹時の血糖値が 126 mg/dL を超えているときは**耐糖能異常**[2]と考えられ，**糖尿病**が疑われる。

2 血糖の維持

エネルギー源物質は，主として食物中の**炭水化物**の形で摂取される。摂取された炭水化物は，**アミラーゼ**（**α-アミラーゼ**）などの消化酵素の働きでグルコースに分解（消化）され，**小腸**から吸収される。吸収されたグルコースは血中に入り，門脈を通って肝臓へ運ばれてから，全身各部の組織・細胞に送られる。なお，食物から取り入れる糖質のほとんどが，グルコースの形で吸収される。

食後，一時的に過剰となったグルコースは，次項で述べるインスリンの作用により肝細胞にグリコーゲンの形で貯蔵されるが，ほかに骨格筋内にもグリコーゲンとして貯蔵される。食後，時間が経過し，また運動が行われてグ

Word [1]
グルコース
炭素原子 6 個の糖質（六炭糖；ヘキソース）で，かつアルデヒド基をもつ代表的な単糖（つまりアルドヘキソース）である。炭水化物が加水分解されて吸収される形で，**ブドウ糖**ともいう。グルコースの貯蔵型であるグリコーゲンなどのよび名との関連で，グルコースと一般的に称される。糖質の代謝では，エネルギー源物質の始発物質となる重要な物質である（☞ 第 11 章 C-a「炭水化物（糖質）の代謝」，p.315）。

Word [2]
耐糖能異常
耐糖能は，血糖値が上昇した場合に，吸収したグルコースを代謝して血糖を下げる能力のことで，このおかげで血糖値は食事に関係なく一定範囲内に保たれる。耐糖能異常（**耐糖能障害**ともいう）とは，この基準値を超えて血糖値が上昇している状態をいう。低血糖では機能の維持ができないが，逆に高血糖状態が続くと，毛細血管系の障害として視力障害や腎障害など，さまざまな障害が現れてくる。

図 10-1 炭水化物の代謝

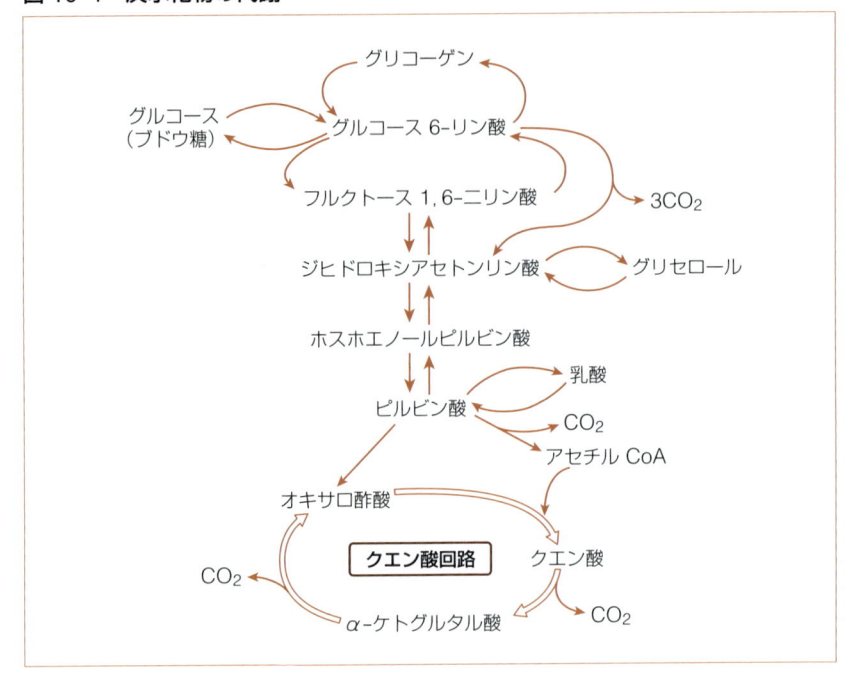

ルコースが消費された結果，血糖値が低下した状態になると，肝細胞のグリコーゲンが再びグルコースに分解されて，血中に放出される（図10-1）（☞第11章 C-a「炭水化物（糖質）の代謝」，p.315）。

> **ワンポイント** ▶ グリコーゲンとデンプン
>
> グリコーゲンは高等動物における糖質の貯蔵型であり，デンプンは植物における貯蔵糖質である。デンプンは穀類や芋類に含まれている。グリコーゲンへの合成は，肝臓と筋肉でおこる。肝臓のグリコーゲンは血糖値の恒常性維持に使われ，また他の組織に供給される。筋肉のグリコーゲンは，筋肉自身の運動に使われる。

3 血糖を調節するホルモン

血糖値を調整する代表的なホルモンに，膵臓のランゲルハンス島（膵島）のB細胞（β細胞）から分泌されるインスリンがある。インスリンは食事によって血糖値が上昇すると分泌され，グルコースの細胞内への取り込みやグリコーゲン・脂肪への転換を促進させて，血糖値を下げる作用を有する。一方，血糖を上昇させるホルモンには，ランゲルハンス島のA細胞（α細胞）から分泌されるグルカゴンや，副腎皮質・髄質から分泌される副腎皮質ホルモン❸・副腎髄質ホルモン❹など，いろいろなものがある。

> **ワンポイント** ▶ 孤軍奮闘のインスリン
>
> 血糖上昇作用のあるホルモンはグルカゴンや成長ホルモン，アドレナリンなどいくつかあるのに対して，血糖下降作用のあるのはインスリンだけである。インスリンは非活動型（安静型）のホルモン，グルカゴンなどは活動型のホルモンといえる。生体はこのように，活動の様態に合わせて血糖を調節している。活動型のホルモンが何種類も用意されていることは脊椎動物に共通しており，動物としての人類の進化途上へさかのぼるようで，興味深い。

Word ❸
副腎皮質ホルモン
ステロイドホルモン，あるいは**コルチコイド**ともいい，アルドステロンやコルチゾール，性ホルモンなど，多種のものがある。いずれもコレステロールからつくられる（☞第9章 C-f-2「副腎皮質ホルモン」，p.266）。

Word ❹
副腎髄質ホルモン
アドレナリン（エピネフリン）とノルアドレナリン（ノルエピネフリン）の2つをいう。ドーパミンを加えた3つを**カテコールアミン**と総称する（☞第9章 Word「カテコール核」，p.251）。

図10–2 食欲中枢(大脳視床下部)

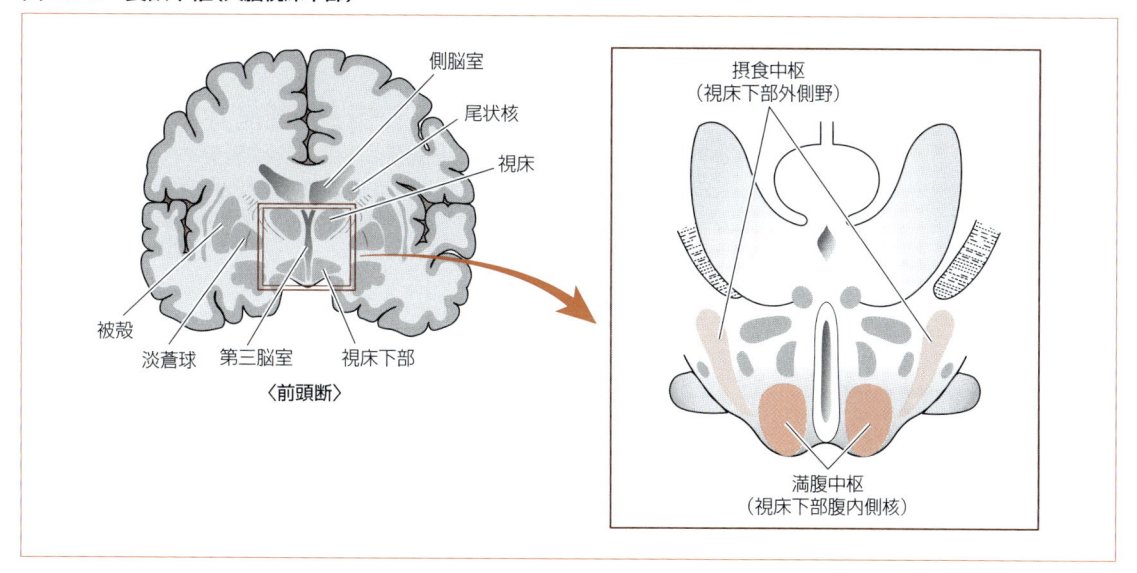

〈前頭断〉

側脳室／尾状核／視床／被殻／淡蒼球／第三脳室／視床下部

摂食中枢(視床下部外側野)
満腹中枢(視床下部腹内側核)

ステップアップ

糖尿病

糖尿病は，①膵島B細胞の破壊(原因として自己免疫的機序の関与が考えられている)によるインスリン分泌の絶対的欠乏，もしくは②インスリン作用の減弱や分泌の相対的減少，組織のインスリン感受性の低下(これを**インスリン抵抗性**という)によってひきおこされ，高血糖状態が持続する病態である。①を**1型糖尿病**，②を**2型糖尿病**として分けられる。

糖尿病では，高血糖によって生じる浸透圧差から尿量(水分喪失)が増加し，必然的に口渇(のどのかわき)がおきる。また，血糖が尿中から失われるため，身体をつくっているタンパク質や脂質が糖質に代わって消費されて，やせがおこってくる。

b 食欲調節の中枢

食欲の中枢は脳内にあり，間脳の**視床下部**にある**摂食中枢**と**満腹中枢**の2つの領域で調整されている(図10–2)。摂食中枢は視床下部外側野にあり，この中枢を刺激すると，意識のある動物は摂食行動をおこす。満腹中枢は摂食中枢の隣の視床下部腹内側核にあり，この中枢を刺激すると意識のある動物は摂食を中止する。摂食中枢と満腹中枢の働きで食欲の調節が行われ，動物は摂食のバランスをとっている。この中枢の働きは血中グルコース濃度(血糖値)によって左右されるが，それ以外に消化管ホルモンや神経高次機能(自律神経)の働きなども関与している。

近年，食欲を調節する消化管ホルモンが発見された。このホルモンは**グレリン**とよばれ，空腹時で血糖値が低下すると主に胃から分泌され，視床下部を刺激して食欲を亢進させる作用と，脳下垂体での成長ホルモン分泌を刺激する作用がある。

> **ワンポイント ▶ 視床下部**
> 視床下部は自律神経系の中枢であるばかりでなく，体性神経系と内分泌系の調節にも関与しており，生体の恒常性維持に重要な機能を担っている。また，摂食行動や性欲，睡眠，

体温などのほか，本能的な行動や情動をも受け持っている。末梢の血糖値は受容器を介して情報を受け取り，摂食行動をひきおこす。

ステップアップ

低血糖の影響
グルコースは全身各臓器のエネルギー源として重要であるが，とくに大脳の機能維持に必要である。大脳におけるグルコース消費量は多く，全身で消費されるグルコースの約20%を占める。低血糖状態が持続すると，比較的短時間で大脳機能障害をきたす。食事の補給が途絶えた場合に（飢餓状態時など）血糖値を一定に維持する機構として，糖新生がある（☞ 第11章 C-a-5「糖新生」，p.320）。

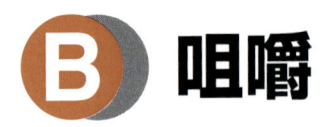

B 咀嚼

咀嚼とは，口腔内に入った食物をかみ下し，消化活動の第一歩となる過程である。

a 咀嚼

1 咀嚼

咀嚼とは，口腔中に入った食物を口腔内でかみ砕く一連の行為をいう。咀嚼には唾液も関与し，唾液で食物を軟らかくして機械的に食物を砕くとともに，唾液と食物をなじませて均質にしていく役割がある。

2 咀嚼に関与する臓器群

食物に直接接する臓器には，歯牙・舌・口腔粘膜などがある。また口腔咀嚼運動に欠かせない臓器には，上顎骨と下顎骨，それらに接着する骨格筋（咬筋群や側頭筋など）がある（図10-3）。

図10-3 咬筋群

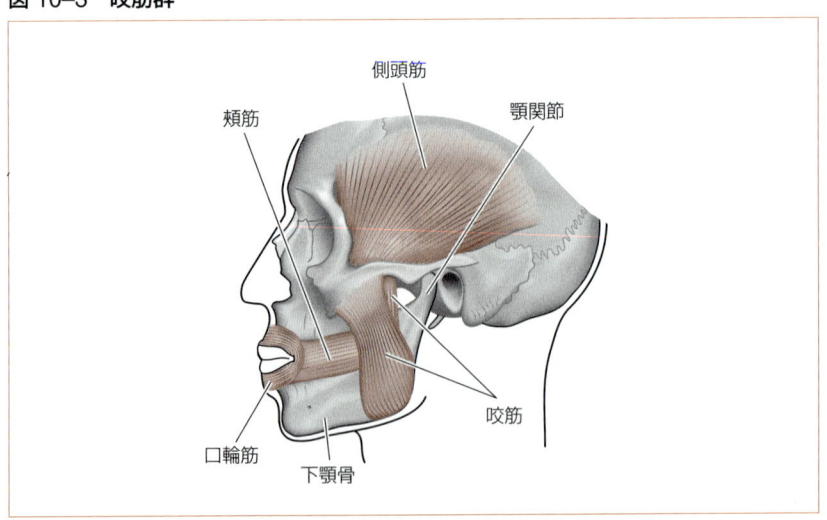

| Word | ❺
| --- |
| α–アミラーゼ
炭水化物をグルコースに加水分解する消化酵素。α– と β– があるが，唾液と膵液に含まれるのは α–アミラーゼ。ジアスターゼともいう。|

3 咀嚼運動と消化

口腔中に入った食物は，上記の器官の運動で直接に機械的に砕かれる。耳下腺・顎下腺・舌下腺から成る大唾液腺，および口腔内小唾液腺から唾液が分泌されて咀嚼にあずかる一方，炭水化物などの一部の栄養素の分解も行う。唾液は消化酵素の α–アミラーゼ❺ を含んでいる。

ステップアップ

咀嚼と嚥下障害

咀嚼は口腔内の臓器だけで行われるのではなく，口腔周囲の臓器・骨格筋も密接に連絡し合って行われている。その臓器のいずれかに障害がおこると，なんらかの形の嚥下障害❻ が発生する。

b 歯・口腔の構造と機能

1 口腔の構成臓器群

| Word | ❻
| --- |
| 嚥下障害
高齢者や神経障害のある患者に生じる，咀嚼・嚥下の一連の運動における障害をいう。嚥下障害によって，経口的な栄養摂取困難以外に，窒息や嚥息性（誤嚥性）肺炎をひきおこす危険性がある。|

口腔を構成する臓器には口唇，口腔粘膜（頰部，口蓋，口腔底），歯牙（図10–4），歯肉，舌がある。歯牙は成人で上下合計 32 本あるが，第 3 大臼歯❼ は埋没し口腔内に露出しないことも多い。この場合，歯牙は上下で合計 28 本となる。なお，乳児では小臼歯と大臼歯の区別がなく，2 本の乳臼歯となっている。このため乳児では歯牙は上下で合計 20 本となる。

口腔粘膜は重層扁平上皮組織でおおわれ，口唇は角化しているが，それ以外は非角化型重層扁平上皮組織である。

口腔内，とくに舌には多くの味蕾が存在し，食物の味覚を感知している（図10–5）。味覚は甘味，辛味（塩味），酸味，苦味およびうま味の 5 つの基本味覚要素から成る（☞ 第 6 章 D–b「④顔面神経（VII）の多様性と味覚」，p.172）。

| Word | ❼
| --- |
| 第 3 大臼歯
通称「親不知（おやしらず）」。口腔内に現れるとしばしば第 2 大臼歯との間にすき間を生じ，齲歯の原因となりやすい。抜歯手術の適応となる。|

図 10–4 歯の並びと構造

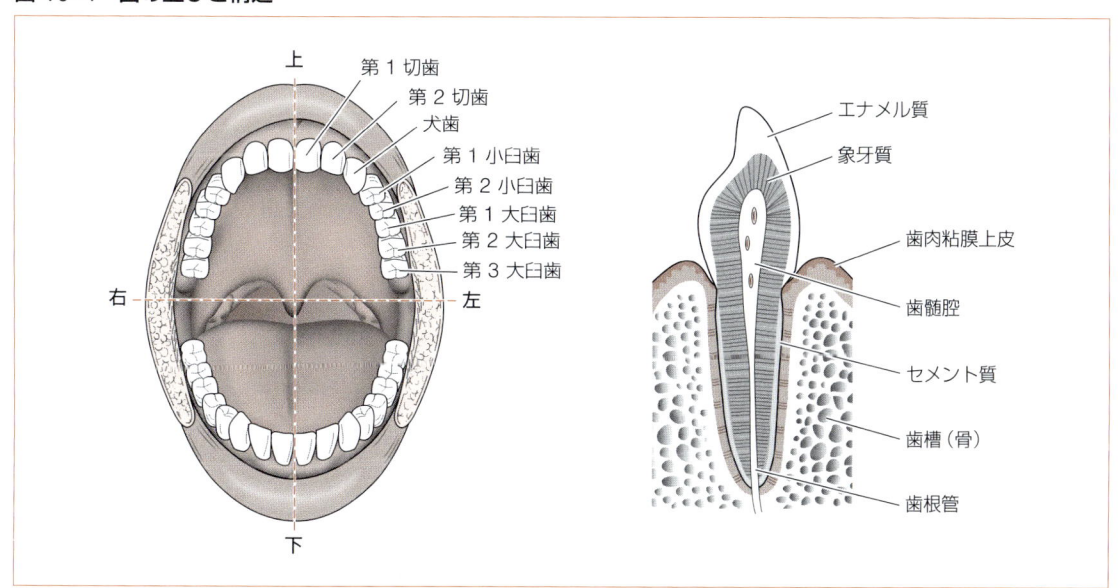

図 10-5　味覚を感じる部分

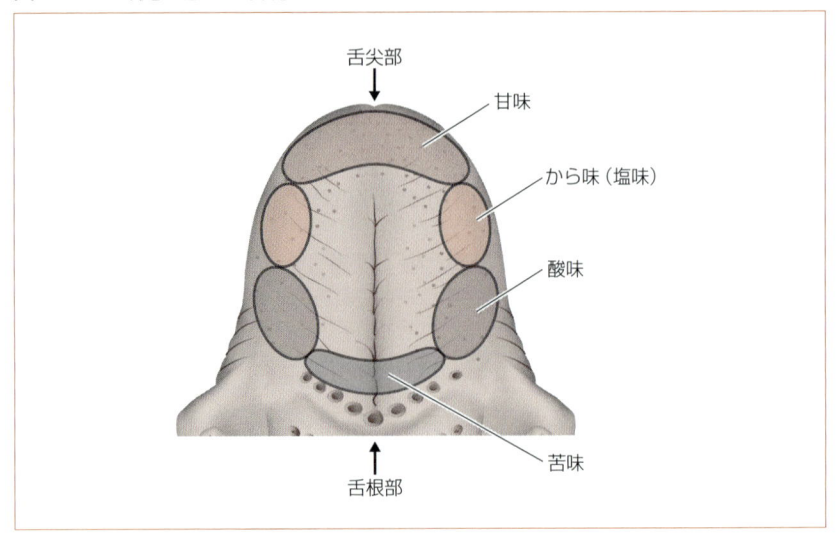

図 10-6　唾液腺

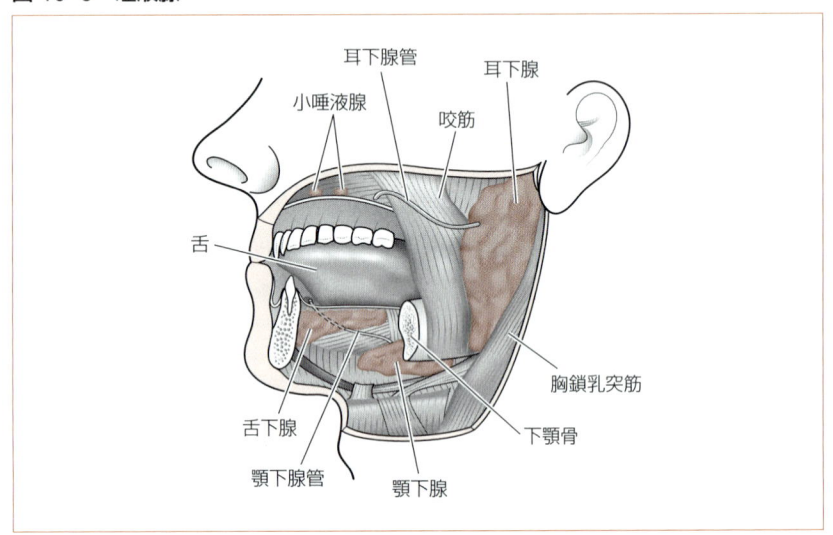

ステップアップ

5つの味覚

　基本的な味覚の要素は甘味，辛味（塩味），酸味，苦味の4つだと，ほぼ100年前から考えられてきた。それに5つ目の味覚要素が加わった。5つ目の味覚は，1908年に日本人の池田菊苗が発見した「うま味」であり，グルタミン酸ナトリウムがその本体である。うま味は和食の基本である昆布だしから発見され，現在では 'umami' としてそのまま英語でも通用する。今日では基本的な味覚は，うま味を入れた5つであると認識されている。なお，図10-5 で古典的な舌の味覚地図を記載しているが，うま味を感知する部位が特定されていない点も含めて，この図には異論も多い。

2 唾液腺

　口腔には唾液腺が開口している。**大唾液腺**（**耳下腺，顎下腺**および**舌下腺**から成る）は左右に2つずつ，合計で6つある（**図10-6**）。**小唾液腺**は口腔粘膜全体に分布している。

C 嚥下

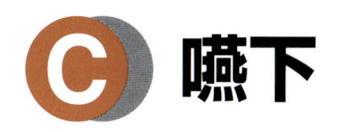

C 嚥下

嚥下とは、咀嚼によってかみ砕かれた食物を、口腔内から食道へ飲み下す行為である。

a 嚥下の過程

口腔内で咀嚼された食物は、咽頭、食道から胃へと運ばれる。これが嚥下運動である。嚥下の過程は2つに分けられる。

まず、①口腔内から咽頭へいたる過程である。嚥下時には口唇は閉ざされて口腔内は陽圧となり、口腔周囲の骨格筋の相互作用で食物は咽頭へと押し出される。次が、②食道から胃にいたる過程である。嚥下と同時に**喉頭蓋**は閉ざされ、気管内に食物が流入しないようになる(この機構が障害されると、**誤嚥性肺炎**❽ をおこしやすくなる)。咽頭へ押し出された食物は物理的に、また同時に食道の**蠕動運動**❾ によって、胃へ送られる。

b 咽頭の構造と機能

咽頭では、口腔と鼻腔粘膜が合流する。咽頭は呼吸と嚥下に関与する。吸息(鼻呼吸)のときには喉頭蓋は開き、吸入した空気は気管から肺へと流入していく(図10-7)。呼息も同様で、開いた喉頭蓋から咽頭を経て鼻腔から排出される。

> **Word** ❽
> **誤嚥性肺炎**
> 嚥下性肺炎ともいわれる。誤嚥〔誤飲〕(食物などをあやまって気管や肺のほうへ吸い込むこと)によって生じる肺炎をいう。異物による閉塞性のものや、胃酸による化学性肺炎、口腔内常在細菌による感染性肺炎などもある。

> **Word** ❾
> **蠕動運動**
> 消化管(食道・胃・腸)で食物内容や排泄物が、下方に向かって押しやられる運動。消化管壁をつくっている筋肉(内側が輪状筋、外側が縦走筋の二重構造)の運動でおこる。迷走神経が支配する。

図10-7 吸息時と嚥下時の咽頭鼻部・喉頭蓋の開閉

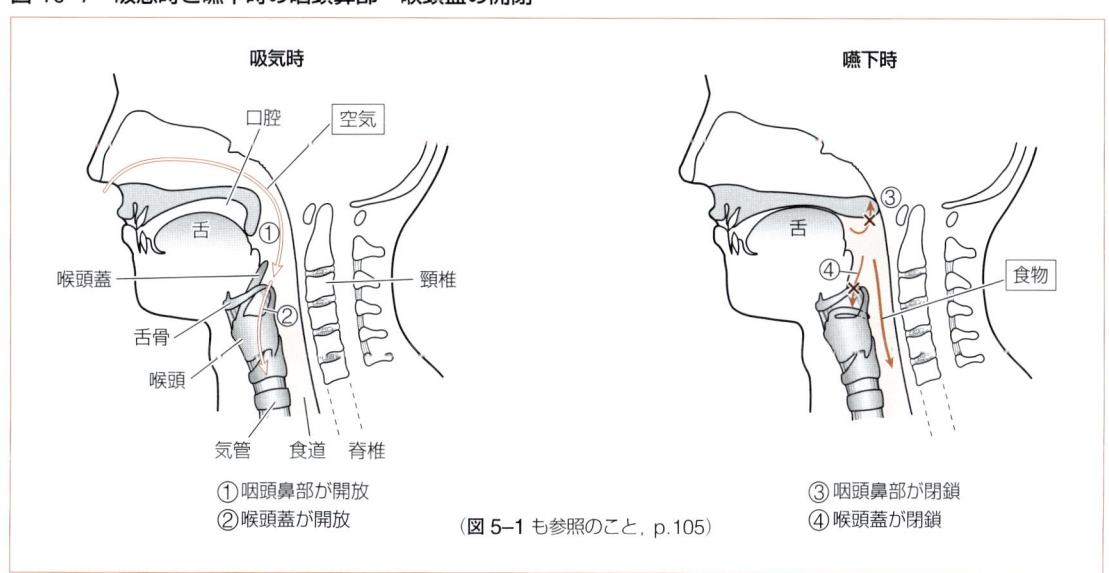

吸気時
- 口腔
- 空気
- 舌
- 喉頭蓋
- 舌骨
- 喉頭
- 頸椎
- 気管　食道　脊椎
- ①咽頭鼻部が開放
- ②喉頭蓋が開放

嚥下時
- 舌
- 食物
- ③咽頭鼻部が閉鎖
- ④喉頭蓋が閉鎖

(図5-1も参照のこと、p.105)

咀嚼時や嚥下時には，喉頭蓋や上咽頭は閉鎖されて口腔内は閉鎖環境となり，咀嚼後には陽圧となるので食物は食道へ流出する。

C 食道の構造と機能

1 食道の構造

食道は咽頭と胃をつなぐ，長さ約 25 cm，内径 1～2 cm のパイプ状の消化管であるが，消化・吸収には関与しない（図 10-8）。頸部では食道は気管のすぐ後ろ（背側）にある。縦隔を貫き，胸部では後縦隔にあり，上方では気管に，下方では下行大動脈に接し，胃の噴門に達している。また食道には，正常でも 3 か所の狭窄部がある（**生理的狭窄**）。

図 10-8　消化管

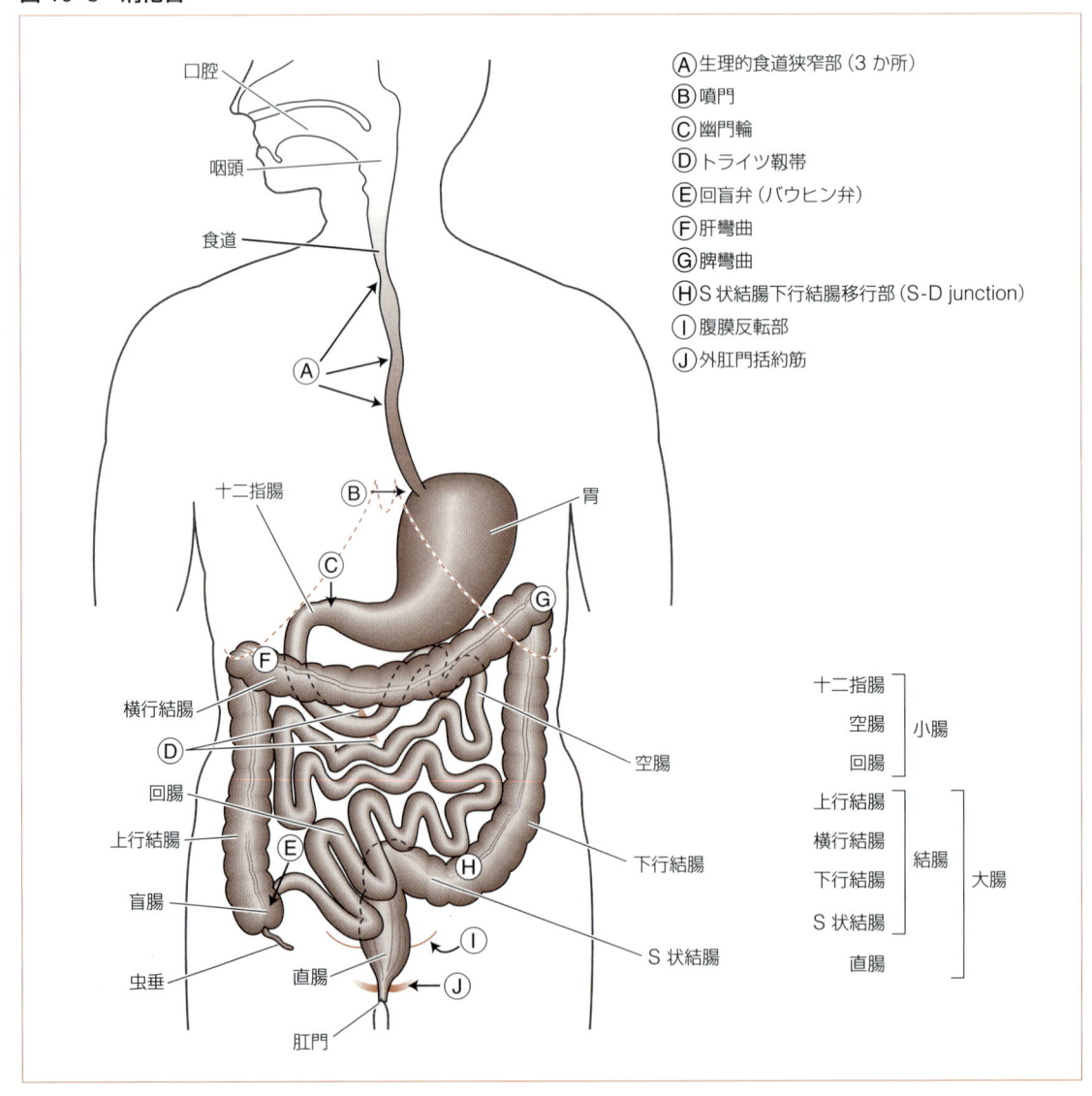

Ⓐ生理的食道狭窄部（3 か所）
Ⓑ噴門
Ⓒ幽門輪
Ⓓトライツ靱帯
Ⓔ回盲弁（バウヒン弁）
Ⓕ肝彎曲
Ⓖ脾彎曲
ⒽS 状結腸下行結腸移行部（S-D junction）
Ⓘ腹膜反転部
Ⓙ外肛門括約筋

2 食道の組織

食道壁は表面を**粘膜**でおおわれ，その下に二重の**筋層**（粘膜筋板と筋層）がある。食道の粘膜は非角化型の**重層扁平上皮**でおおわれ，保湿などの目的で少数の付属腺がある。筋層は上 1/3 は骨格筋，下 2/3 は平滑筋から成っている。これによって上部食道では随意的な嚥下運動が行われるが，中下部食道の運動は不随意運動である。

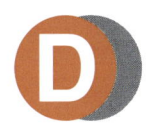

D 消化と吸収

消化とは，嚥下された食物（炭水化物，脂質，タンパク質）を最終的にグルコースや脂肪酸，アミノ酸など，生体が吸収・利用できる低分子成分（栄養素）に分解することである。**吸収**とは，水分や，消化されたこれらの栄養素を消化管から血液へ輸送することをさす。

消化には唾液や胃酸のほかに，胃・小腸・膵臓から分泌される多種類の**消化管ホルモン**が関与している（表 10–1 参照）。食物は下方に移動するにつれて，食物自体による刺激と，これらのホルモンおよび自律神経の調節下に分泌される胃液・膵液・胆汁・腸液中に含まれる**消化酵素**によって，吸収されやすい小さな分子にまでそれぞれ分解されて，そのほとんどが**小腸**で吸収される。吸収された栄養素は血流から門脈へ導かれて**肝臓**へ送られ，あるものは肝臓で処理をされたのち，大循環から身体各部のすべての細胞へと送られる（図 10–14 参照）。

a 胃の構造と機能

1 胃の構造

胃は横隔膜直下の腹腔内にあり，食道との接合部（左上腹部）から十二指腸との接合部（幽門輪）までの，比較的大きな管腔である。食道側から**底部，体部，胃角**〔部〕，**前庭部**に分けられる。また食道から胃へ入る部分を**噴門**，胃から十二指腸につながる部分を**幽門**とよび，肝臓に近い曲面を**小彎**，その反対側を**大彎**とよぶ。小彎の下から 1/3 くらいのところには生理的なくびれがあり，これを**胃角**もしくは**角切痕**とよぶ（図 10–9）。

2 胃の組織

胃粘膜は**腺上皮細胞**❿でおおわれ，平滑筋から成る比較的厚い筋層を有する（図 10–10）。胃の腺上皮の**壁細胞**（傍細胞ともいう）からは**塩酸**（これをとくに**胃酸**という）と，主細胞からはタンパク質消化酵素である**ペプシノーゲン**⓫が胃内腔に分泌される。塩酸により通常，胃内は強酸性（pH 1～2）に保たれている。また，**副細胞**からは**粘液**⓬が，傍細胞からは**内因子**⓭が分泌される。

Word ❿
腺上皮
「腺」は「泉」と「月」（にくづき：肉・身体などに関する意味を表す）を組み合わせた文字で，「物質を分泌する器官」という意味をもつ。腺上皮は，粘液やホルモンなどの分泌を行う上皮（組織）のことで，消化管や気管の内腔壁に多数存在する腺細胞から成る。十二指腸などでは，彎状にくびれ込んだ腺構造をとることがある。

Word ⓫
ペプシノーゲンとペプシン
主細胞から分泌される段階では不活性型のペプシノーゲンであるが，分泌後に塩酸の作用でペプシンとなり生理的活性を示す。ペプシンはタンパク質の消化に重要な働きを示す胃の消化酵素である。

Word ⓬
胃の粘液
非常に粘性の高い糖タンパク質のムコタンパク質（ムチン）を多量に含む液。胃粘膜をおおい，食物塊とペプシン・塩酸から粘膜を保護する役割をもつ。塩酸の中和作用ももつ。

Word

⓭ 内因子

ビタミン B_{12}(化学名はシアノコバラミン)の吸収に必要な物質(ムコタンパク質)で，胃内でビタミン B_{12} との複合体を形成し，この形で小腸(主として回腸)粘膜上皮細胞から吸収される。胃の広範な摘出や小腸摘出を受けた患者などでは，ビタミン B_{12} 欠乏をきたし，悪性貧血(巨赤芽球性貧血)となる。

図 10-9　胃の部位

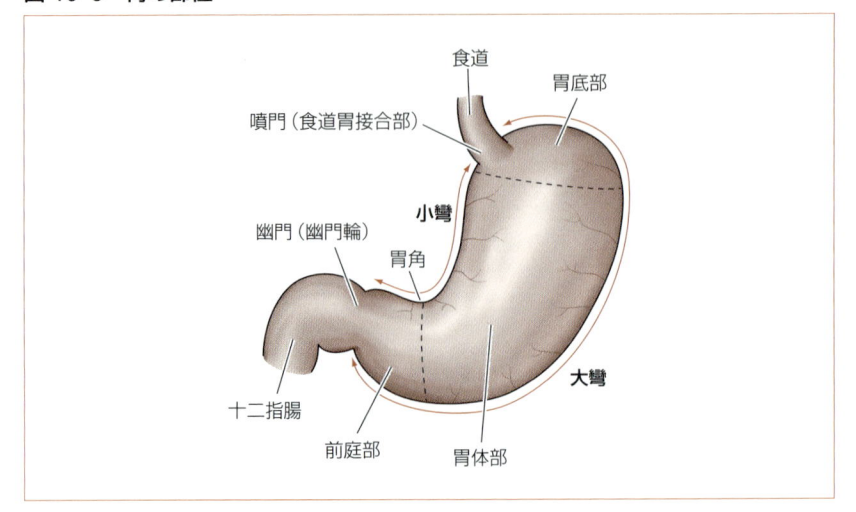

図 10-10　胃の組織

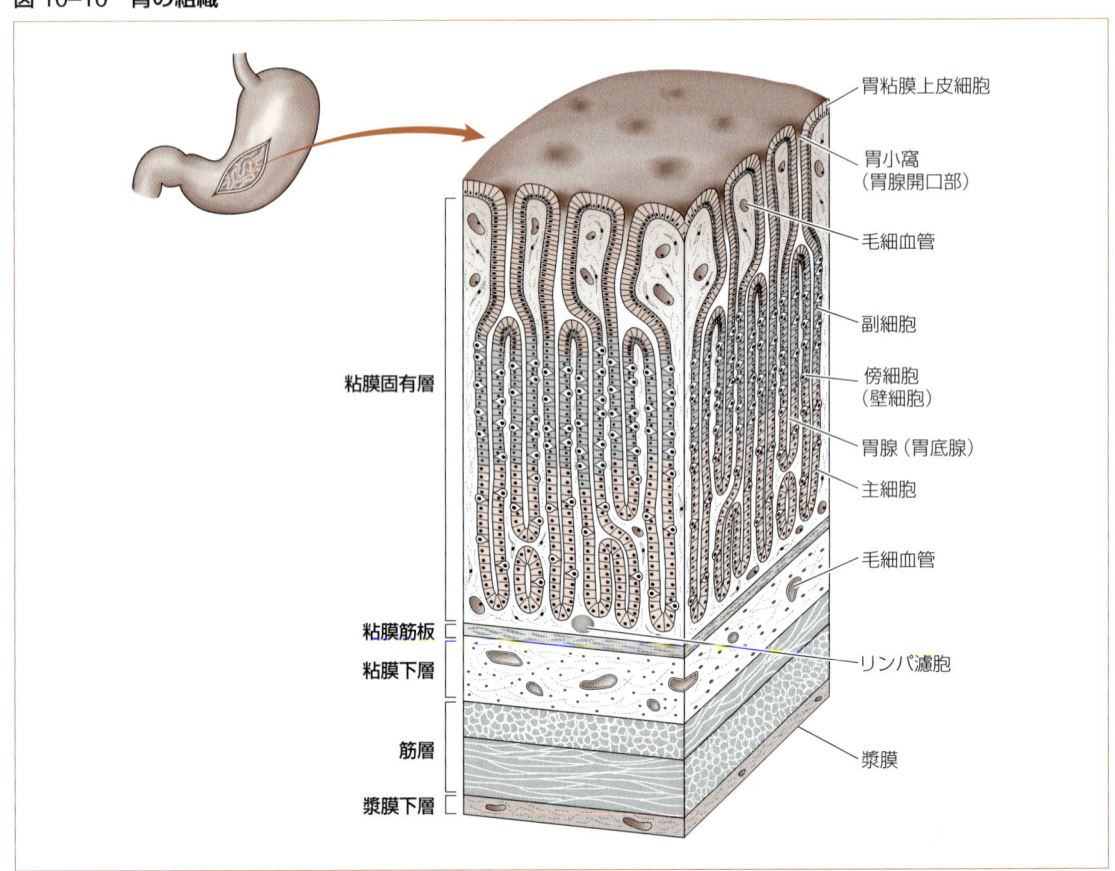

前庭部の一部(**基底顆粒細胞**〔内分泌細胞〕)からはホルモンの一種である**ガストリン**が血中に分泌される。

　これらの分泌液・成分をひっくるめて，**胃液**という。胃液は，H^+，Na^+，K^+，Cl^- などの電解質を多く含み，胃酸は H^+ と Cl^- が主である(**図 10-11**)。1 日に 1～2 L 分泌される。胃液の分泌は，自律神経系(迷走神経)と消化管ホ

図 10-11 胃粘膜

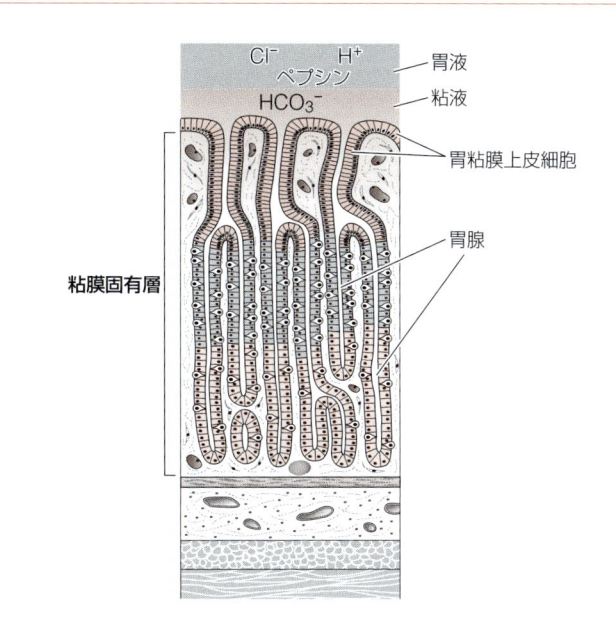

胃粘膜上皮細胞は HCO₃⁻(炭酸水素イオン)を含むアルカリ性の粘液を分泌して、胃壁表面を保護する。さらに、粘膜が傷害されたときには、胃底腺の副細胞が増殖・分化して上皮細胞となり、修復にあたる。

ルモンによって調節されている。

ステップアップ　胃酸と胃粘膜の保護

胃内腔は強酸性の環境にあり、かつペプシンなど強力な消化酵素が存在しており、さらに食物塊による機械的刺激もあるが、かといって胃粘膜が消化、損傷されるわけではない。これは胃粘膜が比較的豊富な**粘液**でおおわれており、これによって塩酸やペプシンに直接上皮細胞がさらされないようになっているからである（図 10-11）。この機構を**胃粘膜障壁**とか**胃粘膜関門**（gastric mucosal barrier）とよぶ。

なお、ヘリコバクター-ピロリ感染者では、この細菌によって胃粘膜障壁が障害されて、胃潰瘍をおこすことがある。これは**消化性潰瘍**とよばれ、障壁機能の低下した部位が胃液の消化に曝露されるためにおこる。

3 胃の機能

胃も蠕動運動によって食物を運ぶが、胃の運動は副交感神経の迷走神経の刺激で亢進し、交感神経の刺激で低下する。そのほか、**エンテロガストロン**❶というホルモンの分泌や、満腹感を伴う胃壁の拡張によって、胃の運動は抑制される。

胃では一定量の咀嚼された物が貯留し、消化管運動による物理的攪拌と、塩酸やペプシンなどの化学的な作用によって、食物中のタンパク質を分解(消化)する。

> **Word** ❶
> **エンテロガストロン**
> 胃酸分泌を抑制するホルモンの総称。胃から十二指腸へ食物が移動すると、十二指腸粘膜から分泌される。セクレチン、コレシストキニン(パンクレオザイミン)もその1つ(この2つは膵液分泌に働く)。

ステップアップ　消化管の組織学

消化管は一般に内腔面から順に、**粘膜上皮**(**粘膜固有層**)、**粘膜筋板**、**粘膜下層**、**筋層**、**漿膜下層**(**漿膜**)の構造をしている。筋層は、内側は内腔を巻くような輪状(**輪状筋**)に、外

側は食道の走行に沿った縦走状(**縦走筋**)になっている。食道と直腸下部には漿膜がない(図 10-8, 10-11 参照)。なお，解剖学・組織学の領域では消化管の「筋層」とよばれるが，臨床医学では「固有筋層」とよばれることが多い。とくに，消化管の悪性腫瘍を取り扱うわが国独自の『癌取扱い規約』では，食道がん・胃がん・大腸がんのいずれについても「固有筋層」と記載されている。

> **ワンポイント▶ 胃の消化・吸収機能**
>
> 胃では主として攪拌と分解による消化が行われるが，吸収はアルコールや水の一部を除いて，ほとんどなされない。なお，胃酸には直接の消化作用はないが，食物タンパク質の変性や，さらに十二指腸に達して，十二指腸粘膜からセクレチンというホルモン(膵臓からの Na^+，HCO_3^-〔炭酸水素イオン〕の分泌を促進する)の分泌促進作用がある。

b 十二指腸の構造と機能

1 十二指腸の構造

十二指腸は小腸(十二指腸・空腸・回腸の3つをいう)の一部位で，胃との接合部から始まり，右上腹部を横切って後腹膜にいたる，わずか20〜30 cmの長さの消化管である。**トライツ靱帯**⑮ の部分で空腸となる。

十二指腸には下行脚に**大十二指腸乳頭**(ファーター乳頭ともいう)があり，ここには**総胆管**と**膵管**(主膵管)が合流して開口している(図 10-12)。小腸のうちで十二指腸だけが腸間膜⑯ をもたず，腹膜の後腹壁部にじかに付着しているため，運動性を欠く。

Word ⑮
トライツ靱帯
十二指腸提筋ともいう。文字どおり，十二指腸以下の小腸をつり下げている筋性・線維性の組織で，これによって立位の際に十二指腸-空腸部が下垂しない。小腸の手術のとき，切除するかどうかの目安となる。

Word ⑯
腸間膜
空腸と回腸を包み，またこれらを後腹壁につなぎとめ，立位での臓器の下垂を防ぐ役目を果たすヒダ状の膜組織。

図 10-12 十二指腸と膵臓

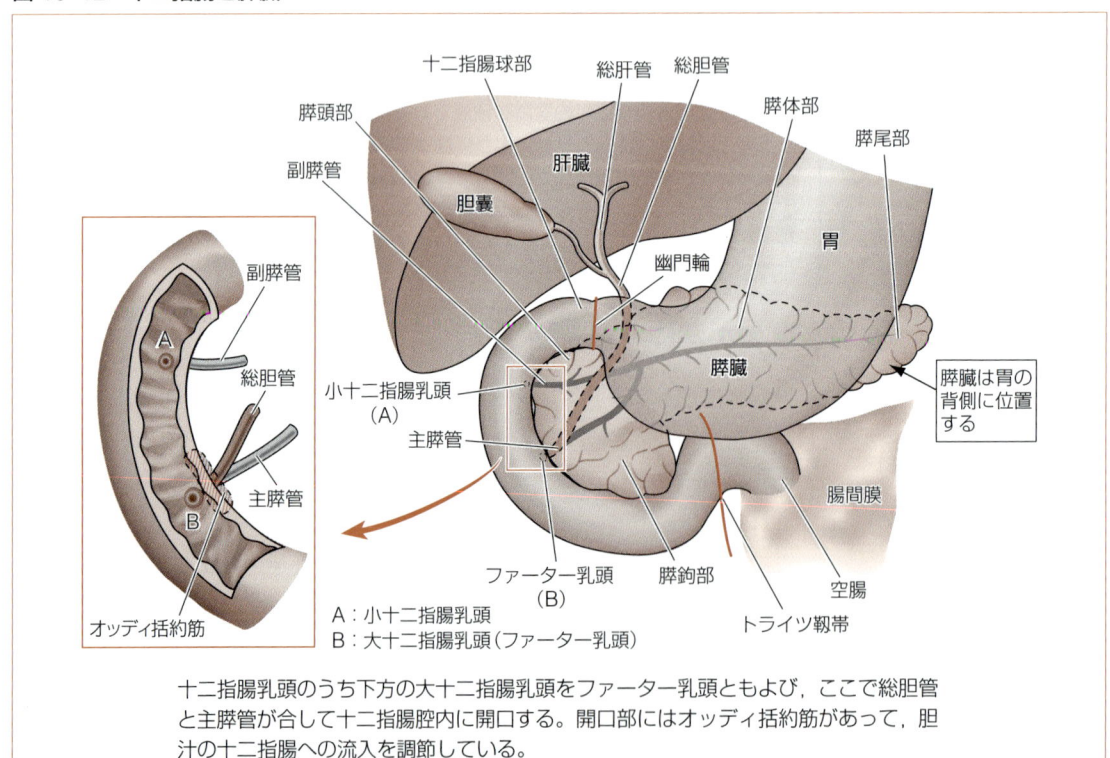

A：小十二指腸乳頭
B：大十二指腸乳頭(ファーター乳頭)

十二指腸乳頭のうち下方の大十二指腸乳頭をファーター乳頭ともよび，ここで総胆管と主膵管が合して十二指腸腔内に開口する。開口部にはオッディ括約筋があって，胆汁の十二指腸への流入を調節している。

2 十二指腸の組織

　小腸の内腔側には，管壁の円周方向に沿って**輪状ヒダ**とよばれる隆起構造が多数ある。このヒダの表面は**絨毛**とよばれる無数の突起がおおいつくし，一見ビロード状に見える。絨毛の表面をおびただしい**微絨毛**がさらにおおっ

図 10-13　小腸粘膜の組織構造

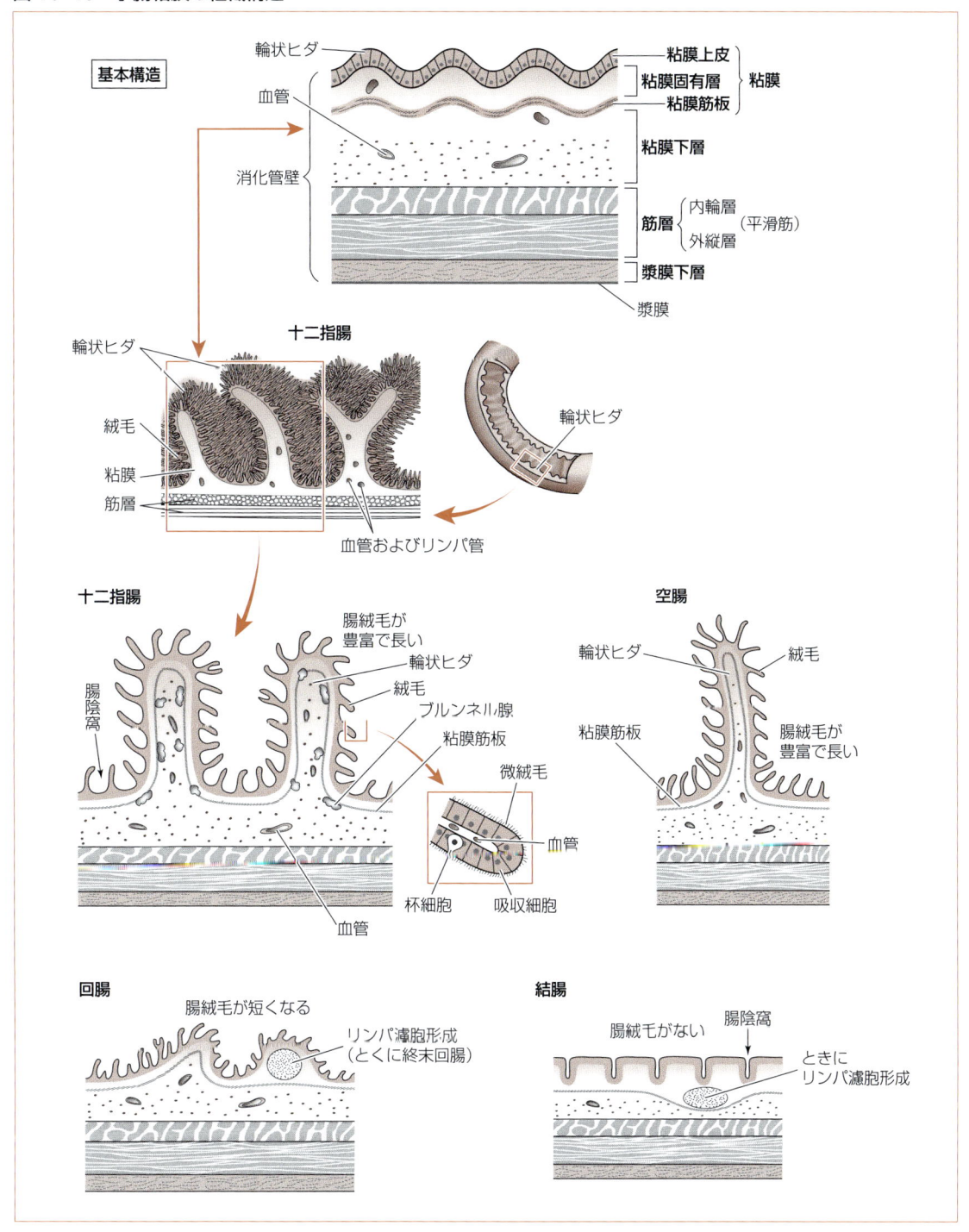

表 10–1　消化管ホルモンの種類とその作用

ホルモン名	分泌部位	主な作用
ガストリン	胃・十二指腸	胃酸とペプシン分泌促進
コレシストキニン	十二指腸・空腸	膵酵素分泌，胆嚢収縮
セクレチン	十二指腸・空腸	膵炭酸水素イオン分泌促進
GIP	小腸	インスリン分泌促進，胃酸分泌・胃運動の抑制
GLP	小腸	インスリン分泌促進
VIP	消化管全体	平滑筋弛緩，膵炭酸水素イオン分泌促進
モチリン	小腸	腸管の蠕動運動促進
ソマトスタチン	胃・十二指腸	胃液・十二指腸液分泌抑制

GIP：胃液分泌抑制ポリペプチド，GLP：グルカゴン様ポリペプチド，VIP：血管作動性腸管ポリペプチド

> **Word** ⓱
> **吸収上皮細胞と内分泌細胞（基底顆粒細胞）**
> ともに腸管粘膜上皮に分布して，栄養素の吸収にあずかる細胞を吸収上皮（あるいは単に吸収）細胞，消化管ホルモンを分泌する細胞を内分泌細胞と称する。前者は絨毛突起部近くに，後者は陰窩部に主として分布する（☞ ステップアップ「基底顆粒細胞」, p.290）。

> **Word** ⓲
> **杯細胞**
> 糖タンパク質のムチン（ムコタンパク質）を含む粘液を分泌する細胞。内部に粘液顆粒を含み，杯（さかずき）形をしている。

ている。絨毛はこの特殊な構造によって面積を大きくし，消化物の消化・吸収に役立っている。絨毛の内部にはリンパ管と毛細血管があり，吸収した栄養素を門脈から肝臓に運ぶ役割を果たしている（図 10–13）。

十二指腸粘膜は 1 層の円柱上皮細胞から成る腺上皮でおおわれ，その下に平滑筋から成る筋層がある（図 10–13）。上皮細胞には，**吸収上皮細胞**⓱ と **杯細胞**⓲ および**内分泌細胞**⓱（**基底顆粒細胞**）が分布している。吸収上皮細胞は数日の単位で脱落しては，置き換わっている。

吸収上皮細胞では，腸内容から栄養分などを吸収する。吸収上皮細胞の下に，粘液を分泌する**ブルンネル腺（十二指腸腺）**が存在する。内分泌細胞は，腸内容物の状態を察知して消化管ホルモンを血中に分泌する（表 10–1）。また，杯細胞が吸収上皮細胞の間に散在し，粘液を分泌している。

3　十二指腸の機能

十二指腸粘膜からは，固有の分泌液として**ブルンネル腺（十二指腸腺）**から炭酸水素イオン（重炭酸イオン；HCO_3^-）と粘液が分泌され，胃内で酸性になった食物を中和している。さらに大十二指腸乳頭（ファーター乳頭）部から**胆汁**や**膵液**も分泌され，脂肪やタンパク質・アミノ酸の分解が行われる。また十二指腸では，糖質と一部のアミノ酸が吸収される（図 10–14）。

十二指腸を含む小腸の絨毛には，血管やリンパ管が多数存在しており，消化物がすみやかに血流中に入る構造となっている。

> **ステップアップ**
>
> **十二指腸液**
> 十二指腸液は大部分が膵液と胆汁（ともにアルカリ性）であるが，これに十二指腸粘膜から出される分泌液と幽門から流入してくる胃液が混ざり合ったものである。十二指腸球部の粘膜上皮に多数分布するブルンネル腺からは，アルカリ性の粘液（HCO_3^- を豊富に含む）が分泌される。これによって，至適 pH が 1〜3 のペプシンの活性が十二指腸で抑えられると同時に，膵酵素に至適 pH 環境を与えている。
> また，十二指腸液中には，免疫グロブリンの**分泌型 IgA** が多く分泌され，消化管粘膜での感染防御に働いている。
> ●**十二指腸の消化管ホルモン**
> 　胃から食事内容物が十二指腸に送られてくると，これに反応して十二指腸の消化管ホルモンが上皮細胞（内分泌細胞）から分泌される。1 つは**コレシストキニン**（CCK；コレ

図 10–14　消化器系と栄養素の消化・吸収

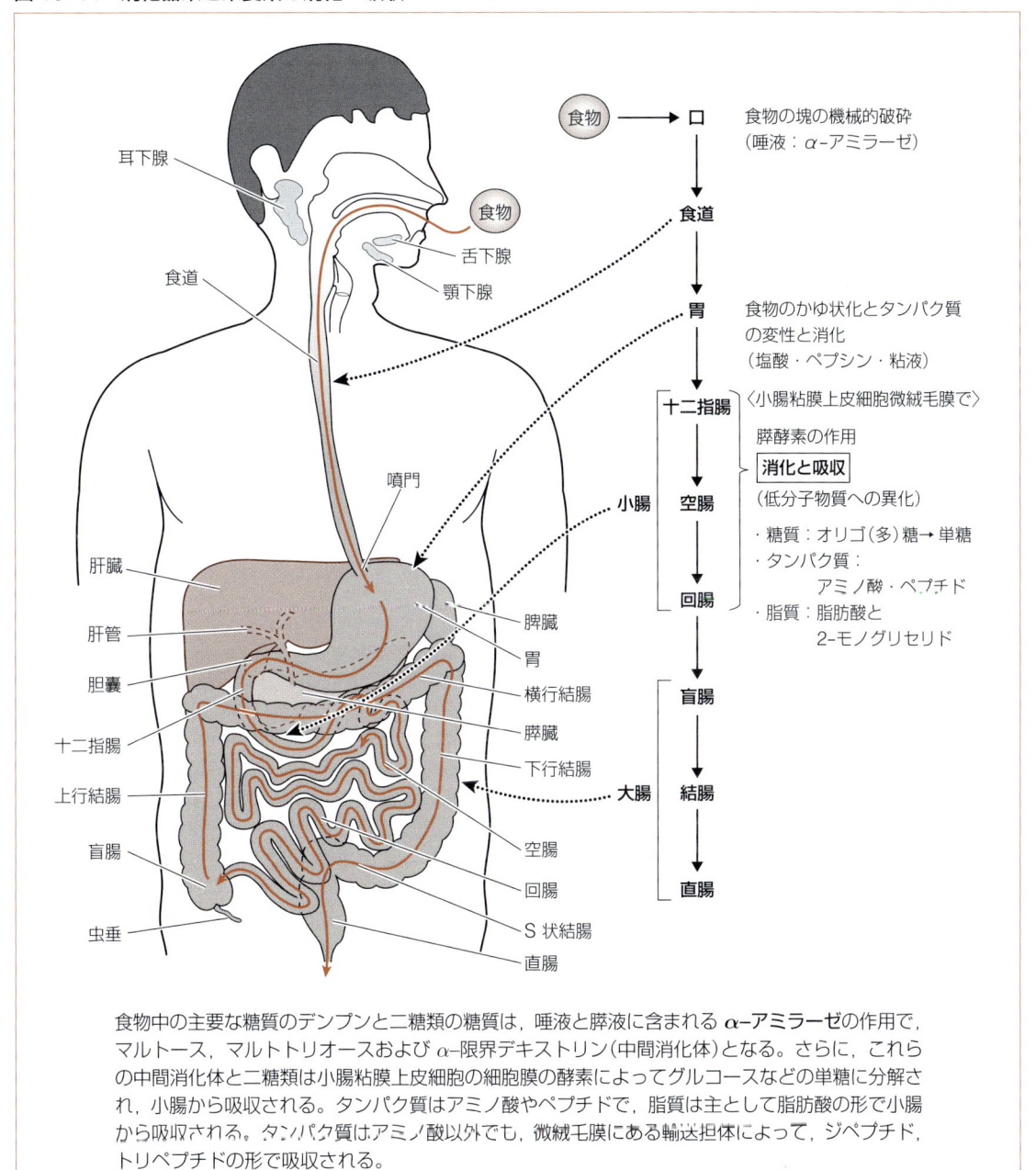

食物中の主要な糖質のデンプンと二糖類の糖質は，唾液と膵液に含まれる α–アミラーゼの作用で，マルトース，マルトトリオースおよび α–限界デキストリン（中間消化体）となる。さらに，これらの中間消化体と二糖類は小腸粘膜上皮細胞の細胞膜の酵素によってグルコースなどの単糖に分解され，小腸から吸収される。タンパク質はアミノ酸やペプチドで，脂質は主として脂肪酸の形で小腸から吸収される。タンパク質はアミノ酸以外でも，微絨毛膜にある輸送担体によって，ジペプチド，トリペプチドの形で吸収される。

シストキニンはパンクレオザイミンと同一物質で，コレシストキニン–パンクレオザイミンともよばれる）で，食物中の脂質やアミノ酸に反応して分泌され，膵臓の腺房細胞に作用して膵液（主として酵素）を分泌させる。さらに，胆囊に作用して胆囊を収縮させ，胆汁を分泌させる。

　もう1つは，**セクレチン**というホルモンで，流入してくる食事内容物・胃酸に反応して分泌され，十二指腸から血中に入って膵臓へいたり，膵液（主として炭酸水素イオンと水）を分泌させる。なお，膵液・胆汁分泌の調節には，消化管ホルモンのほかに迷走神経も深くかかわっている（図 10–14，10–21 参照）。

C 空腸と回腸の構造と機能

1 空腸・回腸の構造

空腸と回腸は小腸の大部分を占め，トライツ靱帯から始まり，右下腹部の**回盲弁**（バウヒン弁；この部位を**回盲部**という）にいたるまでの，5〜6 m にも及ぶ長い消化管である（図 10-6 参照）。上部約 2/5 が空腸，下部約 3/5 が回腸であるが，その間にははっきりとした境界はない。

2 空腸・回腸の組織

空腸・回腸の構造は十二指腸に類似しているが，これらにはブルンネル腺のような付属腺はない。粘膜には**絨毛**が豊富にあり，**吸収上皮**とよばれる 1 層の細胞から成る組織でおおわれている。絨毛の表面は**微絨毛**がおおっている。また粘膜上皮には基底顆粒細胞や杯細胞も存在し，各種の消化管ホルモンや粘液を分泌している（図 10-15）。

ステップアップ

基底顆粒細胞

消化管（胃と小腸）の粘膜上皮にある内分泌細胞を，とくに基底顆粒細胞とよぶ。この細胞は先端部の突起を消化管内腔に出し，消化管の内容物を察知して必要なホルモンを血中に分泌する。代表的な消化管ホルモンとして，胃の幽門部 G 細胞が分泌する**ガストリン**（☞ p.284）や，コレラ毒素（コレラトキシン）などの異物に対して小腸粘膜基底顆粒細胞が分泌する**血管作動性腸管ポリペプチド**[19]（vasoactive intestinal polypeptide；VIP）などがある（表 10-1 参照）。基底顆粒細胞はヒドラなどの刺胞動物（腔腸類）にも存在し，とくに神経の発達に関して発生生物学的に興味深い細胞である。

Word [19]
血管作動性腸管ポリペプチド
血管拡張作用，平滑筋弛緩作用のほか，膵臓からの炭酸水素イオンの分泌を促進し，腸液分泌を刺激して下痢をおこさせて異物を排除する作用がある。

3 空腸・回腸の機能

空腸・回腸も蠕動(ぜんどう)運動を行う。これによって物理的に食物はこなされ，か

図 10-15 小腸の基底顆粒細胞

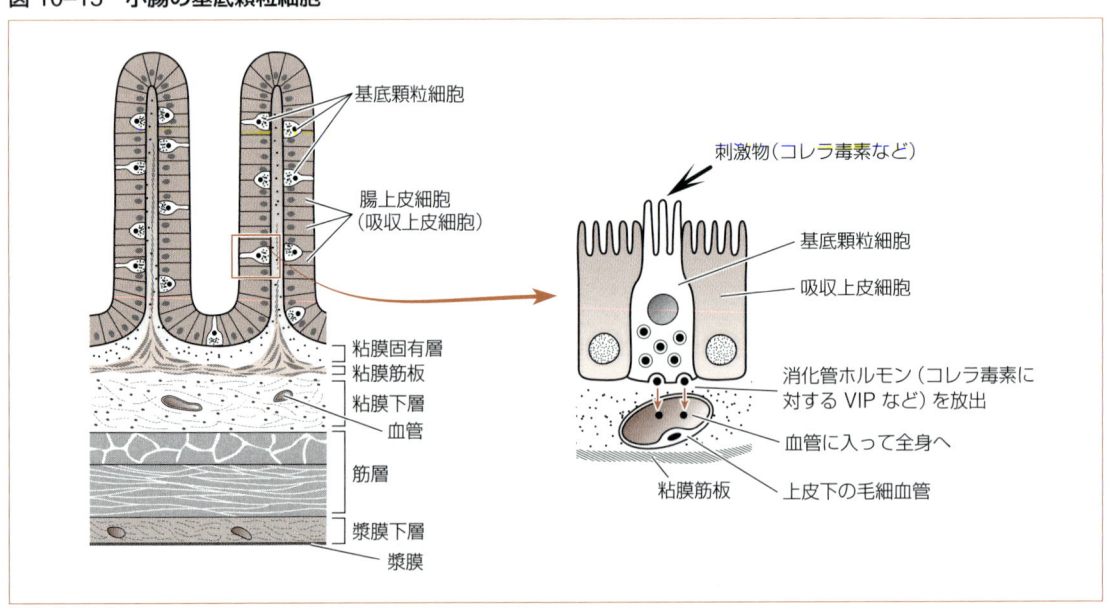

D 消化と吸収

つ膵液や腸液[20]の働きで各種の栄養素が化学的に分解される。

空腸と回腸は，糖質・脂質・アミノ酸(タンパク質)など，大半の栄養素が吸収される場所でもある。糖質は主としてグルコースやフルクトースなどの単糖に，脂質はグリセロールと脂肪酸に，タンパク質はアミノ酸とジペプチド・トリペプチドに分解されてから吸収される。吸収された栄養素は，静脈枝から腸間膜静脈，門脈を経て肝臓へ運ばれる。

ステップアップ

小腸での水の吸収と膜輸送

三大栄養素の消化態(グルコースやアミノ酸など)をはじめ，各種のビタミン・無機質や微量元素，および水が，小腸(主として十二指腸と回腸)で吸収される。Na は大腸でも吸収される。吸収には，腸管粘膜上皮細胞の細胞膜(脂質二重層)の通過を伴うため，グルコースやアミノ酸，あるいは Na などの吸収は，特殊な輸送体(輸送担体)や能動輸送機構を使って行われる。

水の吸収では，成人で1日あたり2L前後経口で摂取する水はもちろん，1日の分泌量が7〜8Lにものぼる消化液(唾液も含み，その97〜98%が水)の小腸での再吸収機能は重要である。なお，水の吸収は小腸で約85%が行われ，残りの15%は大腸で行われる。最終的に大便とともに排泄される水は，全体のわずか1〜2%にすぎない。

Word

[20] **腸液**

腸管粘膜に分布する分泌腺(十二指腸のブルンネル腺)や腸陰窩(腸腺，リーベルキューン陰窩などともよぶ)，杯細胞などから分泌される体液で，消化酵素を多く含む。弱アルカリ性(pH は 7.0〜8.5)で，成人では1日に3Lも分泌される。

d 結腸と直腸の構造と機能

小腸末端の回盲弁(バウヒン弁；回盲部)から肛門にまでいたる部位は，大腸とよばれる。大腸には，**盲腸・虫垂**および**結腸**と**直腸**がある。結腸は，**上行結腸，横行結腸，下行結腸**および **S 状結腸**の4つに分かれる。

1 結腸の構造

結腸は右下腹部の回盲弁部から始まり，直腸から肛門にいたるまでの部分である。S 状結腸から骨盤腔内に入ると，今度は直腸と名称が変わる(図 10-8 参照)。

❶ 盲腸と虫垂

回盲部のすぐ下には盲腸があり，そこから細長い虫垂が突出している。

❷ 上行結腸・横行結腸・下行結腸

上行結腸はバウヒン弁から右側腹部を上に行く。肝下面(肝彎曲部)で左方へ方向を変えたところが，横行結腸である。さらに脾臓の下(脾彎曲部とよぶ)で下方へ方向を変えたところが，下行結腸である。

❸ S 状結腸

その後いったん上方へ向かい，S 字型にうねってから再び下方に向かう。この部分が S 状結腸である。

❹ 直腸

直腸は骨盤腔内正中後方をまっすぐ肛門に向けて下りる。

ステップアップ

右半結腸と左半結腸

一般に回盲部から横行結腸の真ん中までを右半結腸とよび，そこから S 状結腸までを左半結腸とよぶ。左半結腸と右半結腸は，結腸がん手術時の切除範囲(結腸左半切除術あるいは結腸右半切除術)の基準として用いられる。これは，右半結腸と左半結腸とで動脈血流(支配血管)が異なるためである。

図 10-16　大腸の組織

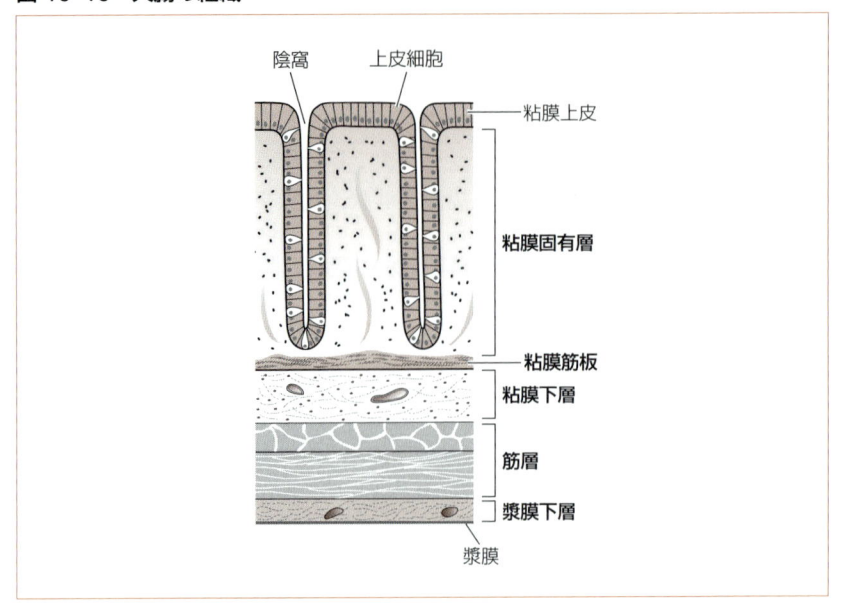

ステップアップ　結腸の固定

上行結腸，下行結腸および直腸は腸間膜をもたず，じかに腹壁や骨盤腔に固定されている。一方，横行結腸とS状結腸は腸間膜が付着しているが，腹壁とは固定されていない。そのため，便秘などをきっかけとして捻転（ねじれ）を生じ，とくに高齢者などで腸閉塞をきたすことがある。

2 直腸・結腸の組織

結腸はすべて吸収上皮細胞でおおわれている（図10-16）。小腸に比べて大腸粘膜には絨毛がないが，**陰窩**（いんか）が発達しており，ここには**杯細胞**が多い。また虫垂では粘膜上皮下に通常，豊富なリンパ装置がみられる。虫垂と直腸に多い内分泌細胞は，結腸には少ない。

3 直腸・結腸の機能

結腸では，水分や一部の電解質，アルコールを除いて，消化・吸収はほとんどなされない。右半結腸の内容物は水分が多く泥状であるが，水分が吸収されるにつれて内容物は固形化し，S状結腸や直腸では便となって肛門から排泄される。

ステップアップ　坐薬

直腸粘膜の栄養素吸収力は弱いが，薬剤の吸収力は比較的強い。この性質を利用して坐薬は直腸に挿入される。

e 肛門の構造と機能

肛門は直腸と異なり，重層の扁平上皮でおおわれている。また外括約筋は骨格筋から成り，肛門を随意に締め，ゆるめることができる。肛門はもっぱ

ら排泄目的の臓器であり，消化・吸収には関与していない。排便については，第 12 章 D「排便」の項(p.364)を参照。

> ステップアップ
>
> **下痢と便秘**
>
> 　含まれる水分量が異常に増えて，硬さの低下した大便を排泄することが**下痢**である（排便回数や量は関係しないが，通常はともに亢進する）。腸管を通過する水分の大部分（85％）が小腸で吸収されるため，小腸での水分吸収能の低下や，消化液の分泌量の増加，さらに腸蠕動運動の亢進が原因となる。**便秘**はその反対に，大腸の蠕動運動が低下し，水分吸収が進んで，便が硬くなる現象である。
>
> 　腸管の蠕動運動が亢進したときは，内容物が下方へ速く移動するため，小腸での水の吸収が不十分な状態で大腸へ送られ，多量の水を含んだまま便の排泄（下痢）にいたる。蠕動運動は自律神経（副交感神経＝迷走神経興奮：亢進，交感神経興奮：抑制）の支配を受けているが，消化管の平滑筋運動も関与している。細菌性食中毒（腸炎ビブリオ・病原大腸菌・サルモネラ食中毒など）や，自律神経失調症，腸炎（クローン病・潰瘍性大腸炎など）などでも下痢はみられる。またコレラでは，コレラ毒素（コレラトキシン）によって大量の溶液分泌がひきおこされるため，激しい下痢をきたし，脱水がとくに発展途上国における小児の死因となることが少なくない。便秘は，緊張状態による交感神経興奮や向精神薬の副作用および偏食などでおこる。
>
> 　とくに激しい下痢で問題となるのは，水分とともに電解質成分（Na^+，K^+，Cl^-，HCO_3^-など）が失われるために，電解質平衡異常をきたすことである（細胞外液に含まれる K^+ 濃度は細胞内液のそれに比べて低いため，脱水では Na^+ より K^+ の喪失の割合が大きく，低カリウム血症をおこしやすい）。失われた水・電解質はすみやかに補われなければならない。脱水時には，経口補水液やスポーツ飲料などが有効である。

f 肝臓と胆嚢の構造と機能

1 肝臓

　肝臓は，各種血漿タンパク質の合成，胆汁の合成と分泌，解毒，糖質（グリコーゲン）の分解と合成などの多くの重要な作用を担っており，体内最大の「化学工場」とよばれる。

1 肝臓の構造

　肝臓は横隔膜に接して右上腹部に存在し，成人男性で 1〜1.2 kg，女性で 0.9〜1.0 kg ある大きな臓器である（図 10-17）。大きく**右葉**と**左葉**に分けられるが，右葉のほうが大きい。肝下面後方には左葉と右葉の間に小さく突出する部分があり，これは**尾状葉**とよばれる（図 10-17）。肝臓の表面はほとんど腹膜によっておおわれ，この腹膜は横隔膜につながっている。肝上面の一部は横隔膜と直接接し，横隔膜からぶら下がっている。この部分は**無漿膜野**とよばれ，腹膜がない。

　肝臓には太い血管が出入りする。肝臓に流入する血管は，動脈系の**肝動脈**と静脈系の**門脈**である。動脈血と門脈血は肝に流入し，肝細胞間の**類洞**（**洞様毛細血管**ともいう）を経て肝静脈から流出する（図 10-19 参照）。流出部は横隔膜直下にあり，静脈血はここを経て下大静脈に合流する。

　また肝臓からは胆汁を流出させる**胆管**が出る。これは**肝内胆管**から始まり，

図 10-17　肝臓の位置と部位名

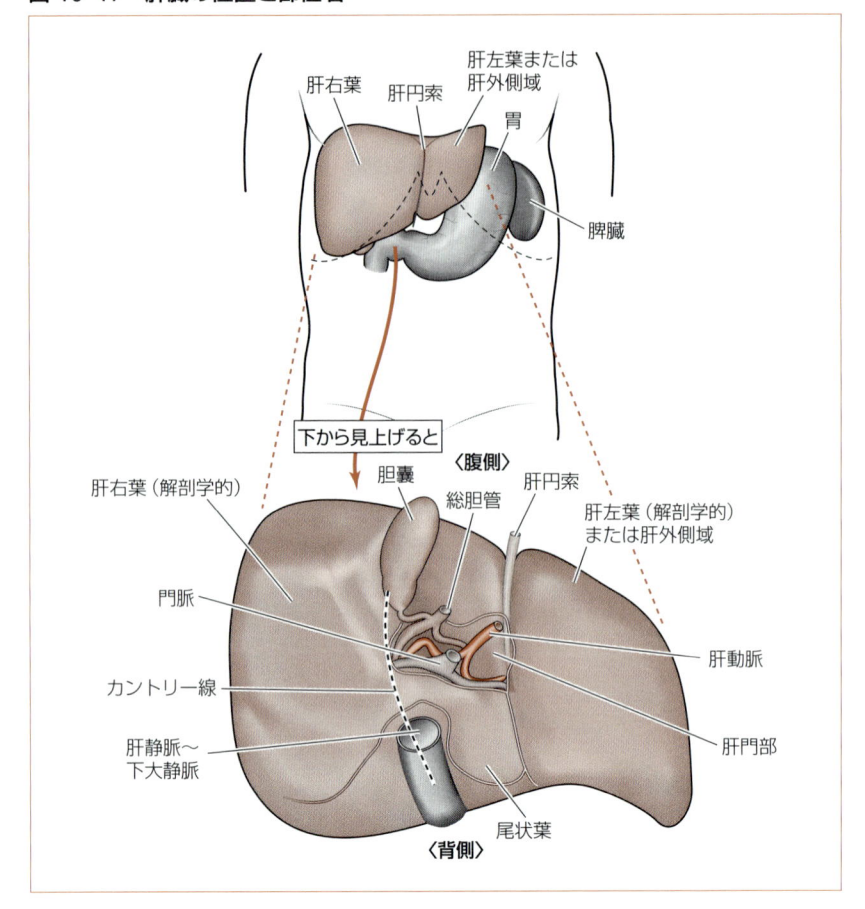

左右の肝管，総肝管，そして総胆管となって十二指腸に注ぐ（図 10-19 参照）。

> **ワンポイント　胆管**
>
> 胆管とは，肝細胞で産生された胆汁が十二指腸に注ぐまでの管状の経路を総称する。まず毛細胆管から小葉間胆管・隔壁胆管を経，肝内胆管枝から左右の胆管で肝外に出たあと**総肝管**となり，さらに胆嚢管が合流する三部合流部で**総胆管**となり，膵頭内を通って最後に十二指腸乳頭（ファーター乳頭）で十二指腸に開口するまでの経路である。**胆道**ともいう。
>
> 毛細胆管から小葉間胆管・隔壁胆管までは顕微鏡レベルの胆管で，肝内胆管枝から総胆管までが肉眼で判別できる胆管である。狭義では後者のみを胆管と称することもある。
>
> なお，胆汁は胆管粘膜では吸収されない。

2　肝臓の組織

　肝臓の組織は，肝小葉という，直径・高さが 1～2 mm で五～六角柱状の単位から成り，肝臓はこの肝小葉が約 50 万個密集して構成されている。肝小葉の中心を**中心静脈**㉑ が縦に貫通し，小葉の辺縁には薄い線維性構造（**グリソン鞘**）があり，小葉の各角には**門脈域**㉒ がある。門脈域の中を門脈枝，肝動脈枝，肝内胆管枝が並んで通っている（図 10-18）。

　1 つの肝小葉は，主として約 50 万個の**肝細胞**から成る。肝臓を構成する細胞の大半が肝細胞で，類洞に沿って索（縄やワイヤロープのような形のひも）

Word　㉑
中心静脈
　肝臓（肝小葉）以外に副腎髄質，眼球網膜，骨髄内にもあり，中心部を通るのでこの名がある。

Word　㉒
門脈域とグリソン鞘
　肝臓の小葉の角部にあって，小葉どうしをつなぎ合わせ，また小葉を流れる肝動脈枝，門脈枝，リンパ管および肝内胆管枝をここに通す結合組織を**門脈域**という。小葉全体を包むような薄い線維性構造（小葉間結合組織）は**グリソン鞘**とよばれ，ブタではその構造が明瞭に観察できるが，ヒトでは目立たない。

図 10-18 肝臓の組織

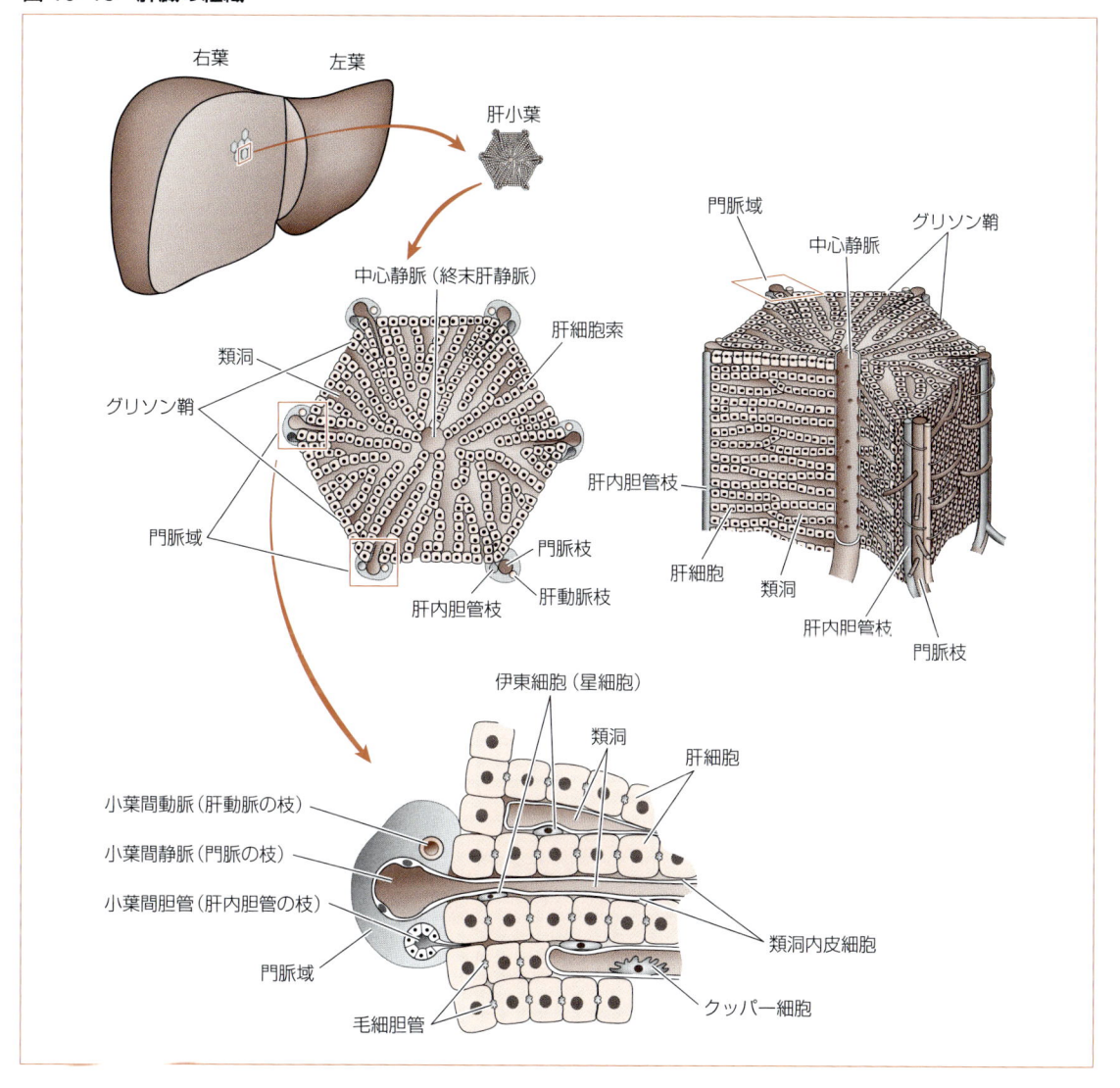

状に並んでいる。

3 肝臓の機能

肝臓には、①血漿タンパク質の合成、②胆汁の分泌、③解毒、④糖質（グリコーゲン）の貯蔵という、大きく4つの働きがある。

❶ 血漿タンパク質の合成

主に肝細胞において、アルブミンや凝固因子をはじめとするほとんどの**血漿タンパク質**の合成が行われる（**表 10-2**）。肝細胞の機能が低下すると、これらのタンパク質の合成が障害される。

❷ 胆汁の分泌

肝細胞で**胆汁**が産生される。胆汁は、毛細胆管（胆細管）から肝内胆管枝（小葉間胆管、隔壁胆管など）に出たあと、肝内胆管から総肝管を経て総胆管に流れ、最終的にはファーター乳頭部から十二指腸内腔へ排出される（**図 10-19**）。

表10-2 肝臓で合成される主な血漿タンパク質

種類	タンパク質名	機能
輸送・結合タンパク質	アルブミン	膠質浸透圧の維持，pHの緩衝，物質の運搬
	リポタンパク質	脂質の運搬
	セルロプラスミン	銅の運搬
	トランスフェリン	鉄の運搬
	ハプトグロビン	ヘモグロビンの運搬
血液凝固因子	血液凝固因子 フィブリノーゲン	血液凝固
血液抗凝固因子	アンチトロンビンIII	凝固抑制
炎症性タンパク質	C反応性タンパク質（CRP）	（炎症の血清マーカー）
その他のタンパク質	アンギオテンシノーゲン	アンギオテンシンIIの前駆体

図10-19 胆嚢と総胆管

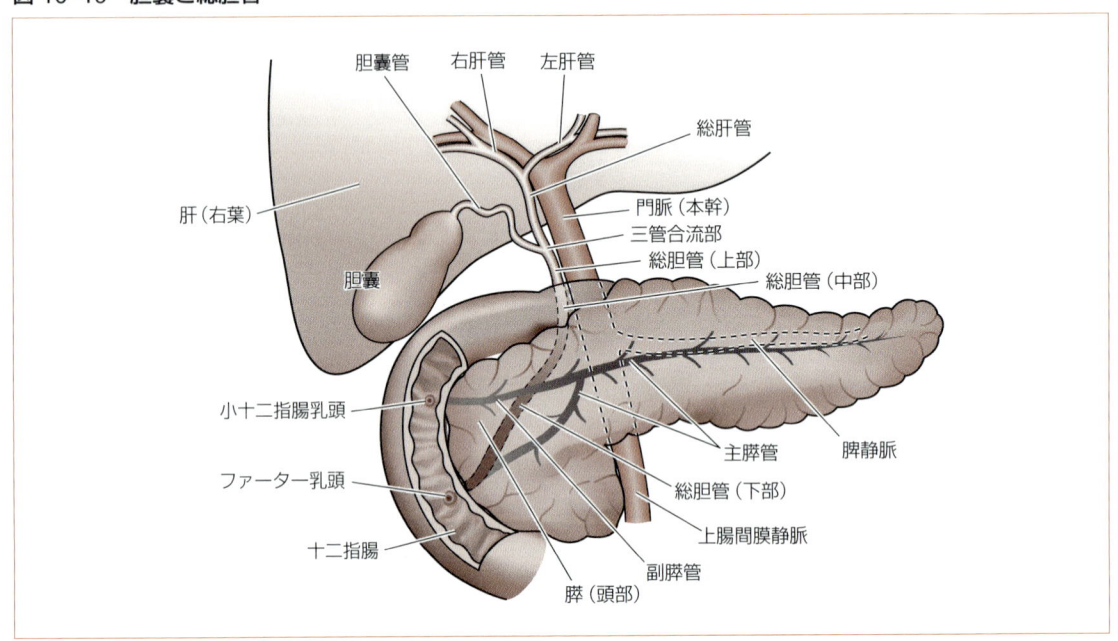

Word ㉓
クッパー細胞
類洞壁に付着するように存在している単球-マクロファージ系の細胞で，組織球と同様，貪食作用があり，腸管から門脈を通って類洞に入ってきた異物（抗原や毒物）を食べて，全身に回る前に処理する。

❸ 解毒

肝臓による解毒作用には，肝内血管（類洞）に存在する**クッパー細胞**㉓による作用と，肝細胞の産生する酵素による化学的分解がある。

❹ 糖質（グリコーゲン）の貯蔵

小腸で吸収された糖質（グルコース）で当面のエネルギー源として余ったものを，インスリンの作用でグリコーゲンにして肝細胞内に貯蔵する。

ステップアップ

胆汁酸の働き
胆汁酸は胆汁中に含まれる主要な成分で，胆管胆汁が十二指腸に流入して，とくに脂質の消化・吸収に重要な働きを演じる。すなわち，脂質を乳化して酵素（リパーゼ）の作用を受けやすくし，さらに分解された脂肪酸と**ミセル**（親水性の構造体）を形成して水に溶けやすくして，吸収を促進する。ビタミンA・Kなどの脂溶性ビタミンの吸収促進にも役立っている。

D 消化と吸収

ステップアップ

胆汁と胆汁酸のゆくえ

肝細胞で産生され毛細胆管（胆細管）から分泌された胆汁（**肝臓胆汁**）は，総肝管を通って胆嚢へ入り，ここで濃縮を受けて胆嚢に貯蔵される（**胆嚢胆汁**）。胆嚢胆汁は胆嚢の収縮によって，総胆管からファーター乳頭部で小腸（十二指腸）へ注ぐ（**胆管胆汁**）。胆汁の一部は大便とともに排泄されるが，残りの90%は小腸（回腸）で吸収されて再び血流中に入り，門脈から肝臓へ戻って，再び肝臓から分泌される。このリサイクル系を**腸肝循環**とよぶ。

コレステロールからつくられ，胆汁の主な成分をなす胆汁酸は，**コール酸・ケノデオキシコール酸**である（2つを**一次胆汁酸**とよぶ）。一次胆汁酸はグリシン・タウリンと抱合（☞第2章のWord「抱合」，p.32）して，肝臓から出る。一次胆汁酸はさらに，小腸の細菌（腸内細菌）の作用で，脱抱合後，還元されて**デオキシコール酸**と**リトコール酸**になる（これを**二次胆汁酸**とよぶ）。胆汁酸は抱合後のほうが界面活性作用が大きく，脂質の消化・吸収により有利に働く。

アルコールの解毒

アルコール（エチルアルコール）は消化管から（胃からも）吸収され，肝臓に入って代謝される。肝細胞でつくられるシトクロム（チトクロム）P450とアルコールデヒドロゲナーゼ（アルコール脱水素酵素）という酵素によって**アセトアルデヒド**に酸化されたのち，さらにアルデヒドデヒドロゲナーゼ（アルデヒド脱水素酵素）によって**酢酸**にまで分解される。酢酸はクエン酸回路に入ってエネルギー源となるが，余った分は脂肪酸に変えてたくわえられる。

アルコールの有害な作用は，主にアセトアルデヒドによるものである。飲酒量が多くなると代謝が追いつかないために，アルコールの有害な作用が現れてくることになる。

2 胆嚢

胆嚢は，肝臓で産生された胆汁をいったん貯蔵し，濃縮する囊状の臓器である。

1 胆嚢の構造

胆嚢は肝臓の下面に付着するように存在する囊状臓器で，**胆嚢管**によって総胆管と連絡している（図10-19）。

2 胆嚢の組織

胆嚢は円柱上皮細胞でおおわれ，比較的薄い固有筋層がある。

3 胆嚢の機能

胆嚢は胆汁を一時的に貯蔵する臓器で，胃・十二指腸内に食物のないときは，胆汁は胆嚢内にいったんたくわえられる。

g 膵臓の構造と機能

1 膵臓の構造

膵臓は胃のほぼ裏側にあり，長さ約15cm，幅約5cmのやや薄いバナナ状をした臓器である。解剖学的には右側から**頭部**，**体部**，**尾部**に分けられ，

図 10-20　膵臓の組織

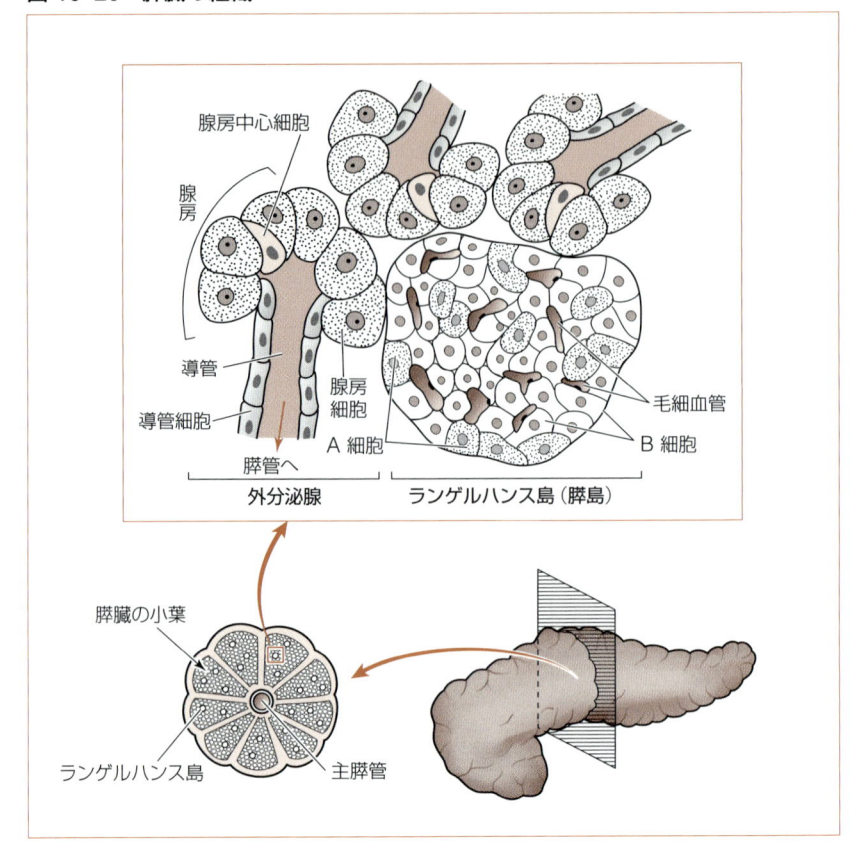

また頭部の下方を鉤部とよぶ。頭部は十二指腸と，尾部は脾臓と接している（図 10-12 参照）。膵臓は交感神経と副交感神経の両方の支配を受けている。

2 膵臓の組織

膵臓には，十二指腸腔内に消化液（消化酵素）を分泌する**外分泌腺**と，インスリンやグルカゴンなどのホルモンを血中に分泌する**内分泌腺**がある。内分泌腺は**ランゲルハンス島**または**膵島**ともよぶ。

外分泌腺は**腺房**と**導管**から成り，両者をつなぐ部分を**介在部**という。腺房は**腺房細胞**と**腺房中心細胞**から成り，導管は**導管細胞**から成る（図 10-20）。外分泌腺で産生される膵液は 1 日に約 1 L で，導管から膵管を経て十二指腸乳頭部で十二指腸腔内に排出される（図 10-21）。膵液は弱アルカリ性（pH は約 8）である。一方，膵島で産生されたホルモンはすべて，そのまま血中に放出される。

ランゲルハンス島は，外分泌腺部に埋もれるように点在している（図 10-20）。ランゲルハンス島の総容積比は外分泌腺と比べてきわめてわずか（約 2%）であるが，ここには太い毛細血管網（膵島門脈系という）が豊富に分布している。また，ランゲルハンス島には，**A 細胞**（α 細胞ともいう），**B 細胞**（β 細胞ともいう）のほかに，**D 細胞**や **PP 細胞**がある。

図 10-21　膵液・胆汁の分泌調節

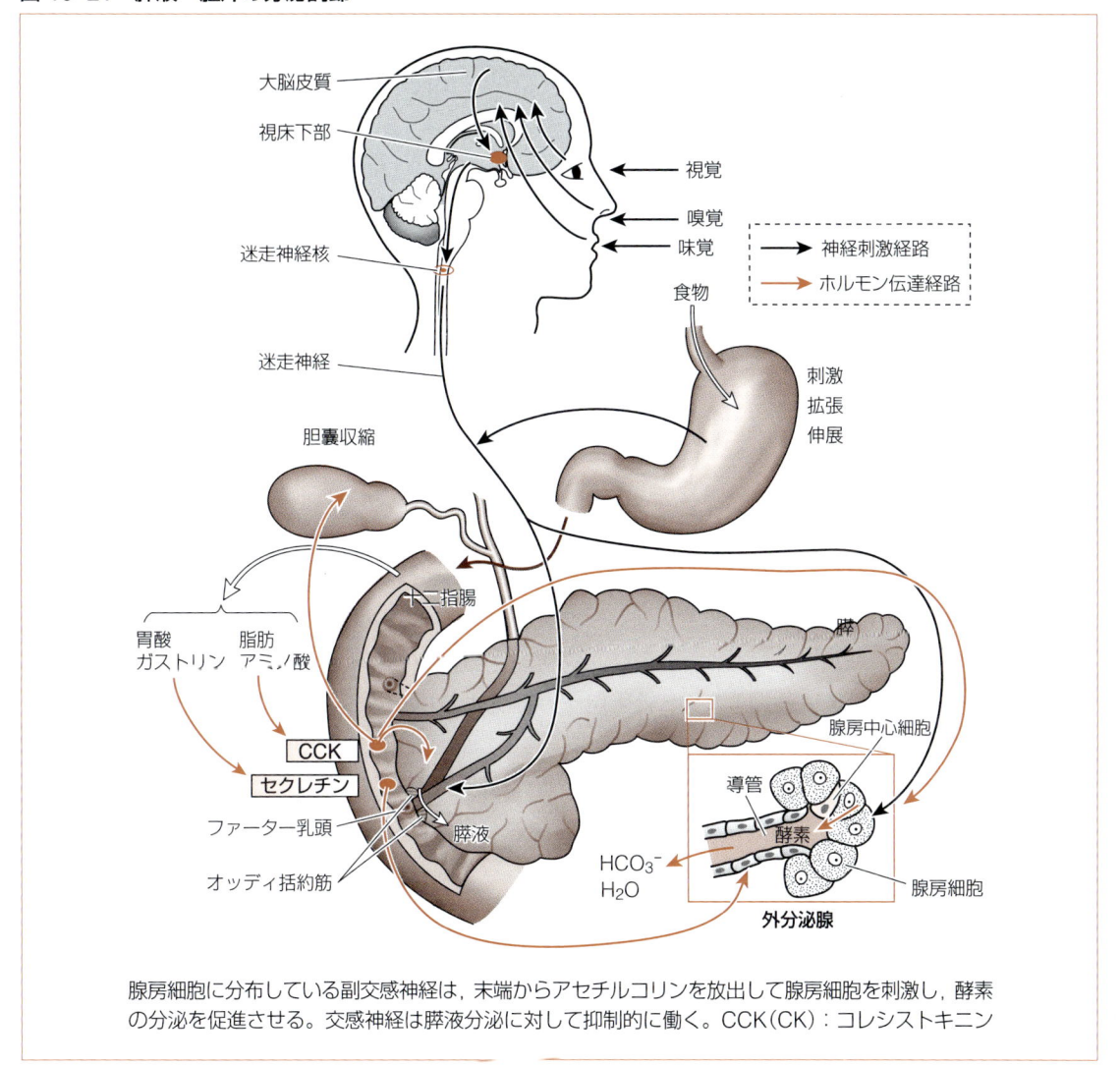

腺房細胞に分布している副交感神経は，末端からアセチルコリンを放出して腺房細胞を刺激し，酵素の分泌を促進させる．交感神経は膵液分泌に対して抑制的に働く．CCK(CK)：コレシストキニン

3 膵臓の機能

外分泌腺からは，脂肪を分解するリパーゼや，糖質を分解するアミラーゼ（α-アミラーゼ）などの消化酵素[24]が分泌され，膵管を通って十二指腸乳頭部から腸管へ分泌される．腺房細胞からは膵の各種消化酵素が，介在部からは炭酸水素イオン（重炭酸イオン；HCO_3^-）が主として分泌される．一方，ランゲルハンス島からは血糖の恒常性を保つために，B細胞から**インスリン**が，A細胞から**グルカゴン**が血中に分泌される．

Word　[24]
膵臓中の消化酵素
膵液中には α-アミラーゼ（糖質分解），トリプシン，キモトリプシン，エラスターゼ，カルボキシペプチダーゼ A・B（アミノ酸分解），リパーゼ，ホスホリパーゼ，エステラーゼ（脂質分解），ヌクレアーゼ（核酸分解）などの多数の酵素がある．

本章のまとめ

- 血糖値は空腹時で 70〜100 mg/dL に保たれ，インスリンをはじめとする各種ホルモンの働きで血糖値が維持されている。
- 咀嚼は食物を口腔内でかみ砕く行為で，唾液によるデンプンの分解も同時に行われる。
- 歯牙は成人で上下合計 32 本あるが，第 3 大臼歯は埋没し口腔内に露出しないことも多い。乳児では小臼歯と大臼歯の区別がなく，2 本の乳臼歯となっているため，乳児では歯牙は上下で合計 20 本となる。
- 口腔内，とくに舌には多くの味蕾が存在し，食物の味覚を感知している。
- 唾液腺には耳下腺・顎下腺・舌下腺の大唾液腺のほか，口腔内に分布する小唾液腺がある。
- 嚥下とは，口腔内で咀嚼された食物を咽頭・食道から胃へと運ぶ運動である。
- 胃は腹腔内にあり，口側は食道と，肛門側は十二指腸と連続している。嚥下された食物は，胃の蠕動運動と，胃から分泌される塩酸およびペプシノーゲンによってさらに分解される。
- 胃粘膜は腺上皮細胞でおおわれており，この部位の壁細胞(傍細胞)からは塩酸(胃酸)が，主細胞と副細胞からはペプシノーゲンと粘液が分泌される。
- 小腸は口側から順に十二指腸，空腸，回腸に分けられる。十二指腸には膵管と胆管が入り込み，分泌される膵液と胆汁および腸液の働きで食物が分解され，分解された栄養素の大部分が小腸で吸収される。
- 膵臓には消化酵素である膵液を分泌する外分泌腺と，インスリンやグルカゴンなどのホルモンを分泌する内分泌腺(ランゲルハンス島；膵島)がある。
- 肝臓には，タンパク質合成，胆汁分泌，解毒，および糖質(グリコーゲン)の貯蔵という，大きく 4 つの働きがある。
- 胆嚢は，肝臓で産生された胆汁をいったん貯蔵し，濃縮する臓器である。
- 大腸は口側から順に盲腸，上行結腸，横行結腸，下行結腸，S 状結腸，直腸に分けられる。盲腸の口側には回腸があり，直腸の肛門側には肛門がある。
- 大腸では主に水分の吸収が行われる。

人体の構造と機能

第11章

代謝

本章の学習目標

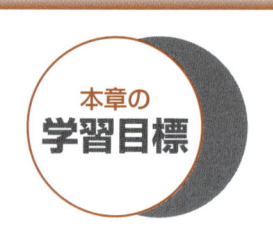

　食事の摂取によって外部から取り入れた栄養素は，消化器系臓器の働きによって分解（消化）され，吸収される。吸収された栄養素は各組織の細胞に送り届けられ，それぞれの細胞活動に利用される。また，これらの栄養素と，体細胞の分解によって得られる有効成分は，生体を構成する成分の合成などにも使われる。このように，栄養素を体内で分解し，あるいは合成する営みが代謝である。本章では，広く代謝について学んでいく。

　代謝の基本には，大きな分子の物質（高分子化合物）を小さな分子の物質（低分子化合物）に分解する異化作用と，その反対に，小さな分子の物質から大きな分子の物質を合成する同化作用がある。これらの作用はすべて化学反応に基づいており，その基礎（生化学）を最初に学ぶ。反応を触媒する酵素についても学ぶ。

　栄養素としては，糖質（炭水化物），脂質，タンパク質の3つ（三大栄養素）が重要であり，さらに必要な栄養素としてビタミン・ミネラルも含めて，それぞれの代謝の仕組みと反応の過程を学習する。また，これらの栄養素別の「日本人の食事摂取基準」に関しても学ぶ。

　ヒトを含むほとんどすべての動物は好気呼吸を行っており，エネルギー源としてアデノシン三リン酸（ATP）を利用する。ATPは三大栄養素のいずれからも産生されるが，糖質（グルコース）からの産生が最も重要であり，その産生の仕組みである解糖系－クエン酸回路－電子伝達系について学ぶ。そのほか，脂質・タンパク質代謝とそれらの利用についても学ぶ。それぞれの化合物の代謝では，代謝を担っている主要な臓器があり，あわせて理解しておきたい。

　以上，第10章で学んだ栄養摂取にかかわる臓器群と関連させながら，代謝に関する仕組みや役割を理解することが，本章の目標である。代謝は生命活動の基礎であり，十分に学んでおいてほしい。

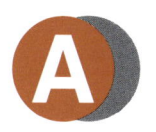

A 生体内の化学反応と酵素

生体は外部から取り入れた栄養素を，生体を構成するそれぞれの細胞が利用できる成分に分解し，生体の活動に必要なエネルギー源などとして利用する。また一方では，いったん分解した物質を，生体を構成する成分に合成する。これらはすべて分子の分解や合成によるもので，生体内の化学反応によって行われる。生体内で行われるこのような化学反応を総称して，**代謝**とよぶ。

a 異化作用と同化作用

1 異化作用

異化作用(または単に**異化**)とは，大きな分子の物質(高分子化合物)を小さな分子の物質(低分子化合物)に分解することをいう。生体内においては異化作用は，食物などとして摂取された物質が，消化器系器官の活動によって各種の栄養素に分解され，そのうち主に糖質がエネルギー源として生体の活動・維持に利用される場合があげられる。あるいは，前回の食事から数時間も経過してくると，肝臓に貯蔵した高分子化合物のグリコーゲンを低分子化合物であるグルコースに分解する過程や，さらに空腹状態に陥っていれば，脂肪細胞にため込んだ中性脂肪(トリアシルグリセロール；トリグリセリドともいう)を脂肪酸に，さらにアセチルCoAに分解する過程などにみられ，どちらもエネルギー源化合物をつくる反応である(グリコーゲンや中性脂肪の分解については後述)。

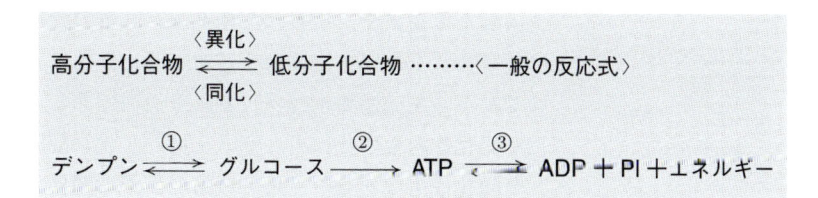

$$\text{高分子化合物} \underset{\langle 同化 \rangle}{\overset{\langle 異化 \rangle}{\rightleftarrows}} \text{低分子化合物} \cdots\cdots \langle \text{一般の反応式} \rangle$$

$$\text{デンプン} \overset{①}{\rightleftarrows} \text{グルコース} \overset{②}{\longrightarrow} \text{ATP} \overset{③}{\rightleftarrows} \text{ADP} + \text{Pi} + \text{エネルギー}$$

① : グルコースからのデンプンの合成(同化)は，植物の葉緑体で光合成によって行われる反応。デンプンからのグルコースへの分解(異化)は，動物における食物摂取後の糖質の分解の過程である。
② : ヒトなど動物細胞内で行われる反応で，酸素を使う経路(有酸素呼吸；好気呼吸ともいう)では解糖系–クエン酸回路–電子伝達系で，最終的に1モルのグルコースから合計36モルまたは38モルのATP(アデノシン三リン酸)が産生される(☞ p.316)。
③ : 左から右への反応(異化)は，ATPの加水分解によってリン酸(Pi)が1つ取り除かれてADPを生成する反応で，エネルギーが発生する。右から左への反応(同化)は酸化的リン酸化といわれるもので，エネルギーを付加してATPを生成する。

Word	❶
酸化	
ステップアップ「酸化・還元とエネルギー代謝」(p.319)を参照。	

異化作用はエネルギーを得る反応を例としてみるとわかりやすく，その過程はいずれも**酸化**❶である。すなわち，デンプンなど(炭水化物)が分解され

> **Word** ❷
> **ATP**
> アデノシン三リン酸。アデノシンにリン酸が3分子結合したもので，これがリン酸とアデノシン二リン酸(ADP)に加水分解されるときにエネルギーを発生する。ATPが分解されるときに出るエネルギーは，生体のすべての活動に用いられる。

> **Word** ❸
> **能動輸送**
> 生体膜を介し，化学的・電気的ポテンシャルの勾配に逆行して，エネルギー(ATP)を使って行われる輸送形式。第2章ステップアップ「生体内での物質輸送」(p.27)参照。

て最終的に単糖のグルコース(ブドウ糖)となり，生体のエネルギー源となるのは，異化作用の代表的な例である(異化によって生じた不要な物質は細胞外に排出される)。これらの異化によってATP(アデノシン三リン酸)❷がつくられ，その加水分解によって放出されるエネルギーが取り出される。主としてこの加水分解エネルギーが，生体内の細胞活動のエネルギー源となる。アミノ酸からのタンパク質合成や，細胞膜を介するNa^+，K^+などの物質輸送(能動輸送❸)，筋の収縮，ホルモンの分泌，シナプスにおける神経伝達などが，このエネルギーを使って行われる。

> **ワンポイント 単糖とそのよび方**
>
> 加水分解によって，それ以上簡単な分子に分解できない糖質を**単糖**とよぶ。単糖は糖質を構成する基本単位で，単糖はアルデヒド基かケトン基をもっており，それによってアルドースとケトースに分けられる。さらに炭素の数によって，三炭糖(トリオース)，四炭糖(テトロース)，五炭糖(ペントース)，六炭糖(ヘキソース)などに分けられる。両方の組み合わせで，例えば「アルドペントース」などという。グルコースは代表的なアルドヘキソースであり，グルコースと同じ六炭糖のケトースにはフルクトース(果糖)がある。2分子の単糖〔類〕から成る糖類を**二糖〔類〕**といい，多くの単糖〔類〕から成る糖類を**多糖〔類〕**という。

ステップアップ

> **二糖〔類〕と多糖〔類〕**
>
> 代表的な二糖〔類〕にマルトース(麦芽糖)とスクロース(ショ糖)がある。マルトースは2分子のグルコースから成り，デンプン類を咀嚼したあと，口腔内でアミラーゼによって分解されてできる糖類である。ご飯をよくかんでいるうちに甘味を感じるようになるのは，成分のデンプンがマルトースに分解されたためである。スクロースは1分子のグルコースと1分子のフルクトースが結合したもので，いわゆる砂糖である。

2 同化作用

同化作用(または単に**同化**)とは，異化作用とはまったく逆の反応で，小さな分子の物質(低分子化合物)から大きな分子の物質(高分子化合物)を合成することをいう。アミノ酸からタンパク質をつくる際のように，細胞内に取り入れた栄養素や，こわれた体タンパク質の分解によって生じた物質から，新しい物質を合成する場合をさす。同化作用は異化作用と異なり，反応に際してエネルギーが要求(消費)される過程である。

異化作用も同化作用も酵素を用いた化学反応によって行われる。異化作用と同化作用は一見，往路と復路のような関係にみえるが，実際には反応に関与する酵素がまったく異なるため，反応経路を互いに単純に逆行するわけではない。

b 酵素

> **Word** ❹
> **触媒**
> その物質が加わることによって反応速度が増し，反応の前後でその物質自体の量は変わらないもの。

タンパク質には，人体の構造をつくる構造タンパク質(コラーゲンやケラチンなど)と，さまざまな機能を有する機能性タンパク質(形からは球状タンパク質)がある。**酵素**は機能性タンパク質の1つであり，すべての酵素はタンパク質である。酵素は体内のあらゆる生化学的反応に**触媒**❹として働く。酵素には次のような特性がある。

Word ❺
補酵素
酵素に結合して酵素活性を発現させる物質。ビタミンにはその役割を果たすものが多い(☞ Word「補酵素作用」, p.309)。

Word ❻
基質
酵素反応において，酵素が作用して変化する物質のこと。解剖学にも同じ用語があるが，意味が異なるので要注意。

(1) 酵素によりその化学反応の反応速度が増す。
(2) 酵素の反応は特定の物質に対してのみおこる。
(3) 酵素のなかには通常不活性で，活性化されてはじめて機能するものがある。

そのほかにさまざまな特徴を有し，それぞれの酵素には，作用を発揮するのに適当な温度域(**最適温度**)と pH 域(**最適pH**)がある。また，酵素のなかには，ビタミン B 群などの**補酵素**❺や**金属酵素**(金属イオン)を必要とするものがある。

酵素とは，①ある特定の反応に関与する性質(**反応特異性**)と，②ある特定の基質❻にのみ作用する性質(**基質特異性**)があり，1 つの反応において，そのうちの特定の物質(さらに特定の部位)に作用する酵素がそれぞれ決まっている。

酵素のなかには，異なる構造を有していながら同じ反応を触媒するものがあり，それらを**アイソザイム**(同位酵素)とよんでいる。アイソザイムの分析は臨床検査で行われ，その結果は診断に利用されている。例えば，クレアチンキナーゼ(CK)には CK-MM，CK-MB，CK-BB の 3 種類のアイソザイムがあるが，それぞれ骨格筋，心筋，脳に多く分布するので，血液中の酵素(**逸脱酵素**)を測定することによって，傷害部位を推定するのに役立つ。

> **ワンポイント ▶ 逸脱酵素**
> 細胞が傷害(障害)されこわされたあと，細胞中に含まれていた酵素が血液中に流れ出るものを逸脱酵素という。例えば，急性心筋梗塞で高値となる CK-MB やミオグロビン，閉塞性肝疾患における ALP (アルカリホスファターゼ)，ウイルス肝炎における ALT (アラニンアミノトランスフェラーゼ：GPT ともいう)や AST (アスパラギン酸アミノトランスフェラーゼ：GOT ともいう)などがある。ほかに，強度の筋肉運動後に高値となる CK-MM がある(強い運動によって筋線維が破壊され，細胞中に含まれていた酵素が流出して血液中に入るために高値となる)。

B 栄養所要量と基礎代謝

生体は，**炭素(C)，水素(H)，酸素(O)，窒素(N)** の 4 つの元素から主として成り立つ「物質」としての生体の維持と，その生命活動のために，生体外からさまざまな**栄養素**を食物として取り入れている。これらの栄養素には，**三大栄養素**といわれる**糖質・脂質・タンパク質**と，**核酸**，**ビタミン**などがある。

しかし，これらの栄養素は，取り入れたままの食物の形では，吸収することはもちろん，細胞が利用することもできない。第 10 章では，食物を咀嚼によって砕き，さらに消化酵素によって小さな化合物に分解する消化器系の構造と機能について学習した。第 11 章では，消化器官から吸収した栄養素である高分子の化合物を，エネルギー源などとして細胞が利用できる低分子の化合物にまで分解する過程と，分解した化合物から細胞の生体構成成分を生合成する過程が学習内容となる。このような，食物を分解し，この分解産物

を利用する一連の生体反応の過程が，**代謝**である。代謝には，代謝産物としての老廃物の生成の過程も含まれる。

栄養素については厚生労働省が作成している基準（「日本人の食事摂取基準」）があり，栄養素ごとにそれらの摂取基準も学ぶ。

a 食事摂取基準

ここでは，人体を維持するために摂取すべき各種栄養素の，日本人としての必要量を学ぶ。

1 「食事摂取基準」とは

「食事摂取基準」とは，わが国において個人が健康な生活を送るために必要とされる栄養量の基準であり，以前は「栄養所要量」とよばれていた。食事摂取基準は時代によって変遷する。戦後しばらくまで，わが国では栄養摂取量が不足傾向にあったため，当時は"必要最低限"の栄養量の基準が提示されていたが，近年では栄養過剰が問題となり，それに対する注意基準も設けられている。「食事摂取基準」は地域（国家）や人種，さらに年齢や性別によっても異なってくる。生活強度（労働強度や運動量など）も考慮する必要がある。

わが国では厚生労働省から『日本人の食事摂取基準』(2010年版)が発表されている。ここでは，エネルギー，タンパク質，脂質（総脂質，飽和脂肪酸など），炭水化物，食物繊維，ビタミン（B_1，B_2，葉酸，B_{12}，C，A，E，Kなど），**多量ミネラル**（マグネシウム，カルシウム，リン，ナトリウム，カリウム），**微量ミネラル**[7]（鉄，亜鉛，ヨウ素など）など，栄養素別の基準が示されている。

> **Word** [7]
> **微量ミネラル**
> 医学の領域では，微量元素とよばれている。

2 日本人の推定エネルギー必要量

「推定エネルギー必要量」とは『日本人の食事摂取基準』(2010年版)によると，「エネルギーの不足のリスク及び過剰のリスクの両者が最も小さくなる摂取量」とされている。エネルギーが不足すると飢餓状態となり，逆にエネルギーを過剰摂取すると慢性疾患（生活習慣病）発症の危険度が高まるため，どちらをも予防するという観点からバランスを考慮して基準が決められている。1日あたりの推定エネルギー必要量は年齢，性別および身体活動の程度によって求められる。

なお，摂取エネルギーのうち炭水化物から得られる分は，男女とも総エネルギーの50％以上70％未満が望ましいとされ，アルコールに由来するエネルギーも炭水化物由来として計算される。

❶ 身体活動レベルの低い成人

30〜49歳の1人1日あたりについて，身体活動レベルの低い（生活の大部分が座位で，静的な活動が中心の場合）人で，推定エネルギー必要量は男性で約2,300 kcal，女性で約1,750 kcalである（**表11-1**）。

❷ 普通の身体活動レベルの人

30〜49歳の1人1日あたりについて，普通の身体活動レベル（座位中心の

表 11-1　日本人の推定エネルギー必要量(kcal/日)

身体活動レベル		男性			女性		
		低い	普通	高い	低い	普通	高い
年齢	0〜5 か月	(−)	550	(−)	(−)	500	(−)
	6〜8 か月	(−)	650	(−)	(−)	600	(−)
	9〜11 か月	(−)	700	(−)	(−)	650	(−)
	1〜2 歳	(−)	1,000	(−)	(−)	900	(−)
	3〜5 歳	(−)	1,300	(−)	(−)	1,250	(−)
	6〜7 歳	1,350	1,550	1,700	1,250	1,450	1,650
	8〜9 歳	1,600	1,800	2,050	1,500	1,700	1,900
	10〜11 歳	1,950	2,250	2,500	1,750	2,000	2,250
	12〜14 歳	2,200	2,500	2,750	2,000	2,250	2,550
	15〜17 歳	2,450	2,750	3,100	2,000	2,250	2,500
	18〜29 歳	2,250	2,650	3,000	1,700	1,950	2,250
	30〜49 歳	2,300	2,650	3,050	1,750	2,000	2,300
	50〜69 歳	2,100	2,450	2,800	1,650	1,950	2,200
	70 歳以上	1,850	2,200	2,500	1,450	1,700	2,000
妊婦初期付加量					+50	+50	+50
妊婦中期付加量					+250	+250	+250
妊婦末期付加量					+450	+450	+450
授乳婦付加量					+350	+350	+350

(−)は摂取基準設定なし。

仕事だが，職場内での移動や立位での作業・接客など，あるいは通勤，買い物，家事，軽いスポーツなどのいずれかを含む場合)の人で，推定エネルギー必要量は男性で約 2,650 kcal，女性で約 2,000 kcal である。

❸ 身体活動レベルの高い人

30〜49 歳の 1 人 1 日あたりについて，身体活動レベルの高い人(移動や立位の多い仕事への従事者や，あるいはスポーツなど余暇における活発な運動習慣をもっている場合)で，推定エネルギー必要量は男性で約 3,050 kcal，女性で約 2,300 kcal である。

3 脂質・タンパク質の食事摂取基準

脂質は総エネルギーの 20%以上 30%未満が望ましい(表 11-2)。また，タンパク質必要摂取量は，30〜49 歳の 1 人 1 日あたりについて，男性の推定平均必要量が 50 g，推奨量が 60 g で，目標量は総エネルギーの 20%未満である。同じ年齢層の女性の推定平均必要量が 40 g，推奨量が 50 g で，目標量は総エネルギーの 20%未満である(表 11-3)。

表 11-2 脂質の食事摂取基準

基準		男性		女性	
		目安量	目標量(範囲)	目安量	目標量(範囲)
年齢	0〜5か月	50	(−)	50	(−)
	6〜11か月	40	(−)	40	(−)
	1〜29歳	(−)	20以上30未満	(−)	20以上30未満
	30〜69歳	(−)	20以上25未満	(−)	20以上25未満
	70歳以上	(−)	20以上25未満	(−)	20以上25未満
妊婦				(−)	(−)
授乳婦				(−)	(−)

脂質の総エネルギーに占める割合(%エネルギー)で表示。
(−)は摂取基準設定なし。

表 11-3 タンパク質の食事摂取基準(g/日)

基準		男性				女性			
		推定平均必要量	推奨量	目安量	耐容上限量	推定平均必要量	推奨量	目安量	耐容上限量
年齢	0〜5か月	(−)	(−)	10	(−)	(−)	(−)	10	(−)
	6〜8か月	(−)	(−)	15	(−)	(−)	(−)	15	(−)
	9〜11か月	(−)	(−)	25	(−)	(−)	(−)	25	(−)
	1〜2歳	15	20	(−)	(−)	15	20	(−)	(−)
	3〜5歳	20	25	(−)	(−)	20	25	(−)	(−)
	6〜7歳	25	30	(−)	(−)	25	30	(−)	(−)
	8〜9歳	30	40	(−)	(−)	30	40	(−)	(−)
	10〜11歳	40	45	(−)	(−)	35	45	(−)	(−)
	12〜14歳	45	60	(−)	(−)	45	55	(−)	(−)
	15〜17歳	50	60	(−)	(−)	45	55	(−)	(−)
	18〜29歳	50	60	(−)	(−)	40	50	(−)	(−)
	30〜49歳	50	60	(−)	(−)	40	50	(−)	(−)
	50〜69歳	50	60	(−)	(−)	40	50	(−)	(−)
	70歳以上	50	60	(−)	(−)	40	50	(−)	(−)
妊婦初期付加量						+0	+0	(−)	(−)
妊婦中期付加量						+5	+5	(−)	(−)
妊婦末期付加量						+20	+25	(−)	(−)
授乳婦付加量						+15	+20	(−)	(−)

(−)は摂取基準設定なし。

ステップアップ

1日のタンパク質必要摂取量

身体を構成している体タンパク質の約2%が毎日分解され,そのうちの75〜80%がアミノ酸を経てタンパク質の合成に再利用されている(これを**タンパク質の代謝回転**という;☞ステップアップ「タンパク質の代謝回転と摂取基準」,p.327)。性別や年齢で多少異なるが,体重に占める体タンパク質比は約14%であるから,体重65kgの人では,毎日,再利用される分を除く40g前後の体タンパク質にあたるアミノ酸が失われている勘定

表 11-4 各種ビタミンと生理作用・欠乏症状

種類		生理作用	欠乏症状
脂溶性ビタミン	A（レチノール）	視覚への関与，免疫促進，遺伝子調節	夜間視力障害
	D（カルシフェロール）	Ca 吸収促進，骨の再構築	くる病，骨軟化症
	E（α-トコフェロール）	生体膜の脂質の酸化防止	新生児の貧血
	K_1（フィロキノン）	血液凝固因子の作用発現に関与	出血傾向
	K_2（メナキノン）	血液凝固因子の作用発現に関与	出血傾向
水溶性ビタミン	B_1（チアミン）	トランスケトラーゼ，ピルビン酸脱水素酵素の補酵素	脚気，ウェルニッケ脳症
	B_2（リボフラビン）	FAD，FMN としてエネルギー代謝系の補酵素，ピリドキサールリン酸，ナイアシンの生合成に関与	口角びらん，舌炎
	B_6	アミノ酸代謝に関与する多数の酵素の補酵素	他のビタミン B 群と複合
	B_{12}（シアノコバラミン）	メチオニン合成，酵素の補酵素（脂質・糖・アミノ酸代謝に関与）	巨赤芽球性貧血（悪性貧血）
	B_3（ナイアシン）	NAD の前駆体	ペラグラ
	B_5（パントテン酸）	補酵素 A（CoA-SH）の構成成分	まれ
	ビオチン	カルボキシラーゼの補酵素	
	葉酸	造血，成長・妊娠の維持	
	C（アスコルビン酸）	抗酸化作用，コラーゲン形成に関与，アドレナリンの生合成に関与	壊血病

FAD：フラビンアデニンジヌクレオチド，FMN：フラビンモノヌクレオチド，NAD：ニコチンアミドアデニンジヌクレオチド

となる。この喪失分は食事で補われなければならない。

　体タンパク質は数万種類あるといわれている。これらはすべて，20 種類のアミノ酸から生合成される。食事として摂取するタンパク質はすべてが消化されるわけではなく，消化率は約 90％とされるうえ，体タンパク質は，その種類ごとに必要なアミノ酸が重合してつくられるので，一部のアミノ酸には過不足が生じ，アミノ酸固有の役割を果たさないものも出てくる。喪失量の 40 g より多いタンパク質の食事摂取基準（成人男性の推奨量が 60 g）は，これらの諸条件を考慮して決められている。

　いわゆる良質のタンパク質とは，ヒトの体タンパク質の合成に必要な必須アミノ酸組成に近いタンパク質という意味である。日本人が普通に摂取しているタンパク質は，良質タンパク質とされる。

　アミノ酸は脂質のように体内に貯蔵ができず，過剰に吸収したアミノ酸は，肝臓で有害なアンモニアから無害な尿素に変えられ，排泄される。タンパク質の過剰な摂取では，Ca 排泄量の増大（骨量減少），腎障害促進の危険性も指摘されている。

4 ビタミンの食事摂取基準

　ビタミンはヒトの生体内でまったく合成できないか，あるいは十分量合成できない有機物で，微量で生理的な機能を発揮する，必須栄養素の 1 つである。**脂溶性ビタミン**（あぶら〔脂〕に溶けるビタミン；A，D，E，K）と**水溶性ビタミン**（水に溶けるビタミン；B，C）に大別される（**表 11-4**）。補酵素作用❽や代謝調節作用のほか，抗酸化作用，神経伝達物質合成への関与など，重要な働きをもっている。

> **Word** ❽
> **補酵素作用**
> 酵素の作用を補って，その作用を発揮させる働き。酵素のタンパク質部分（アポ酵素という）に補酵素（補欠分子族という）が結合して複合体（ホロ酵素という）を形成し，酵素作用を発現させる。

一部のビタミンは過剰摂取によって肝臓や脂肪組織に蓄積し，ビタミン過剰症などさまざまな障害をひきおこす。この性質はとくに脂溶性ビタミンでみられ，ビタミン A，E と，水溶性ではあるが葉酸では，上限量が設定されている。

> **ワンポイント　抗酸化作用**
>
> 高濃度の酸素や活性の強い酸素のもつ細胞傷害作用に対して，これを不活化・除去する作用を**抗酸化作用**とよぶ。酸素は本来，さまざまな物質を酸化する（燃焼させる）作用をもっているが，多種の微生物とすべての動物は逆に，この作用を利用した酸素呼吸（好気呼吸）を行ってエネルギー（ATP）を生成し，生命を維持している。
>
> しかし，高濃度であれば酸素自体が傷害作用（これを**酸素毒性**とよぶ）を有しているが，日常の酸素（好気）呼吸でも毒性の強い活性酸素（スーパーラジカルやヒドロキシラジカル，過酸化水素〔H_2O_2〕など）が発生し，細胞膜の脂質やタンパク質などを傷害する。これらに対して生体は，スーパーオキシドジスムターゼ（SOD）やカタラーゼ，グルタチオンペルオキシダーゼなどの酵素や，ビタミン C・E などで対応している。活性酸素は，近年ではがんや糖尿病の発生要因として注目されている。

> **ワンポイント　腸内細菌がつくるビタミン**
>
> 腸内細菌は平素は無害の，腸管（主として回腸と大腸）内に常在している細菌である。細菌叢をつくって，他の細菌の腸管への定着・侵入に対して，防波堤の役割を果たしているばかりでなく，多くのビタミンを産生して宿主に供給するなど，ヒトと共生関係をつくっている。腸内細菌によって産生されるビタミンは，ビタミン K・ビタミン B_2・ビタミン B_6・ビオチン・葉酸・ビタミン B_{12} である。腸内細菌の未発達な小児や抗生物質の大量投与を受けた患者，腸管切除を受けた患者では，これらのビタミン欠乏症をおこすことがあるが，健康な成人では欠乏症はほとんどおこさない。

ステップアップ

ビタミン C・E の抗酸化作用

酸素には，呼吸に不可欠の O_2 以外に，スーパーオキシド，過酸化水素，ヒドロキシラジカルなど，**活性酸素**とよばれる分子種がある。活性酸素は，ミトコンドリアで ATP をつくる過程などで日常的に生じるほか，薬物・放射線・紫外線などによって発生する。活性酸素はその強力な酸化作用（水素を奪い取る作用）によって，タンパク質や DNA の傷害，細胞膜脂質の酸化など，生体にきわめて有害な影響（酸素毒性）を及ぼし，老化を早める。

生体はこれらの活性酸素に対して，酵素（カタラーゼやペルオキシダーゼなど）や抗酸化剤（グルタチオン：すべての細胞に存在する）による防御系を発達させてきた。しかし，これらだけでは十分ではなく，ビタミン C（アスコルビン酸）とビタミン E の抗酸化作用との協働によって，活性酸素の悪影響から生体を守る機構を備えるに至っている。

ビタミン C は，水に溶けて作用を発現する。ビタミン E は脂溶性で，脂質二重層の細胞膜内に存在し，生体膜の酸化防止の役割を担っている。

なお，ビタミン C はヒト・サル・モルモット以外の哺乳類ではグルコースから生合成できるので，それらの哺乳類にとってはビタミンではない。

Word ❾　無機質と微量元素

無機質は，炭素（C），水素（H），酸素（O），窒素（N）以外で，生体の構成と機能維持に必須の元素で，無機物，ミネラルなどともいう。生体内に多い無機質は Ca（体重比で約1.4%）とリン（1.1%）である。無機質のうち，微量であるが不可欠の元素（Co, Ni, Zn, Cr など）を微量元素とよぶ。

5 ミネラルの摂取量

ミネラル（無機質）❾ は，1 日の摂取量が 100 mg を超えるような大量の摂取が必要な**多量ミネラル**（マグネシウム，カルシウム，リン，ナトリウム，カリウム）と，摂取量が微量である**微量ミネラル**（鉄，亜鉛，ヨウ素など）に分類される。

❶ 多量ミネラルの摂取量

多量ミネラルはナトリウム（Na），カリウム（K），カルシウム（Ca），マグネシウム（Mg），リン（P）をさし，摂取量が設定されている。

塩分として摂取されている相当部分が，塩化ナトリウムである。摂取量は，

B 栄養所要量と基礎代謝

表 11-5 ナトリウムの食事摂取基準(mg/日, ( )は食塩相当量 g/日)

基準		男性			女性		
		推定平均必要量	目安量	目標量	推定平均必要量	目安量	目標量
年齢	0～5 か月	(-)	100 (0.3)	(-)	(-)	100 (0.3)	(-)
	6～11 か月	(-)	600 (1.5)	(-)	(-)	600 (1.5)	(-)
	1～2 歳	(-)	(-)	(4.0 未満)	(-)	(-)	(4.0 未満)
	3～5 歳	(-)	(-)	(5.0 未満)	(-)	(-)	(5.0 未満)
	6～7 歳	(-)	(-)	(6.0 未満)	(-)	(-)	(6.0 未満)
	8～9 歳	(-)	(-)	(7.0 未満)	(-)	(-)	(7.0 未満)
	10～11 歳	(-)	(-)	(8.0 未満)	(-)	(-)	(7.5 未満)
	12～14 歳	(-)	(-)	(9.0 未満)	(-)	(-)	(7.5 未満)
	15～17 歳	(-)	(-)	(9.0 未満)	(-)	(-)	(7.5 未満)
	18～29 歳	600 (1.5)	(-)	(9.0 未満)	600 (1.5)	(-)	(7.5 未満)
	30～49 歳	600 (1.5)	(-)	(9.0 未満)	600 (1.5)	(-)	(7.5 未満)
	50～69 歳	600 (1.5)	(-)	(9.0 未満)	600 (1.5)	(-)	(7.5 未満)
	70 歳以上	600 (1.5)	(-)	(9.0 未満)	600 (1.5)	(-)	(7.5 未満)
妊婦付加量					(-)	(-)	(-)
授乳婦付加量					(-)	(-)	(-)

(-)は摂取基準設定なし。

高血圧症や高血圧性脳内出血の発病とよく相関している。食塩は，成人で1日1人あたり男性は9g(Na量として約3,500mg)未満，女性は7.5g(Na量として約2,900mg)未満の摂取が望ましいとされる(表11-5)。

30～49歳の1人1日あたりについて，Kの食事摂取基準は目安量が2,500mg，目標量が2,900mgである。同じ年齢層の女性では，目安量が2,000mg，目標量が2,800mgである。

30～49歳の1人1日あたりについて，Mgの食事摂取基準は推定平均必要量が310mg，推奨量が370mgである。同じ年齢層の女性では，推定平均必要量が240mg，推奨量が290mgである。

同様にCaの食事摂取基準は，男女ともに推定平均必要量が550mg，推奨量が650mgである(表11-6)。

またPの食事摂取基準は，男性の目安量が1,000mgで耐容上限量[10]が3,000mg，女性では目安量が900mgで耐容上限量が3,000mgである。

❷ 微量ミネラルの摂取量

代表的な微量ミネラルである鉄(Fe)の食事摂取基準は，30～49歳の男性で1人1日あたりについて，推定平均必要量が6.5mgで推奨量が7.5mg，上限量が55mgである。

同じ年齢層の女性では，月経がない場合は推定平均必要量が5.5mgで推奨量が6.5mgであるが，月経がある場合は推定平均必要量が9.0mgで推奨量が11.0mgとなる。いずれの場合も耐容上限量は40mgである(図11-1,

Word [10]
耐容上限量
健康障害をもたらすリスクがないとみなされる習慣的な摂取量の上限(『日本人の食事摂取基準』〔2010年版〕，第一出版, p.7 による)。

表11-6 カルシウムの食事摂取基準(mg/日)

基準		男性				女性			
		推定平均必要量	推奨量	目安量	耐容上限量	推定平均必要量	推奨量	目安量	耐容上限量
年齢	0～5か月	(－)	(－)	200	(－)	(－)	(－)	200	(－)
	6～11か月	(－)	(－)	250	(－)	(－)	(－)	250	(－)
	1～2歳	350	400	(－)	(－)	350	400	(－)	(－)
	3～5歳	500	600	(－)	(－)	450	550	(－)	(－)
	6～7歳	500	600	(－)	(－)	450	550	(－)	(－)
	8～9歳	550	650	(－)	(－)	600	750	(－)	(－)
	10～11歳	600	700	(－)	(－)	600	700	(－)	(－)
	12～14歳	800	1000	(－)	(－)	650	800	(－)	(－)
	15～17歳	650	800	(－)	(－)	550	650	(－)	(－)
	18～29歳	650	800	(－)	2,300	550	650	(－)	2,300
	30～49歳	550	650	(－)	2,300	550	650	(－)	2,300
	50～69歳	600	700	(－)	2,300	550	650	(－)	2,300
	70歳以上	600	700	(－)	2,300	500	600	(－)	2,300
妊婦付加量						+0	+0	(－)	(－)
授乳婦付加量						+0	+0	(－)	(－)

(－)は摂取基準設定なし。

表11-7)。

なお、女性の場合の鉄の食事摂取基準は、月経出血量が80mL/回以上の過多月経の人は除外して策定されている。

ステップアップ

鉄の食事摂取基準

成人における体内の鉄量は3～4gであり、その60～70%は赤血球中のヘモグロビンに含まれている。その他の鉄の0.5～1gを**フェリチン**が貯蔵している(図11-1)。鉄の食事摂取基準は**表11-7**を参照のこと。

①鉄の食事摂取基準の男女差：性成熟期の女性は月経による出血があるため、失われた赤血球中の鉄の補充が必要となる。このため鉄は、男性より女性に所要量が多く設定されている。また妊婦は胎児への鉄供給が必要なため、推定平均必要量が妊娠中期・末期で+12.5mgと設定されている。

②鉄の必要量：鉄は摂取量の約1割しか吸収されない。そのため食事摂取基準では必要量の10倍の数値が設定されている。

③鉄の過剰摂取：鉄を過剰摂取すると各種の臓器に鉄が沈着し、肝臓や膵臓などに臓器障害をきたす。通常の食物摂取では鉄過剰摂取の危険性はほとんどないが、貧血に対する鉄剤投与や輸血などで鉄の過剰摂取がおこることがある。

6 食物繊維の摂取量

食物繊維はセルロースなどを主成分とする植物の細胞壁構成要素であり、ヒトではその消化酵素をもたないため、摂取しても消化・吸収されずに消化管を通過し、糞便中に排泄される。しかし、整腸作用や血糖調節作用などがあり、大腸がんや糖尿病などの予防効果をもっているので、栄養素として必

図 11-1　鉄の体内分布

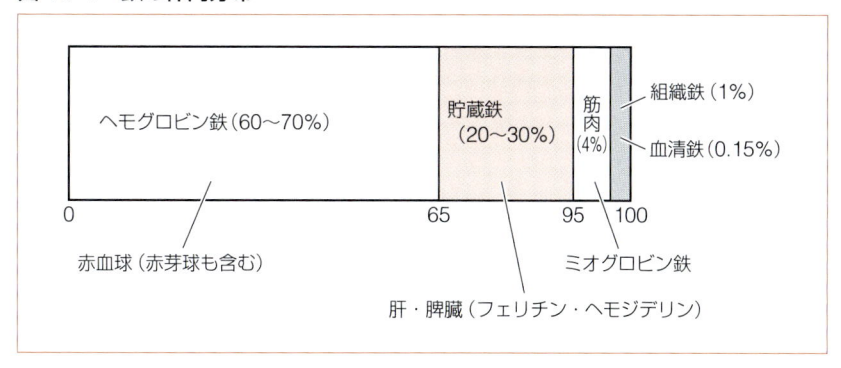

ヘモグロビン鉄（60〜70%）　　貯蔵鉄（20〜30%）　筋肉（4%）　組織鉄（1%）　血清鉄（0.15%）
0　　　　　　　　　　　　　　65　　　　　　　　95　100
赤血球（赤芽球も含む）　　肝・脾臓（フェリチン・ヘモジデリン）　ミオグロビン鉄

表 11-7　鉄の食事摂取基準(mg/日)

基準	男性				女性					
					月経なし		月経あり			
年齢	推定平均必要量	推奨量	目安量	耐容上限量	推定平均必要量	推奨量	推定平均必要量	推奨量	目安量	耐容上限量
0〜5 か月	(−)	(−)	0.5	(−)	(−)	(−)	(−)	(−)	0.5	(−)
6〜11 か月	3.5	5.0	(−)	(−)	3.5	4.5	(−)	(−)	(−)	(−)
1〜2 歳	3.0	4.0	(−)	25	3.0	4.5	(−)	(−)	(−)	20
3〜5 歳	4.0	5.5	(−)	25	4.0	5.5	(−)	(−)	(−)	25
6〜7 歳	4.5	6.5	(−)	30	4.5	6.5	(−)	(−)	(−)	30
8〜9 歳	6.0	8.5	(−)	35	5.5	8.0	(−)	(−)	(−)	35
10〜11 歳	7.0	10.0	(−)	35	6.5	9.5	9.5	13.5	(−)	35
12〜14 歳	8.0	11.0	(−)	50	7.0	10.0	10.0	14.0	(−)	45
15〜17 歳	8.0	9.5	(−)	45	5.5	7.0	8.5	10.5	(−)	40
18〜29 歳	6.0	7.0	(−)	50	5.0	6.0	8.5	10.5	(−)	40
30〜49 歳	6.5	7.5	(−)	55	5.5	6.5	9.0	11.0	(−)	40
50〜69 歳	6.0	7.5	(−)	50	5.5	6.5	9.0	11.0	(−)	45
70 歳以上	6.0	7.0	(−)	50	5.0	6.0	(−)	(−)	(−)	40
妊婦初期付加量					+2.0	+2.5	(−)	(−)	(−)	(−)
妊婦中期・末期付加量					+12.5	+15.0	(−)	(−)	(−)	(−)
授乳婦付加量					+2.0	+2.5	(−)	(−)	(−)	(−)

(−)は摂取基準設定なし。

要である。

　食物繊維の食事摂取基準は，30〜49 歳の男性で 1 人 1 日あたりについて目標量が 19 g 以上である。同じ年齢層の女性では，1 日 1 人あたり目標量が 17 g 以上である（**表 11-8**）。

> **ワンポイント　線維と繊維**
> 　線維と繊維はともに「せんい」と読み，英語も fiber でどちらも同じであるが，医学領域では慣習的に，生体（とくにヒト）内の構造物としての fiber には線維を，食物内容や織布などそれ以外の fiber には繊維の漢字をあてる傾向がある。

表11-8 食物繊維の食事摂取基準(g/日)

基準	男性 目標量	女性 目標量
年齢 0〜5か月	(−)	(−)
6〜11か月	(−)	(−)
1〜2歳	(−)	(−)
3〜5歳	(−)	(−)
6〜7歳	(−)	(−)
8〜9歳	(−)	(−)
10〜11歳	(−)	(−)
12〜14歳	(−)	(−)
15〜17歳	(−)	(−)
18〜29歳	19以上	17以上
30〜49歳	19以上	17以上
50〜69歳	19以上	17以上
70歳以上	19以上	17以上
妊婦付加量		(−)
授乳婦付加量		(−)

(−)は摂取基準設定なし。

ステップアップ

食物繊維

食物繊維を代表するセルロースは，デンプンやグリコーゲンと非常によく似た化学構造をしている。しかし，ヒトはセルロースを分解する酵素(セルラーゼ；自然界では多くの土壌細菌やいくつかの真菌が産生する)をもたないため，ウシやウマなどのようにセルロースをエネルギー源として利用することができない(ウシやウマなどの草食動物では消化管にいる微生物が産生する酵素によってセルロースの消化が行われ，グルコースを生成する)。ヒトでは，摂取した食物繊維は未消化のまま大腸へ送られて排泄される。視点を換えると，自然界への巧妙な適応，あるいは"すみ分け"がここに成立している不思議さに気づくであろう。

しかし，繊維性食品摂取が減少した現代人にとって食物繊維は，その機械的な効果による腸管刺激(便通促進)作用や水分保持による排便促進作用，コレステロール低下作用などが期待される。

b 基礎代謝

基礎代謝とは，精神的・肉体的な安静状態で必要とされる最低限の代謝で，生きていくために必要な最小のエネルギー代謝をさす。基礎代謝は概念的には，生活強度の低い人の代謝にほぼ相当すると考えられ，そのような人の代謝量を**基礎代謝量**という。基礎代謝に必要なエネルギー摂取量が得られないと，栄養飢餓状態となる。

『日本人の食事摂取基準』(2010年版)では基礎代謝量は，「基礎代謝基準値〔kcal/kg体重/日〕×基準体重〔kg〕」で計算される。

C 各種栄養素の代謝

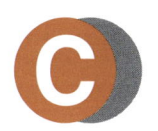

a 炭水化物(糖質)の代謝

炭水化物(糖質ともいう)は,代表的なエネルギー源物質である。ヒトでは全エネルギー源の約60%が糖質で摂取される。

1 炭水化物の代謝

炭水化物は消化液に含まれる消化酵素の作用で,主として**グルコース(ブドウ糖)**,**フルクトース(果糖)**,および**ガラクトース**などの単糖に分解されて吸収される(☞ 図10–1, p.276)。主要な単糖であるグルコースは小腸粘膜から吸収され,門脈から肝臓を経て全身の各細胞に運ばれる。

グルコースはまずエネルギー源として利用されるほか,貯蔵型の**グリコーゲン**に変えて肝臓や筋肉に取り込まれる。さらに,核酸の構成成分(リボース)となったり,糖タンパク質[11]や糖脂質,プロテオグリカンなどの材料となったりする(図11–2)。

> **Word** ❶
> **糖タンパク質**
> ポリペプチドに多糖鎖(糖鎖)が結合した複合体で,血漿タンパク質の大多数を占め(アルブミンを除く),細胞膜のタンパク質部分や血液型物質として存在する。また,ホルモンやコラーゲンなどの成分として,広く生体中に分布する。

ステップアップ

生体維持とグルコース

グルコースは生体を維持するためのエネルギー源として最も重要な物質であり,水や酸素と同様,生命活動維持に欠かせない物質である。例えば脳の神経細胞は,多量のグルコースを直接のエネルギー源物質として必要とする。正常ではグルコースは血清中に

図11–2 グルコースの利用

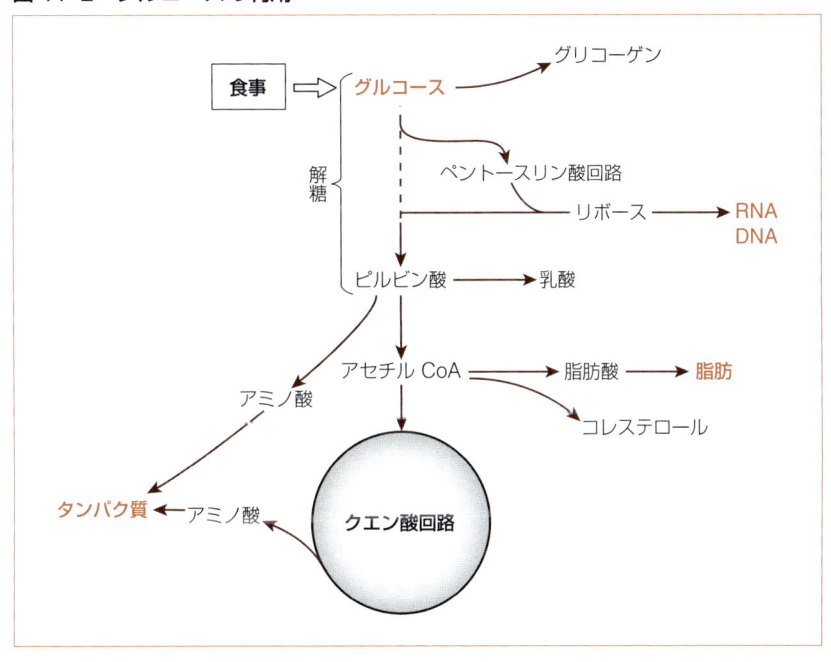

一定濃度(70〜100 mg/dL)で存在し，全身の諸臓器・組織・細胞のエネルギー源となっている。インスリノーマ(インスリン分泌性の腫瘍)や，インスリン治療によるインスリン過剰状態などの病態では血糖値⑫ が低下するが，低血糖状態が持続すると全身，とくにグルコース依存度の高い中枢神経などに大きな障害を与える。

グルコースの利用

グルコースは，解糖からクエン酸回路を経てエネルギー産生に向かう以外に，次のような用途に使われる(図 11-2)。

①グリコーゲン：グルコースの貯蔵型として。

②ペントースリン酸回路：脂肪酸・コレステロール・ステロイド化合物合成に必要な還元剤 NADPH の生合成の材料として。

③ピルビン酸とクエン酸回路中間体はアミノ酸合成の，アセチル CoA は長鎖脂肪酸とコレステロール合成の材料として。

ワンポイント ▶ 貯蔵型糖質

動物では貯蔵型の糖質としてグリコーゲンの形を利用するが，植物ではデンプンとしてたくわえる。どちらもグルコースが多数結合した多糖である。動物がイモや穀類などのデンプンを食料とするのが，うなずけるであろう。グリコーゲンは筋肉と肝臓に貯蔵され，筋肉のものは主に筋肉運動に消費され，肝臓のものは食後，時間が経過した場合に血糖値の低下に伴って分解されて，グルコースが血中に放出される。

糖尿病の診断基準

従来，糖尿病の診断基準は血糖値を指標にしてきたが，2009 年のアメリカ糖尿病学会・国際糖尿病連合・ヨーロッパ糖尿病学会の合同学会では，糖尿病の診断基準を血糖値ではなく，赤血球のヘモグロビンに含まれる糖質の量(ヘモグロビン A_{1c}；HbA_{1c}⑬)を指標に診断することにした。これによると，HbA_{1c} が 6.5%以上で糖尿病と診断される。これは，血糖値は食事摂取などにより日内変動が比較的大きく，空腹時血糖値が基準値内にあっても食後の高血糖を示す場合が少なくないためである。

赤血球の寿命は約 120 日であり，末梢血の赤血球の半減期は 30 日前後となるため，HbA_{1c} は過去 1 か月間の平均された血糖値を反映する。血糖値に比べて HbA_{1c} は日内変動が少なく，血糖値のコントロール状況をよく反映するとされている。

グルコースの分解によってエネルギーを取り出す反応は，①解糖系の反応(解糖)から始まり，②クエン酸回路を経て，③電子伝達系で ATP (アデノシン三リン酸)をつくり出す反応をもって 1 工程(1 回転)が完結する。以上のグルコースの分解過程は，嫌気的な分解と好気的な分解⑭ に分かれ(図 11-2 参照)，解糖系の反応は嫌気的に行われるが，クエン酸回路以降の反応は好気的な条件下で行われる。

解糖は細胞質ゾルで行われるが，好気的な反応は，ミトコンドリアに入って，ミトコンドリアにある酵素の作用で行われる。最終的に，グルコースは水(H_2O)と二酸化炭素(CO_2)にまで完全に分解され，多量のエネルギー(ATP)を産生する(1 モルのグルコースから 36 または 38 モルの ATP を得る)。

ワンポイント ▶ 1 モルのグルコースから得られる ATP

理論上 38 モルの ATP が産生されるが，解糖系−クエン酸回路で消費されるエネルギーと，ATP 産生に向かわない NADH の存在があるため，実際の産生量は 38 モルよりは少なくなる。かつて 36 モルとされていたが，29.5 あるいは 31 モルと考える説や，さらに少なく 25 モルと考える説もある。

ステップアップ

Word ⑫
血糖値
血液中に溶存している糖質を**血糖**とよび，その濃度が血糖値である。血糖はほとんどがグルコースである。血糖値の基準値は空腹時が 110 mg/dL 未満，75 g グルコース負荷 2 時間後が 140 mg/dL 未満である。これを超えると糖尿病と診断される。

ステップアップ

Word ⑬
ヘモグロビン A_{1c} (HbA_{1c})
「ヘモグロビン−エー−ワンシー」と読み，糖化ヘモグロビン，グリコヘモグロビンともいう。赤血球中のヘモグロビン A (A は成人型〔adult〕のこと)にグルコースが非酵素的に結合したもので，グルコース濃度が高いほどこの結合が亢進する。HbA_{1c} は，過去 1〜2 か月の平均血糖値を反映する。

Word ⑭
嫌気と好気
反応に酸素を必要としないことを嫌気，酸素を必要とすることを好気という。「嫌気的」とか「嫌気性」などとして使われる。

図 11-3 グルコースの分解とクエン酸回路

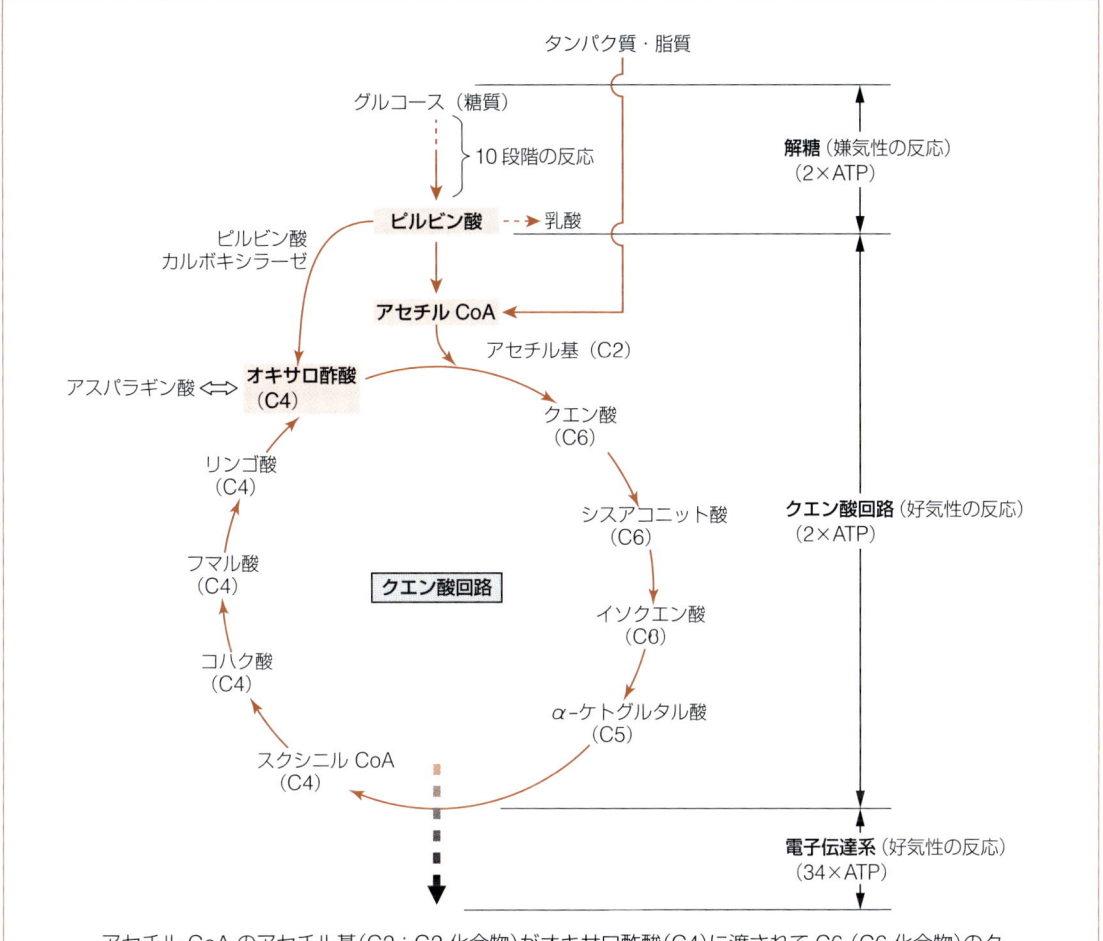

アセチル CoA のアセチル基(C2；C2 化合物)がオキサロ酢酸(C4)に渡されて C6 (C6 化合物)のクエン酸となり，つぎつぎと代謝されてオキサロ酢酸まで一巡する。その間に C6 → C5 → C4 と炭素が酸化され，回路内の反応で生じる NADH と $FADH_2$ が，次の電子伝達系に入って ATP 合成に働く。グルコースは好気的条件下で電子伝達系での反応を経て，完全に水(H_2O)と二酸化炭素(CO_2)まで分解される。グルコースの代謝は，「$C_6H_{12}O_6 + 6O_2 \longrightarrow 6CO_2 + 6H_2O +$ エネルギー(36 または 38 モル ATP)」で表される。呼気から出る CO_2 の炭素 C は，グルコースに由来する。

2 解糖系

解糖系の反応は細胞質(**細胞質ゾル**)で嫌気的におこり，グルコース(またはグリコーゲン)を分解してエネルギーを産生する一連の反応の，最初の段階に位置する反応である。この反応を**解糖**とよぶ。解糖の反応によって，グルコースは**ピルビン酸**(あるいは**乳酸**)にまで分解され，ATP が生成される。ピルビン酸は好気的な条件下では，**アセチル CoA**(アセチル補酵素 A)に変わって，次のクエン酸回路に入っていく(図 11-3)。

解糖系で，1 モルのグルコースから 2 モルの ATP がつくられる。ATP の一部は，これ以降におこるクエン酸回路でのエネルギー源として使われる。解糖はそのほか，急激な激しい運動を行っている筋肉(筋線維)などにもおこり，また酸素供給が間に合わないとっさのときの筋肉運動などにも対応でき

るようになっている。

解糖は，グルコースから 10 種の酵素によってピルビン酸になるまでの 10 段階の反応から成っている（乳酸までの反応は 11 段階）。

> **ワンポイント ▶ 赤血球での解糖**
>
> 赤血球も 1 つの細胞である。赤血球にはミトコンドリア（細胞小器官自体）がないため，解糖からさらにクエン酸回路を誘導する酵素が存在しない。そのため赤血球では解糖までの反応で終わり，最終代謝産物の乳酸が血球の外に放出される。

ステップアップ ─ 解糖反応の役割と運動

解糖系の反応（解糖）は，自動車のエンジンにたとえればセルモーターのようなものである。この過程で生じるエネルギー（ATP）はわずかにすぎないが，この反応はあとあとに控えている糖質の分解反応（クエン酸回路），および電子の移動（電子伝達系）を回すために欠かせない駆動力となる。ひとたびエンジンがかかったあとは，解糖系の機能はキャブレター（酸素と燃料の混合気をつくる装置）の機能をもあわせもち，燃料（糖質〔グルコース〕）と酸素を供給してやる限り，このエネルギー産生システムはずっと回転しつづけることとなる。

ところが，運動の強度が強い場合は，酸素の供給（酸素摂取⑮）が間に合わなくなるため，嫌気的な反応つまり解糖反応が過剰におこる。高い運動強度が生じて低酸素状態となると，ピルビン酸から乳酸への反応が進むため，筋肉に乳酸がたまってくる。乳酸は「疲労物質」といわれ，筋肉の収縮運動を阻害する作用をもっているため，強度の運動ではその運動自体が抑制される。また，クエン酸回路が円滑に回るためには，糖質の供給が必要である（飢餓状態や糖尿病では，糖質の供給や利用が不足する）。運動を持続させるには，乳酸を発生させない程度の強度にとどめ，かつ酸素と栄養（糖質）を十分に送り込んでやることが重要であることがわかる。

適度な，すなわち有酸素的な運動⑯ では，経口的に糖質を取り入れなくても，体内の脂肪がエネルギー源として動員されるので，肥満の解消や体重調節に役立つ。脂肪の代謝は，後述する脂肪酸の β 酸化（☞ p.322）によっており，β 酸化はミトコンドリアで好気的に行われるので，有酸素運動で能率よくおこる。強すぎる運動はそれ自体，持続することが不可能であり，また体脂肪を燃焼させるのに適してもいない。

3 クエン酸回路

酸素が十分に供給されている（好気的な）条件下では，解糖反応でグルコースから分解されて生じたピルビン酸は，**クエン酸回路**に入ってさらに代謝を受ける。すなわち，ピルビン酸は細胞質ゾルからミトコンドリアのマトリックス⑰ に入ってアセチル CoA となり，クエン酸回路を一巡して生じた代謝産物である**オキサロ酢酸**によってアセチル CoA のアセチル基が受け取られ，

Word ⑮
酸素摂取量
1 分間あたりの酸素消費量を示す。呼吸で吸入された酸素が全部消費されるわけではなく，吸入酸素量から，消費されないで吐き出された酸素量を差し引いて求められる。最大酸素摂取量は個々人で異なり，その個人の運動能力（最大運動能力）の指標となる。

Word ⑯
有酸素運動
好気的な運動をいう。すなわち，乳酸を生じるほどの強度の運動（無酸素運動）ではなく，比較的軽度の運動である。

Word ⑰
マトリックス
マトリックスとは「基質」の意。ミトコンドリア，細胞外，核のマトリックスがある。ミトコンドリアマトリックスは，クリステ（内膜がヒダ状に突起した部分）に囲まれた凹部をさす（図 11–4）。クエン酸回路，脂肪酸の β 酸化，アミノ酸代謝にかかわる酵素がここにある。

図 11–4　ミトコンドリア

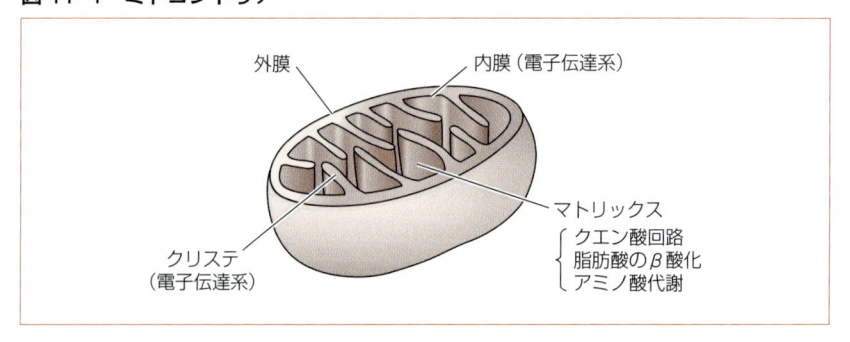

（外膜，内膜（電子伝達系），クリステ（電子伝達系），マトリックス：クエン酸回路／脂肪酸の β 酸化／アミノ酸代謝）

オキサロ酢酸は再びクエン酸に再合成される(図 11-3 参照)。

クエン酸回路の反応によって，NAD(ニコチンアミドアデニンジヌクレオチド)と FAD(フラビンアデニンジヌクレオチド)が還元され(水素を得て)，還元型の補酵素である NADH と $FADH_2$ を生じる。この補酵素の還元力は次の電子伝達系(呼吸鎖ともいう)に移されて，ATP の生成に利用される。結局，クエン酸回路の 1 回転で 2 モル分の ATP を生じることとなる。

クエン酸回路はクエン酸を始発物質とする環状の反応系なので，このようによばれる。クエン酸回路は別名，クレブス回路，またはトリカルボン酸(TCA)回路ともよばれる。

ステップアップ　クエン酸回路の維持

ピルビン酸(すなわちグルコース)と酸素が供給されつづける限り，理論的にはクエン酸回路の反応は持続することとなる。しかし，クエン酸回路の代謝中間体のうちのある物質は，他の用途にも使われるため，オキサロ酢酸は減少していく。例えば，クエン酸回路の代謝中間体である α-ケトグルタル酸，スクシニル CoA，オキサロ酢酸は，それぞれグルタミン酸，ポルフィリン，アスパラギン酸の生合成に使われる。これに対しては，ピルビン酸カルボキシラーゼという酵素によって，ピルビン酸から直接にオキサロ酢酸をつくり，オキサロ酢酸をクエン酸回路に送り込んでいる(この反応で ATP が一部消費される)(図 11-1 参照)。

また，エネルギーとして脂肪酸が使われるときは，β 酸化でつくられるアセチル CoA からクエン酸回路に入るが，糖質の供給がない場合にはピルビン酸を欠くこととなるために，上のような理由からもクエン酸回路の回転が鈍る。体力トレーニングなどで効率的に体内の脂肪を燃焼させるには，糖質も同時に摂取しながら運動を行うことが重要である。

ワンポイント　栄養素の処理機構としてのクエン酸回路

糖質・脂質・タンパク質がエネルギーとして利用される場合は，最終的にはいずれも共通するクエン酸回路を通り，ここで代謝されてエネルギー産生の過程に入る。

ステップアップ　酸化・還元とエネルギー代謝

「**還元される**」とは，ある分子や原子が水素(H)や電子(e^-)を与えられるか，酸素を失うことである。「**酸化される**」とは逆に，ある分子や原子が水素や電子を失うか，酸素を与えられる(得る)ことである。酸化と還元は同時におこる(これを**共役**という)。通常，エネルギーは酸化される(燃焼する)ときに生じ，還元されるときに奪われる。酸化的リン酸化では，還元型の NADH と $FADH_2$ はその還元力(もっている水素〔H または H_2〕を相手に渡す能力，すなわち酸化される能力)によって酸化反応をおこし，その際に放出されるエネルギーを利用して ADP を ATP に変換している。この過程で得られた ATP が，生体のエネルギーとなる。

結局，グルコースから始まった糖質代謝の全過程は，その炭素部分を酸化して最終的に水と二酸化炭素をつくる過程で得るエネルギーを，ATP という形で取り出していることになる。クエン酸回路以降の反応が好気的反応であるのは，この酸化の過程に必要な酸素を組み込んだ経路だからである。

細菌類や真菌類のなかには，嫌気性環境下で生息・増殖するもの(嫌気性菌や酵母)がある。これらは解糖やアルコール発酵によってエネルギー(ATP)を得ており，エネルギー代謝すなわち生命維持に酸素を組み入れていない。これらの場合，1 モルのグルコースあたり，好気的な反応を行う場合に比べて，わずか 2/36(または 2/38)の ATP 産生という非能率的なエネルギー代謝を行うにすぎない。こうした嫌気的なエネルギー代謝の形式は，進化論的には好気的なエネルギー代謝よりも先に出現したもので，地球環境に酸素がまだほとんどなかったころの生命体でとられたエネルギー獲得の様式をとどめていると考えられている。

4 電子伝達系（呼吸鎖）

クエン酸回路で得られた NADH と FADH$_2$ はミトコンドリア内膜[18]に入って，**電子伝達系**（または**呼吸鎖**）とよばれる代謝経路（4種の複合タンパク質と，ユビキノン[19]，シトクロム c [20] から成る）に電子（還元力）を渡して酸化されていく過程で生じるエネルギーが，ADP を ATP に変える反応に利用される。このようにして，NADH と FADH$_2$ は酸化されて NAD と FAD になり，同時にここで使われた H$^+$（水素イオン；プロトンともいう）とグルコース由来の炭素原子から，最終的に水（H$_2$O）と二酸化炭素（CO$_2$）を生じる。

ここで ATP を得る反応は，この酸化によって生じるエネルギーを使って，「ADP＋リン酸 ⟶ ATP」（アデノシン二リン酸〔ADP〕にリン酸を1つ付加して ATP〔アデノシン三リン酸〕をつくる反応）となるので，**酸化的リン酸化**とよばれる。この電子伝達系の反応によって，34 モルの ATP が生成される（図 11–3 参照）。

> **ワンポイント** 糖質代謝とミトコンドリア酵素
> 解糖は細胞質（細胞質ゾル）で，クエン酸回路の反応はミトコンドリアのマトリックスで，そして電子伝達系（酸化的リン酸化）の反応はミトコンドリアの内膜で行われる。これは，それぞれの反応に関与する酵素が，その部位に特異的に存在するからである（図 11–2 参照）。

5 糖新生

上述のようにグルコースは，エネルギー源として最も重要な物質である。グルコースは血液に溶存して運搬されるので，血液中のグルコース濃度（血糖値）の体内管理機構が重要になる。これに関与する仕組みとして**糖新生**がある。

❶ 血糖の調節

例えば，脳（中枢神経細胞）は栄養素としてグルコースへの依存度がきわめて高く，ひとときもグルコースの供給を途切らせるわけにいかない（☞ 第6章ステップアップ「脳で消費されるエネルギーと酸素」，p.140；第10章ステップアップ「低血糖の影響」，p.278）。しかし，他方，血液中のグルコース濃度が高すぎては，全身（とくに細小血管）にさまざまな悪影響が及ぶ。そのために，血糖値を一定の範囲に維持する機構が働く。

吸収されて血中に入ったグルコースは，膵臓のランゲルハンス島（膵島ともいう）の B 細胞（β 細胞ともいう）から分泌される**インスリン**の作用によって，骨格筋や脂肪細胞への取り込みが促進され，同時にグリコーゲンへの合成の促進とその分解の抑制がはかられるなどして，食後一時的に上昇した血糖値は低下し，一定の範囲に保たれる。

一方，食間などで血糖値が低下した場合には，①まずグリコーゲンを分解し，さらに②糖質以外からエネルギー源物質をつくり出す機構を発動する。この機構の発動には，グルカゴンや糖質コルチコイドなどのホルモンが働く。

①の反応では，食事から数時間経過したときなどに血糖値の低下を補うために，まず肝臓や骨格筋に貯蔵されているグリコーゲンがグルコースに分解されて使われる。②グリコーゲンが使いはたされてしまうと，さらにグルコー

Word [18]
ミトコンドリア内膜
ミトコンドリア内側を裏打ちする生体膜。好気性の細胞では，多くがクリステを形成している。

Word [19]
ユビキノン
電子伝達系に存在する補酵素。補酵素 Q ともいう。

Word [20]
シトクロム c
細胞内に存在するヘムタンパク質（鉄をもつポルフィリンでつくられる）の1つで，ヘム鉄が電子伝達系の酸化還元反応と共役して電子を伝達する。

図 11-5 糖新生の反応

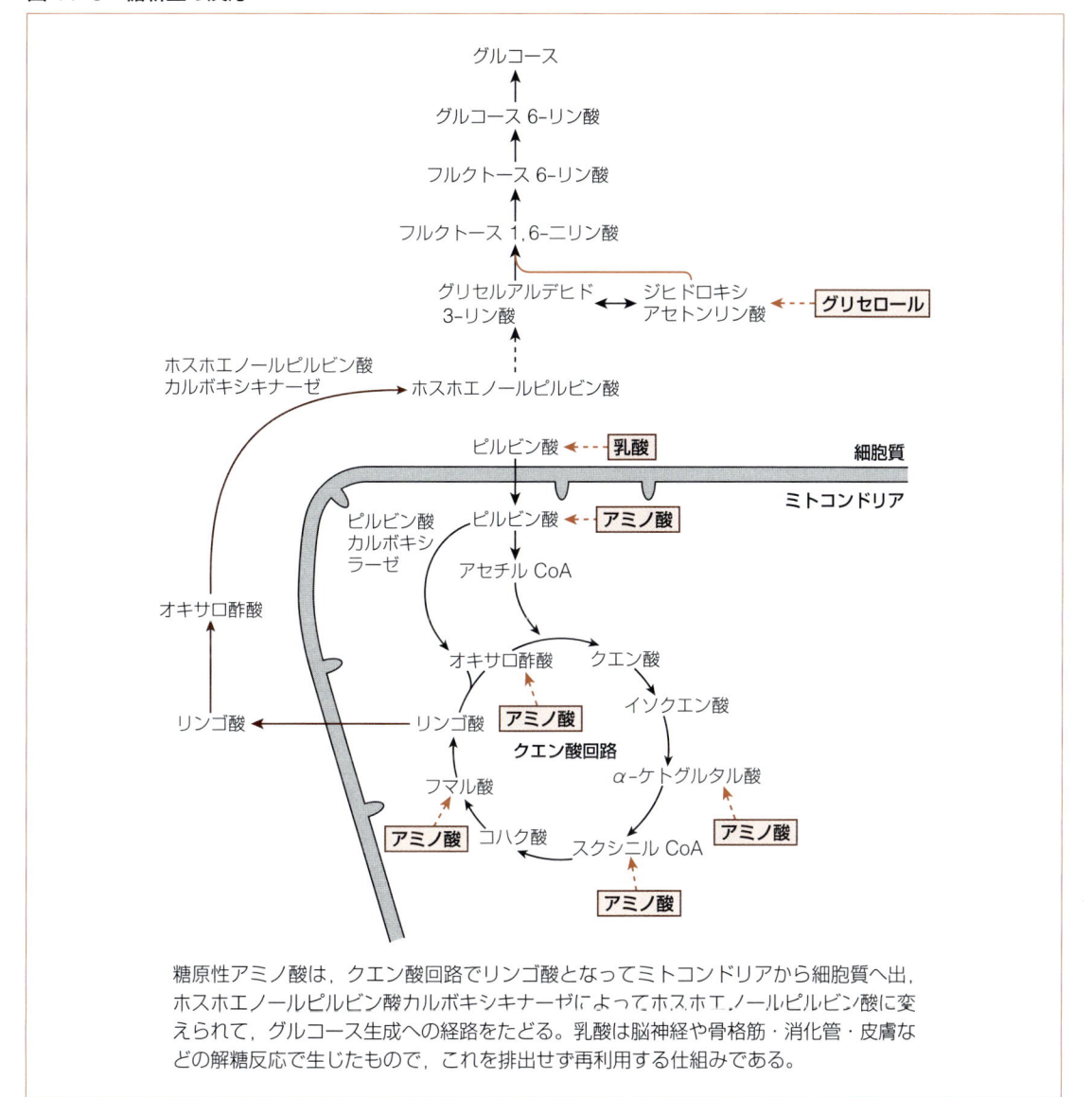

糖原性アミノ酸は，クエン酸回路でリンゴ酸となってミトコンドリアから細胞質へ出，ホスホエノールピルビン酸カルボキシキナーゼによってホスホエノールピルビン酸に変えられて，グルコース生成への経路をたどる。乳酸は脳神経や骨格筋・消化管・皮膚などの解糖反応で生じたもので，これを排出せず再利用する仕組みである。

スを得るために，体タンパク質（アミノ酸）や脂質（とくにグリセロール）を分解して，グルコースが新たに産生される。この反応を**糖新生**とよぶ。アミノ酸からの糖新生は主として**肝臓**（肝細胞）で行われるが，腎臓でも行われる。

❷ 糖新生の反応

グルコースを産生するための反応は，糖質の分解の逆の経路をたどって行われる。この反応系に入っていくのは，**グリセロール**（次項「β酸化」参照），**乳酸**，**アミノ酸**（このアミノ酸をとくに**糖原性アミノ酸**[21]とよぶ）である。グリセロールは解糖反応の中間体として，乳酸はピルビン酸として，アミノ酸はクエン酸回路の中間体として，それぞれ糖新生の反応系に入る（図11-5）。

> **ワンポイント** エネルギー代謝の効率とグルコースに依存する細胞
> 脂質もタンパク質もエネルギー源物質として利用されるが，その様式には2つある。1

Word [21]
糖原性アミノ酸
糖新生の材料としてアミノ酸が利用されるとき，グルコース生成の経路に入るアミノ酸をいう。ロイシンとリシン以外のアミノ酸が含まれる。なお，脂質の合成に向かうアミノ酸をケト原性アミノ酸という（☞ p.327）。

つは，グリセロール（脂質）やアミノ酸（タンパク質）からグルコースをつくる糖新生による場合であり，他方は以下で述べるように，脂質（脂肪酸）がアセチル CoA まで，タンパク質（アミノ酸）が α-ケト酸まで分解されてクエン酸回路に入り，グルコースと同じようにエネルギー産生に使われる場合である（図 11-3 参照）。

グルコースにまでさかのぼる糖新生よりも，クエン酸回路に直接合流する後者の反応のほうが効率的である。しかし，グルコースに対する依存度の高い脳の神経細胞や，解糖を行う骨格筋には，グルコースを送り込んでやる必要がある。糖新生は肝臓と腎臓でしか行われないので，糖新生という機構が備わっている意味があるわけである。

> **ワンポイント** ▶ **甲状腺ホルモンと糖新生**
> 甲状腺ホルモンは糖新生を促進する。甲状腺機能亢進症では糖新生が病的に促進され，臨床的に基礎代謝の亢進が出現する。

6 β 酸化

脂質[22]は糖新生の材料となる以外に，エネルギー源としてクエン酸回路に入って代謝される。脂質（中性脂肪で，そのほとんどがトリアシルグリセロール；トリグリセリドともいう）がクエン酸回路に入るためには，いくつかの段階が必要である。最初にトリアシルグルセロール（中性脂肪）が，水溶性の脂肪酸（遊離脂肪酸［FFA］）とグリセロール（グリセリンともいう）に分解される。ついで，脂肪酸はアシル CoA に分解されたのちミトコンドリアに運搬され，そこで β 酸化とよばれる数段階から成る反応を受けて，アセチル CoA となる。

アセチル CoA はクエン酸回路への中間体となる物質であり，そこからクエン酸回路に入って，エネルギー（ATP）産生過程に加わる。

b 脂質の代謝

脂質（脂肪）は，糖質と並んで重要なエネルギー源物質であり，また生体膜の重要な構成成分でもあり，わが国の食事摂取基準では，摂取エネルギーの 20％以上 30％未満であることが望ましいとしている。

脂質の大部分は**中性脂肪**の形で摂取される。生体で重要な役割を果たす脂質は，①**中性脂肪**，②**リン脂質**，および③**コレステロール**などのステロールである。そのほか，④**プロスタグランジン類**[23] の材料ともなる。そのうち，主にエネルギー源物質として利用される中性脂肪は，グリセロールと脂肪酸がエステル結合[24] でつながってできており，モノアシルグリセロール，ジアシルグリセロール，**トリアシルグリセロール**[25] があり，生体中では大部分がトリアシルグリセロールである。そのため，中性脂肪とトリグリセリドはほぼ同義に用いられる。トリアシルグリセロールは**トリグリセリド**ともよぶ（TG と略することが多い）。

■脂肪酸の存在型と分類

脂肪酸はグリセロールとのエステル結合によって，貯蔵型の脂質である**中性脂肪**（トリアシルグリセロール）をつくる。一方，遊離型として血中を移動するものは**遊離脂肪酸**（**FFA**）とよばれ（または，エステル結合していないので**非エステル型脂肪酸**［non-esterified fatty acid; **NEFA**］ともよばれる），アルブミンと結合している。

Word [22]
脂質
脂質とは，水になじまない性質を共通にもつ有機化合物の総称。中性脂肪，リン脂質，コレステロールが主なものである。

Word [23]
プロスタグランジン類
炭素数 20 の多価不飽和脂肪酸のエイコサトリエン酸・アラキドン酸・エイコサペンタエン酸からつくられ，血管や気管支の拡張・収縮，子宮収縮などの生理活性作用をもつ物質。プロスタグランジン・トロンボキサン・ロイコトリエンの 3 つを総称する。

Word [24]
エステル結合
カルボキシ基（–COOH；カルボキシル基ともいう）と水酸基（–OH；ヒドロキシ基ともいう）をそれぞれもつ 2 つの分子から水（H_2O）がとれてできる結合。その化合物を**エステル**という。

R–COOH + R'–OH
→ R–CO–O–R' + H_2O
　　エステル

Word [25]
トリアシルグリセロール
グリセロール 1 分子に脂肪酸がエステル結合した化合物であるアシルグリセロールには，脂肪酸が 1〜3 分子の化合物があり，そのうち 3 分子のものをいう。結合した脂肪酸によって，種類が変わる。

C 各種栄養素の代謝

脂肪酸についてはいくつかの分類のしかたがあるが，栄養学上，ヒトが体内でまったく，あるいは十分量生成できない**必須脂肪酸**(リノール酸，α-リノレン酸，アラキドン酸の3種で，食事から摂取しなければならない)と，合成のできる**非必須脂肪酸**(パルミチン酸，ステアリン酸など)に分けられる。また，**飽和脂肪酸**[26]と**不飽和脂肪酸**に分ける分類，炭素数による分類(短鎖，中鎖，長鎖)などがある。

> **ワンポイント ▶ 食事と血清トリグリセリド・コレステロール**
>
> 食事後は一時的に栄養過剰状態となるため，とくにグルコースに転換される食物(炭水化物やデンプンなど)を摂取したあとは，血清トリグリセリド値は上昇する。しかし逆に，空腹時には血清トリグリセリド値は低下する。
> トリグリセリドと異なり，血清コレステロールの値は食事の影響を受けにくいが，各種の高脂血症で上昇する。血清コレステロール値が低下するのは，低栄養状態のときや，肝硬変症などによる肝臓でのコレステロール生合成能が低下した場合である。

1 脂質の消化・吸収

食事中の中性脂肪は，膵臓の消化酵素である**リパーゼ**の作用で**脂肪酸**と**2-モノグリセリド**に加水分解され，小腸粘膜上皮細胞から吸収される。吸収された脂肪酸と2-モノグリセリドは，上皮細胞内で再び中性脂肪に合成され，さらにコレステロールやリン脂質とともに**リポタンパク質**[27]の1つである**キロミクロン**[28]（カイロミクロン）を形成したあと，上皮細胞を出，リンパ管を経て血液中に入る。さらに門脈から肝臓に運ばれて処理を受け，また一部は筋肉に運ばれ，β酸化を受けてエネルギー源として利用され，他の使われないものは体内の脂肪細胞へ運ばれて貯蔵される。グリセロールはエネルギー源物質や中性脂肪合成に使われる。

脂質は，きわめて燃焼価の高い貯蔵型のエネルギー源物質である。

> **ステップアップ**
>
> **リポタンパク質の種類と働き**
>
> キロミクロンは，その機能に応じてさまざまなリポタンパク質に変えられる。**VLDL**はキロミクロンから肝臓でつくられて，トリグリセリドが脂肪細胞へ運ばれる形である。**LDL**はコレステロールを多く含み(約50%)，コレステロールが末梢部へ運搬される形態である。一方，**HDL**は，末梢の組織で余ったコレステロールを肝臓に戻す働きがあり，**抗動脈効果作用**が期待されている。HDLコレステロール，LDLコレステロールが脂質異常症の診断の目安として測定されるが，これらはHDL・LDLに含まれるコレステロールをさす。
>
> **乳び**
>
> 脂肪酸に分解された脂質は，小腸粘膜から吸収されてリンパ管に入るが，その時点では白色で混濁した乳汁様の液体となっている。これを**乳び**(通常はキロミクロン)とよぶ。乳びはトリグリセリドを約85%含む，大きな粒子である。寄生虫感染などで腸間膜リンパ管の閉塞をきたすと，白濁した乳びが腹腔内や胸腔内に漏れ出すことがあり，これを乳び胸水とか乳び腹水とよぶ。

> **ワンポイント ▶ 脂質の燃焼価**
>
> 栄養素をエネルギー源として利用する反応は，酸素によって分子を酸化させてエネルギーを得る(最終的に二酸化炭素 CO_2 と水 H_2O を発生する)ものである。この反応は，化学的には木が燃えるのと同じ現象であり，"燃焼"になぞらえることができる(燃焼は急激におこる酸化)。エネルギー代謝によって発生するエネルギー量を**燃焼価**(栄養学の用語では**アト**

Word [26]
飽和脂肪酸
炭化水素(炭素と水素だけの化合物)にカルボキシ基(-COOH)がついた構造をもつ脂肪酸のうち，炭化水素基に二重結合あるいは三重結合をもたないもの。二重結合あるいは三重結合をもつものを不飽和脂肪酸という。

Word [27]
リポタンパク質
アポリポタンパク質(リポタンパク質上に特異的に分布するタンパク質)と脂質との複合体で，球状をし，表面がリン脂質でおおわれているため親水性で，脂質の血中での移動が行われる形態。キロミクロン，VLDL，LDL，(IDL)，HDLに分けられる(**表11-9**参照)。

Word [28]
キロミクロン
食事由来の脂質の血中での最初の運搬形態。リポタンパク質のうちで最も粒子が大きく，密度が低い。トリグリセリドを約85%含む。

ウォーター係数）という。この過程でできる水を燃焼水（または代謝水）とよぶ。呼気中に排泄される CO_2 の C（炭素）は，グルコースなど栄養素中の C である。

脂質がエネルギー源としていかにすぐれているかは，他の栄養素の燃焼価と比べてみれば明らかである。体内での糖質，タンパク質 1g の燃焼価（カッコ内は理論値）はそれぞれ 4（4.1）kcal，4（4.1）kcal であるのに対し，脂質は 9（9.3）kcal である。タンパク質がエネルギー源として用いられる場合は，糖質と同じ役割しか果たさない。

2 脂質の利用

食事で取り入れる脂質の大部分が中性脂肪であり，また動物が脂肪細胞にたくわえる貯蔵型の脂質も中性脂肪である。中性脂肪は**脂肪酸**と**グリセロール**に分解されたのち，脂肪酸は遊離脂肪酸（FFA）の形で血液中に溶存して必要とする各細胞に送られ，グリセロールは肝臓に運ばれて糖新生の原料となるほか，中性脂肪の成分として再利用されたりする。どちらもエネルギー産生に利用される。

リン脂質は大部分が肝臓で合成されて，生体膜（細胞膜・細胞小器官膜）を構成する主要な成分（脂質二重層）に使われ，また酸塩基平衡に関与したりと，重要な役割を果たしている。

ステップアップ

酸塩基平衡とリン酸

酸塩基平衡とは，代謝に伴って発生する酸によって酸性にかたよる細胞外液を塩基によって平衡状態とする，いわば体液の pH のバランスを維持する調節機構である。これには呼吸や腎臓による調節と，血液・体液による調節がある。血液・体液による調節では重炭酸（HCO_3）が主な役割を果たしているが，ほかにもヘモグロビンや血漿タンパク質およびリン酸系による調節機構もあり，リン酸系は血液・体液による調節の約 5% を占めるとされている。なお，リン酸はリン脂質のほかタンパク質からも産生される。

コレステロールはリン脂質とともに細胞膜などの構成成分として重要であるが，また**胆汁酸・ステロイド・ビタミン D_3** などの生合成の材料となる。コレステロールは食事中から 0.2〜0.5g 摂取されるが，1.0〜1.5g が体内（肝臓・副腎皮質・性腺）でつくられる。『日本人の食事摂取基準』（2010 年版）では，18 歳以上の成人でコレステロールの目標量は，男性で 750 mg/日未満，女性で 600 mg/日未満とされている。

ステップアップ

脂肪酸のエネルギー利用経路

中性脂肪は，糖質の供給がとだえたときに，**ホルモン感受性リパーゼ**[29]（主に脂肪細胞に存在する）の作用で加水分解されて**遊離脂肪酸**（FFA；非エステル型脂肪酸〔NEFA〕ともいう）となる。クエン酸回路に入ってエネルギー産生に使われる脂肪酸は，血中でアルブミンと結合した運搬型の遊離脂肪酸が各組織に運ばれたものである。脂肪酸はすみやかに組織に運ばれたのち，その細胞のミトコンドリアで β 酸化を受けて**アセチル CoA** の合成に向かい，ここからクエン酸回路に入る。一方，グリセロールは糖新生の原料として利用される（図 11-3 参照）。

コレステロールの代謝

コレステロールは食事でも摂取されるが，体内でも合成される（1 日あたり食事由来 0.3〜0.5g，肝臓での合成は約 1g）。合成の 90% は肝臓と小腸粘膜で行われるが，食事由来のものが増えると合成は低下する。コレステロール合成の入り口はアセチル CoA であり，糖質と脂質がこの合成の原料となる。

Word [29]

リパーゼ

リパーゼはトリアシルグリセロール（トリグリセリド，中性脂肪）のエステル結合を加水分解して，中性脂肪とグリセロールに分解する酵素。膵臓のリパーゼのほかに，リポタンパク質リパーゼ，脂肪組織に分布するホルモン感受性リパーゼがある。

3 エネルギー過剰と脂肪酸の合成

エネルギー過剰状態では，吸収されたグルコースはアセチル CoA から脂肪酸に合成されて，中性脂肪の形で脂肪細胞に貯蔵される。エネルギーの過剰摂取が続くと，中性脂肪が蓄積して**肥満**をひきおこす。

ステップアップ

脂肪細胞

脂肪細胞は細胞内に脂肪をためる球形をした細胞で，数百億個あるといわれ，疎性結合組織である脂肪組織をつくる。いったん増えた脂肪細胞は一生減らないといわれ，細胞分裂の盛んな成長期に肥満になると細胞の増殖によって脂肪細胞の多い体となり，肥満が解消されにくいともいわれる。近年では，脂肪細胞から分泌される生理活性物質（アディポネクチンなど）が，糖尿病など生活習慣病の発症に強く関与していることがわかってきた。

ケトン体の生成とゆくえ

アセチル CoA のうち，過剰に生成されたものが，肝臓で**ケトン体**[30] の合成に向かう。クエン酸回路が円滑に回転して脂質が効率よく利用されるためには，脂質の利用に見合った糖質の供給が必要であるが，糖尿病や飢餓状態では糖質の利用や供給が低下するため，脂肪酸の分解によるアセチル CoA の供給が過剰となる。このようにして血中にケトン体が増加した病態を**ケトーシス（ケトン血症）**という。しかし，中枢神経細胞（脳）や心筋細胞，腎臓はケトン体の代謝機構をもっており，飢餓時にはこれらの臓器の重要なエネルギー源物質となる。

血清中の脂質と高脂血症（脂質異常症）

血清中の脂肪（脂質）の主成分は，コレステロール，中性脂肪（トリグリセリド），リン脂質および遊離脂肪酸から成っている。高脂血症とは，これらの成分のどれか（あるいは2種類以上の組み合わせで）が過剰になった状態をいう。高脂血症には一次性（原発性）と二次性（症候性）があり，後者はなんらかの疾患（糖尿病や肥満など）に伴って二次的に高脂血症をきたす場合である。原発性高脂血症は過剰になっている脂質によって，大きく5種類に分類されている（表 11-9）。なお，心血管系へ悪影響を考えると，単に脂質が高値である以外に，いわゆる「善玉コレステロール」とよばれる HDL コレステロールが低値であることも問題であることがわかってきた。HDL コレステロールは他の脂質と異なり，血清濃度がある程度高いほうが望ましい。このため「高脂血症」という表現に問題があるとされ，最近では**脂質異常症**とよばれるようになった。

> **Word** [30]
> **ケトン体**
> 肝臓で生じ，アセト酢酸，3-ヒドロキシ酪酸，アセトンをいう。アセトンはほとんど利用されず，尿中と呼気中に排泄される。呼気中に出たときはアセトン臭がする。

表 11-9 原発性高脂血症の分類

	I 型	IIa 型	IIb 型	III 型	IV 型	V 型
増加するリポタンパク質	キロミクロン	低比重リポタンパク質（LDL）	低比重リポタンパク質（LDL）と超低比重リポタンパク質（VLDL）	中間比重リポタンパク質（IDL）	超低比重リポタンパク質（VLDL）	キロミクロンと超低比重リポタンパク質（VLDL）
血清脂質（TCho と TG）	TCho 正常～軽度上昇 TG 高度上昇	TCho 高度上昇 TG 正常	TCho 中等度上昇 TG 中等度上昇	TCho 中等度上昇 TG 中等度上昇	TCho 正常～軽度低下 TG 中等度上昇	TCho 正常～軽度上昇 TG 高度上昇
遺伝	劣性遺伝	優性遺伝	優性遺伝	劣性遺伝	優性遺伝	不明
発症時期	小児	小児～成人	小児～成人	成人	成人	小児～成人

TCho：総コレステロール，TG：トリグリセリド

| Word | ㉛
|---|
| 比重と密度 |

LDL や HDL の「D」は，density の略であり，正確には「密度」であるが，臨床の領域では「比重」が一般的に使われる。

ワンポイント　動脈硬化症形成にかかわる血清中の脂質

血清中の脂質で，とくに動脈硬化症の促進に関係するものは，低比重リポタンパク質(LDL)と超低比重リポタンパク質(VLDL)である。逆に，高比重リポタンパク質(HDL)は各組織からコレステロールを抜き取る働きがあり，動脈硬化症を抑制するといわれる㉛。

C タンパク質の代謝

　生体をつくっているタンパク質(体タンパク質)は，たえまなく異化(分解)と同化(合成)を繰り返している。健康なヒトでも日常的に，細胞の寿命に従ってこわれた細胞のタンパク質成分が，**アミノ酸**に分解されている。また特殊な場合では，長時間絶食が続いたとき，あるいは重症糖尿病患者などでは，細胞の生命活動の維持のためにエネルギー源として体タンパク質の分解がおこる。こうして分解されたアミノ酸，および食事から消化・吸収されたアミノ酸は一緒になって細胞内に入り，本来の用途すなわちタンパク質の合成の材料として，あるいはそれ以外のさまざまな用途に使われる。

　アミノ酸については，生体には糖質や脂質のように余剰のものを貯蔵する機構がなく，またエネルギー源としては糖質よりも代謝効率が低いため，糖質エネルギーが十分量供給されている状態では，吸収されたアミノ酸はエネルギー源としても利用が抑制される。余剰のアミノ酸の多くは，肝臓で一定の処理を受けて有毒なアンモニアから**尿素**につくり変えられてから，尿中に排泄される。

ワンポイント　糖尿病患者のやせとのどの渇き

糖尿病患者，とくに1型糖尿病などの重症の糖尿病患者では，血糖が尿中に多量に失われる。その結果，血糖の維持が体タンパク質の異化亢進によって代償されるため，やせ(るいそう)がおこる。グルコースが尿中に失われる際に(尿糖)，浸透圧によって多量の水が持ち出されるため，脱水から，のどの渇きがおこる。

1 タンパク質の消化・吸収

　タンパク質は窒素を有する有機物で，人体の各種細胞や臓器の維持に必須の栄養素である。生体は構造においても機能においても，タンパク質から成っているといえる。

　食物中のタンパク質は，小腸でアミノ酸とペプチド(ジペプチドまたはトリペプチド)㉜にまで分解され，小腸粘膜上皮から輸送体(**輸送担体**)を介して吸収される。吸収されたアミノ酸とペプチドは，遊離型のアミノ酸に変えられて血中に入り，門脈を経て全身の組織・細胞に運ばれる。

| Word | ㉜
|---|
| ペプチド |

アミノ酸どうしが，カルボキシ基(–COOH)から1分子の水(H_2O)がとれ–CO–NH–によって結合した化合物。結合するアミノ酸の数によって，ジ–(2個)，トリ–(3個)，オリゴ–(10個程度)，ポリ–(10個以上)を冠してよぶ。タンパク質はポリペプチドである。

2 アミノ酸の用途

　アミノ酸の用途は，大きく①タンパク質の合成，②エネルギー源，③タンパク質以外の化合物の合成，④他のアミノ酸の合成の4つに分けられる。

❶ タンパク質の合成

　DNA(デオキシリボ核酸)中の**遺伝子の塩基配列**(これを遺伝情報という)に従って，**20種類のアミノ酸**からタンパク質が合成される。タンパク質の種類

C 各種栄養素の代謝

ごとにポリペプチドを構成する特定のアミノ酸配列は決まっており，このはじめの段階をタンパク質の一次構造という。タンパク質はさらに，機能や組成・形・構成などでタンパク質ごとに，さまざまに異なる構造に組み立てられ，生物的な機能とともに固有の立体構造をとる。

タンパク質の構造は一次構造と，それをさまざまに組み立てていく**高次構造**に分けられる。高次構造は二次構造（α ヘリックスと β 構造），三次構造（タンパク質ごとの固有の立体構造），さらに四次構造（構成タンパク質である最終的な立体構造）に分けられる。

❷ エネルギー源

由来を問わず，新しいタンパク質の合成に使われなかったアミノ酸は貯蔵されないので，すみやかに分解され，糖新生に入ってエネルギー源として使われるほか，脂質の合成に向かう（ケト原性アミノ酸）。しかし，グルコースなどエネルギー源の十分な供給がある場合には，エネルギー源への利用も抑制されるので，過剰に摂取したタンパク質は，タンパク質本来の役割をまったく果たすことなく終わる。

❸ タンパク質以外の化合物の合成材料

プリン塩基・ピリミジン塩基（核酸の構成成分）や，クレアチンリン酸（ホスホクレアチンともいい高エネルギー化合物），ポルフィリン（ヘムタンパク質の成分のヘムの構成成分），生理活性アミン❸（ヒスタミン・セロトニン・ドーパミンなど）の合成に使われるほか，タウリン・グルタチオン❹・グリココール酸・一酸化窒素❺ などの原料となる。

❹ 他のアミノ酸の合成材料

非必須アミノ酸の必要量が，他のアミノ酸を使って体内で合成される❻。

Word ❸ アミン
アンモニア（NH_3）の水素原子を炭化水素基で置換した化合物。

Word ❹ グルタチオン
トリペプチドで，スルフヒドリル基（チオール基ともいう；-SH 基）を含む（チオール化合物という）。生物界に最も多いチオール化合物で，すべての細胞に存在する。-SH 基の還元作用や，グルタチオンペルオキシダーゼによって，抗酸化作用や解毒作用を示す。

Word ❺ 一酸化窒素
多くの動物細胞で生成され，細胞膜透過性がある。血管平滑筋弛緩作用（血圧低下），神経伝達，好中球の活性化，血小板凝集作用などがある。

Word ❻ 必須アミノ酸
人体内でみずからがまったく，あるいは必要量を合成できないアミノ酸。バリン，ロイシン，イソロイシン，トリプトファン，フェニルアラニン，トレオニン（スレオニン），メチオニン，リシン（リジン），ヒスチジンの 9 種類。

ステップアップ

タンパク質の代謝回転と摂取基準

タンパク質は細胞骨格，筋肉の主要な構成要素となるほかに，酵素，ホルモン，神経伝達物質，血漿タンパク質や血球などをつくっており，きわめて重要な成分である。また骨格筋は，絶食時のエネルギー供給源となる。種類によって異なるが，体タンパク質は固有の寿命（数日〜百数十日）に応じて分解されるとともに，その分のタンパク質が補われている。

分解されたタンパク質を補うために，1 日の必要量（食事摂取基準）が決められている（☞表 11–3, p.308）。成長期から老年期までの男性の摂取基準は 50 g，推奨量は 60〜65 g となっている。代謝の盛んな成長期や妊娠期には**窒素出納はプラス**となり，多めの値が設定されている。手術後や消耗性疾患では窒素出納はマイナスとなる。また，活動量や健康状態などで摂取必要量は異なり，運動不足，激しい運動はタンパク質の異化を促進し，適度の運動は摂取したタンパク質の利用効率を高める。

さらに糖質・脂質の摂取が少ない状態ではエネルギー源への利用が多くなり，タンパク質合成への利用率が低くなる。一方，過剰なタンパク質摂取は健康な生活を送るうえで障害をもたらし，現在，成人におけるタンパク質摂取量は 2.0 g/kg/日を上限とすべきとされている。

ワンポイント　窒素出納と窒素平衡

タンパク質は窒素を含有する有機化合物であり，窒素を含む排泄物（糞便・尿・汗）は主としてタンパク質に由来する。取り入れた窒素の総量と排泄した窒素量は，タンパク質の出入りを示し，その差を**窒素出納**とよぶ。健康な成人では窒素出納はゼロであり，これを**窒素平衡**という。成長期や妊婦では，摂取量（出納）がプラスとなる。また，外科手術後やがん（癌）では，体タンパク質の異化が亢進するので，排泄量が上回る。

図 11-6 アミノ酸の代謝

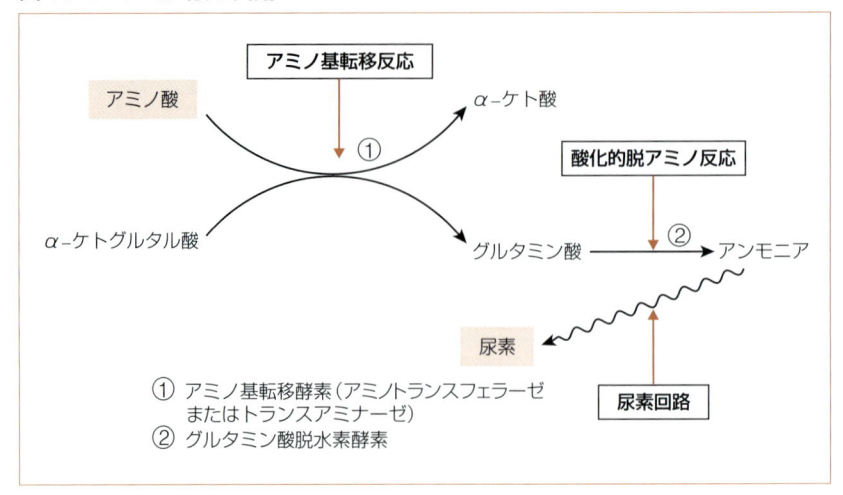

なお、窒素は 90%前後が尿素として腎臓から尿中に排泄され、残りが糞便中に排泄される（食事内容で多少異なる）。

3 アミノ酸の分解と排泄

肝臓の**アミノ基転移酵素**（アミノトランスフェラーゼまたはトランスアミナーゼともいう）によって、アミノ酸のアミノ基を**α-ケトグルタル酸**に渡し、グルタミン酸を生じる（アミノ基転移反応）。ついで、このグルタミン酸は**グルタミン酸脱水素酵素**（グルタミン酸デヒドロゲナーゼともいう）によって酸化的脱アミノ反応を受けて、**アンモニア**を生じる。しかし、アンモニアは非常に毒性の強い物質であるため、肝臓において解毒機構である**尿素回路**を通じてアンモニアを**尿素**[37]に変えて、腎臓を経て尿中から排泄される（図 11-6）。

| Word | [37] |

尿素
哺乳動物におけるタンパク質の最終代謝産物。きわめて水によく溶ける。腎機能が低下すると尿素排泄量が減少し、血中尿素窒素（BUN）値が上昇する。

d 核酸の代謝

核酸とは、人体の遺伝情報の基本である**デオキシリボ核酸**（**DNA**）と、**リボ核酸**（**RNA**）をさすが、代謝においては DNA や RNA の構成要素である**プリン**や**ピリミジン**の代謝をさすことが多い。いずれも細胞の核を構成する基本的な物質である。

1 核酸代謝

プリンもピリミジンも、食物中の核酸から分解される。生体内のプリン・ピリミジンの大半が肝臓で合成される。細胞の崩壊で生じたプリン・ピリミジンは再び利用されるが、一部は尿中に排泄される（図 11-7）。

プリン体が分解されるときに**尿酸**が生成される。尿酸は正常な状態でも血中に存在して尿中に排泄されるが、核酸の過剰摂取やプリン体の過剰崩壊、あるいは腎臓での尿酸の排泄能の低下によって**高尿酸血症**（血清尿酸値が 7 mg/dL 以上）となる。

図 11-7 尿酸の代謝

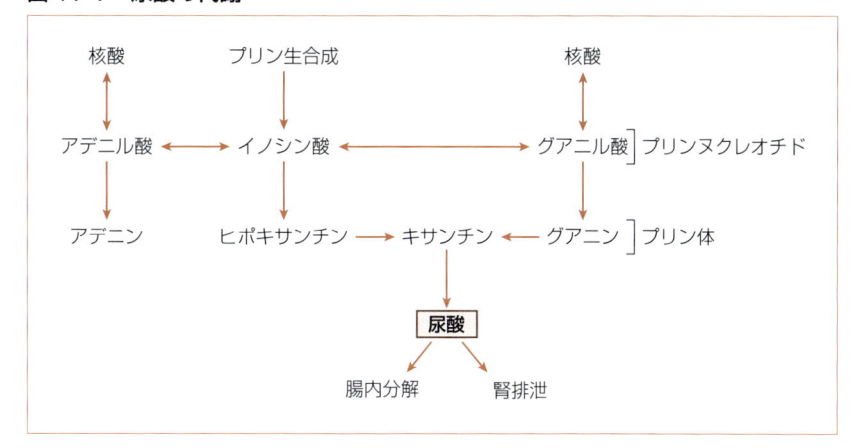

```
核酸            プリン生合成              核酸
 ↕                  ↓                    ↕
アデニル酸 ←→ イノシン酸 ←─────── グアニル酸 ] プリンヌクレオチド
 ↓              ↓                      ↓
アデニン      ヒポキサンチン → キサンチン ← グアニン ] プリン体
                            ↓
                          [尿酸]
                        ↙      ↘
                    腸内分解    腎排泄
```

> **Word** ㊳
> **DNA と RNA**
> DNA はアデニンとグアニンのプリン系塩基と，シトシンとチミンのピリミジン系塩基の合計 4 種類の塩基から成っている。一方，RNA を構成する塩基も 4 種類であるが，DNA にあるチミンがウラシルに置き換わっている。

2 DNA と RNA

DNA(デオキシリボ核酸)は細胞の核内に存在し，すべての遺伝情報の基本になっている。RNA(リボ核酸)は，DNA の遺伝情報を発現させる働きがある㊳。RNA は核内のみならず細胞質内にも存在する。

e ビタミン・ミネラル(電解質)の代謝

1 ビタミンの代謝

ビタミンとは三大栄養素やミネラルとともに生命維持に必須の有機栄養物質であって，微量で生理活性を示すが，生体内でまったく，または十分量合成ができない一連の物質をさす。ビタミンはすべて食事などにより外部から摂取する必要がある。すでに述べたが，ビタミンは**補酵素**としての役割を果たす。1 分量摂取しないと，ビタミンによる生理作用が阻害され，障害が発生する(☞ 表 11-4，p.309)。

ビタミンは水に溶解する水溶性のもの(**水溶性ビタミン**)と，水に溶けずあぶら(脂)に溶解する脂溶性のもの(**脂溶性ビタミン**)に大きく分類される。水溶性ビタミンは，過剰に摂取されても尿中から排泄されるが，脂溶性ビタミンは過剰に摂取すると体内の脂肪組織や肝臓に蓄積され，**ビタミン(A，D，E，K)過剰症**をおこす性質がある。しかし，臨床上は，欠乏症のほうが問題となる場合が多い。

❶ 水溶性ビタミンの不足による障害

①ビタミン B_1(チアミン)：α-ケト酸の酸化的脱炭酸反応とトランスケトラーゼ反応に必要で，ビタミン B_1 が不足すると脚気やウェルニッケ脳症となる。

②ビタミン B_2(リボフラビン)：クエン酸回路で補酵素(FAD，FADP)として働き，ビタミン B_2 が不足すると口角びらんや舌炎をきたす。

③ビタミン B_3(ナイアシン)：クエン酸回路で補酵素(NAD，NADP)とし

て働き，ビタミン B_3 が不足するとペラグラとよばれる，体重減少や抑うつ症などの症候をきたす。

④ビタミン B_5（パントテン酸）：腸内で補酵素 A（CoA-SH）となるが，これもクエン酸回路などの反応に必要である。ビタミン B_5 は食品に豊富に存在するため，欠乏症をきたすことはきわめてまれである。

⑤ビタミン B_6：単独欠乏はまれであるが，アルコール依存症の者や結核治療薬であるイソニアジド長期服用者で，他のビタミン B 群とともに欠乏症になることがある。

⑥ビタミン B_{12}（シアノコバラミン）：胃粘膜の壁細胞から分泌される内因子と結合して，回腸から吸収される。ビタミン B_{12} は体内でメチオニン生成などに関与し，核酸合成に利用される。ビタミン B_{12} 欠乏では赤芽球の核酸合成も障害されるため，巨赤芽球性貧血（悪性貧血ともいう）をきたす。

⑦ビタミン C（アスコルビン酸）：コラーゲン生成など生体内で多くの働きをするが，欠乏するとコラーゲン合成が減弱するため壊血病となる。

❷ 脂溶性ビタミンの不足による障害

①ビタミン A：欠乏すると，夜間視力障害（いわゆる鳥目）となる。

②ビタミン D：欠乏するとカルシウム代謝が阻害されるため，くる病や骨軟化症などの骨疾患をきたす。

③ビタミン K：欠乏では血液凝固因子合成が障害されるため，凝固因子不足による出血傾向をきたす。

❸ 脂溶性ビタミンの過剰による障害

前述のように，水溶性ビタミンは過剰に摂取しても尿中に排泄されるため，過剰摂取による障害はほとんどない。一方，脂溶性のビタミン A・D・E・K は過剰に摂取すると脂肪組織・肝臓に蓄積し，急性期では頭痛や全身倦怠感，慢性期では肝機能障害や頭蓋内圧亢進症などの症状をきたす。

2 ミネラル（電解質）の代謝

ミネラル（電解質）は，大量の摂取（1日の必要量が 100 mg 以上）が必要な**多量ミネラル**（マグネシウム，カルシウム，リン，ナトリウム，カリウム）と，摂取量が微量である**微量ミネラル**（鉄，亜鉛，ヨウ素など）に分類される。

通常，ミネラルは尿中や便中および汗に排泄される。そのため，多尿状態や下痢・嘔吐，発汗過剰状態ではミネラルが喪失し，不足症状をきたすことがある。ミネラルの代謝は，食事から摂取されたミネラルが体内に吸収されたあと，さまざまな用途に利用され，不要・過剰となったものが腎臓や消化管などから排泄される過程をさしている。主なミネラルの働きを**表 11–10** にあげる。

❶ ナトリウム

細胞外液の主要な陽イオンである。ナトリウムの過剰摂取は高血圧症の原因となり，その結果，脳血管障害や冠状動脈疾患による死亡率が上昇する。ナトリウム摂取が不足すると血漿浸透圧が低下し，浮腫の原因となる。低ナトリウム状態になると，腎臓のレニン–アンギオテンシン–アルドステロン系が

表 11-10 おもなミネラルの働き

元素	主な機能	血清基準値	過剰摂取による障害	過少摂取による障害	含有する主な食品
ナトリウム	細胞外液の主な陽イオン，血漿浸透圧の調整など	135〜147 mEq/L	高血圧症，脱水	通常の食事で欠乏することはまれ。過剰飲水（水中毒）や抗利尿ホルモン過剰分泌（SIADH）で血清ナトリウムが低下すると意識障害や浮腫など	食塩など（加工食品や保存食品では含有量が多い傾向にある）
カリウム	細胞内液の主な陽イオン，神経・筋肉機能調整	3.6〜5.0 mEq/L	心停止	四肢麻痺・精神障害など	果物・野菜類
カルシウム	骨・歯牙の主成分，神経・筋肉機能調整	8.0〜10.3 mg/dL *	意識障害，結石症	骨軟化症（成人），くる病（小児），テタニー	酪農製品（肉・乳製品），小魚など
鉄	赤血球内のヘモグロビンの重要成分（酸素運搬）	男性：59〜161 µg/dL 女性：29〜158 µg/dL **	血鉄症	鉄欠乏性貧血	肉類（赤身）・肝など

基準値は日本臨床検査医学会包括医療検討委員会編集の『臨床検査のガイドラインハンドブック』による。
* 血清カルシウム値は通常アルブミンと結合したカルシウムとして測定される。そのため低アルブミン血症では見かけ上の値が低くなる。
** 貧血の検査では血清鉄だけではなく，総鉄結合能（TIBC）とフェリチンの測定も必要である。

働き，アルドステロンによって尿細管での Na^+ 再吸収が亢進する。

❷ カリウム

　細胞内液の主要な陽イオンである。カリウムの過剰摂取は，健常人ではおこりにくいが，尿からのカリウムの排泄が低下した状態，すなわち慢性腎不全状態では，相対的なカリウム過剰摂取状態になりやすくなる。血清カリウムが高値になると，不整脈から心臓突然死の原因となる。他方，低カリウム血症は摂取不足以外に，高度の下痢や嘔吐によるカリウム喪失などでおきる。高度の低カリウム血症では四肢麻痺などの運動障害をきたす。

❸ カルシウム

　骨・歯の主要な成分である。ビタミン D のほか，副甲状腺（上皮小体）から分泌される**副甲状腺ホルモン**と，甲状腺から分泌される**カルシトニン**によって血清カルシウム値のバランスが保たれている。ビタミン D と副甲状腺ホルモンは血清カルシウムを上昇させ，逆にカルシトニンは血清カルシウムを低下させる。血清カルシウム（カルシウムイオン）が低下するとテタニーとよばれる痙攣をきたす。血清カルシウムが上昇すると，筋麻痺や昏睡をきたす。また血清カルシウムが基準値内にあっても，カルシウム摂取不足などで骨のカルシウム量が低下し，骨軟化症や骨粗鬆症をきたすことがある。

❹ 鉄

　主に赤血球のヘモグロビン中にヘム鉄の形で存在している。鉄の摂取不足（あるいは出血などによる過剰喪失）はヘモグロビンの減少，すなわち貧血の原因となる。逆に鉄の過剰摂取は体内への鉄沈着症の原因となる（☞第 2 章 A-c-1「赤血球」，p.31）。

ステップアップ

鉄過剰

鉄は生体に必須の微量ミネラルであり，摂取不足（あるいは過剰消費）により鉄欠乏性貧血をきたす。しかしながら，一方では鉄イオンの酸化が各種の病態に関与していることもわかってきた。酸化は各種臓器の発がんに関与している。また慢性肝炎（とくにC型肝炎ウイルスによる慢性肝炎）では肝炎の進行（悪化）に鉄イオンの関与が示唆されており，瀉血療法を行う施設もある。

本章のまとめ

- 代謝とは，生体の維持のために取り入れた食物を栄養素の形に分解・吸収して利用したり，あるいは生体成分として生合成したりする一連の生体反応をさす。
- 異化反応とは大きな分子から小さな分子へ分解することであり，エネルギーを得る生体反応である。
- 同化反応とは小さな分子の物質から大きな分子の物質を合成する反応をさす。
- 食事摂取基準とは，人体が健康な生活を過ごすために必要とされる1日の栄養量の基準である。
- 日本人の推定エネルギー必要量は，身体活動レベルや年齢・性別で基準が設けられている。普通の身体活動レベルの成人（30〜49歳）の推定エネルギー必要量は男性で2,650 kcal，女性で2,000 kcal である。
- 総脂質の食事摂取基準は，総摂取エネルギーの20％以上30％未満が望ましいとされる。
- タンパク質の食事摂取基準は，成人（30〜49歳）男性で推定平均必要量が50 g，推奨量が60 g，女性で推定平均必要量が40 g，推奨量が50 g である。
- ビタミンは人体内で合成できない有機物で，生体に不可欠の物質である。大きく脂溶性ビタミン（A，D，E，K）と水溶性ビタミン（B，C）に分けられる。一部のビタミン，とくに脂溶性ビタミンは過剰な蓄積による障害があるため，上限量が設定されている。
- カルシウム（Ca），マグネシウム（Mg），リン（P）などの無機質も食事摂取基準があり，CaとPは蓄積性があり許容上限摂取量もある。
- 鉄の食事摂取基準は成人（30〜49歳）男性で推定平均必要量が6.5 mg，推奨量が7.5 mg，女性は月経による出血で赤血球内の鉄が喪失するため月経がある場合は推定平均必要量が9.0 mg，推奨量が11.0 mg であるが，月経がない場合は推定平均必要量が5.5 mg，推奨量が6.5 mg である。
- 食物繊維の食事摂取基準は，成人（30〜49歳）男性で目標量が19 g，女性で目標量が17 g である
- 糖質（炭水化物）はグルコース（ブドウ糖）に，脂質は脂肪酸に，タンパク質はアミノ酸に主として分解されて，小腸から吸収される。
- グルコースは，生体維持のためのエネルギー源として最も重要な物質である。1分子のグルコースは解糖系，クエン酸回路（クレブス回路），および電子伝達系（呼吸鎖）を経て分解され，その過程で生体エネルギーであるATP（アデノシン三リン酸）が36（ないし38）モル生成される。
- 解糖系は無酸素状態で行われる（嫌気性）が，クエン酸回路と電子伝達系の過程には酸素が必要である（好気性）。

本章のまとめ

- 経口的に糖質の摂取が減少しているときには、肝臓や筋肉内に貯蔵されているグリコーゲンからグルコースが産生される。グリコーゲンが消費されたあと糖質の補給がなされない場合(飢餓状態)には、体タンパク質や脂質が分解されてグルコースが生成される。この反応が糖新生である。
- 生体で重要な役割を果たす脂質は、中性脂肪(トリグリセリド)、リン脂質、およびコレステロールなどのステロールである。脂肪酸は β 酸化を介して生体のエネルギー源となる。
- 血清中のトリグリセリドは食事の影響を大きく受けるが、血清コレステロールは食事の影響を受けにくい。
- タンパク質は、消化管でアミノ酸とペプチドの形にまで消化されて、小腸で吸収される。
- アミノ酸は20種類あるが、その中でバリン・ロイシン・イソロイシンなど人体で合成できない9種類を必須アミノ酸とよぶ。
- アミノ酸が脱アミノ作用を受けると、尿素回路を経て尿素が生成される。生成された尿素は、最終的に腎臓で尿中に排泄される。
- 核酸とは、人体の遺伝情報の基本であるデオキシリボ核酸(DNA)とリボ核酸(RNA)をさす。
- DNAは細胞の核内に存在し、遺伝情報の基本になっている。RNAは核内のみならず細胞質内にも存在し、DNAの遺伝情報を発現する働きがある。
- 代謝においては核酸とはDNAやRNAの構成要素であるプリンやピリミジンの代謝をさし、いずれも食物中の核酸から分解される。
- プリン体が分解されるときに尿酸が生成され、核酸の過剰摂取やプリン体の過剰崩壊によって高尿酸血症となる。
- ビタミンの摂取が不足すると、ビタミン欠乏症となる。ビタミン A_1 不足の脚気はその代表である。
- ナトリウムの過剰摂取は高血圧症の原因であり、脳血管障害や冠状動脈疾患による死亡率上昇の原因となる。
- 鉄の摂取不足により鉄欠乏性貧血となるが、鉄の過剰摂取の場合は鉄沈着症のほか各種疾患の進行を早める作用がある。

人体の構造と機能

第12章

泌尿器系

本章の学習目標

　生命活動は，種々の代謝活動によって成り立っている。代謝は，物質（糖質，種々の脂質やタンパク質など）の合成やエネルギー産生の過程（同化）と，物質の分解やエネルギー消費の過程（異化）から成るが，いずれの過程においても最終代謝産物として，生体にとって不必要な物質（老廃物）あるいは蓄積すると有害となる物質が産生される。これらの物質は，細胞から出されて，いったんは血液に溶け込んだあと，腎臓の特殊な機構（濾過装置）を通して尿として体外に排泄される。一部はガスや水分として肺や体表面から排泄されるが，この代謝産物の大部分が尿として排泄される。このように，腎臓は体内をめぐってきた血液中からすべての老廃物を濾過・排泄して，血液を浄化する重要な機能を担っている。このために血液は1日に何度も腎臓を通過する。腎臓から排泄されるものが尿である。尿が通過する通路が尿路系であり，泌尿器系ともいわれる。腎とあわせて「腎・泌尿器系」といわれることもある。

　一方，腎臓には，血液の濾過とともに，「再吸収」と「分泌」という機能が備わっている。再吸収は，一度濾過した物質であっても，生体に有用な，あるいは必要な物質は体外に排泄しないで，「リサイクル（再利用）」するという機構である。分泌は，生体に過剰となった物質を体外に排泄する機能である。これらの機構によって，体内の水分量や体液（細胞外液）の浸透圧，水・電解質平衡，酸塩基平衡などが調節され，細胞に対して「内部環境」となる細胞外液（間質液）を一定の状態に維持するホメオスタシス（恒常性維持）が働いている。

　そのほか，腎臓にはホルモンやサイトカイン分泌の機能があり，レニン-アンギオテンシン-アルドステロン系やエリスロポエチンなどによって血圧や造血，その他にかかわっている。

　本章では，腎臓の解剖学的な構造とともに，これらの機構とその機能について詳しく学習する。あわせて，尿路系の解剖と機能や，尿の排泄機構についても学んでいく。また，尿の排泄機構に類似した機構である排便機構についても，その仕組みをここで学習する。

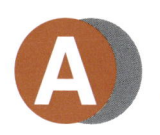

A 尿の生成と腎臓の働き

■ホメオスタシスへの腎臓の関与

　生命の最小の単位は**細胞**である。個体としてのヒトの生存は，60兆個以上といわれる膨大な数の細胞の健全な営みによって維持されている。ところで，細胞は，細胞の外にある液体(**細胞外液**❶ あるいは**間質液**)にいわば浸るようにして存在している(この状態は，生命体の発生期において単細胞生物が水生であったことと基本的に似ている)。すべての細胞は，細胞の生存環境となるこの細胞外液の浸透圧や電解質濃度などの影響を受ける(ゆえに，細胞外液のことを**内部環境**とよぶ)。それと同時に，血液によって運搬されてきた酸素・栄養素と，細胞活動(代謝)の結果として生じた老廃物が，毛細血管と細胞の間で細胞外液を介して交換される。

　水分の占める割合は性別・年齢などによって多少の違いはあるが，電解質，栄養素はいずれも溶媒としての水に溶解した状態で存在し，また移動する。このような細胞外液をたえず一定の状態(電解質組成・濃度，浸透圧など)に調節して細胞の生存環境を守り，また細胞から血液に溶け込んだ代謝産物を血液から取り除いて血液の浄化という働きを担っているのが，**腎臓**である。腎臓のこの働きは細胞の生存環境の定常状態の維持機能として理解され，**ホメオスタシス**(**恒常性維持**)とよばれる。ホメオスタシスには腎臓以外に内分泌系・神経系・免疫系が複合的にかかわっているが，細胞外液調節への直接の関与は腎臓だけが受け持っている。腎臓の働きの結果として**尿**がつくられるので，この器官系は**腎・泌尿器系**とか，単に**泌尿器系**とよばれる。

> **Word** ❶
> **細胞外液**
> 細胞の外に分布する液体をさし，間質液(組織間液)と脈管内液(血液とリンパ；広義には膵液や消化液，体腔液なども含める)を合わせたもの。

ステップアップ　動物における体液濃度の恒常性

　例えば，海水魚と淡水魚の違いはあっても魚類は体内とは異なる浸透圧の水性の環境に抗して，また陸上の哺乳動物は乾燥環境に対して，それぞれ内部環境(細胞外液)を一定に維持する仕組みが備わっている(図12-15参照，p.359)。すなわち，生存環境の違いや生物の種類にかかわりなく，内部環境のナトリウムイオン(Na^+)濃度はほぼ一定の範囲(140〜180 mmol/L)にあるという。ちなみに，ヒトの血漿中の Na^+ 濃度の基準値は135〜149 mmol/L である。外部環境はそれぞれで大きく異なるが，細胞外液の濃度が一定の範囲にあるという事実は，細胞にとっては細胞外液が生存環境そのものであること，つまり生体においては細胞外液の恒常性が"生命線"だということを意味している。

> **Word** ❷
> **濾過**
> 液中の不純物や不要物を粒子径の大きさを利用して濾すこと。濾過された血液は，老廃物が取り除かれている。

ワンポイント　性別・年齢と水分量

　水は体重の約60%(2/3としている教科書もある)を占める。ただし，性別・年齢によって異なっている。新生児・乳児では70〜80%，老人・成人女性では45〜55%と大きな開きがある。成人男性はその中間に位置し，55〜65%である。それは，体を構成する成分の比によって水分量も異なり，脂肪組織は水になじみにくいため水をためず，筋組織は水となじみやすく水をためるからである。

■腎臓の機能

　心臓から拍出される血液量の約25%が腎臓を通過する。血液は腎臓の中の**糸球体**で**濾過**❷ されたあと，**糸球体濾液**❸(原尿ともいう)となって**尿細管**に移

> **Word** ❸
> **糸球体濾液**
> 原尿ともいう。糸球体は血球や大きなタンパク質分子を除いてほとんどの成分を通過させるので，糸球体濾液の組成は血漿の組成と近い。

337

動する。糸球体濾液は通常，成人男性で1日に180～200Lにのぼる。1日に腎臓を通過する血液量は900～1,000Lにも達し，体重65kgの成人男性の血液量(体重の約1/13を占める)を5Lとすれば，腎臓で1日に200回近く濾過を受ける勘定になる。

糸球体濾液は尿細管に下り，そこで濾液中の有用な成分(水やグルコース・無機塩類など)を再び体内に戻す「再吸収」と，体内で過剰となった特定の物質を濾液中に放出する「分泌」を行い，集合管でも再吸収と分泌の過程をさらに経て，最終的に体外へ排泄される尿になる。このような各種の物質の出し入れを経て，1日に排出される尿量は1～2L(平均1.5L)である。つまり，99％以上の水が再び血液中に戻ることになる。

腎臓での尿生成の過程はこのように，①糸球体における濾過と，尿細管における②再吸収および③分泌の3つで成り立っている。

そのほか，腎臓にはレニン-アンギオテンシン-アルドステロン系，カリクレイン-キニン系という酵素反応系があり，それぞれ血管の収縮と拡張の作用をもち，またナトリウム(Na)の再吸収促進と抑制作用によって，血圧の調節(昇圧・降圧)に関与している。さらにエリスロポエチン❹，活性型ビタミンD_3(1,25–ジヒドロキシビタミンD_3)の分泌によって，それぞれ赤血球産生(造血)，カルシウム・リン代謝にかかわっている。

Word	❹

エリスロポエチン
骨髄での赤芽球前駆細胞の増殖と分化を促すサイトカインで，腎臓で産生される糖タンパク質性ホルモンである。低酸素状態で分泌される。

ステップアップ

ビタミンD

ビタミンDは，プロビタミンDに紫外線が照射されることによって産生される脂溶性ビタミンである。栄養素としてはキノコや肝油にも含まれている。しかし，それ自体では機能を果たすことはできず，肝臓で水酸化を受けたあと，腎臓の近位尿細管でさらに水酸化されて**活性型ビタミンD(1,25–ジヒドロキシビタミンD)**となり，生理機能をもつようになる。その生理機能は，腸管でのCa吸収の促進，腎臓でのCa^{2+}の再吸収の促進である。ビタミンDにはD_2～D_7があるが，重要なのはD_2とD_3である。

カルシウムの吸収と排泄

カルシウムは生体内で最も大量に存在する無機質である。大部分はリン酸カルシウムの形で骨に沈着している。カルシウムは1日に500～800mgが食物として摂取され，そのうち約半分が小腸からリン酸塩の形で吸収され，一部はタンパク質と結合して骨に運ばれる。一方，糸球体濾過液中に大量に流出したカルシウムは尿細管で約99％が再吸収され，尿中に排泄されるのは1日100～150mg程度である。最も多くカルシウムが排泄されるのは糞便であるが，多くは食事中に存在し小腸で吸収されなかったカルシウムで，いったん体内に取り込まれたカルシウムは尿から排泄される。

Word	❺

クレアチニン
クレアチンの代謝産物。筋肉内にはクレアチンリン酸(ホスホクレアチンともいう)という高エネルギー化合物が存在し，ATPを筋に持続的に供給する仕組みをもっている。

ADP＋クレアチンリン酸
　→ ATP ＋ クレアチン

この過程で生じたクレアチンが非酵素的にクレアチニンに代謝される。

ワンポイント ── 濾過と再吸収・分泌 ──────────●

高校の化学の教科書には，濾過とは「液体とその液体に溶けない固体の混合物を濾し分けること」と説明されている。私たちが日常でいう**濾過**とは，機械的に粒子径によってふるい分けることや，濾して不純物を取り除く操作のことである。このことから，糸球体濾液は**糸球体の濾過膜**で不純物が除かれて，純化された液体となるはずである。しかし，ここでは意味合いが違っている。

実際は，体内で不要となった尿素やクレアチニン❺などばかりでなく，有用なグルコースやアミノ酸，Naなどが，水とともに濾液中にいったん排出されることを，糸球体濾過膜による濾過という。血球や分子量67,000のアルブミンなど大きなサイズのものは，濾過膜障壁を通過(透過)しないが，溶媒としての血漿中の水に溶け込んだ小さな分子やイオン(電解質)は，水とともに濾過膜を透過してしまうためである。

糸球体濾過膜を透過する割合は物質によって異なるが，水・尿素・グルコースなどや電解

質は100％である(だから，これらは血漿中と糸球体濾液中での含有比が変わらない)。濾過膜の濾過では，透過した物質には有用な物質が多く含まれている。このため，腎臓はさらに**再吸収**という機構を発現させる。

再吸収は，濾過されたアミノ酸，グルコース，Na^+など有用な物質を再度体内に取り戻す働きである。再吸収の部位は決まっていて，アミノ酸・グルコースは近位尿細管で100％，Na^+は80％程度再吸収される。一方，Na^+やK^+，Ca^{2+}，Cl^-などは，体内にたまりすぎては有害になるため，ヘンレの係蹄から遠位尿細管，さらに集合管にかけての間で，最適な体内濃度，または浸透圧，および水分量となるように，選択的な再吸収と排泄が行われる。また集合管でH^+の排泄が行われ，pHが調節される。このようにして最終的に排泄される尿になる。尿細管における排泄(廃棄)のことを**分泌**といっている。

腎臓の機能をまとめると，次のようになる。
(1) 濾過：糸球体における血液の濾過(おおまかなふるい分け)
(2) 尿細管での有用物質の回収(再吸収)
(3) 尿細管での過剰物質，不要物質の廃棄(分泌)

■濾過と再吸収・分泌の仕組み

濾過は，血液が**糸球体の濾過膜**に沿って通過する際に行われる。濾過膜には小さな孔が空いており，粒子の大きさによって，この孔で濾過される粒子と濾過されない粒子とに分別される。分子量67,000のアルブミンより小さな物質は，ほぼすべて通過し，一次的な尿である糸球体濾液(原尿)中に出ていく。

濾過をひきおこす主な力は血圧であり，濾過に抵抗する力は浸透圧(膠質浸透圧)で，濾過膜を通らない大きさの物質(アルブミンを主とするタンパク質)により発生する。

尿細管における再吸収・分泌は，尿細管と尿細管周囲に分布する毛細血管との間で行われる作用である(図12–4参照)。ここでの物質の移動には，エネルギーを利用する場合(能動輸送)と，濃度に依存する場合(拡散)とがある。

> **ステップアップ**
>
> **能動輸送**
>
> 細胞膜(半透膜)を隔てて細胞内外の物質が移動する際に，エネルギーを要さない場合を**拡散**という。濃度が高いほうから低いほうに(この濃度格差を濃度勾配という)自然に移動していく現象である。希釈して飲料にするジュースの原液を水に加えたときに，放置すると，原液が広がって全体が同じ濃度になっていく現象のことである。
>
> これに対して，エネルギーを用いて物質を移動させる仕組みがある。膜に存在するある物質(担体；トランスポーター)を介して行われる働きであり，**能動輸送**とよぶ。生体内で最も重要なのは**Na–Kポンプ**(Na–Kチャンネル)である。このポンプはATP(アデノシン三リン酸)をADP(アデノシン二リン酸)とリン酸に分解する際に発生するエネルギーを用いて稼働し，3個のNa^+細胞外に移動させるのと引き換えに2個のK^+を細胞内に移動させる機構である(☞図6–6, p.140)。このポンプを稼働させる酵素が**Na–K ATPアーゼ**(Na–K ATPase)である。

尿細管は糸球体に近い**近位尿細管**と中間の**ヘンレの係蹄**、そこから先の**遠位尿細管**，および，いくつかの遠位尿細管が合流する**集合管**に分けられるが，まず近位尿細管では，水，Na^+，HCO_3^-(炭酸水素イオン；重炭酸イオンともいう)，Ca^{2+}，グルコース，アミノ酸，アルブミンなど"基本的な有用物質"が再吸収されて，血中に戻される。遠位尿細管では，H^+とNH_3(アンモニア)が分泌され，K^+の調節的な再吸収と分泌がなされる。さらに集合管で尿の最終的な調節(**濃縮**)が行われる。また水分の再吸収はNa^+とCl^-の再

吸収に伴ってもおこり，最終的な尿が生成されていく。

腎臓は，このような機構を通して，老廃物の排泄のほかに，酸塩基平衡(pH)の調節，体液バランス(水と電解質の平衡)の調節をしている。

ステップアップ

アンモニアの産生と排泄

アンモニアは腸内や，腎臓・肝臓・骨格筋・脳で産生される。腸内では食事中のタンパク質や消化管内の分泌液中の尿素が，腸内細菌で分解されることによって産生される。血中のアンモニアの大部分は，この腸管内で産生されたアンモニアといわれる。

アミノ酸の窒素は，アミノ基転移反応(ASTなどによる)や酸化的脱アミノ反応(GDHなどによる)によってアンモニアとなり，尿素回路❻で尿素に変換され排泄される。これらの酵素は肝臓を中心に存在するが，腎・脳・骨格筋・消化管にも存在が確認されている。

Word ❻
尿素回路
オルニチン回路ともよばれる。アンモニアを尿素に変換する代謝経路で，肝細胞の中で反応がおきる。肝硬変となった肝細胞では，尿素回路が十分に機能せずアンモニアが尿酸に変換されないため，高アンモニア血症をきたし，肝性脳症を発症する。

ワンポイント ▶ 便秘と高アンモニア血症

肝硬変症のように門脈−体循環の短絡路(シャント)がある場合には，門脈経由のアンモニアが容易に体循環に入って高アンモニア血症をきたす。また，肝硬変症患者で便秘に注意しなければならないのは，腸内でアンモニアを産生させないようにし，あるいは産生されたアンモニアが門脈血中に吸収されなくするためである。

ワンポイント ▶ 肉食と血液

肉類を多食すると，含硫アンモニアが硫酸に変化して体組織を酸性にするので，アルカリ性のミネラルを摂取する必要があり，アルカリを欠乏させないことが健康維持につながると主張された時期があった。しかし，体の酸塩基平衡は，呼吸により排泄される二酸化炭素(CO_2)と腎臓の尿細管で産生される炭酸水素イオン(重炭素イオン；HCO_3^-)とのバランスで決まるので，直接的に酸塩基平衡が食事内容に影響を受けることはない。極端な電解質異常をきたす食品の摂取や高度の脱水などを除いて，影響はないと考えてよい。肉類の多食の影響は，酸性物質の排泄亢進として尿中に反映される。

ステップアップ

酸塩基平衡，pHの調節機構
●水素イオン濃度とpH

電解質を含まない純粋な水(H_2O)もわずかに電離しており，25℃では1リットル(L)あたり10^{-7}モル(mol)のH^+とOH^-が存在する。H^+の濃度を水素イオン濃度といい，$[H^+]$で表し，OH^-の濃度を水酸化物イオン濃度といい，$[OH^-]$で表す。純粋な水は，$[H^+] = [OH^-] = 1.0 \times 10^{-7}$ mol/L (25℃)となる。また，水のイオン積$[H^+] \cdot [OH^-] = 10^{-14}$は不変である。水溶液の性質は以下のように分類する。

酸性は　　　　　　　　$[H^+] > 1.0 \times 10^{-7}$ mol/L $> [OH^-]$

中性は　　　　　　　　$[H^+] = 1.0 \times 10^{-7}$ mol/L $= [OH^-]$

塩基性(アルカリ性)は　$[H^+] < 1.0 \times 10^{-7}$ mol/L $< [OH^-]$

水素イオン濃度を対数表示したものがpH(ピーエッチ)である。すなわち，1.0×10^{-n} mol/Lで表されるnの値がpHとなる。水素イオン濃度が1.0×10^{-4} mol/LならpH=4，1.0×10^{-12} mol/LならpH=12となる。先のイオン積との関連では，pH + pOH = 14ということになる。

酸性は　　pH < 7 (酸性が強いほどpHは小さい)

中性は　　pH = 7

塩基性は　pH > 7 (塩基性が強いほどpHは大きい)

以上に従って水素イオン濃度をみていくことが，酸塩基平衡を考える際に基本的な事項となる。

●緩衝系と炭酸水素イオン

対立するもののぶつかり合いをやわらげる作用を一般的に緩衝というが，生体内で，

とくに酸塩基平衡を維持するのに機能しているのが**緩衝系**である。すなわち，さまざまな環境の変化によって水素イオン濃度が変化しても，pHがほぼ一定に保たれるようにする仕組みである。炭酸・炭酸水素(重炭酸)塩緩衝系は，その代表的なものである。組織代謝で発生したCO_2はH_2O(水)と反応してH_2CO_3(炭酸)となるが，すみやかに炭酸脱水酵素により$H^+ + HCO_3^-$に解離する。

pH，CO_2，HCO_3^-の関係はヘンダーソン-ハッセルバルヒの式で表現され，肺と腎臓による酸塩基の調節を説明する際に用いられる(☞第5章D「呼吸調節」，p.128)。

● ヘンダーソン-ハッセルバルヒの式

緩衝作用を有する緩衝物質は通常，イオンの状態で水溶液内に存在している。

(1) $HA \rightleftharpoons H^+ + A^-$

この解離係数をK'とすると，

(2) $[H^+][A^-]/[HA] = K'$

という関係が成り立つ。これを対数表示してpHとして表現すると，

(3) $pH = pK' + \log([A^-]/[HA])$

となる。

炭酸・炭酸水素塩緩衝系で表現すると，

$$pH = pK' + \log([HCO_3^-]/[CO_2])$$

● 腎臓でのpH調節

体内で産生された炭酸以外の酸は，肺から排泄できないので非揮発性酸といわれる。代表的なものは硫酸イオンで，腎臓から排泄される。このほか，リン酸イオンも腎臓から排泄される。また，腎臓で産生されたアンモニア(NH_3)は，水素イオンと結合してアンモニウムイオン(NH_4^+)となる。

● アシドーシスとアルカローシス

血液のpHは，通常は7.35〜7.45の弱アルカリ性である。pH 7.35未満をアシドーシス，pH 7.45を超えるとアルカローシスという。

しかし，たとえpHが正常でも，代償機能が働いているために正常なのであって，実際には酸塩基平衡の異常が存在することがある。

ヘンダーソン-ハッセルバルヒの式では，$pH = pK' + \log([HCO_3^-]/[CO_2])$となっており，$CO_2$の増加はpHを減少させる。すなわち，アシドーシスになる。一方，CO_2の減少はアルカローシスになる。呼吸が原因の酸塩基平衡異常を呼吸性アシドーシス，呼吸性アルカローシスという。これを代償するのは腎臓で，代謝性代償とよばれている。一方，炭酸水素イオン(HCO_3^-)が増加するとアルカローシス，減少するとアシドーシスとなる。これは，代謝性アルカローシス，代謝性アシドーシスであり，肺で呼吸によって代償される。

[アシドーシス，アルカローシスの原因]
- 呼吸性アシドーシス：気道疾患によるCO_2排泄不全や呼吸抑制
- 呼吸性アルカローシス：過換気
- 代謝性アシドーシス：代謝過程での酸の産生，消化管などからのHCO_3^-の喪失
- 代謝性アルカローシス：嘔吐による胃酸の喪失，低カリウム血症での細胞内へのH^+の移動

a 腎臓の構造

1 腎臓の位置と周囲臓器

　腎臓は後腹膜腔にある臓器(**腹膜後器官；後腹膜器官**ともいう)で，その後ろには横隔膜・脊柱起立筋群があるが，ほとんど脊椎と同じ背側に位置する。前には腹膜に包まれた腹腔内の臓器がある。周囲には**腎筋膜**という組織があり，その内外を脂肪組織がおおい，これらがクッションの役割を果たしている。

　位置は性・年齢，さらに体位によってやや異なる。成人男性では，第11胸椎(左腎)から第3腰椎上縁(右腎)の左より1椎体低いところまでの高さ，成人女性では男性より全体として1椎体低い位置にあり，小児ではさらに低い位置にある(図12-1)。また，成人では臥位より立位のほうが1椎体半(約5cm)低い位置になる。腎臓には固定する組織(靱帯)がないため，位置がずれることがある(遊走腎，下垂腎)。

図12-1　腎臓の位置

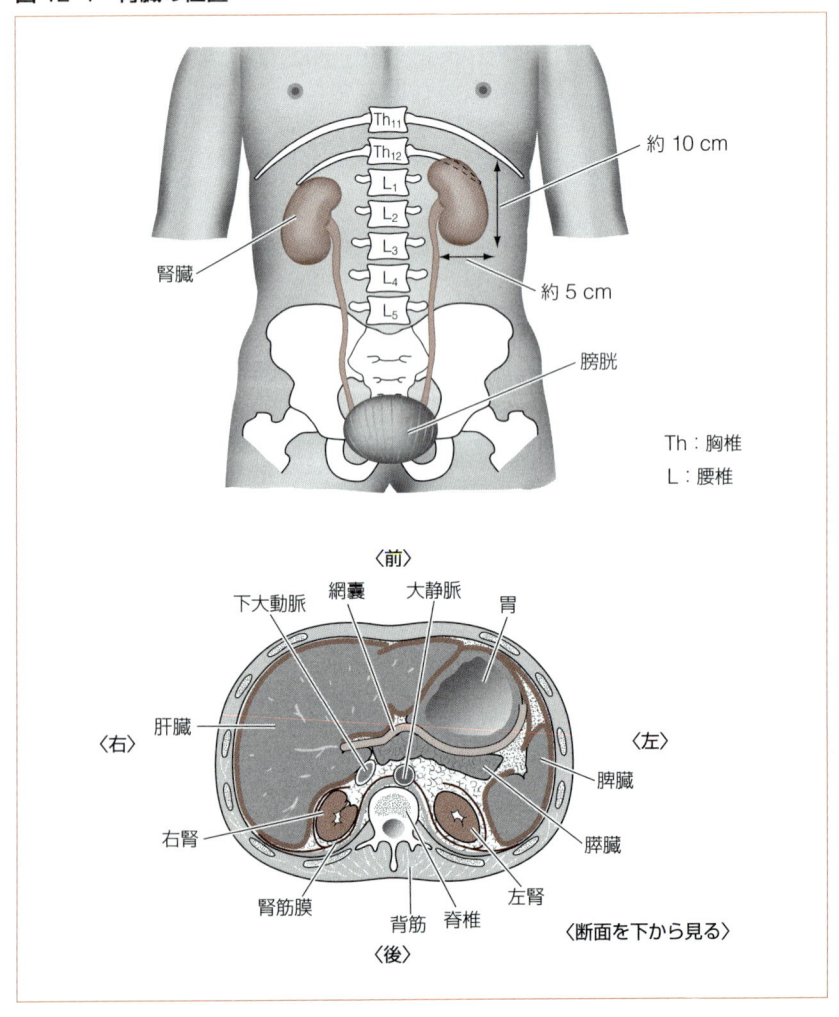

図 12-2 腎臓の肉眼的構造

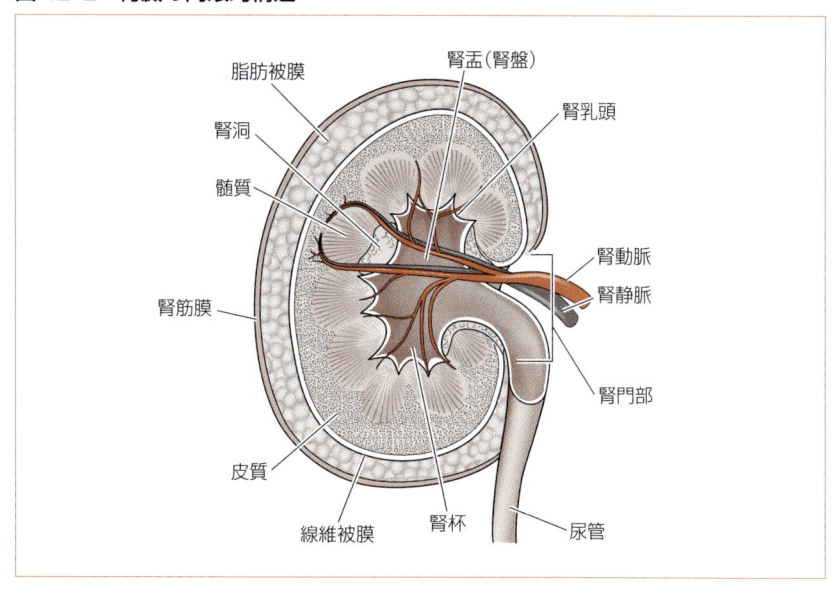

ステップアップ

腎臓の異常所見

腹部の X 線写真で，実質臓器である腎臓（腎実質）は脂肪被膜との間で明瞭なコントラストを示すが，このコントラストが消失する場合は，後腹膜（腎臓周囲）の炎症や腹水貯留を示唆している。

臥位に比べて，立位で生理的範囲を超えて腎臓が下方に移動するものを遊走腎という。やせ型の女性に多く，繰り返す尿路感染や持続性の血尿を示すことがある。

2 腎臓の大きさ・重量・形

腎臓は長径約 10 cm，短径約 5 cm，厚さ約 3.5 cm，重さ 120〜130 g の，ソラマメの形をした臓器で，左右に 1 個ずつある。左腎が右腎より大きい。左右の腎臓のへこんだ部分から正中側へ向けて血管（腎動静脈）やリンパ，神経，腎盂（腎盤）に続く尿管などが出入りしており，この部分を**腎門部**とよぶ。

3 腎臓の肉眼的構造（図 12-2）

腎臓は表面を線維性の**腎被膜**で包まれ，その中に腎実質が収納されている。

❶ 腎門部

腎動静脈，リンパ管や尿管がここから出入りする。リンパ節が腫大して，みとめられることもある。また**腎洞**とよばれる，脂肪組織が豊富な空洞部がある。

❷ 被膜と副腎

腎臓に接して上部には**副腎**がある。腎臓の周囲には脂肪でおおわれた 3 層の被膜構造がある。腎臓に接して**線維被膜**があり，そのまわりに**脂肪被膜**がある。その外側を**腎筋膜**という線維性の組織が取り囲んでいる。

❸ 実質

腎実質は，外側の皮質と内側の髄質に分けられる。

①**皮質**：血管が豊富で，糸球体が分布し，血液の濾過が行われる部分であ

図 12-3 腎臓と尿路

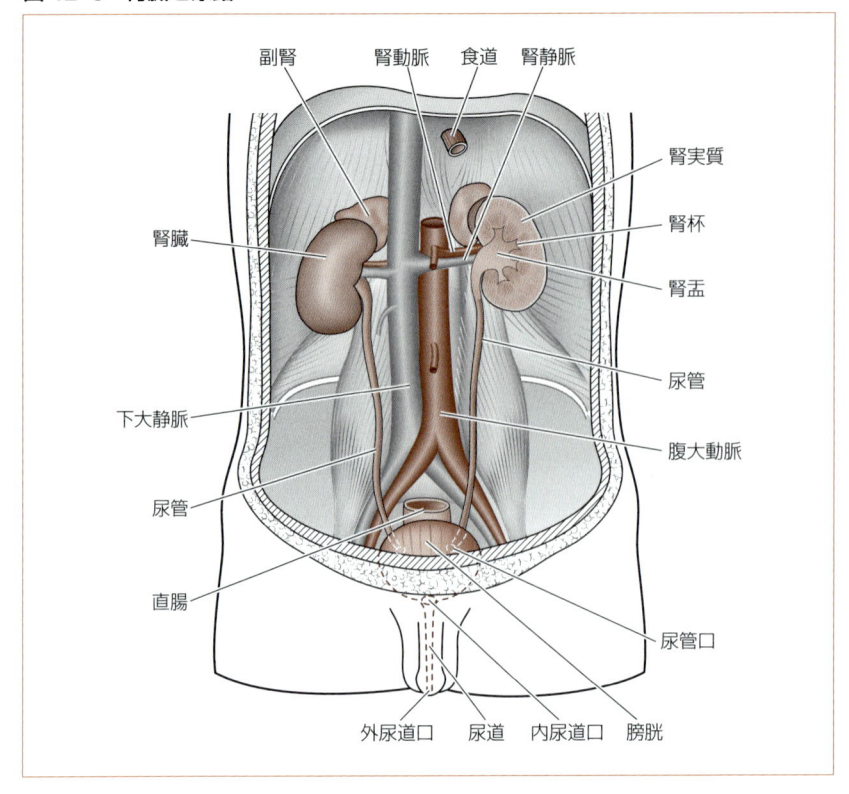

[図: 腎臓と尿路の解剖図。ラベル: 副腎、腎動脈、食道、腎静脈、腎実質、腎杯、腎盂、腎臓、尿管、下大静脈、腹大動脈、尿管、直腸、尿管口、外尿道口、尿道、内尿道口、膀胱]

る。腎臓の血流量の90％以上が皮質にあり、赤褐色調を呈する。血管によって多数の小葉に分けられる。その中に大きさ 0.2 mm 程度の微細な粒子が肉眼で見られるが、これが**糸球体**で、片側の腎で約 100 万個ある。

②**髄質**：血管に乏しく、やや蒼白淡紅色で、円錐状の形態を示し繊細な線の構造が見える。これが尿細管で、髄質部分で尿の濃縮・希釈の調節が行われる。円錐状の細い部分が腎門部に向かって突き出ており、**腎乳頭**とよばれる。腎乳頭は、片側の腎で 10〜15 個あるといわれている。この円錐状の構造の間には腎皮質が入り込ん腎洞まで達しており、腎柱とよばれる。

> **ワンポイント** 腎と尿路の境界
>
> 解剖学的には腎乳頭が腎杯（☞ A-d「尿路系」, p.354）と接するところまでが腎で、腎杯から以下が尿路系となる（図 12-3）。

4 腎臓の顕微鏡的構造

腎臓は血液濾過装置であり、濾過機能を担うネフロン（腎単位ともいう）を単位とした巨大な集合体である。片側の腎臓にはネフロンが約 100 万個あり、1個のネフロンに1個の糸球体がある（図 12-4）。

❶ ネフロン（腎単位）

ネフロンは腎臓の機能を担う最も基本になる単位❼で、1つのネフロンは1つのマルピーギ小体（腎小体ともいう）と1本の尿細管から構成されている。マルピーギ小体は、**糸球体とボウマン嚢**❽（糸球体嚢）、それに輸入細動脈と輸

Word ❼
機能単位
1個1個のネフロンごとに、①糸球体での血液の濾過、②尿細管での再吸収と③分泌の機能をもっている。このネフロンのような機能を担うひとまとまりとなる構造体を、機能単位という。尿の生成は 100 万個のネフロンが個々に行ったこれらの機能の総結果である。

Word ❽
ボウマン嚢（図 12-5）
糸球体を包み込む袋状の器官で、上皮細胞から成り、糸球体で濾し出された尿（☞ A-b「糸球体濾過」, p.348）を受け止める役割をする。

A 尿の生成と腎臓の働き

図12-4 ネフロン（腎単位）

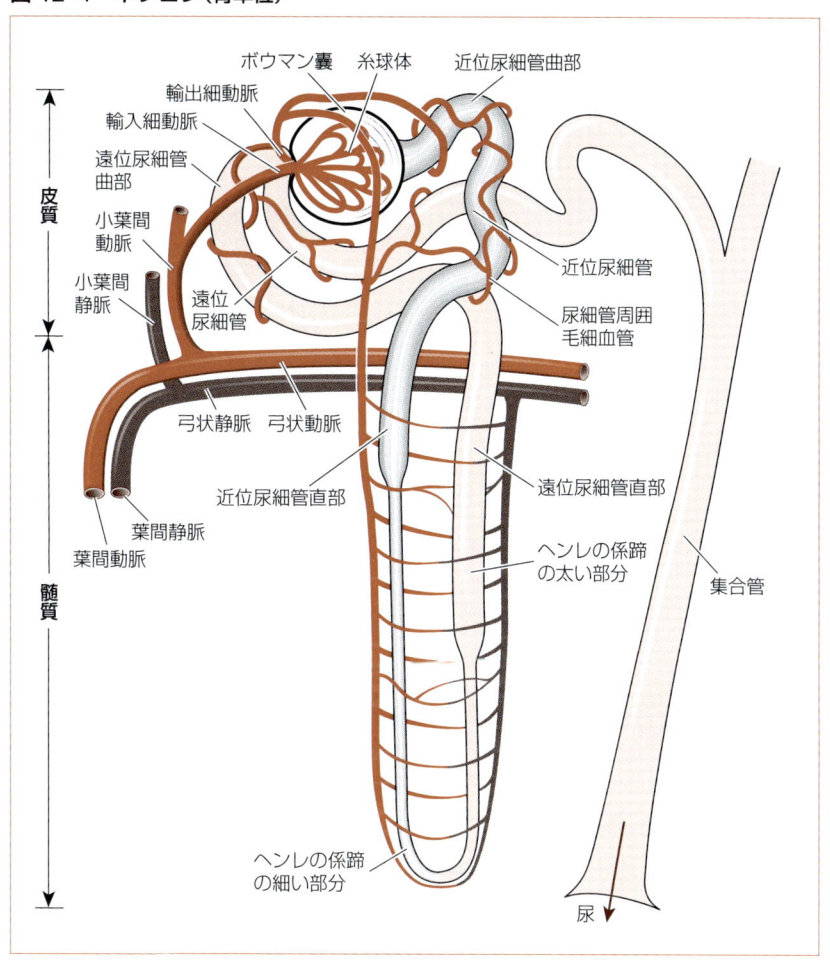

図12-5 糸球体とボウマン囊の形成過程

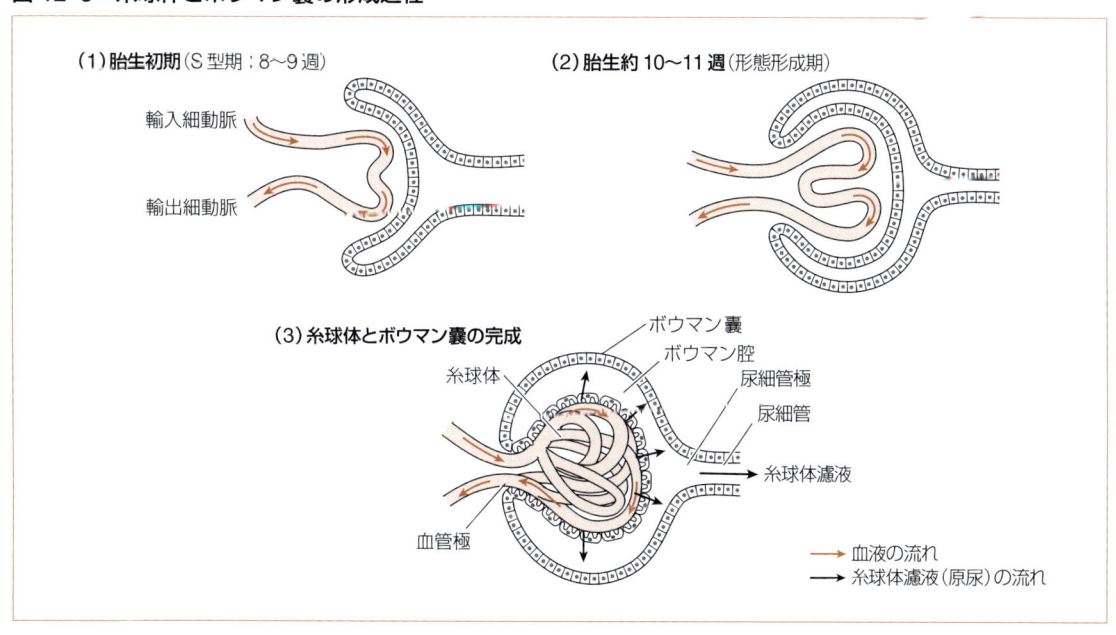

(1) 胎生初期（S型期；8〜9週）

(2) 胎生約10〜11週（形態形成期）

(3) 糸球体とボウマン囊の完成

図 12-6　糸球体血管極付近の解剖

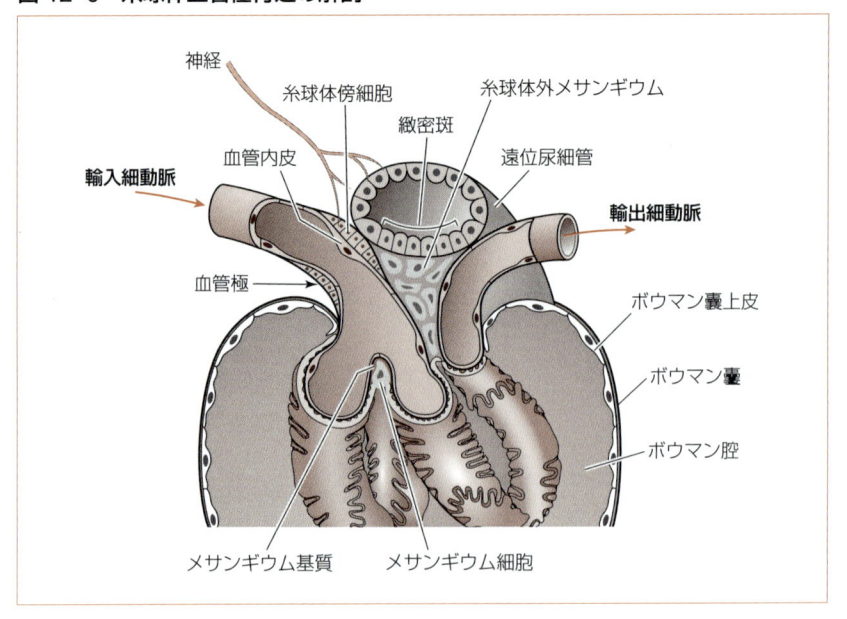

出細動脈とが1つの塊をなして形成されている。尿細管は，**近位尿細管**，**ヘンレの係蹄（ヘンレのループ）**，**遠位尿細管**の3つの部位から成る。いくつかの尿細管が集まって**集合管**となり，腎盂に注ぐ。

このように，ネフロンの機能は腎臓自体の機能といいかえることができる。

❷ 糸球体

糸球体は直径が約 0.2 mm の構造体で，毛細血管の束でできており，血液の濾過を行う部分である。毛細血管網を束ねているのが，**メサンギウム細胞**とそれが分泌する基質（**メサンギウム基質**）で，毛細血管網をくっつけておく"糊"の役割を果たしている。輸入細動脈と輸出細動脈の2本の毛細血管が出入りする部分を**血管極**❾といい，少し陥入している。ボウマン嚢から尿細管に出たばかりのところを**尿細管極**という（図 12-6）。尿細管が近位から伸び，迂曲して遠位尿細管尿となったあと，最後に血管極に戻ってきて，血管極と尿細管極はつながる。

糸球体は，複雑な吻合(ふんごう)をもつ毛細血管が球状になったもので，その外側をすっぽりとボウマン嚢の上皮がおおって**ボウマン腔**を形成している。糸球体の毛細血管を血液が流れる間に，糸球体濾過膜を通してボウマン腔へ血液中の成分が濾過される。濾過された最初の液体が**糸球体濾液（原尿）**で，濾液はボウマン腔から尿細管へ出る。

> **Word** ❾
> **血管極**（図 12-6）
> ボウマン嚢に血管が出入りする部分をさす。一方，ボウマン嚢（ボウマン腔）から近位尿細管へつながる部位を尿細管極とよぶ（図 12-5，図 12-8 参照）。

ワンポイント　糸球体とリンパ管

リンパ管は血管に伴って走行するが，糸球体にはリンパ管は入っていかない。したがって，腎臓の濾過機能は直接リンパには関与してはいない。組織学的には腎臓の髄質内にはリンパ管は見いだせないが，弓状動脈・小葉間動静脈の周囲の結合組織にリンパ管がみられる。また，腎被膜と腎門部には編み目状のリンパ管が豊富にみられる。

❸ 尿細管

尿細管は，糸球体濾液から水をはじめ，さまざまな電解質（無機イオン），アミノ酸，グルコースなどを再吸収し，また分泌などを行う。近位尿細管に沿って輸出細動脈が走行し，さらに毛細血管が細かく分岐して分布し，遠位尿細管側に並走する静脈に吻合する（図 12-4 参照）。ボウマン囊からの距離によってそれぞれの名称が与えられており，それぞれで機能も異なる。

①近位尿細管：曲部と直部に分けられ，曲部はマルピーギ小体を取り巻き，直部は皮質から髄質に向かって伸びる。この部位で基本的に有用な物質が再吸収されて，血管内に戻される。

②ヘンレの係蹄（ヘンレのループ）：髄質の中をまっすぐ走ったあと，長いループ（わな）をつくり，迂回して再び皮質に向かう。近位尿細管側を**下行脚**，遠位側を**上行脚**とよぶ。

③遠位尿細管：ヘンレの係蹄から上行して再びボウマン囊に近づき，輸入細動脈と輸出細動脈に接する。遠位尿細管に沿って走行する毛細血管は静脈に移行する。接触部の細胞は，**緻密斑**あるいは**傍糸球体装置**[10]（糸球体傍装置）という特殊な細胞群を形成している。

❹ 集合管

いくつかのネフロンでできた尿を集める管で，これがさらに寄り集まって最終的に腎乳頭にいたり，ここから尿が腎杯へ注ぐ。集合管は水の出し入れを行って，尿の濃縮を最終的に行う部位である。1 個の腎乳頭には 15～20 個の開口がある。小川（尿細管）が集まり，小さな川（集合管）ができ，その小さな川が集まって河となり，腎盂（腎盤）という海に注ぐという段階的なスケールにあてはめて考えるなら，腎盂に突出した腎乳頭という半島に，10～20 個の河口が存在することになる。この半島と河口を単位として髄質・皮質および腎被膜までを一まとめにした部分を，**腎葉**という。

5 腎臓の血管系と神経系

腎臓を出入りする血管（動静脈）は以下のようになっている（図 12-7）。

```
腎動脈→葉間動脈→弓状動脈→小葉間動脈（皮質へ）→[a]
                          →直細動脈（髄質へ）→[b]
[a]→輸入細動脈→糸球体→輸出動脈→皮質毛細血管網→[c]
[b]→髄質毛細血管網→直細静脈 ↓
[c]→小葉間静脈→弓状静脈→葉間静脈→腎静脈
```

また神経では，腹腔神経叢・肋間神経・迷走神経などが，腎門部からマルピーギ小体も含めて腎臓内のすべてに分布している。

> **ワンポイント　腎の血管の名称**
>
> 普通の臓器では血流は「動脈→毛細血管→静脈」の流れをとるが，腎臓では毛細血管にあたる糸球体前後の血管を**輸入細動脈**と**輸出細動脈**とよび，糸球体通過後も「動脈」という名前がついている。輸出細動脈は合して腎静脈に入る。

Word [10]
傍糸球体装置

糸球体傍装置ともいう。輸入細動脈が糸球体に入る直前の糸球体傍細胞（傍糸球体細胞，JG 細胞ともいう）と，遠位尿細管が血管極に接してできる緻密斑を合わせていう。糸球体傍細胞はレニンを分泌する。

図 12-7　腎臓の実質の血管

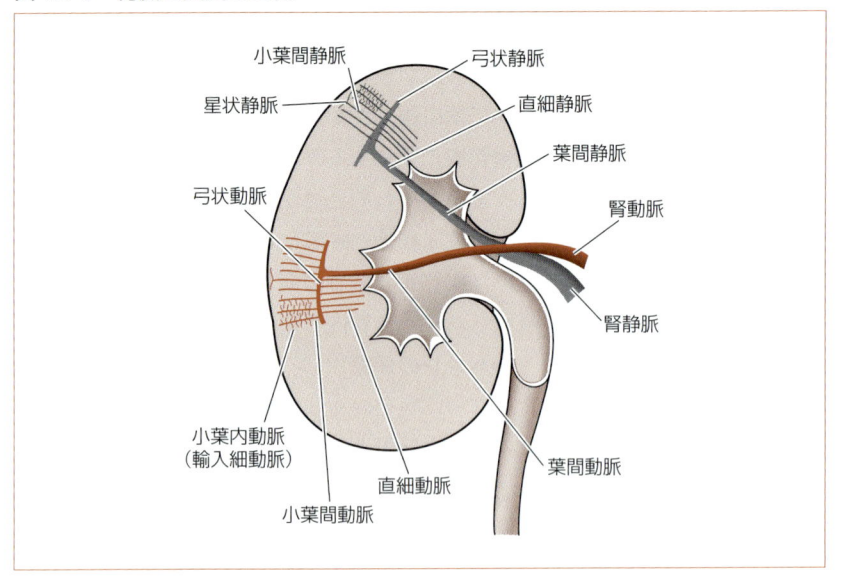

b 糸球体濾過

　血液は**輸入細動脈**から糸球体に入り，糸球体の毛細血管内を流れる間に濾過膜内外の圧差によって濾過される。濾過膜を通過しなかった成分は**輸出細動脈**から出るが，一方，濾過膜を通過して濾過された液体(**糸球体濾液**)はボウマン腔に出ていき，近位尿細管を経てヘンレの係蹄から遠位尿細管への経路をたどる。

1 濾過膜の構造

　糸球体の毛細血液と尿が貯留する部分(ボウマン囊)を隔てる膜(濾過膜)は，血液側から**毛細血管内皮**，**基底膜**(**糸球体基底膜**)，**ボウマン囊臓側上皮**の3層で成っている(図 12-8)。毛細血管内皮には 75 nm 前後の"窓"が空いており，大きな分子も含めてここを通過し，透過性が高いので毛細血管内皮単独では濾過機能はほとんどないと考えられている。血球が通過しないのは基底膜がマイナス(負)に荷電しているからである。この毛細血管内皮に接した基底膜は，濾過の最も中心的な機能を果たしている。マイナスに荷電したプロテオグリカンと膠原線維から成り，ここではグルコース，アミノ酸などの水溶性小分子と電解質以外は濾過されない。

　この膜を電子顕微鏡で観察すると3層構造を示し，内皮側と上皮細胞側の電子密度は低く，中央部は高くなっている。基底膜の外側には上皮細胞が存在する。上皮細胞はあたかも蛸のように複数の**足突起**で基底膜に巻きついている。足突起と足突起の間には 30〜40 nm のスリット状の間隙があり，基底膜の上皮側の部分が露出している。この膜は**スリット膜**[11]とよばれ，5 × 12 nm 程度の孔に相当し，アルブミン粒子(分子量 67,000；3.7 × 14 nm)は通過しない。したがって，濾過の主役は基底膜とスリット膜である。

> **Word** [11]
> **スリット膜**
> スリットはスカートの切れ込みを意味し，物質(とくにタンパク質)の通過を制限する機構をなす膜状構造体。細隙膜，間隙膜ともいう。

図 12-8　マルピーギ小体，糸球体毛細血管，糸球体基底膜の構造

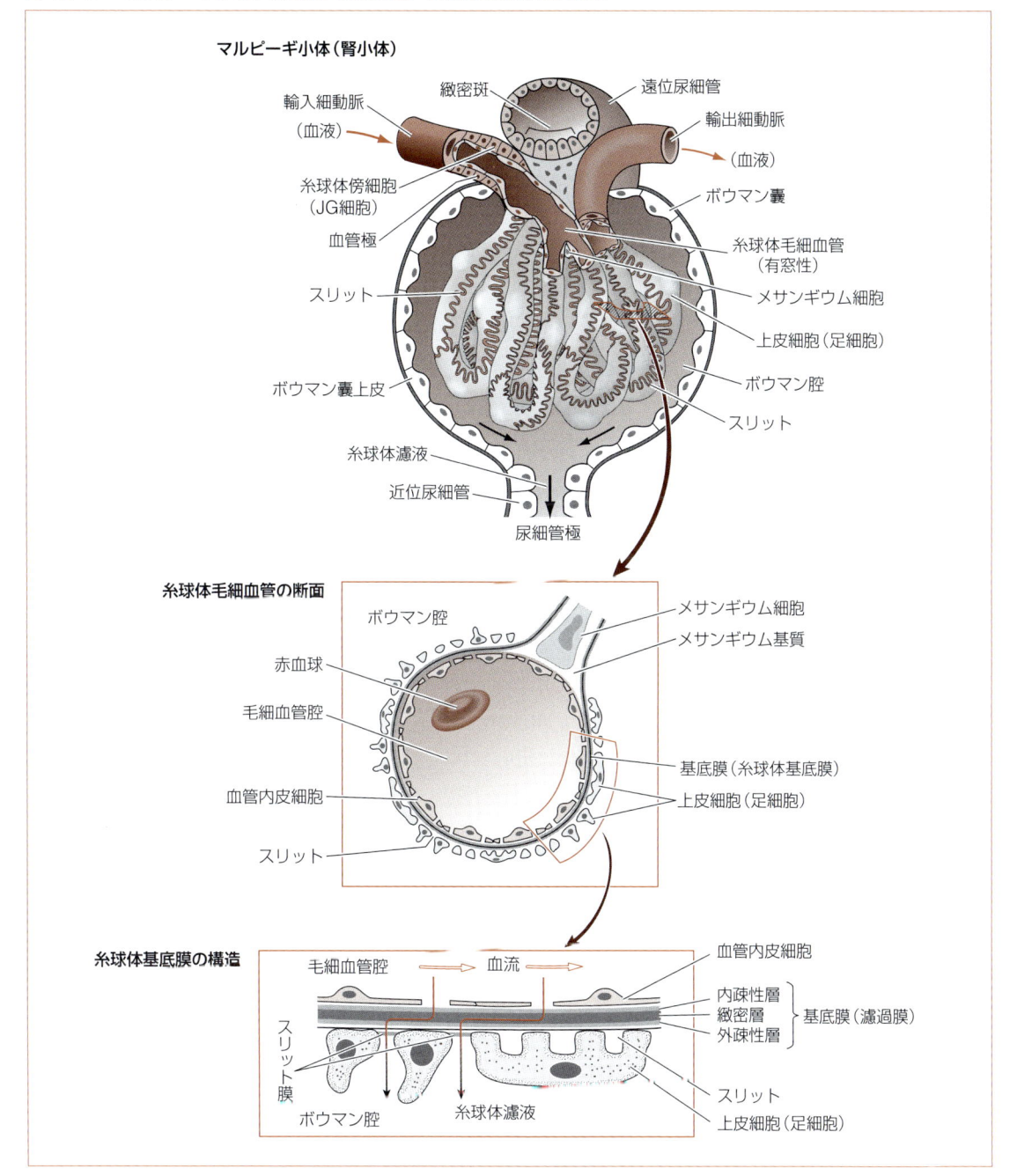

■濾過膜でのタンパク質の濾過

　分子の直径が 3.0 nm を超えると透過性がしだいに低下し，4.5 nm では糸球体濾過膜をほとんど透過できない。例えば，ヘモグロビンは直径 3.25 nm でアルブミンの直径 3.55 nm よりやや小さく，アルブミンよりやや透過しやすい（アルブミンの濾過率〔透過率〕は約 1％）。溶血した場合に，少量ならヘモグロビンがハプトグロビンと結合して尿中に出ることはほとんどないが，ハプトグロビンで処理できないくらい大量の場合には，尿中に排泄されて重症

の腎不全をひきおこす。正常に血漿中に存在するタンパク質では，アルブミン以外は濾過されないと考えてよい。

> **ワンポイント ▶ 基底膜の障害**
> 基底膜は線維が緻密に集合してできた膜で，密度が高い膜という意味で「ラミナ(膜)デンサ(濃い)」とよばれている。基底膜の障害では，本来濾過されない物質，とくにタンパク質や血球成分が尿の中に出てくるために，タンパク尿や血尿が出現することになる。基底膜障害の代表的なものは糸球体腎炎である。また，ネフローゼ症候群とよばれるものはタンパク尿の出現が重要な徴候の1つである。

2 濾過に働く力

濾過において輸出細動脈の血圧が物質を濾し出す力となるが，これに対して膠質浸透圧は濾過を妨げ，血液のほうに物質を引き戻す力として働く。また，ボウマン嚢内の圧力も濾過圧を調節する因子であり，この圧が低下すれば濾過量が増え，圧が上昇すれば濾過量は減少する。

> **ワンポイント ▶ 濾過圧**
> 輸入細動脈の血圧は，濾過膜を通じて糸球体から排泄物質(尿)を外(ボウマン腔側)に押し出そうとする力として働き，膠質浸透圧はより高い浸透圧比をもって血管腔側に引き戻す力として働く。また，ボウマン嚢内の圧力も濾過圧を調節するものとして働く。

濾過膜の通過は，先に述べたように基底膜とスリット膜の構造に依存しており，まず粒子の大きさが重要である。また，基底膜はマイナスに荷電しているため，粒子の大きさが小さくても陰性の血漿タンパク質は通りにくい。

糸球体の機能評価に用いられる指標に，**糸球体濾過値(GFR)** と **濾過率(FF)** がある。

■糸球体濾過値と濾過率

糸球体濾過値は**糸球体濾過量**ともいい，**GFR**(glomerular filtration rate)と略称する。GFRは血漿が濾過されてボウマン嚢に出る1分間あたりの容量をいい，成人で100〜150 mL/分である。輸入細動脈に流れ込む血漿を**腎血漿流量(RPF)**，GfrとRPFとの比「GFR/RPF」を濾過率(filtration fraction)とよび，FFで示す。FFは，糸球体の濾過能力を示す指標となる。通常は0.2前後である。

1日の成人の糸球体濾液の量(＝原尿量)は体表面積に比例し，通常180〜200 L である。血漿量を体重の5％と考えると，体重60 kgの成人では1日に約200回の濾過が繰り返されることになる。

> **ワンポイント ▶ 糸球体濾過量の推定式**
> 日本腎臓病学会は2007年に「慢性腎臓病管理のための糸球体濾過量の推定式ガイドライン」として発表した。日常的に測定されている血清クレアチニン値(Cr)を用いる場合，改定MDRD簡易式を用いる。すなわち，推定されるGFR〔mL/分/1.73 m^2〕= 0.741 × 175 × 年齢$^{-0.287}$ × Cr$^{-1.094}$ で，女性は × 0.739である。

■レニン–アンギオテンシン–アルドステロン系による腎動脈血圧の維持

腎動脈の血圧や血流の低下，血流量の低下に伴う糸球体濾過値の減少による遠位尿細管内の濾液中のNaCl濃度低下が刺激となって，糸球体傍細胞(JG

A 尿の生成と腎臓の働き

Word ⑫
アルドステロン
副腎の最外層の球状層から分泌されるステロイドホルモン(鉱質コルチコイド)。レニン-アンギオテンシン系や副腎皮質刺激ホルモン(ACTH)，カリウムイオン(K^+)によって，分泌が促進される。遠位尿細管や集合管の上皮に作用して Na^+ の再吸収促進，K^+・水素イオン(H^+)の分泌促進に働く。

細胞)から**レニン**が分泌される。レニンはタンパク質分解酵素で，肝臓でつくられる血漿タンパク質のうちの $α_2$-グロブリン分画中のアンギオテンシノーゲンを分解してアンギオテンシンⅠをつくる。アンギオテンシンⅠは，血管内皮に存在する**アンギオテンシン変換酵素(ACE)**によって**アンギオテンシンⅡ**に変換される。アンギオテンシンⅡ(その中の1型が重要)は強力な血管収縮作用を有し，全身の末梢血管を収縮させることによって腎血流量を増加させる。また，副腎皮質にも作用して**アルドステロン**⑫の分泌を促進し，腎臓におけるナトリウムの再吸収を促進して細胞外液を増加させる(図12-1参照)。また，これは視床下部にも作用して下垂体後葉における**バソプレッシン(抗利尿ホルモン〔ADH〕ともいう)**の分泌を亢進させ，口渇をおこさせて飲水促進によって細胞外液量の増加をもたらす(図12-13参照)。

アンギオテンシンⅡの2型は1型に拮抗して血管拡張作用を有するといわれているが，詳細な機能はわかっていない。

C 再吸収と分泌

糸球体濾液：近位尿細管⇒ヘンレの係蹄⇒遠位尿細管⇒集合管⇒尿管

糸球体濾液(原尿)は近位尿細管から尿細管に入り，ヘンレの係蹄を迂回して遠位尿細管を通過したあと，集合管で腎盂に注ぐ(腎盂から先は尿管となり，膀胱にいたる)。腎での再吸収は，尿細管を通過する間に行われる。再吸収機能は，血漿の組成にきわめて近い糸球体濾液の中の有用な含有成分を再び体内に取り戻し，再利用する仕組みである。尿細管での各部位ごとに，再吸収と分泌が行われる物質は決まっている。これには能動輸送や拡散が関与している(☞ ステップアップ「能動輸送」，p.339)。水再吸収によって糸球体濾液は**濃縮**され，水の分泌によって**希釈**される(図12-9)。

■選択的な再吸収と分泌

尿細管での再吸収は成分選択的に行われる。血液中の濃度が生理的な範囲(正常な範囲)を超えていない場合は，血液中の有用な成分である Na, K, Mg, Ca, Cl などの無機塩類や，アミノ酸・炭酸水素塩・水・グルコースなどが99～100%再吸収される。一方，代謝後不要となった尿素や尿酸塩・リン酸塩・硫酸塩・クレアチニンなどは，尿中に分泌される。再吸収機構は脊椎動物に広くみられ，きびしい生存環境への適応を示していると考えられる。

■クリアランスとクレアチニン-クリアランス

腎臓がある物質の濾過・再吸収を行い，血漿から不要物を取り除いて尿中に排除する機能，またはその程度を**クリアランス**(clearance；不要物を取り除くこと)という。1分間の除去能力で表現し，物質 x のクリアランスは次の式で求められる。

$$C_x〔mL/分〕 = (U_x × V〔mL/分〕)/P_x$$

C：クリアランス，U_x：x の尿中濃度，P_x：x の血漿中濃度，
V：尿産生速度

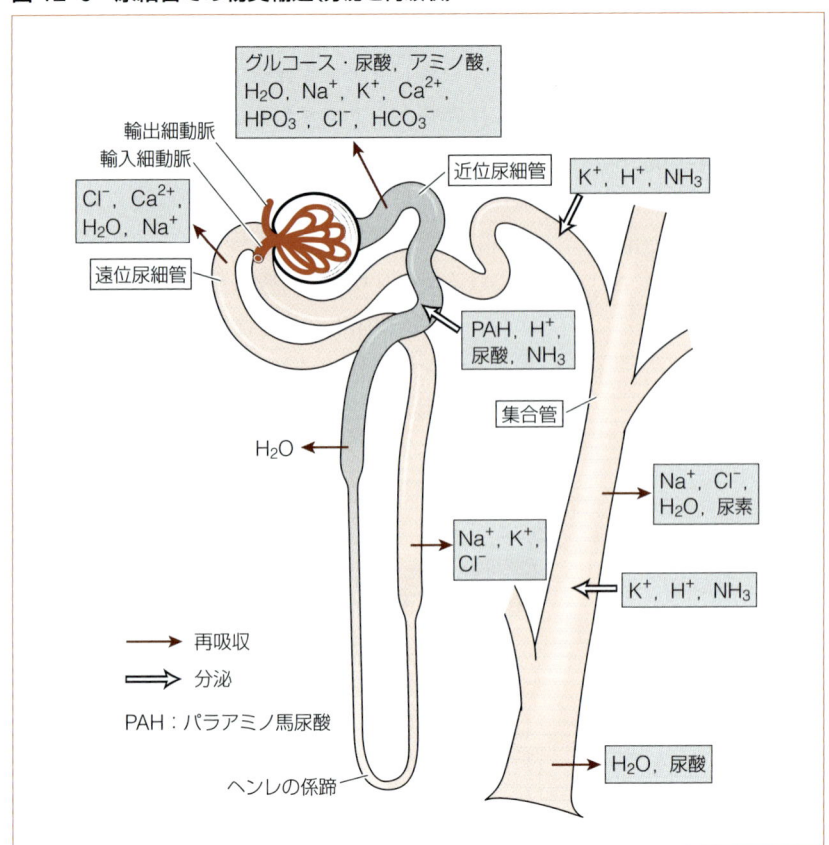

図 12-9 尿細管での物質輸送(分泌と再吸収)

クレアチニンは糸球体で 100％濾過され，その後は再吸収されないので，血漿中と尿中のモル数が一致する。先の式から，健康な人ではクレアチニンのクリアランス＝クレアチニンの GFR になるから，**クレアチニン-クリアランス**の測定値から腎機能を知ることができる。検査では x にイヌリンが用いられ，それの静脈内への投与量と尿中への排泄量で調べる。

ワンポイント　糖尿病と尿糖

血中のグルコース(ブドウ糖)は，糸球体濾過膜をほぼ全量が通過して原尿中に出るが，近位尿細管でほぼ全量が再吸収されて，血中に戻る。ところが，再吸収能には限界があるため，この能力を超える濃度のグルコースが含まれていると，吸収されないまま尿の中に排泄され，尿糖が陽性となる。**糖尿病**は，インスリン産生不足またはインスリンの機能低下によってグルコースの利用が障害されて，高血糖状態が持続するために，尿細管での再吸収能を超えるようなグルコースが尿の中に濾過されて，尿の中にグルコースが残ったままで放出される疾患である。

糖尿病以外でも，高血糖状態であれば尿糖は陽性になることがある。すなわち，健康な人でも糖分の摂取が過剰で血糖値が異常に上昇すれば，尿糖が陽性になる可能性がある。また，腎臓の糖再吸収の閾値が低い人では，血糖値が低くても尿糖が陽性になる場合がある。これを**腎性糖尿**とよぶ(図 12-10)。

ステップアップ　塩分摂取過剰による高血圧

間質液と血漿とは，食後などで溶質濃度の多少のずれがあるが，ほぼ等しいと考えてよい。体液濃度は血漿の浸透圧で感知されるが，この浸透圧を規定する中心的な溶質が

図 12-10 血糖値と尿糖，閾値の関係

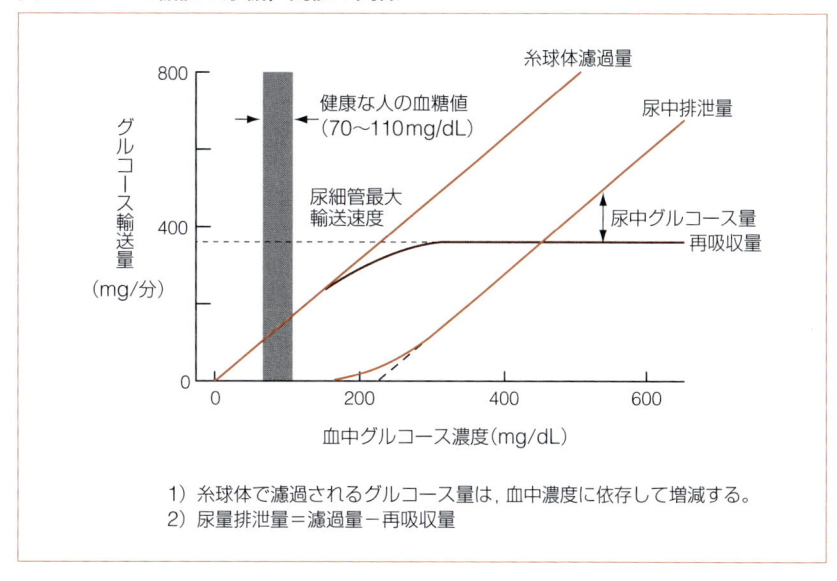

1) 糸球体で濾過されるグルコース量は，血中濃度に依存して増減する。
2) 尿量排泄量＝濾過量－再吸収量

ナトリウムイオン（Na$^+$）である（浸透圧への影響度は 95％以上が Na$^+$ と Cl$^-$ などの陰イオン，とくに Na$^+$ により，残りがタンパク質などによる）。激しい発汗や，塩辛い食事の摂取によって，一時的に血漿の浸透圧が高まると，これに対して間脳にある渇中枢が刺激され，水分摂取（飲水）が促進される。さらに，血漿浸透圧の上昇に反応して，視床下部の支配下に，下垂体後葉から**バソプレッシン**（**抗利尿ホルモン；ADH**）が分泌され，腎臓の尿細管での水分の再吸収が亢進して，体内の水分排泄量は抑制される。そのため尿量が減少する。

塩分摂取の多い食事習慣は，**高血圧**の要因となるとされている。その原因は，体内循環量の増加による脈管系・循環器系への負荷の増大にある。

第一に，細胞外液量の増加があげられる。細胞膜を隔てて細胞内外は相接するが，水は細胞膜をよく透過する一方，細胞膜の Na 透過性はないため，細胞内から高張化[13]した細胞外液へ拡散によって水の移動がおこり，細胞外液の水分量が増す。そのため，細胞外液量の増大によって，循環血液量が増すこととなる（細胞外液はリンパによって回収されて，血液に入る）。細胞内液は細胞外液の倍の量ある（おおざっぱにいえば体重の約 2/3 は水分であり，そのうち 2/3 が細胞内に，1/3 が細胞外にある）ため，わずかの移動でも循環量への影響は大きい。

第二に，塩分排泄に伴う循環量の増加があげられる。浸透圧との関係から，体液（体液の水分）量は Na 濃度ではなく Na 総量に依存する。体液量を一定に保つためには，1 日の塩分摂取量は体内に蓄積させず，すべて排泄されなければならないが，過剰に摂取された塩分に対しては，すべてを排泄して完全にもとの状態に戻すのに数日の時間がかかるとされている。これには，Na の排泄に伴い，その浸透圧によりそれだけ水分が多量に体内から持ち出されることや，尿の濃縮などが関係している。水分摂取にもかかわらず，増大した循環量による過剰な負荷が遷延するので，塩分摂取過剰が習慣化すると高血圧をひきおこす。

なお，安静時の純水やコーヒーでの水の摂取であれば，数時間後には摂取した水がほとんどすべて尿として排泄される。

ステップアップ

脱水時における細胞外液量の調節

脱水に伴って細胞外液量が減少したときにおこる，各器官による反応のネットワークを図 12-11 に示した。浸透圧の上昇と循環血液量（血漿流量）の低下から神経系と心臓からシグナルが送られ，最終的に飲水促進と，腎臓で Na，水の再吸収亢進がはかられて，細胞外液量が増加する。

Word

[13] **高張化**
血漿の Na 濃度は濃度 0.9％である（生理食塩水の濃度も同じ）。この濃度よりも高い場合を**高張**，低い場合を**低張**，等しい場合を**等張**という。

図 12-11 細胞外液（浸透圧と体液量）の調節機構

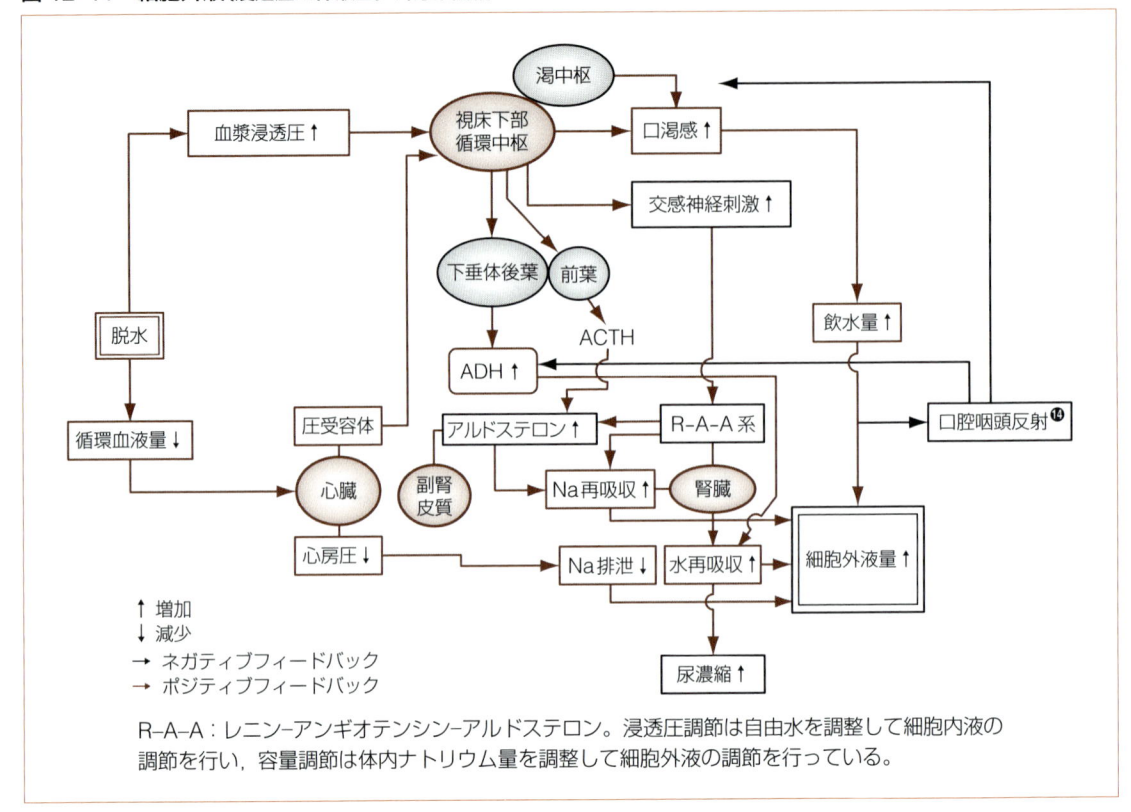

↑ 増加
↓ 減少
→ ネガティブフィードバック
→ ポジティブフィードバック

R-A-A：レニン-アンギオテンシン-アルドステロン。浸透圧調節は自由水を調整して細胞内液の調節を行い，容量調節は体内ナトリウム量を調整して細胞外液の調節を行っている。

ステップアップ

Word ⓮
口腔咽頭反射
脱水後，水分を摂取すると，血漿浸透圧が低下する前に，口渇感や ADH 分泌が低下する現象。水分が消化管から吸収されて実際に浸透圧が調節されるまでには時間がかかるため，その間の水分の過剰摂取を防止する機構といわれている。

Word ⓯
尿の濃縮
原尿中の水をはじめとする有効成分が再吸収される結果，不要成分の濃度が高まること。原尿はほぼ 1/100 に濃縮される。これによって，血漿より尿の浸透圧が高まる。

不要物を効率的に体外に捨てる機構──尿の濃縮

尿は効率的に水を利用するために，多量の不要・不用物をその中に溶かし込んで排泄する。その分，尿が濃くなる（「尿量が減る」こととなる）わけで，その作用を**尿の濃縮**⓯，その能力を**尿の濃縮能**とよぶ。しかし，尿の濃縮には一定の限度があり，最大濃縮能は 1,200 mOsm/kgH$_2$O⓰ とされている。体内に入った過剰の塩分（Na）は，この範囲内までしか尿に濃縮されない。そのため，高張となった体液から塩分を抜き取るのに何度もの濃縮と水分の補給が必要となり，循環血液量は単純計算よりも増加する。

なお，血漿よりも濃度の高い（すなわち高浸透圧の）尿を**高張尿**，逆に濃度の低い（低浸透圧の）尿を**低張尿**，同濃度のものを**等張尿**という。低張尿は，激しい発汗によって塩分欠乏性脱水に陥ったときに水分だけをとった場合や，利尿作用のあるビール・コーヒーの多飲後などにみられる。

d 尿路系（上部尿路）

尿路は腎実質でない腎杯・腎盂と，尿管・膀胱および尿道をさすが，ここでは上部尿路⓱の尿管までを扱う。「膀胱・尿道」については，本章 C「排尿」の項（p.360）を参照。

腎杯は**腎乳頭**の先に接してこれを完全に取り巻く袋状の部分で，腎乳頭の数だけ存在する。これが融合してできた袋状の入れ物が**腎盂**（**腎盤**ともいう）である。ここに貯留した尿は，直径 4〜7 mm の細い**尿管**に送られる。腎盂は腎動静脈の後ろに位置する。いずれも上皮は**移行上皮**から成り，管壁の結合組織内には平滑筋が分布する（図 12-2，12-3 参照）。尿管にも平滑筋が放射状

Word ⓰
mOsm/kgH₂O
1 kg の水に溶けている物質をモル数で表した値で，浸透圧を表現する単位。mOsm/L とも表現する。直接測定するほか，血清浸透圧は，ナトリウム，カリウム，血糖値(Glu)，尿素窒素(BUN)により近似的な数値を求めることができる。
血清浸透圧＝ 2(Na＋K) ＋ Glu/18 ＋ BUN/2.8
ただし，電解質の単位は mEq/L，Glu と BUN は mg/dL。

Word ⓱
上部尿路
腎杯から尿管までをいう。膀胱と尿道は下部尿路という。

図 12-12 尿管の生理的狭窄部位（×で示す）

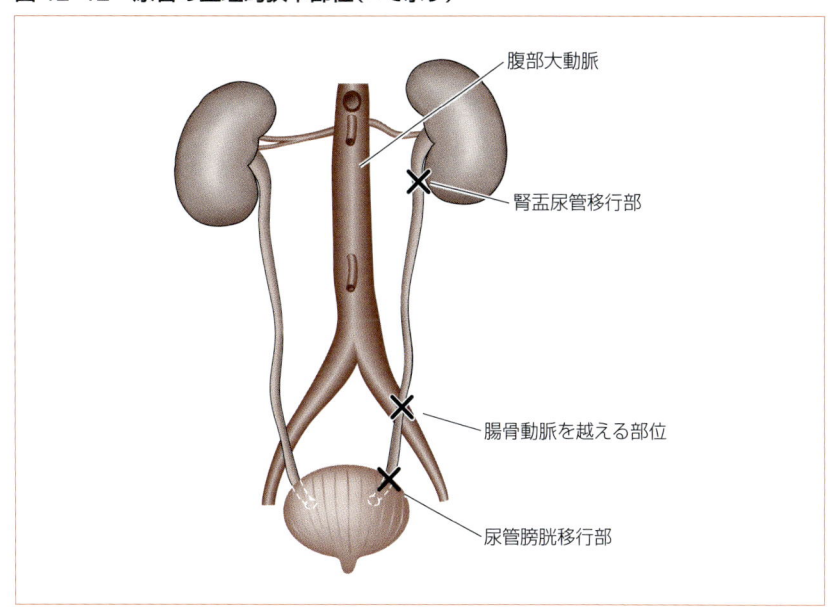

(図：腹部大動脈，腎盂尿管移行部，腸骨動脈を越える部位，尿管膀胱移行部)

に分布しているが，腎盂には尿管のような輪状筋の発達はない。脈管は腎動脈の枝を受ける。

　尿管は，腎門部の下部から内下方に進み，精巣動脈あるいは卵巣動脈の後ろを通ってこれと交差し，総腸骨動静脈（外腸骨動静脈）の部位で前に曲がり，これを乗り越えて骨盤腔内に入り，膀胱の後ろ側からその壁を貫いて膀胱に入る（図 12-3 参照）。長さは成人で 25～27 cm である。上皮は移行上皮，筋層は内輪筋，外縦筋から成り，下部では外縦筋がもう 1 層加わる。

　脈管は動脈では，上部は腎動脈，中間部は精巣（あるいは卵巣）動脈，下部は精管動脈からの枝を受け，静脈は精巣（あるいは卵巣）静脈，総腸骨静脈，内腸骨静脈に注ぐ。リンパ管は，大動脈，内・外腸骨動脈付近のリンパ節に注ぐ。神経は腎神経叢，精管神経叢，腸骨動脈神経叢（すべて交感神経性）の支配を受け，腎盂から膀胱へ向かう蠕動をおこす。尿管壁の筋層の蠕動によって，尿は腎盂から膀胱のほうにしごかれるように移動していく。

> **ワンポイント ▶ 生理的狭窄部位**
> 尿路に結石ができた場合に，腎盂尿管移行部，腸骨動脈を乗り越える部位，膀胱に入る部位に結石が引っかかり，仙痛発作をひきおこすことがある（図 12-12）。

B 細胞外液の調節

a 体液浸透圧の調節

　体液浸透圧の調節は，抗利尿ホルモン⓲（ADH；バソプレシン）による腎

Word ⑱
抗利尿ホルモン
視床下部で合成され，下垂体後葉にたくわえられるホルモン。血清浸透圧が上昇すると分泌が促進され，低下すると分泌が抑制される。バソプレッシンともいう。分泌障害(減少)で尿崩症をきたす。
腎臓の体液(細胞外液)にかかわる機能は最終的には，①体液浸透圧の調節，②体液量の調節，③電解質平衡(とくにカリウム〔K〕濃度の調節)の3つの役割を果たすためにある。

Word ⑲
浸透圧受容体
血漿浸透圧を感知する装置で，その実体は神経細胞である。胃や小腸のほか，肝臓に存在する。胃では，塩分濃度の高い食事内容は浸透圧受容体によって感知され，飲水を待って等張化されてから，吸収部位である小腸に送られるというふうに，移動の速度管理が調節されている。

Word ⑳
利尿
尿量を増すこと。生理学的には，ネフロンにおける水の分泌(排泄)が増すことをいう。抗利尿は，ネフロンでの水の再吸収が増すこと(尿の濃縮を伴う)。

ステップアップ

Word ㉑
水利尿
水の過剰摂取に伴う利尿のことを水利尿とよぶことがある。

臓での水再吸収の調節機能が中心となって行われる(☞第1章B「内部環境の恒常性」，p.16)。

1 細胞外液の浸透圧が上昇した場合

発汗や脱水などによって体内の水分が不足した際，①浸透圧受容体(受容器)⑲の刺激(前視床下部)⇒ ②ADH分泌亢進⇒ ③抗利尿⑳作用(尿細管における水の再吸収の亢進)と口渇による飲水行動，の順序で生体反応がおこる。

2 細胞外液の浸透圧が低下した場合

水分を過剰に摂取した際㉑などには，①浸透圧受容体の刺激(前視床下部)⇒ ②ADH分泌低下とADHの肝臓での分解⇒ ③利尿亢進，の順序で反応がおこる。

b 体液量の調節

細胞外液量のうち循環血液・間質液(組織間液)量は，血漿中のナトリウム(Na)量と密接な関係がある。血漿中のNa量が一時的に増加すると，体液浸透圧を一定に維持するために，尿細管での水の再吸収亢進，飲水量の増加から循環血液量や間質液量の増加がひきおこされるが，尿細管でのNaの排泄量を増やして体液量がもとに戻る。逆に，血漿中のNa量が欠乏すると，循環血液量や間質液量が減少するとともに，尿細管でのNaの再吸収が増える。このようにして，どちらの場合にも，尿細管でのNaの再吸収・分泌の調節によって循環血液量が調節され，一定の体液浸透圧の維持がはかられる。

体液量の調節にはADHのほかに，ホルモンとしてレニン-アンギオテンシン-アルドステロン系(表12-1)と心房性ナトリウム利尿ペプチド(ANP)が関与している。また遠位尿細管や集合管におけるNaの再吸収はアルドステロンによって促進され，Naの分泌はANPによって促進される。

体液のバランス
体重の約60％は水分である。その60％のうち40％は細胞内液で，細胞外液は20％であるが，細胞外液のうち15％は間質液，5％は血漿である(図12-15)。この3つの領域間の水分の移動は血圧と膠質浸透圧によってなされているが，血漿部分の増減は腎機能に反映され，尿量の調整という機能により体内の水分調整に関与する。

表12-1 レニンの分泌刺激とアンギオテンシンⅡおよびアルドステロンの作用

レニンの分泌刺激の要因	交感神経刺激 腎動脈血圧の低下 遠位尿細管濾液中のNaCl濃度の低下
アンギオテンシンⅡの作用	血管収縮作用による血圧上昇作用 副腎皮質からのアルドステロン分泌刺激作用 視床下部の口渇感発生とADH分泌刺激作用 近位尿細管でのNa再吸収促進作用
アルドステロンの作用	遠位尿細管と集合管でのNa再吸収とK分泌の促進

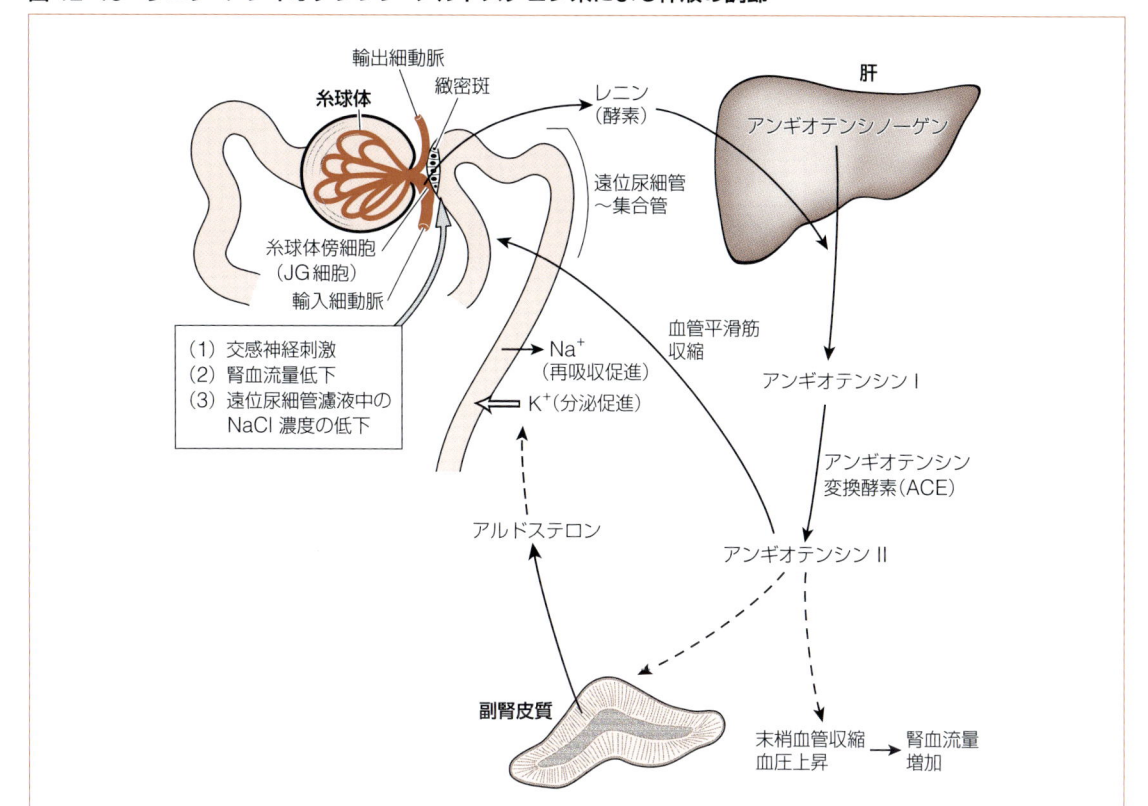

図 12-13 レニン-アンギオテンシン-アルドステロン系による体液の調節

1 レニン-アンギオテンシン-アルドステロン系

　糸球体の緻密斑，傍糸球体装置の糸球体傍細胞(JG細胞)で産生・分泌されるレニンは，循環中枢からの交感神経刺激と，腎動脈血圧の低下，および遠位尿細管中の塩化ナトリウム(NaCl)濃度の低下が刺激となって，分泌が促進される。レニンによって，肝臓で産生されるアンギオテンシノーゲンがアンギオテンシンIに変換され，さらにアンギオテンシンIが，アンギオテンシン変換酵素(ACE)によってアンギオテンシンIIに変換される(図12-13)。

　アンギオテンシンIIは強力な血管収縮作用があり，とくに末梢血管を収縮させて血圧を上昇させ，腎血流量を増加させる。また輸出細動脈も収縮させ，糸球体濾過値を増加させる。さらに，直接，尿細管でのNa$^+$の再吸収を促進させるほか，アルドステロンの分泌，口渇中枢の刺激などに働く(☞「レニン-アンギオテンシン-アルドステロン系による腎動脈血圧の維持」の項，p.350)。

2 心房性ナトリウム利尿ペプチド(ANP)

　心房圧が上昇すると心房の伸展によって，心房性ナトリウム利尿ペプチド(ANP)の分泌が促進される。ANPは強いナトリウム(Na)利尿作用をもっている(図12-14)。

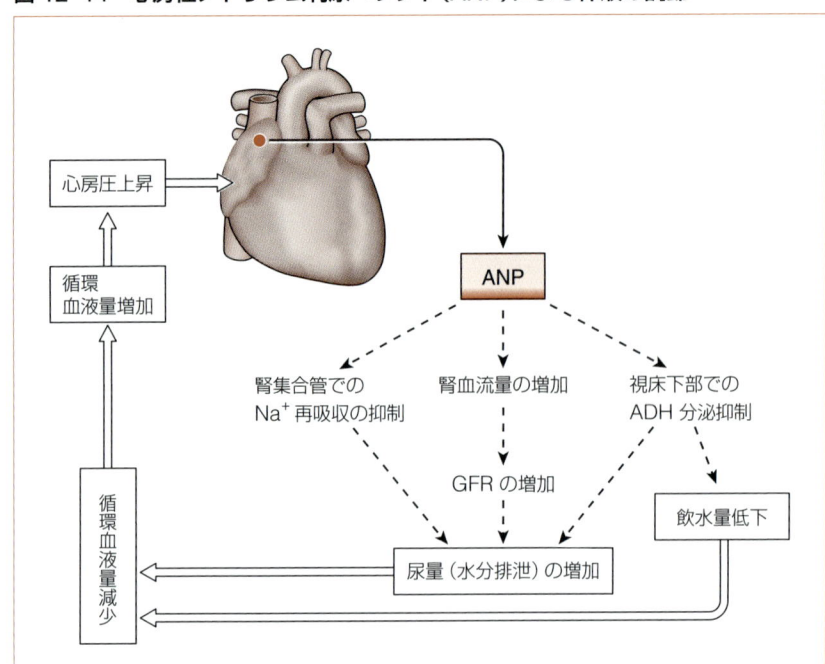

図 12–14　心房性ナトリウム利尿ペプチド（ANP）による体液の調節

ステップアップ

ナトリウム利尿

ナトリウム（Na）利尿とは，Na の排泄作用促進のことをいう。Na は通常，尿細管で 99％以上が再吸収されるが，細胞外液中の Na 濃度が上昇したとき，Na 利尿がおこる。先に述べたように，Na が増えると細胞外液量も増えるため，Na の排泄促進に伴って水分の排泄量すなわち尿量も増える。

Na 利尿には，①血管平滑筋の弛緩と②Na 再吸収の抑制が関与していると考えられている。すなわち，まず①血管平滑筋の弛緩によって腎血流量が増加し，糸球体濾過値が増加して尿量が増加する。さらに，②細胞内への Na の取り込みの減少により Na の再吸収の低下がおこり，尿中排泄量が増加する。

ワンポイント　ショック時と腎機能

腎臓には，心臓から拍出される全血液量の約 25％が供給されている。腎血流を維持するのに必要な血圧は 70 mmHg 前後であるが，鼠径部の大腿動脈が触知できる最低血圧が 70 mmHg であるので，この部位で脈拍を触れなければ腎血流が減少していると考えてよい。ショック状態では，血圧低下が著明で，このような場合はカテコールアミンを投与して末梢血管を収縮させ，末梢からの血液を中枢に還流させて心拍出量を増加させ，腎臓を含む主要臓器への血流をできるだけ早く回復させる治療を開始すべきである。

３　電解質平衡（とくにカリウム濃度の調節）

高カリウム血症になると，脱分極（☞ ステップアップ「膜電位の維持と Na–K ポンプの役割」，p.360）によってナトリウム（Na）チャンネルが活動しなくなり，また細胞膜の興奮性が低下して不整脈や筋麻痺が生じやすくなって，生命の危険が生じてくる。このために血中のカリウム（K）の濃度を調整することは，生命維持の点できわめて重要である。

カリウムイオン（K^+）は，陽イオンとして水素イオン（H^+）と拮抗する。アシドーシスの場合は H^+ が細胞内に流入し，細胞内の K^+ が細胞外に流出して，血清中 K 濃度が上昇する。また，体内の K の 98％は細胞質ゾル内に存在

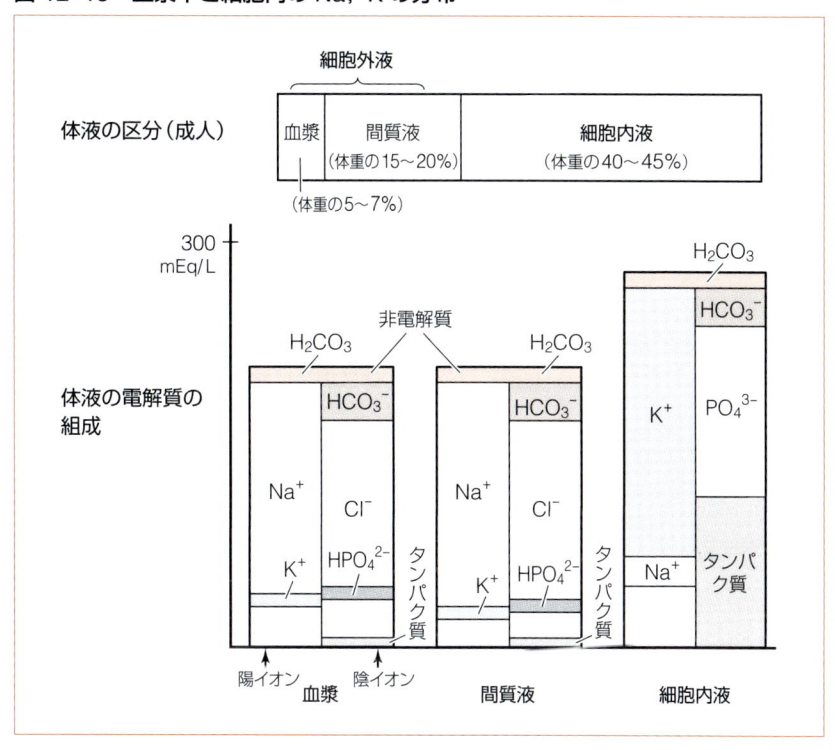

図 12–15　血漿中と細胞内の Na, K の分布

し，溶血など細胞の破壊がおこると細胞外へ出るため，血清中 K 濃度は上昇する。この血清中 K 濃度の調節，とくに K 濃度の低下調節は，アルドステロンによる遠位尿細管における K 分泌促進，アドレナリンやインスリンによる細胞内への K 取り込み亢進などによって行われる。これらの作用は，Na–K ポンプの活性化を通して行われる。

　低カリウム血症の原因としては，①摂取不足，②腎外性喪失（下痢，嘔吐，消化〔腸〕液の漏出，③腎性喪失（電解質異常，内分泌異常，偽性アルドステロン症，腎疾患），④細胞内移行（アルカローシス，インスリン投与）などが考えられる。症状は，筋症状として筋力低下，テタニー，神経症状として知覚障害や意識障害などがおきる。

■**体液量の区分**

　通常の生体中の細胞外液量と細胞内液量はほぼ一定に維持され，それぞれに含まれる電解質（イオン）組成や割合も決まっている。細胞外液中と細胞内液中の主な陽イオンはそれぞれナトリウムイオン（Na^+），カリウムイオン（K^+），陰イオンはそれぞれ塩化物イオン（Cl^-），リン酸イオン（PO_4^{3-}）である（図 12–15）。これらによって安静時は細胞外の電位が細胞内よりも高く維持されている（これを**静止電位**または**静止膜電位**とよぶ）（☞第 6 章 A–a–2「電気信号の伝達」，p.138）。細胞内外のこの電位差は，細胞の生命活動にとって不可欠である。その調節に，Na–K ポンプなどが備わっている（☞ステップアップ「能動輸送」，p.339）。

ステップアップ

膜電位の維持と Na–K ポンプの役割

安静状態では細胞の内外の電位は，細胞膜を境として外側がプラス(正)，内側がマイナス(負)となっており，内外で電位差(膜電位)を生じている。この状態を**分極**という。ここに細胞膜の興奮がおきると，活動電位が生じて電流が流れ，分極状態がくずれ(これを**脱分極**という)，さらにその局部の細胞内外の電位が逆転する。興奮状態は，安静状態に引き戻されなければならない(☞ 第 6 章 A–a–2「③脱分極と活動電位」, p.138)。

細胞内外の主要なイオンは，外側が Na^+，内側が K^+ である。膜電位は細胞内外の K^+ の濃度比に依存し，細胞外液の K^+ 濃度の増減が神経細胞や筋細胞の興奮性に関与している。K^+ 濃度の細胞内外の濃度調節(K^+ の膜内外間での移動)は，細胞内でつくられるアデノシン三リン酸(ATP)を使って(能動輸送)，細胞内の Na^+ の出し入れとの交換で行っている。細胞内外で K^+ と Na^+ の移動を行うのが，Na–K ポンプである。

Word	㉒
バーター(Bartter)症候群
尿細管の Na・K–2Cl 共輸送の機能障害によりアルドステロンが増加し，低カリウム血症と代謝性アルカローシスをきたす疾患。

ワンポイント ▶ 体液調節における K^+ の役割

K^+ は K チャンネルを通して細胞内外を行き来する。K^+ は H^+ と拮抗的に働くため，酸塩基平衡を考える際に重要である。また K^+ は，Na–K ポンプで細胞内外を行き来するときに水分の移動，すなわち体液量の調整に関与する。

ステップアップ

低カリウム血症の原因

低カリウム血症の原因には，電解質性，内分泌性，薬剤性などのものがある。
①低カリウム血症をきたす電解質異常：高カルシウム血症，低マグネシウム血症
②低カリウム血症をきたす内分泌異常：原発性アルドステロン症，腎血管性高血圧や悪性高血圧などに続発する二次性アルドステロン症，レニン産生腫瘍，バーター症候群㉒，クッシング症候群
③低カリウム血症をきたす薬剤：ループ系利尿薬，ナトリウム含有量の多い抗菌薬，甘草㉓，グリチロン，非ステロイド系抗炎症薬

Word	㉓
甘草(Licorice)
グリチルリチンを含む生薬で，甘味料としても利用されることがある。緩和作用や**止渇作用**があり，多くの漢方薬に含まれている。

血清カリウム値による心電図変化

血清カリウム値の変動は心電図変化としてみられる。
- 低カリウム血症：QT 延長，T 波平低化，U 波の増高，不整脈
- 高カリウム血症：P 波消失，T 波増高，QRS 幅広化

C 排尿

a 膀胱の構造と神経支配

1 膀胱の構造

膀胱は恥骨結合の後ろに位置し，上が腹膜に接している。男女で異なり，男性では後ろに直腸・精嚢・精管，女性では子宮と腟がある。形は上がややとがった嚢状をしている。内腔には**膀胱三角**㉔とよばれる部分がある。内腔は粘膜で移行上皮組織でできており，粘膜に粘膜筋板はない。膀胱容量は成人男性で 500〜650 mL である。

膀胱の筋層は，内縦層・中輪層・外縦層という 3 層構造の平滑筋から成っており，膀胱が収縮し尿を絞り出す機能(排尿)を担っている。このなかで，中輪層は**内尿道括約筋**㉕を構成し，排尿時の尿の出口(内尿道口)の開閉の調節に関与している。

Word	㉔
膀胱三角
膀胱底の後ろ寄りの両側の尿管口と内尿道口を結ぶ三角形のくぼみをいい，膀胱の収縮・拡張で形を変えない部位である(図 12–16)。

Word	㉕
尿路の括約筋
尿路の括約筋には，自律神経支配のものと体性神経支配のものとがある。教科書によっては，内膀胱括約筋，内尿道括約筋と表現しているものがあるが，本書では「内尿道括約筋」という名称を用いる。

図 12-16 尿道の構造（男性）

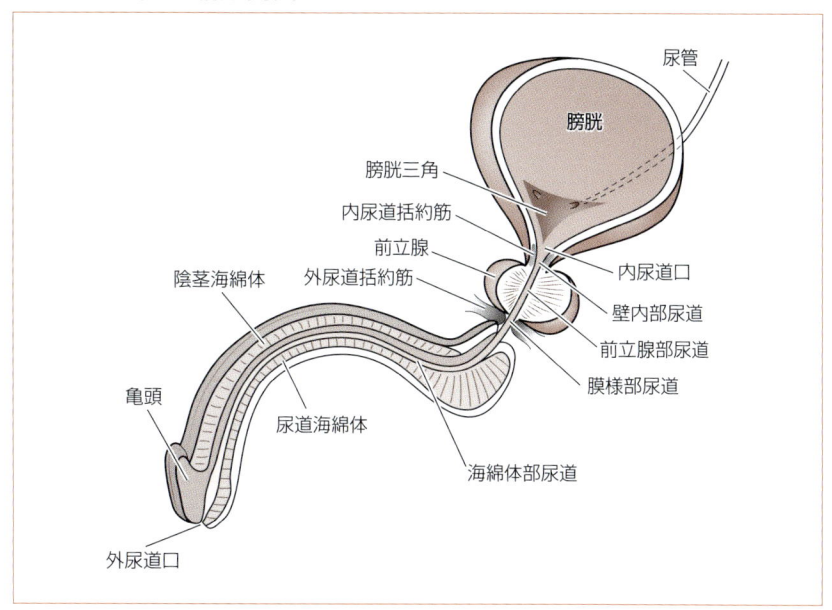

外膜の大部分は腹膜の一部をなす漿膜であり，膀胱は腹腔外の器官である。
血管では，内腸骨動脈および内腸骨静脈の枝が分布している。所属リンパ節は内腸骨リンパ節および腸骨リンパ節である。

2 神経支配

膀胱には，交感神経系の神経線維と副交感神経系の神経線維が分布しており，排尿機能をつかさどっている。副交感神経成分は，仙髄から骨盤神経が出て上下の膀胱神経となり，膀胱に分布している。この神経の刺激で膀胱は収縮する。一方，交感神経成分は，腰神経叢から内尿道括約筋に線維を送っており，この神経の刺激が抑制されて，排尿の際には弛緩する。

b 尿道の構造と神経支配

1 尿道の構造

男女差の大きい器官である。男性では，尿路と輸精路を兼ねる。成人で長さが約 18 cm で，膀胱下部で始まり，陰茎内を通って亀頭先端に開口する。その部位による名称は上から順に，内尿道口→壁内部→前立腺部→膜様部→海綿体部→外尿道口である（図 12-16）。壁内部は膀胱壁を貫く部分で，前立腺部は約 2.5 cm で前立腺の大きさに一致する。膜様部は尿生殖隔膜を貫く 1 cm の部位で，横紋筋から成る**外尿道括約筋**がある。海綿体部は最も長く，拡張性に富む部分である。粘膜は膀胱に近い側は移行上皮であるが，外尿道口の付近は重層扁平上皮である。

女性では，成人で 3〜4 cm の長さで，その部位による名称は，内尿道口→壁内部→膜様部→外尿道口である。

図 12-17 排尿の仕組み

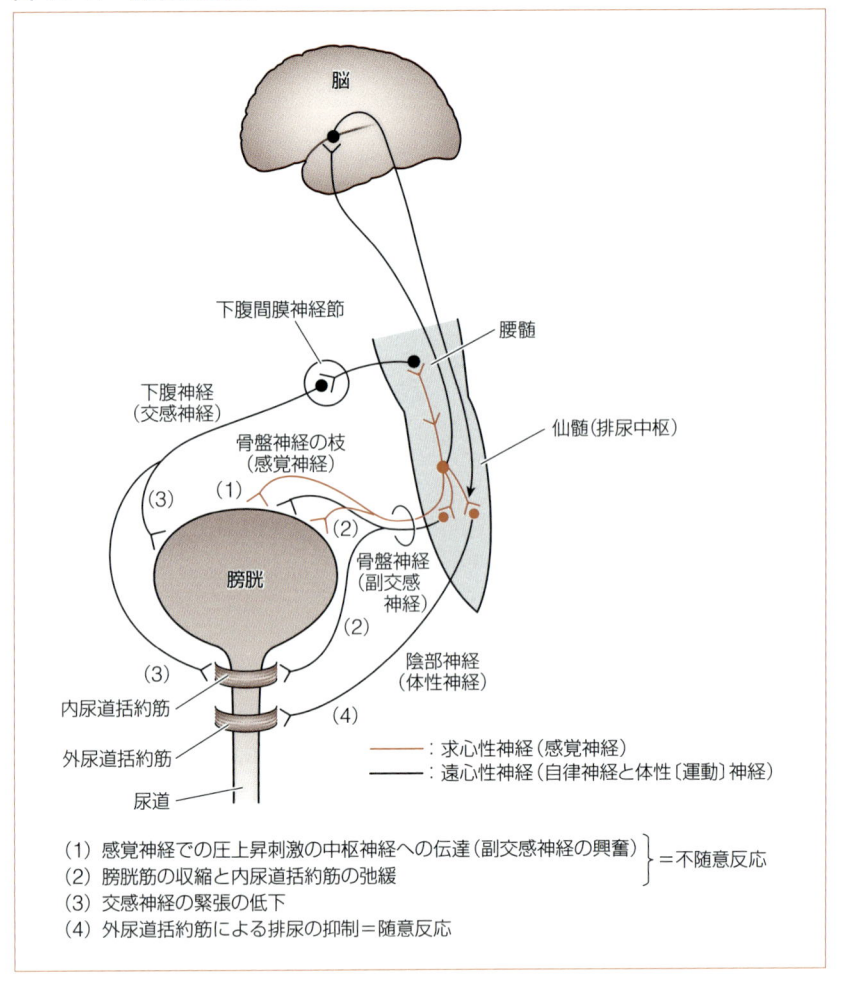

(1) 感覚神経での圧上昇刺激の中枢神経への伝達（副交感神経の興奮）
(2) 膀胱筋の収縮と内尿道括約筋の弛緩
}＝不随意反応
(3) 交感神経の緊張の低下
(4) 外尿道括約筋による排尿の抑制＝随意反応

2 神経支配

尿道の筋層では外尿道括約筋が重要で，排尿を意識的に抑制する（がまんする）役割をもっている。ここには，仙髄から陰部神経線維が体性神経として送られている。

C 排尿の仕組み

排尿の仕組みは，①自律神経支配による不随意反応と，②体性神経支配による随意反応に大きく分けられる（図 12-17）。

1 不随意反応

排尿反射の中枢は仙髄に存在するが，その上位中枢は仙髄の排尿反射中枢に対して抑制的に調整している。尿がたまると膀胱が伸展して，**骨盤神経**から伸びる感覚神経線維を介して中枢に伸展情報が伝わる。さらに，仙髄の副交感神経が刺激されて膀胱筋の収縮がおこり，**内尿道括約筋**が弛緩する（ここ

表12-2 神経因性膀胱をきたす主な原因

脳疾患	脳血管障害
	脳変性疾患
脊髄疾患	脊髄損傷
末梢神経疾患	骨盤手術
	糖尿病

図12-18 膀胱内圧と排尿

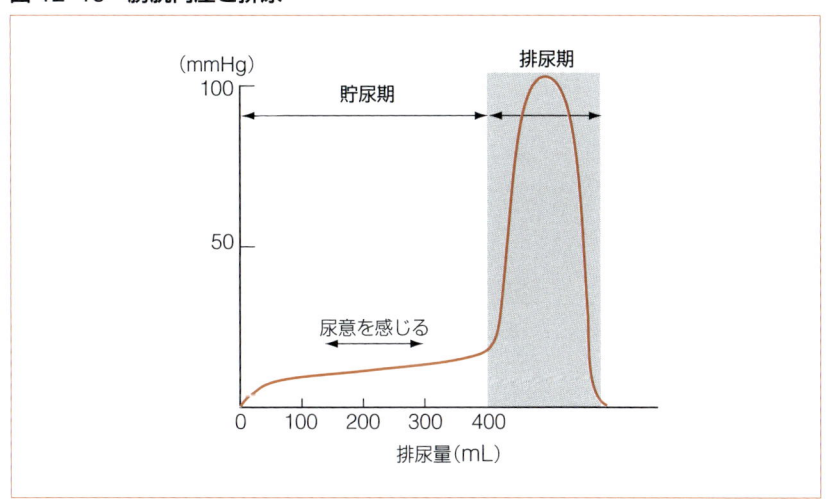

までは自律神経支配による不随意的な反応である）。

この神経（骨盤神経）の反射が消失し，排尿異常をきたした状態を**神経因性膀胱**とよんでいる（**表12-2**）。

2 随意排尿反応

> **Word** ㉖
> **体性神経支配**
> 自律神経系に相対する，随意神経系である体性神経系による神経支配をいう。

直接の排尿は**外尿道括約筋**による随意運動による。外尿道括約筋は体性神経支配㉖を受け，大脳の上位中枢で弛緩・緊張を調節している。

排尿時の膀胱内圧の変化は**図12-18**のようであり，最初に内圧が上昇したあとは内圧の上昇はあまりなく，300 mL程度の容量の尿をためることができる。尿意は150～300 mLで生じるが，上位中枢の役割ですぐには排尿行動にはいたらず，通常は随意的な行動として排尿が行われる。そして，排尿に移る際に膀胱内圧は急速に上昇し，膀胱内は完全に空になる。

排尿の際には上位中枢が支配する腹筋群も排尿反射に加わるので，なんらかの原因で膀胱の排尿筋の収縮が悪くなった場合には，これらの腹筋群が排尿の助けになる。

ステップアップ | **排尿困難と尿失禁**

排尿異常のうち排尿困難と尿失禁には，**表12-3**のようなものが知られている。

> **ワンポイント　乳幼児の失禁**
> 乳幼児の失禁は上位中枢，つまり大脳機能の発達が未熟なためにおきる。

表 12–3 排尿異常

排尿障害	状態名	病像
排尿困難	遷延性排尿	トイレに行っても，なかなか排尿が始まらない状態（通常は数秒以内）
	苒延性排尿	尿が出はじめてからなかなか終わらない状態
尿失禁	切迫性尿失禁	尿意を感じてトイレに行くが，がまんできずに尿失禁してしまう状態（膀胱収縮の抑制ができないことによる）
	腹圧性尿失禁	せきやくしゃみなどに伴って尿失禁する状態（括約筋の筋力低下による）
	溢流性尿失禁	膀胱が充満して収容しきれず，落ちこぼれるようにおこる尿失禁（尿閉❷ 状態の尿失禁）
	反射性尿失禁	膀胱にある程度尿が充満すると反射性に膀胱が収縮し排尿する尿失禁（神経因性膀胱のときの尿失禁のタイプ）
	医原性尿失禁	手術により外尿道括約筋の機能が消失した場合の尿失禁

Word ❷
尿閉
排尿ができずにいる状態をいう。下腹部は膨満した膀胱で膨隆し，尿意があるにもかかわらず排尿ができない。前立腺肥大症，副交感神経遮断作用のある薬剤の副作用，飲酒などが原因になる。

ワンポイント　下腹部圧迫排尿

膀胱の収縮が不十分で排尿が十分でない場合に，腹圧を加えて尿の排出を促すことができるが，それでも十分でない場合には，恥骨直上の下腹部に手を置いて腹部を圧迫することによって膀胱を直接圧迫し，排尿を助けることができる。

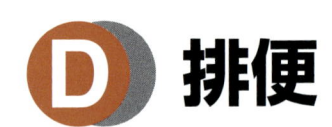

D 排便

直腸は通常，空でつぶれているが，上部の大腸から便が進入してくると拡張して，便の貯蔵臓器として働く。さらに便の量が増えてくると便意を感じ，直腸は収縮を始める。便の出口である肛門には 2 種類の括約筋があり，これが弛緩すると同時に腹筋の緊張による腹圧の上昇がおこり，腹圧が駆出力となって排便される。

a 直腸・肛門の構造と神経支配

直腸は大腸の終末部分に位置する骨盤臓器で，上部と下部に分けられる。上部の一部は腹膜におおわれており，ふくらんでいる（直腸膨大部）。下部は骨盤の軟部組織内を通過する。その下で上皮が皮膚から連続した，重層扁平上皮である肛門管となる。通常はつぶれているが，便が入ると輪状にふくらむことができる。

直腸の固有筋層は結腸と同じく平滑筋でできており，内輪筋・外輪筋の構造をもっている。この筋層が肛門にいたると輪状筋として発達してきて，括約筋を形成する。この筋を**内肛門括約筋**とよんでいる。その外側に，肛門挙筋の延長で横紋筋でできた**外肛門括約筋**がある。

内肛門括約筋は副交感神経である骨盤神経支配で，不随意的な反応を示す。外肛門括約筋は肛門挙筋の延長であり，陰部神経という体性神経が支配して

いる。排便反射の中枢は仙髄である。

b 排便の仕組み

蠕動や糞便自体の重量によって直腸内へ糞便が移動すると、直腸が伸展して直腸内圧が上昇し、骨盤神経から伸びる感覚神経線維で中枢に刺激が伝達されて、便意が発生する（図 12-19）。

排便にかかわる神経はいずれも骨盤神経に属するが、仙髄神経の緊張が解除されて、副交感神経が緊張すると、内肛門括約筋の弛緩と直腸蠕動の亢進がおこる。このとき、大脳の上位中枢から外肛門括約筋の収縮刺激がおきる。ついで、直腸内の糞便量の増加（約 200 mL）があると、上位中枢からの刺激（意識的）で腹筋の緊張と外肛門括約筋の弛緩がおき、排便にいたる。このときの腹筋の緊張と、横隔膜の低下による腹圧の上昇に声門の閉鎖が加わったときが、「努責（いきみ）」という現象である。この腹圧の上昇は、排便の際の駆出力として重要である。

図 12-19 排便の仕組み

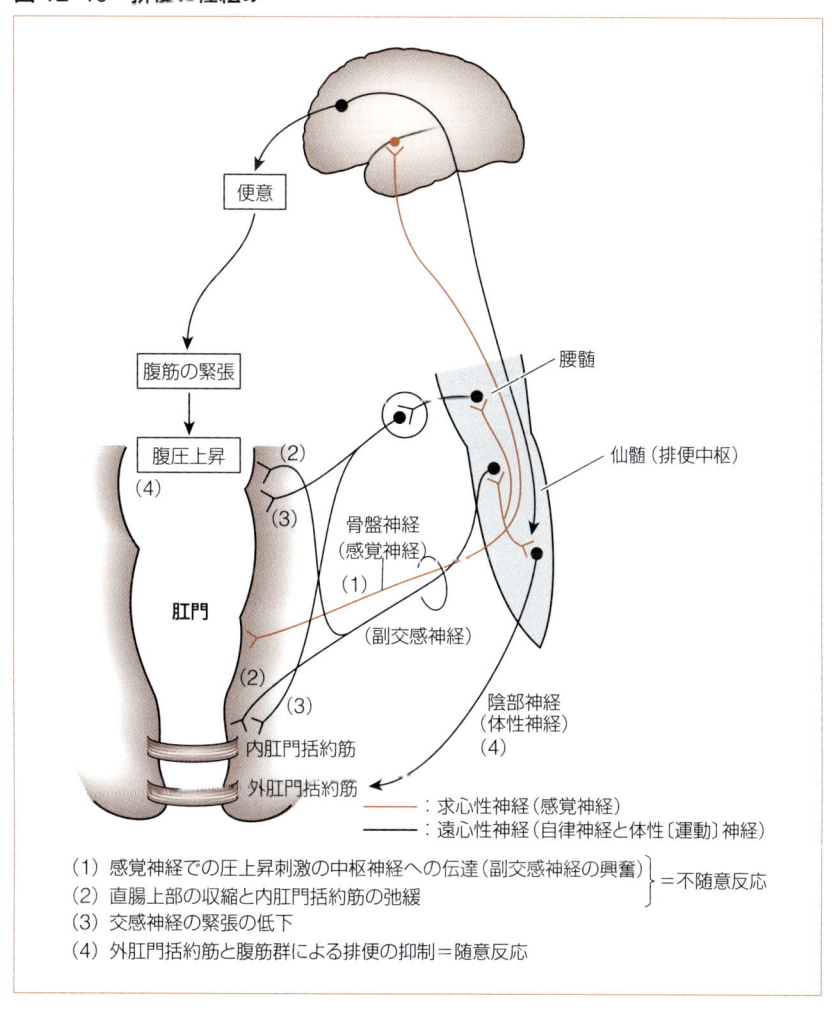

(1) 感覚神経での圧上昇刺激の中枢神経への伝達（副交感神経の興奮）
(2) 直腸上部の収縮と内肛門括約筋の弛緩
(3) 交感神経の緊張の低下
　　　　　　　　　　　　　　　　　　　　　　　　　　　　＝不随意反応
(4) 外肛門括約筋と腹筋群による排便の抑制＝随意反応

> **ワンポイント** ▶ **腹圧を上げる腹筋**
> 最も腹圧上昇に関与しているのは，内外の腹斜筋と横隔膜である。このほかの腹横筋と腹直筋も補助的に関与している。

ステップアップ

排便に関与する因子

●**腹圧**

排便は排尿と違い，便の出口の筋である内外の肛門括約筋が弛緩と直腸の収縮だけでは便は排出されない。駆出力として腹圧が必ず必要である（図12-20-a）。しゃがんだり座ったりすると腹圧はまっすぐ肛門方向に加わるが，臥位になると腹圧の肛門へ向かう軸がずれて，腹圧が効率的に肛門にかからず，また便の自重が肛門方向に働かないため便の性状によっては排便が困難になる（図12-20-b）。

●**会陰の筋**

会陰の筋は骨盤の底を構成している。腹圧が上昇した際に，骨盤底を構成する部分がしっかりしないと，圧が逃げて腹圧が排便のために機能しない（図12-20-c）。頻回の分娩などでここの部分の筋の弛緩がある場合には，排便の際に困難を生じることがある。

図12-20 排便に関与する因子

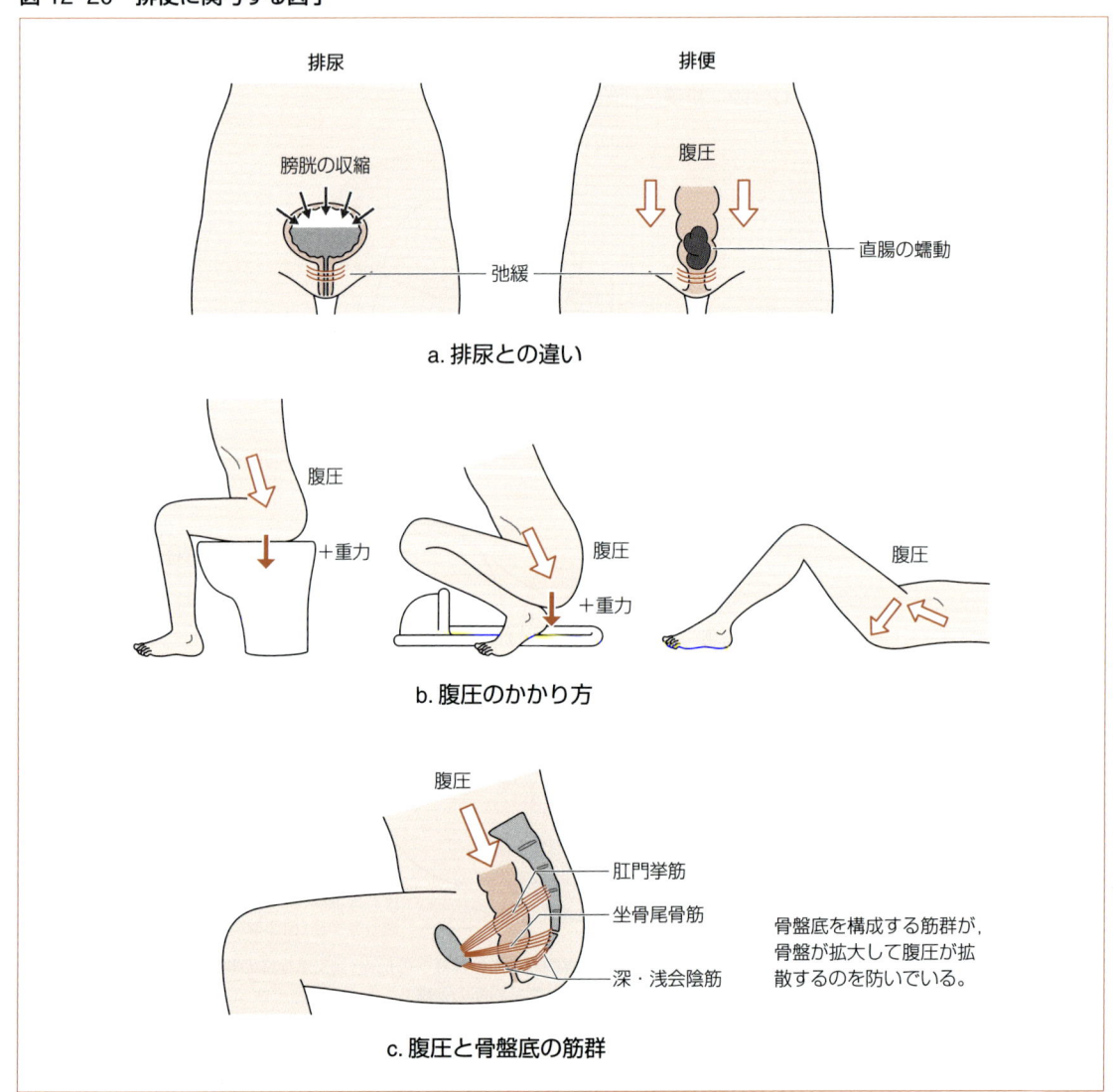

a. 排尿との違い

b. 腹圧のかかり方

c. 腹圧と骨盤底の筋群

骨盤底を構成する筋群が，骨盤が拡大して腹圧が拡散するのを防いでいる。

本章のまとめ

- 生体を循環する血液の約20％が腎臓を通過し，その間に血液が濾過されて老廃物などが取り除かれ，尿を介して体外に排泄される。
- 血液の濾過は糸球体で行われるが，有用な物質(Na，K，鉄などの無機物や水分)は尿細管でほとんどすべて再吸収されて体内に戻され，再利用される。また，腎臓は体液の調節も担っており，尿細管でH^+やK^+，HCO_3^-などを再吸収・分泌して，この機能を果たしている。
- 腎臓は組織から，腎門部，被膜，腎実質に分けられる。腎実質は皮質と髄質に分けられる。糸球体は皮質に，尿細管は髄質に分布する。
- 腎臓の最小の機能単位は，ネフロン(腎単位)である。片側に約100万個，両側で約200万個ある。
- ネフロンは，1つのマルピーギ小体(腎小体)と1本の尿細管から成る。マルピーギ小体は，糸球体とボウマン嚢および輸入細動脈・輸出細動脈から構成されており，尿細管は近位尿細管，ヘンレの係蹄，遠位尿細管から成る。
- 輸入細動脈から糸球体の毛細血管を血液が流れる間に，糸球体濾過膜で血液が濾過され，糸球体濾液(原尿)が尿細管に出る。濾過膜を通過しなかった血液成分は，輸出細動脈から体内循環に戻る。
- 糸球体濾過値(糸球体濾過量：GFR)は，糸球体濾過膜を通過してボウマン嚢に出る1分間あたりの容量で，糸球体の濾過能力によって値が変わってくる。
- 糸球体濾液は，近位尿細管→ヘンレの係蹄→遠位尿細管→集合管→尿管の経路をたどって，尿として体外に排泄される。
- 腎臓が血漿中から不要物を濾過する能力の程度をクリアランスとよぶ。クレアチニンはすべて濾過され再吸収されないので，血漿中のモル数と尿中のモル数が一致する。クレアチニンが濾過される程度をクレアチニン-クリアランスとよび，腎臓の機能を示す指標となる。
- 腎臓は，酸塩基平衡の調節に中心的な役割を果たす。この調節は，H^+，K^+，HCO_3^-の出し入れ(分泌と吸収)によって行われている。
- 尿路は腎杯・腎盂，尿管，膀胱および尿道から成る。
- 腎臓の体液調節機能として，体液の浸透圧の調節，体液量の調節，電解質平衡(とくにK濃度)，酸塩基平衡(pH)の維持にかかわっている。
- 体液量の調節は，Naによる浸透圧を利用して行われている。Na量の再吸収促進にはアルドステロンが関与し，Naの排泄促進には心房性ナトリウム利尿ペプチド(ANP)がかかわっている。
- 膀胱は3層構造の平滑筋から成っており，この筋により膀胱を収縮させて排尿をおこさせ，またそのうちの内尿道括約筋で排尿時の尿道口の開閉を行う。
- 膀胱は交感神経と副交感神経の支配を受け，排尿時には交感神経が働く。
- 排尿反射の中枢は仙髄にあり，その上位中枢は排尿反射を抑制しているが，膀胱が充満すると，膀胱から骨盤神経の刺激を経て上位中枢に刺激が伝わり，排尿反射がおこる。骨盤神経障害では，神経因性膀胱となる。

人体の構造と機能

第13章

生殖と老化

本章の学習目標

　ヒトは有性生殖によって次世代を発育・誕生させる。有性生殖では，子は異なる性の親（父と母）のおのおのから半分ずつの遺伝情報を受け継ぐ。第1章「生命」で学んだように，DNAに含まれている遺伝情報は，卵子と精子という特殊な細胞（生殖細胞）によって新しい生命をつくり出していく。卵子と精子を形成し，これらを1つにする生殖行動を行い，さらに新しい生命が外界で生存できるようになるまで育てる過程が，生殖器系の働きである。

　1個の受精卵は，他の諸章で学習するすべての器官系を備えた個体へと発達していく。発生の過程が正常に進行しなければ，先天性異常（先天異常）という形で子の一生を左右するような影響が現れる場合がある。また，第9章「内分泌系」で学んだホルモンは，生殖活動においてもさまざまな役割を果たす。ホルモンの異常が不妊症や流産などの原因となる場合も多い。そこで，先天性異常や生殖における病的状態を理解するためには，生殖器系の構造と機能・発生の過程，それらを制御するホルモンの作用を正しく把握することが必要である。さらに最近では，人工受精や再生治療などの社会的問題について考えていく際にも，習得しておくべき知識が多い。

　本章では，両性の生殖器の構造と機能，および生殖という機構，さらに個体発生の過程について学習し，ヒトが種を存続させる仕組みを理解することを目標とする。具体的には，両性の生殖器官には何があり，それぞれがどこに存在するかを確認したうえで，組織学的構造と機能を学ぶ。次に，年齢および性周期による卵巣や子宮内膜の変化，下垂体から分泌されるホルモンが性周期にもたらす影響について理解する。さらに，受精・妊娠から出産にいたる際の母体の変化，受精卵から胎児への発育過程，誕生後の成長と老化について学習する。

ヒトは有性生殖によって種を存続させる。すなわち、女性と男性という2つの性が存在し、それぞれの個体から**卵子・精子**とよばれる**配偶子❶**が受け継がれて、次の個体が発生する。卵子と精子は、それぞれ半数ずつの遺伝子をもっており、それらが1つになることが**受精**である（☞第1章A–b「遺伝子と遺伝情報」、p.9）。生体を形づくる体細胞（上皮細胞・筋細胞・神経細胞など）に対して、次の世代を発生させるための細胞を総称して**生殖細胞**という。生殖細胞は精子や卵子だけでなく、それらのより未熟な状態である精母細胞・卵母細胞などの各段階も含む。

生殖器系は配偶子を発達させ、受精・妊娠・出産にいたる場を提供する。性の違いによって、生殖器の構造と機能は大きく異なっている。女性の生殖器は卵巣・卵管・子宮・腟・外生殖器（外性器）であるが、授乳のための乳腺もこの章で取り上げる。男性では精巣・精路、これらに付属する腺（精嚢・前立腺）および外生殖器である。生殖器は年齢によって構造と機能が大きく変化する。また、成熟期の女性の卵巣や子宮では、ほぼ1か月ごとにも変化が生じて受精・妊娠が可能となる。この周期を**性周期**とよび、背景にはホルモン分泌の周期的変化がある。

精子と卵子が受精して発生した**受精卵**は、分裂・分化して**胎児**へと成長する。胎児は分娩によって母胎を離れて新生児となり、乳児期・幼児期・学童期・思春期❷ を経て成人期にいたる。その後は老化が進行し、やがて死を迎える。

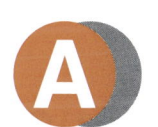

> **Word ❶**
> **配偶子**
> 卵巣または精巣で成熟した**生殖細胞**で、女性では卵子、男性では精子である。それぞれ半数ずつの染色体をもっていて、受精によって1組のゲノムをつくる。

> **Word ❷**
> **思春期**
> 思春期は第二次性徴が始まる時期で、男女とも受精が可能となる。男性ではひげが生え、射精がおこるようになる。女性では乳房が発育し陰毛・腋毛が発生し、10～14歳ごろに性周期が始まる（初潮）。

A 女性の生殖器系

女性の主な生殖器官は骨盤内に存在し、最も大きな**子宮**は膀胱の背側、**ダグラス窩❸** の前方に位置している（図13–1）。正面からみると、子宮の上部から**卵管**が左右へ伸びており、その先に**卵巣**がある（図13–2）。子宮の表面をおおう腹膜は、子宮の両側で前後が重なって**子宮広間膜**を形成する。この膜の中に卵巣や卵管があり、卵巣と子宮をつなぐ**固有卵巣索**や、子宮を骨盤内壁に固定する**子宮円索**も存在している。**卵巣提索**は卵巣を骨盤内壁に固定している。

未熟な生殖細胞は成熟して**卵子**となり、卵巣を飛び出して卵管に入り、子宮へ移動する。受精が成立した場合は、子宮は胎児を育てる場となる。

a 卵巣の構造と機能

左右に1つずつある卵巣は、成人では一側の重さが7g程度で、内部に多数の**卵細胞❹** が含まれる（図13–2）。思春期には、未熟な卵細胞である**卵母細胞**が**卵子**へと成熟を開始する。思春期前後および**閉経❺** 後で卵巣の状態は大きく変化する。生殖可能な女性の卵巣には、さまざまな成熟段階の卵細胞が同時に存在する（図13–3）。

> **Word ❸**
> **ダグラス窩**
> 女性の骨盤腔で直腸と子宮の間（直腸子宮窩）をさす。出血や膿がたまりやすい。臨床的には男性の直腸膀胱窩に使われることがある。

> **Word ❹**
> **卵細胞**
> 女性の生殖細胞の各段階（**卵祖細胞、卵母細胞、卵子**）を総称して使われる。

> **Word ❺**
> **閉経**
> 加齢により性周期が消失して月経がなくなることで、平均して50歳前後でおこる。この前後の時期が更年期で、ホルモン分泌の変化によるさまざまな症状が現れ、更年期障害とよばれる。

図 13–1　女性の骨盤内正中断面

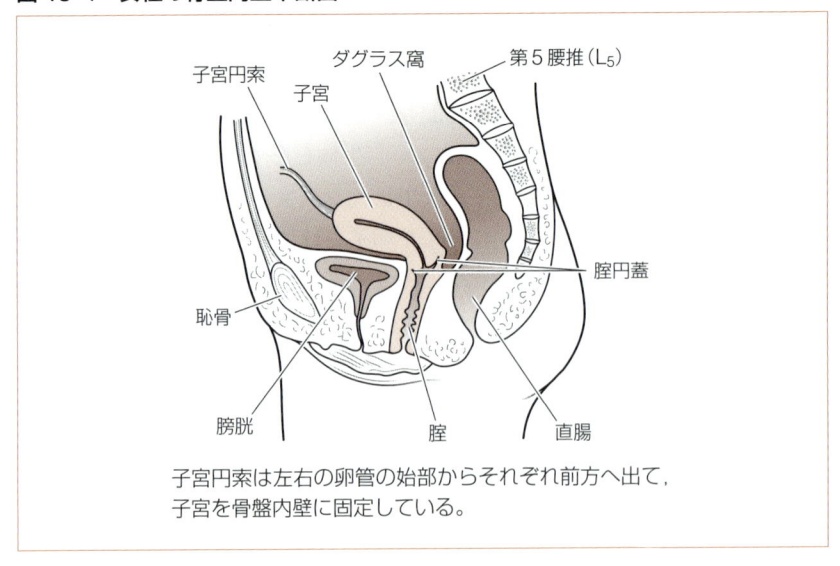

子宮円索　子宮　ダグラス窩　第5腰椎(L₅)
腟円蓋
恥骨
膀胱　腟　直腸

子宮円索は左右の卵管の始部からそれぞれ前方へ出て，子宮を骨盤内壁に固定している。

　卵細胞の周囲には，**卵胞**とよばれる細胞集団がある。卵胞は卵細胞とともに成熟し，ホルモンなどを分泌して卵細胞の成熟や排卵を助け，排卵後には黄体・白体へと変化する(図 13–3)(☞ A–c「性周期」，p.375)。閉経後の卵巣ではこれらの各段階はみられなくなり，卵胞が退化した閉鎖体が大部分を占めるようになる。

　卵巣の最も重要な機能は，卵子の形成である。その過程には，下垂体や卵胞から分泌される種々のホルモンが関与する(☞ A–c「性周期」，p.375)。

b　卵管・子宮・腟・外生殖器(外性器)の構造と機能

1　卵管

　卵管はファロピウス管ともよばれ，長さ 10〜15 cm の管状の器官で，末端は卵巣に向いて開口している(図 13–2)。卵巣表面とは**卵管采**とよばれる指状の突起が接しているにすぎないが，排卵された卵細胞を卵管采の動きで卵管内に吸い込む仕組みになっている。末端に近い**卵管膨大部**が受精の場となる。卵管はその壁にある平滑筋の蠕動運動と，内腔表面をおおう線毛上皮の線毛運動によって受精卵を子宮へ送る。

ステップアップ

子宮外妊娠
受精卵が子宮に到達しないで，卵管内で妊娠が進行した状態を，子宮外妊娠とよぶ。卵管と卵巣が密着していないため，子宮外妊娠では受精卵が腹腔内へ落ちる場合もある。

2　子宮

　子宮は上部から順に，**底部，体部，頸部**に区分される(図 13–2)。子宮の高さは 7 cm 程度であるが，妊娠末期には臍部で底部が触知できる大きさにな

図 13-2　子宮・卵管・卵巣・腟の前頭断面

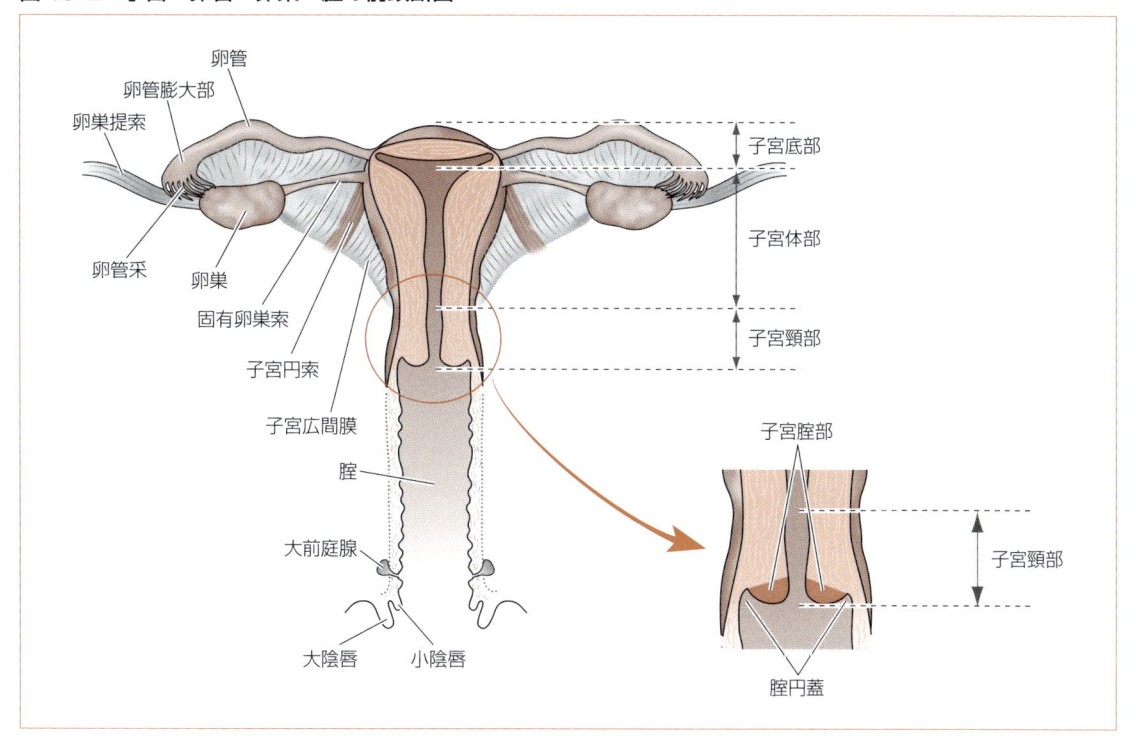

図 13-3　卵巣の割面

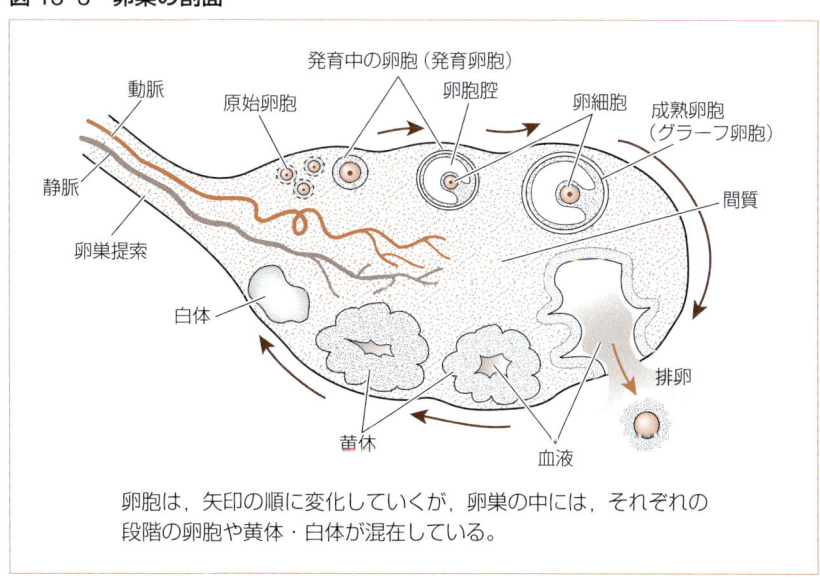

卵胞は，矢印の順に変化していくが，卵巣の中には，それぞれの段階の卵胞や黄体・白体が混在している。

る。子宮内部は体部では**子宮腔**，子宮頸部では**頸管**とよばれる。子宮頸部の下方で腟腔へ突出している部分を，**子宮腟部**という。

　子宮壁は外から順に**子宮外膜，子宮筋層，子宮内膜**から成る。子宮外膜は漿膜❻で，腹膜の一部である。子宮筋層は平滑筋から成り，妊娠時には細胞の数・大きさともに増加する。分娩時には律動的に収縮して胎児を娩出する。

　子宮内膜は多数の子宮腺がある粘膜で，性周期によって変化する。受精し

Word ❻
漿膜
腹膜・胸膜・心膜に共通した構造で，臓器表面をおおう薄い膜。

図 13-4 女性の外陰部

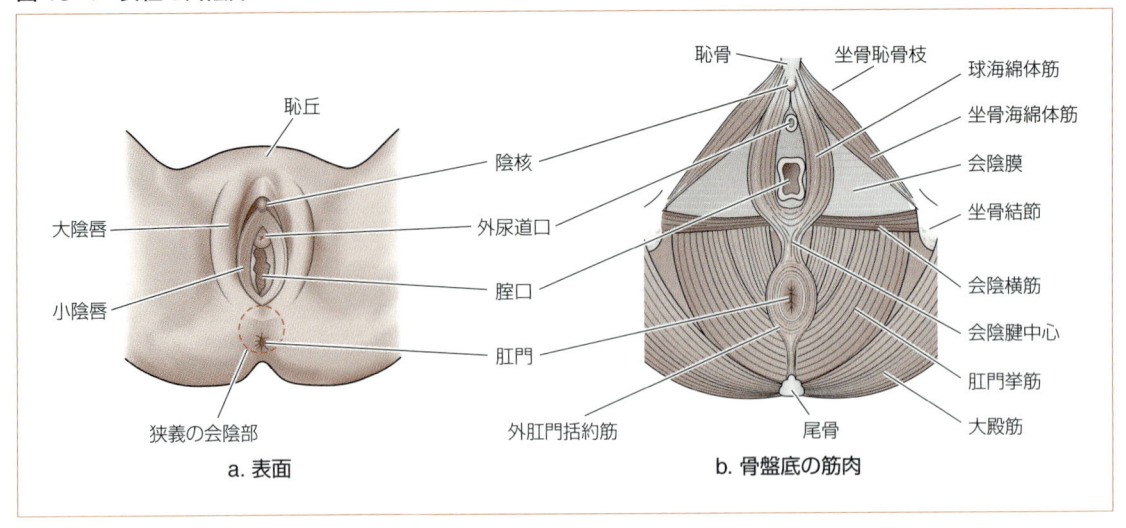

恥丘／陰核／外尿道口／腟口／肛門／大陰唇／小陰唇／狭義の会陰部
a. 表面

恥骨／坐骨恥骨枝／球海綿体筋／坐骨海綿体筋／会陰膜／坐骨結節／会陰横筋／会陰腱中心／肛門挙筋／大殿筋／外肛門括約筋／尾骨
b. 骨盤底の筋肉

| Word | ❼
デーデルライン杆菌
乳酸菌の一種で，腟粘膜上皮に存在するグリコーゲンを分解して乳酸をつくる。この働きで腟内は pH 4.0 前後の強い酸性となり，病原菌が内性器へ侵入するのを防いでいる（これを**腟の自浄作用**という）。

| Word | ❽
原基
個体発生の最も初期の段階において，将来ある器官や組織になるべく予定された胚や細胞の集団。

| Word | ❾
生殖隆起
尿道ヒダ，生殖結節とともに，胎生 4 週間ごろに形成される男女共通の外生殖器の原基。陰唇とか陰嚢隆起ともよばれ，男性では陰嚢を形成する。

| Word | ❿
尿道ヒダ
尿生殖ヒダともよばれ，男性では癒合して陰茎の中にある尿道海綿体を形成する。

| Word | ⓫
生殖結節
男性では，陰茎を形成する。

た場合に受精卵を保持・発育させるために，増殖して肥厚するが，受精がおこらなかった場合は脱落し（**月経**），次の受精に備えて新しい周期が始まる（☞ A-c「性周期」，p.375）。

子宮頸部の内膜にある分泌腺（子宮頸腺）は，内膜腺と異なる粘液を分泌する。性周期によって分泌する粘液の性状が変化し，排卵期には分泌が増加する。

3 腟

腟は子宮頸部直下から腟口まで（7～10 cm）をさし，表面を重層扁平上皮でおおわれている（図 13-2）。月経時には分泌物の排出路，性交時には生殖器官，出産時には産道と，いくつかの役割がある。上端で子宮腟部を取り巻く部分は**腟円蓋**といい，とくに後方では腹膜腔へ突出している。腟口部分に粘膜のヒダから成る**処女膜**があって腟口を部分的におおうが，中心部は開口しており閉鎖はしていない。

成人女性の腟内にはデーデルライン杆（桿）菌❼が常在しており，粘液を酸性に保って腟の自浄に役立っている。

4 外生殖器（外性器）

子宮や卵巣など骨盤腔内に存在する**内生殖器（内性器）**に対して，体表面にある生殖器を**外生殖器（外性器）**とよぶ。男女差がある生殖器も，その原基❽は胎生期には男性と共通に存在しており，大陰唇や小陰唇は男性外性器の原基が変化した構造である（図 13-4）。

①腟前庭：両側小陰唇の間で外尿道と腟が開口している。
②大陰唇：胎生期の生殖隆起❾が突出した皮膚の一部。
③小陰唇：胎生期の尿道ヒダ❿の遺残。
④陰核：胎生期の生殖結節⓫に由来する突起。
⑤大前庭腺：バルトリン腺ともいい，性的興奮に反応して粘液を分泌する。

A 女性の生殖器系

> **ワンポイント ▶ 会陰部**
> 肛門と腟前庭後縁(男性では陰茎根と陰囊)の間を会陰とよぶ。出産時に裂傷を避けるために切開される場合がある。広義には，恥骨結合から尾骨までの，骨盤の下口をふさぐ広い範囲を会陰とよぶ使い方もある。広義の会陰部の皮下には，会陰筋と総称される横紋筋群がある(図 13-4-b)。

C 性周期

思春期以降，卵細胞が卵子への成熟を開始すると，卵細胞は一定周期(28〜30日)で受精のために卵巣を飛び出す。これが**排卵**で，閉経にいたるまで繰り返され，この周期を**卵巣周期**とよぶ。この過程で子宮内膜の組織も周期的に変化し，月経はこの子宮内膜の変化の結果としておこる。月経の第1日目を基点とする周期を**月経周期**とよぶ。性周期は，卵巣周期と月経周期を合わせた用語である(表 13-1)。

1 卵巣の周期的変化 (図 13-3, 13-6)

卵巣周期において肉眼的な変化がわかりやすいのは，卵細胞を取り囲む卵胞である。卵胞は下垂体から分泌される**ゴナドトロピン**⑫の作用による卵細胞の発育(☞ C-a「受精」，p.385)に伴って発達し，次の①から⑤へと名称が変化する。

①**原始卵胞**：卵母細胞を取り囲む1層の扁平な卵胞細胞から成る。

②**発育卵胞**：卵胞刺激ホルモン(FSH)の刺激を受け，卵胞細胞が増殖して，**エストロゲン**⑬を分泌するようになる。また，そのエストロゲンなどを含む卵胞液が貯留した卵胞腔も形成されて，卵胞はしだいに増大する。

③**成熟卵胞(グラーフ卵胞)**：卵胞腔が大きくなって卵巣の壁を圧迫し，約2 cm大となる。黄体化ホルモン(LH)の血中濃度が高まると，卵胞が破裂し

> **Word** ⑫
> **ゴナドトロピン**
> 性腺刺激ホルモン(☞ 表 9-4, p.258)。下垂体から分泌される卵胞刺激ホルモン(FSH)や黄体化ホルモン(LH)，胎盤から分泌されるヒト絨毛性ゴナドトロピン(hCG)などがある。

> **Word** ⑬
> **エストロゲン**
> 代表的な女性ホルモンで，卵胞ホルモンともよばれる。第9章 C-j-2「エストロゲン」の項および表 9-11(p.270)を参照。

表 13-1 性周期

卵巣周期	①卵胞期		排卵期	黄体期	妊娠期または①へ
	卵胞のいくつかが成熟		1個の卵胞腔から卵細胞が排出される	卵細胞を排出した卵胞は黄体に変化する	妊娠しなければ，黄体は萎縮し白体となる
月経周期(子宮内膜の変化)	②月経期	増殖期		分泌期	
	肥厚した機能層が脱落し，腟から排出され，出血を伴う	エストロゲンの刺激によって子宮内膜が増殖し厚みを増す	———	プロゲステロンによって子宮内膜腺の分泌が促進し，栄養素を含む粘液を分泌し，胚子の発育・着床に備える	妊娠しなければ，プロゲステロン減少により子宮内膜への血流が減少し，②へ戻る
ホルモンの作用		新たに発育を始めた卵胞がエストロゲンを分泌し，子宮内膜に作用する	ポジティブ-フィードバックでエストロゲンが視床下部を刺激し，下垂体からLHが大量に分泌されて排卵をおこす	黄体が分泌するプロゲステロンが子宮内膜腺に作用したり，基礎体温を上昇させたりする	下垂体からのLH分泌は減少し，妊娠しないと黄体が萎縮する。妊娠が成立するとhCGの作用で黄体は維持される
基礎体温	低温期		陥落期	高温期	妊娠が成立すると高温期が持続する

| Word | ⓮
|---|
| **プロゲステロン** |
| エストロゲンとともに女性ホルモンの1つで、黄体ホルモンとよばれる（☞表9-11, p.270）。|

て卵細胞が飛び出す（**排卵**）。

④**黄体**：排卵後，卵胞細胞はLHの刺激によってプロゲステロン⓮を分泌するようになる。妊娠が成立すると，増大して**妊娠黄体**（**真黄体**）となり，胎盤の完成まで持続する。妊娠しなかった場合は**月経黄体**（**偽黄体**）とよばれ，排卵14日ごろから機能を失う。

⑤**白体**：月経黄体あるいは出産後の妊娠黄体が萎縮したもので，やがて消失する。

多数の原始卵胞のうち，いくつかが同時に発育するが，通常は最も発育がよい卵胞が毎回1個だけ，左右の卵巣から交代に排卵をおこす。排卵は分娩とともにポジティブ-フィードバックの典型的な例である（☞第9章B-b「フィードバック機構」, p.254）。

> **ワンポイント** ▶ **卵胞と卵胞上皮細胞の分類**
>
> 卵胞は組織や機能の状態によって一次卵胞，二次卵胞，三次卵胞，あるいは胞状卵胞などに分類されるが，使用される用語が著者や教科書によって異なるため混乱しやすい。ここでは，原始卵胞と成熟卵胞以外は発育卵胞にまとめた。
> また，卵胞上皮細胞もその形態や機能によって卵胞上皮細胞，顆粒膜細胞，莢膜細胞，顆粒膜黄体細胞などに細かく分類されるが，ここでは卵胞細胞と総称する。

■ **卵子の形成**（図13-5）

卵細胞は，卵胞から分泌されるホルモンの影響を受けて，毎月成長する。以下で，胎生期から思春期にいたるまでの卵細胞の変化も含めて，卵子が形成される経過を解説する。

胎生5週ごろ，男性と共通で**原始生殖細胞**とよばれる細胞が**卵祖細胞**に分

図13-5　卵子の成熟

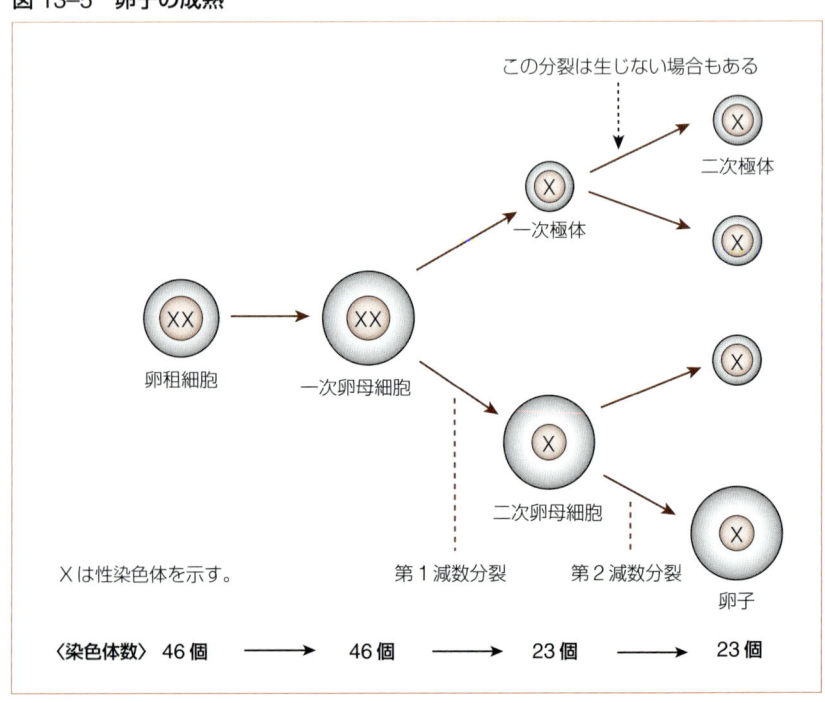

A 女性の生殖器系

化する。この卵祖細胞は分裂・増殖して，**卵母細胞**へと分化する。**一次卵母細胞**(染色体 46 本)は原始卵胞に包まれており，出生時までに第 1 減数分裂⓯を開始するが，分裂前期で休止した状態で思春期まで待機する。

思春期に下垂体前葉からのゴナドトロピン分泌が増加しはじめると，女性ではエストロゲンの血中濃度が増加して，乳房の発育や初潮などの第二次性徴がおこる。この時期に第 1 減数分裂が再開され，卵胞も発育を開始する。

一次卵母細胞は**二次卵母細胞**と微小な**一次極体**⓰(いずれも染色体 23 本)に分裂し，二次卵母細胞の周囲には**透明帯**⓱ が形成される。二次卵母細胞は第 2 減数分裂後に**卵子**となるが，第 2 減数分裂の途中で成熟卵胞が破裂する。すなわち，排卵で卵巣を飛び出すのは正確には卵子ではなく，分裂が進行している状態の二次卵母細胞である(図 13-5)。

卵管内に吸い込まれた二次卵母細胞は，精子が透明帯に貫入したときにのみ第 2 減数分裂を完了し，卵子と二次極体に分裂する。卵子の核と精子の核が融合すると，染色体数が 46 個の**受精卵**となり，**受精**が成立する。受精しなかった場合は，排卵された細胞は数時間から 1 日のうちに死滅し，吸収される。

> **ワンポイント　卵細胞の数**
>
> 卵祖細胞は胎生 5 か月ごろに 600 万個を超えるが，しだいに減少する。出生時には 70 万～200 万個の卵母細胞が存在し，卵母細胞は思春期にはさらに 4 万個に減少している。実際に排卵する数は 15 歳で初潮，50 歳で閉経と仮定した場合，12 (1 か月に 1 回) × 35 (年) = 420 個程度である。

> **ステップアップ　排卵痛(中間痛)**
>
> 排卵の前後に排卵する卵巣側を中心として，下腹部痛が感じられる場合がある。排卵による腹腔内への出血や骨盤腔内のうっ血などが原因として考えられている。

2 子宮内膜の周期的変化(図 13-6)

子宮内膜は，卵巣から分泌されるホルモンによって，増殖と脱落を繰り返している。卵胞が分泌するエストロゲンは，月経後の子宮内膜を修復し増殖させる作用をもつ。この時期の内膜は**増殖期**とよばれる。排卵後，黄体からはエストロゲンとプロゲステロンの両方が分泌され，子宮内膜腺の増殖とその分泌を刺激する。これが**分泌期**で，内膜腺はグリコーゲンなどを分泌し，その間質は血管を増加させて，受精卵の着床に備える。

受精が成立すると黄体が妊娠黄体として持続し，プロゲステロンが働きつづけて，増殖した子宮内膜は維持される(☞ A-d「妊娠・分娩・産褥」，p.379)。受精しなかった場合は，黄体は萎縮し**白体**となるため，プロゲステロンの刺激が失われる。すると，子宮内膜は肥厚した部分を維持できず，深部の基底層を残して表層側(機能層)が剝脱し，血液とともに腟から排出される。これが**月経**で，50～200 mL の出血を伴う。

3 その他の変化

子宮頸部にある頸管腺が分泌する**粘液**は，排卵期にエストロゲンの作用によって増量し，無色透明で，粘稠度の低下した状態となる。この粘液を顕微

Word ⓯ 減数分裂
細胞が 2 個に分裂したあと，それぞれに含まれる染色体数が半減する。体細胞分裂に対して，生殖分裂と同じ意味で使われることが多い。ただし，第 2 減数分裂では染色体数の減数はない(☞ 第 1 章 A-a「細胞の構造」，p.3)。

Word ⓰ 極体
卵母細胞の減数分裂は不均等で，卵子となるほうはもとの細胞の大部分の細胞質を得て，のちに受精卵に与える栄養を保持する。卵子とならずに退縮するほうが，極体とよばれる。

Word ⓱ 透明帯
顆粒膜細胞から分泌された糖タンパク質が卵母細胞周囲に形成する膜で，排卵のときにも卵母細胞を包んでいる。同じ種の精子を選んで(ヒトの卵子はヒトの精子とのみ)結合させる働きがある。

図 13-6　性周期における卵巣(卵胞), 子宮, 血中ホルモン濃度の変化(28日周期の例)

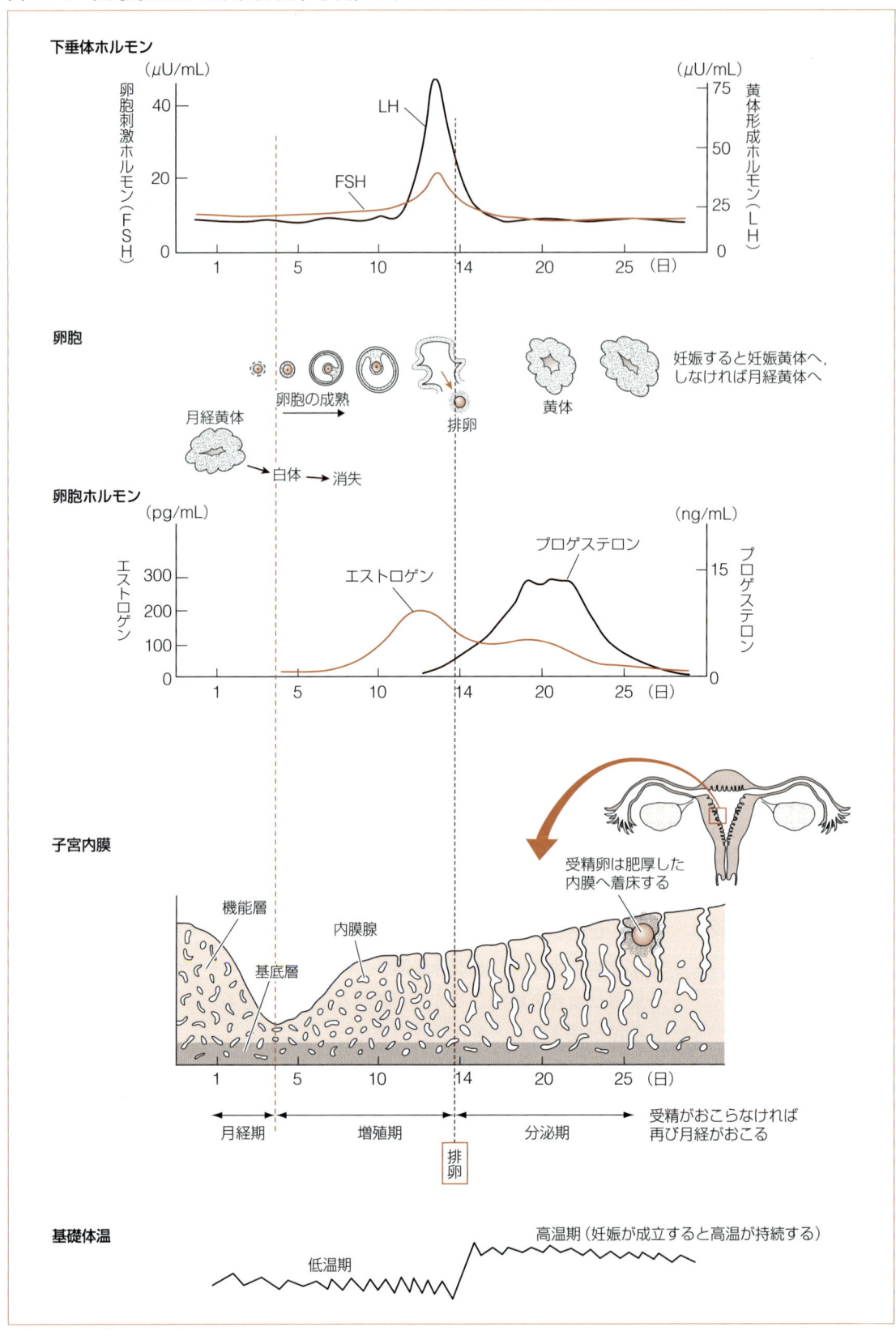

A 女性の生殖器系

鏡で観察すると，羊歯葉状結晶⑱の形成が増加している。

基礎体温⑲ は，プロゲステロンの体温上昇作用によって，排卵のあとに上昇し高温期(高温相)となる。低温期と高温期の差は0.5℃程度で，朝，目を覚ましたまま起き出していない状態で，専用の体温計を用いて測定する。

経口避妊薬(ピル)

合成女性ホルモン内服薬で，エストロゲンとプロゲステロンのもつ排卵を抑える働きや，プロゲステロンのもつ卵胞発育を抑制する作用を利用している。2つの作用を組み合わせて，避妊の相乗効果が発揮される。

> **Word** ⑱ 羊歯葉状結晶
> 子宮頸管腺から分泌される粘液の塗抹標本を顕微鏡で観察して確認される特異的な羊歯葉状の結晶。

> **ステップアップ**

> **Word** ⑲ 基礎体温
> 生体の活動状態が生命を維持しているのみで，運動などを行っていない状態の体温。
> 参考：基礎代謝(☞ 第11章 B-b「基礎代謝」, p.314)

> **Word** ⑳ つわり
> 吐き気などの消化器症状を主として現れる，妊娠時の身体的・精神的不快状態。悪阻ともいう(漢字は同じ)。

d 妊娠・分娩・産褥

妊娠は，卵子と精子とが接合(受精)した受精卵が子宮内膜に着床することによって開始し，約40週を経て分娩，すなわち出産によって終了する。その後，妊娠や分娩によって変化した母体がもとの状態に戻るまでの期間を，産褥〔期〕とよぶ。

1 妊娠

妊娠が成立すると，母体は大きく変化する。卵巣では，黄体が持続し妊娠黄体となって，プロゲステロンを分泌しつづける。このため基礎体温の高温相が持続して月経が停止し，妊娠6週ごろから，つわり⑳が出現する。妊娠4～7週には，ヒト絨毛性ゴナドトロピン(☞ C-b-3「胎児付属物」, p.388)が尿中に分泌され，妊娠の検査に利用される(☞ A-c「性周期」, p.375；C「受精と発生」, p.385)。

胎児の成長に伴って子宮が肥大し，妊娠10週ごろには手拳大，20週ごろには成人頭大となり，子宮底を臍高付近に触れることが可能になる。腹囲や体重の増加，乳房の肥大，乳頭の着色など外観の明らかな変化のほかに，酸素消費率や血漿量の増加などがみられる。

> **ワンポイント ▶ 妊娠週数**
> 胎生学では受精した日を「妊娠0日目」として数えるが，現実の妊娠では受精の日を決定するのは困難である。そこで産科では，最終月経が始まった週を第0週として妊娠週数を計算する。受精は月経開始の約2週間後(排卵期)に可能であるため，受精の時期は妊娠1週の終わりにあたり，数え方にずれが生じる。最終月経初日を0日とした場合，37週から42週未満の分娩が標準(正期産)で，分娩予定日は280日目となる。C-b「胎児の発育」の項(☞ p.385)では，胎児期のみ妊娠週数で示す。

2 分娩

胎児とその付属物(胎盤・臍帯・卵膜)が産道を通って母体外へ排出される現象を，分娩という。分娩時の子宮平滑筋収縮の調節は，排卵とともにポジティブ-フィードバックの典型的な例である(☞ 第9章 B-b「フィードバック機構」, p.254)。

分娩は初産婦で12～16時間，経産婦で5～8時間を要し，以下の3期に分けられる。

第1期(開口期) 子宮口が開口しはじめてから最大径に達するまでで，破水(☞ C-b-3「胎児付属物」, p.388)がおこる。

第 2 期（娩出期）　子宮口が全開大して胎児が娩出されるまでで，後羊水も流出する。

第 3 期（後産期）　胎児娩出から，胎盤や臍帯など胎児付属物（☞ C-b-3「胎児付属物」，p.388）が娩出されるまでで，500 mL 以内の出血を伴う。

3 産褥

　産褥[期]とは，妊娠や分娩によって変化した母体の生殖器などが，分娩後にもとの状態に戻るまでの期間のことである。子宮は**オキシトシン**（☞ p.258, 259）の作用により約 4 週間から 6 週間で妊娠前の大きさに戻る（**子宮の復古**）。月経は，授乳しない場合は分娩後 3 か月ごろには再開するが，授乳中は**プロラクチン**㉑ の分泌が持続し，月経再来まで約 1 年かかる場合もある。

> **Word**
> ㉑ プロラクチン
> 乳汁分泌刺激ホルモンであるが，排卵を抑制する作用もある（☞ 表 9-4, p.258）。

> **ステップアップ**
> **産褥期のオキシトシンの作用**
> 　オキシトシンは平滑筋収縮作用をもち，乳腺周囲の平滑筋を収縮させて乳汁射出を促進する。同時に子宮平滑筋にも作用し，分娩時には胎児の娩出を助け，分娩後には妊娠時に大きくなった子宮を収縮させ，妊娠前の状態に戻すの（子宮復古）を助ける働きもある。
> 　下垂体後葉からのオキシトシンの分泌は，乳児が乳頭を吸う吸乳刺激によって促進される。このため，母乳を与えることは子宮復古に役立つこととなる。乳汁分泌を刺激するプロラクチンも，吸乳刺激によって分泌が促進される（☞ 第 9 章 C-b「下垂体」, p.257）。

e 乳腺

　乳腺は，乳汁を分泌する腺細胞が集まって房状になったもので，その十数個の塊がそれぞれ乳管を介して乳頭に開口している（図 13-7）。乳頭周囲の色素が沈着した部分は，**乳輪**とよばれる。乳房は脂肪組織が豊富で，大胸筋に付着しており，乳腺の周囲には血管・リンパ管が多数分布している。

　乳腺は思春期以降，エストロゲンの作用で発達し，妊娠時はプロゲステロンなどの作用でさらに発達する。分娩後は下垂体前葉から分泌されるプロラクチンが乳汁分泌を刺激し，下垂体後葉から分泌されるオキシトシンは乳汁射出を促進する。

図 13-7　乳房

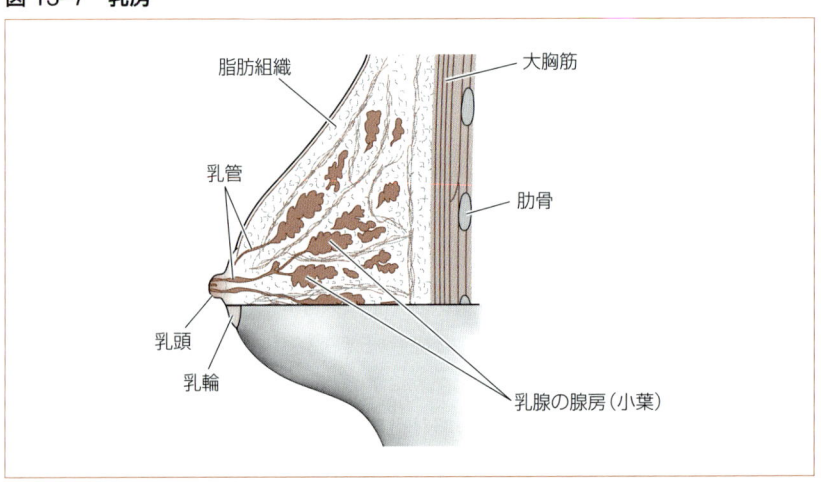

B 男性の生殖器系

男性の生殖器官のうち，中心的存在は精子を成熟させる働きをもつ**精巣**である。精子は34℃前後で成熟するため，精巣は骨盤腔内より温度の低い**陰嚢**内に存在する。ここから精子を送り出すための輸送路（精路）として，**精巣上体・精管・尿道**がある。また精子に栄養を与え，運動性を高める精液の成分を分泌する器官として，**精嚢・前立腺・尿道球腺**がある（図13–8）。

a 精巣・精巣上体の構造と機能

1 精巣（図13–9）

精巣は左右とも各10g程度の卵形の器官で，表面はじょうぶな白膜に包まれている。**睾丸**ともよばれる。その中に，精子が成熟する場所である**精細管**が約500本詰まっている。精細管は1本の長さが50cm程度で，管腔内に各成熟段階の**精細胞**が存在する。精細管が集合した網状の部分（精巣網）から，輸出管で精巣上体につながる。精巣には精細胞のほかに**セルトリ細胞**[22]と**ライディッヒ細胞**[23]とよばれる2種類の細胞がある。

男性も思春期以降，精巣で精子が形成されはじめると，生殖行動が可能となる。

> **Word** [22]
> **セルトリ細胞**
> 精細管内に存在し，精細胞を支持・栄養する細胞。**支持細胞**ともいう。

> **Word** [23]
> **ライディッヒ細胞**
> 精細管周囲に存在するテストステロン産生細胞。**間細胞**ともいう。

ステップアップ

停留精巣（停留睾丸）
精巣原基は腎臓とともに発生し，卵巣と同じ高さで形成され，出生の1か月前ごろに陰嚢内に下降する。この下降が正常に行われないと腹腔内にとどまり，**停留精巣（停留睾丸）**となる。停留精巣では温度が高く保たれるため，不妊の原因となる。

図13–8 **男性生殖器系**

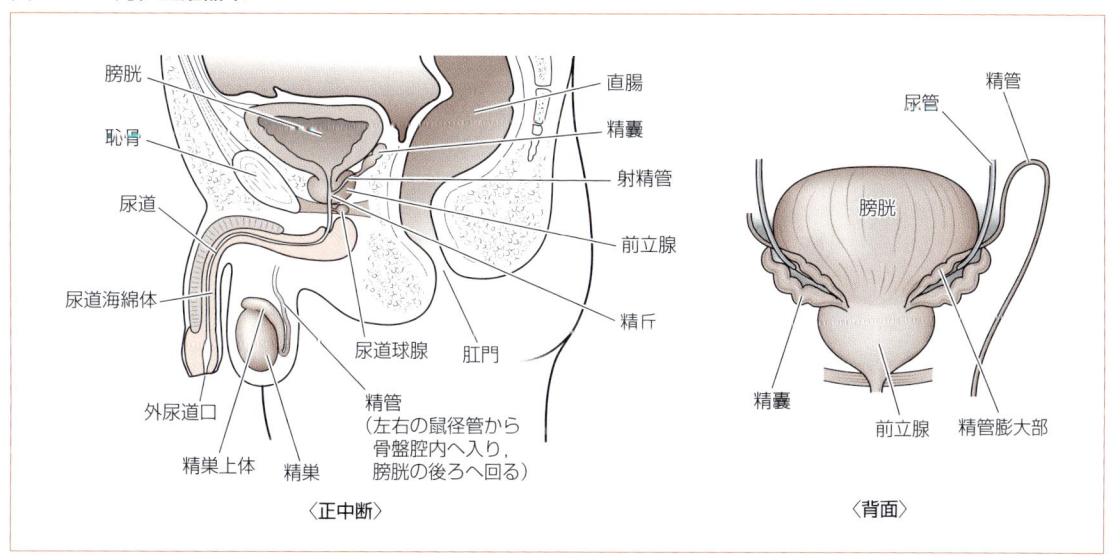

図 13-9　精巣の構造

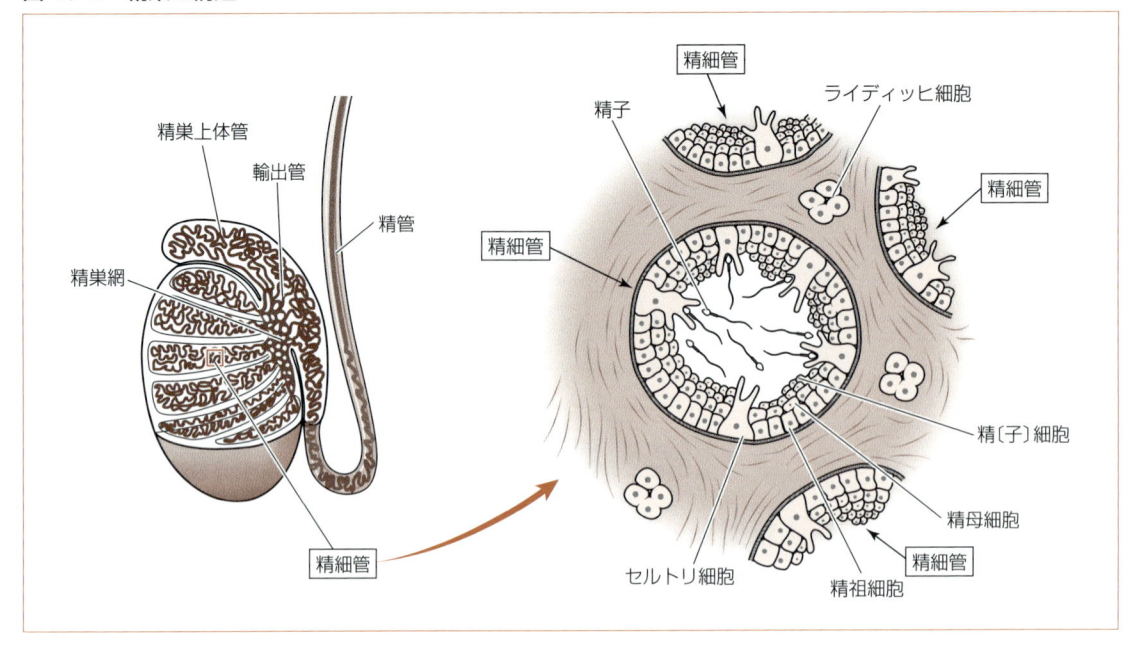

2　精巣上体

　精巣上体は**副睾丸**ともよばれ，十数本の精巣輸出管と1本の精巣上体管から成り，合計約6mが，まとまって精巣上方から後方に張りついている。精子に運動能力と受精能力を与え，性的刺激によって精子を精管へ放出する。

3　精管と尿道

　精管は，精巣上体に連続する全長約40～50cmの管で，精巣後方を上行して鼠径管❷から骨盤腔内へ入る。腹膜下を膀胱後面へ回り，膨大部を形成したのち，**射精管**と名称を変える。射精管は前立腺を貫いて，左右の**精丘**とよばれる隆起部で**尿道**へ開口する。平滑筋の壁をもち，蠕動によって精子を尿道へ射出する働き（射精）をもつ。

　尿道は膀胱底から陰茎先端にいたり，尿と精子の両方の通路となる。射精時には内尿道括約筋が収縮し，尿と精子は同時には通らない仕組みになっている。

> **Word** ❷
> **鼠径管**
> 　腸骨の上前棘と恥骨を結ぶ鼠径靱帯（大腿の前面の付け根にあたる）に沿って筋層を貫くトンネルで，精管のほかに精巣動静脈が通る。女性では子宮円索が通っている。

b　精子の形成

　思春期に下垂体から卵胞刺激ホルモン（FSH；☞ 表 9-4, p.258）が分泌されるようになると，精細管内腔の周辺部に位置する**精祖細胞**が分裂しながら精細管中央へ移動を開始する。**精細胞**は以下のように名称を変えながら，**精子**へと成熟していく（図 13-9, 13-10）。

　①原始生殖細胞の分化：生殖索（未熟な精細管）にセルトリ細胞とともに存在し，思春期までに精祖細胞へと成熟する。

図 13-10 精子の成熟

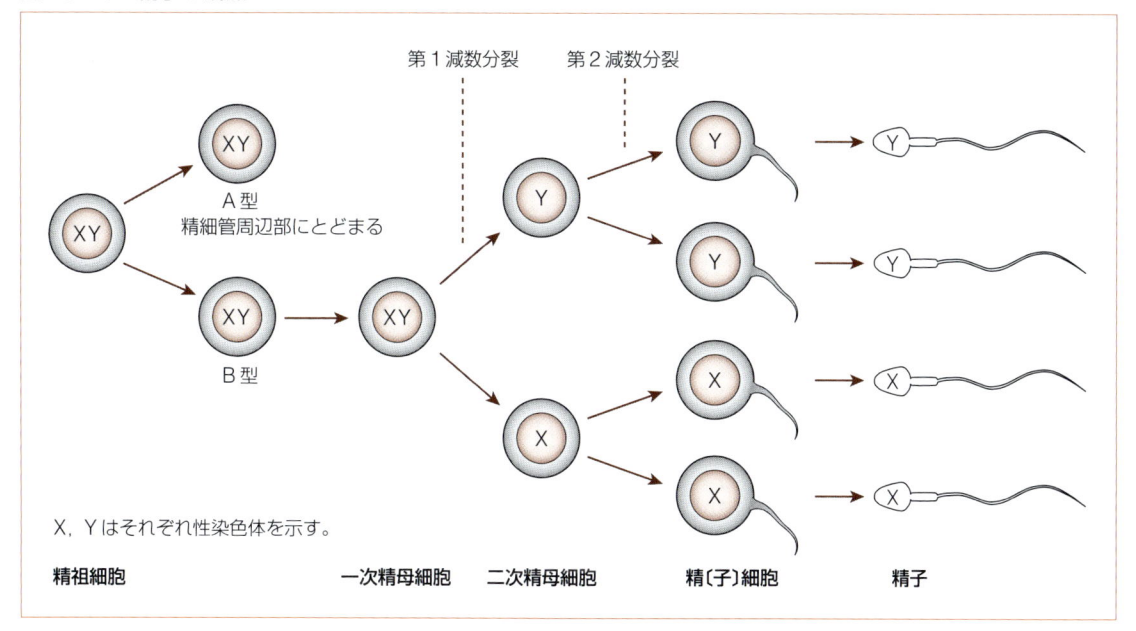

第1減数分裂　第2減数分裂

A型　精細管周辺部にとどまる
B型

X, Yはそれぞれ性染色体を示す。

精祖細胞　　一次精母細胞　　二次精母細胞　　精〔子〕細胞　　精子

②精祖細胞の有糸分裂：周辺部にとどまる A 型娘細胞と，減数分裂を行うようになる B 型娘細胞に分裂する。

③第 1 減数分裂：B 型娘細胞が発育した一次精母細胞（染色体数 46 本）が，二次精母細胞（染色体 23 本）に分裂する。

④第 2 減数分裂：二次精母細胞が精子細胞（染色体 23 本）に分裂し，核を入れる先体と鞭毛が形成される。

⑤精子の完成：精子細胞は，精細管から離れた時点から精子とよばれるが，運動能力はない。精細管や輸出管の蠕動で精巣上体管へ移動するが，精巣上体や精嚢からの分泌液などの働きによって運動能力を獲得する。腟内に射精された場合は，卵管に達してそこで 2～3 日生存する。

C 付属生殖腺の構造と機能

1 精嚢

精嚢は長さ 3～5 cm で，左右の精細管膨大部に並走し，射精管へ開口する。分泌物は黄色の粘稠なアルカリ性の液で，精液の約 60％を占める。精子が移動するエネルギー源となる糖（フルクトース）やビタミン C，プロスタグランジン㉕ を含む。

2 前立腺

前立腺は膀胱直下で尿道を囲んでいる。多数の小孔で精丘両側へ開口する。分泌物は乳白色・アルカリ性で，精液の約 20％を占める。分泌腺の周囲にある平滑筋が収縮して，前立腺自身や射精管・尿道から精液を放出させる。

> Word ㉕
> **プロスタグランジン**
> 精液で発見されたホルモンで，子宮収縮作用などをもつ。他の組織でいくつかの種類が見つかり，それぞれが多様な生理作用をもつことがわかってきた。もとは前立腺から分泌されると考えられていた。

> **ステップアップ** — 前立腺肥大症と前立腺がん
>
> 前立腺は尿道の周囲に存在するため，肥大症で体積が増加すると，尿道を圧迫して排尿困難・残尿感などの尿道閉塞症状をおこす場合がある。また，直腸の前方にあるため，直腸から針で組織を採取して，がんの検査（生検）が行われる場合がある。

3 尿道球腺

尿道球腺は**カウパー腺**ともよばれ，尿道の後部に位置する。性的な興奮によって海綿体尿道部に透明でアルカリ性の粘液を分泌し，尿道に残存する尿を除去する。

4 精液

精液の成分は主として精囊・前立腺・精巣上体，精管などからの分泌液で，1mL中に含まれる精子数は5,000万〜1億個といわれる。射精1回あたりの量は2〜6mLで，精液成分が精子を発育させ，運動能力を与える。弱アルカリ性（pH 7.2〜7.6）で，酸性（pH 3.5〜4）の腟内を中和し，精子が通過・受精しやすい環境を整える働きがある。

> **ワンポイント** ▶ 精液中の精子数
>
> 個人差が大きく，また同一人でも前回射精からの期間などにより一定しない。不妊症の診断では2,000万/mL未満の場合を乏精子症とされている。

d 外生殖器（外性器）

1 陰囊

陰囊は陰茎の後ろに下垂する皮膚の囊状部で，内部で2つに分かれ，左右の精巣を入れる。外気への放熱によって精巣の温度を下げ，寒冷時には収縮して体温で温めることによって，精子形成に適した温度（34℃程度）を保持する。

2 陰茎

陰茎は骨盤骨に筋肉で結合している。中心を通る尿道は，**海綿体**[26]とよばれる静脈洞で囲まれる。海綿体は1個の尿道海綿体と1対の陰茎海綿体から成り，性的興奮時に副交感神経の刺激によって血液が充満して陰茎を勃起させ，腟への挿入と射精を可能にする。表面をおおう皮膚は亀頭への移行部で二重となり，たるんで包皮を形成する。

勃起した陰茎から精液が排出されることを**射精**という。射精は交感神経反射によっておこり，反射の一部として内尿道括約筋（☞第12章 C-a「膀胱の構造と神経支配」，p.360）が閉じるため射精中に尿は排出されず，精液が膀胱に逆流することもない。

> **Word** [26]
> **海綿体**
> 多数の毛細血管があるため，割面がスポンジ様に見える。「海綿状」という表現は，細かい穴がたくさん開いたように見える病変などでも使われる。

C 受精と発生

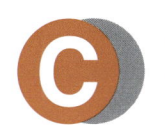

男女の生殖器で発育してきた卵子と精子が融合した**受精卵**は，約40週間子宮にとどまり，分裂・分化を繰り返して胎児へと成長する。

a 受精

射精された精子は，子宮を上行し，線毛運動や蠕動運動に逆らって卵管を卵巣の方向へ進む。精子が，卵管を子宮の方向へ移動してきた卵細胞と遭遇し，透明帯の中に侵入して融合がおこれば，**受精**が成立する。受精能力があるのは，卵細胞は排卵後12～24時間まで，精子は射精後24～48時間までといわれている。

受精卵は卵管を移動しながら分裂(卵割)し，細胞数を増すにつれて形態・名称が変化する(図13-11)。まず，受精後約3日で**桑実胚**[27]とよばれる状態となり，4～5日ごろに子宮内腔に達する。そこで**胞胚**(胚盤胞)とよばれる状態になって，6日ごろに**子宮内膜**に**着床**し，さらに3～4日かけて内膜中に埋没する。

b 胎児の発育 (図13-11，13-12)

受精卵は，桑実胚，胞胚，胎芽とよばれる状態を経て，受精後約8週でヒトの外観を呈するようになって**胎児**とよばれる。

1 発育の過程

①**受精卵(接合子)**：受精卵は透明帯におおわれたまま卵割を繰り返し，卵管内で桑実胚になる。

②**桑実胚**：受精卵が分裂した細胞が12～16個になった状態で，3～4日かけて卵管を移動し子宮へ向かう。細胞数は増えるが，個々の細胞のサイズが小さくなっていくため，胚の大きさは受精卵のときと変わらない。この大きさは，細胞数が数百個になった胞胚が着床するころまで続く。

③**胞胚(胚盤胞)**：透明帯が消え，胚胞腔が形成された状態である。細胞部分は**栄養膜**[28]と**内細胞塊**[29]に分かれる。この状態で着床する。栄養膜細胞からはヒト絨毛性ゴナドトロピン(hCG)[30]が分泌される。

④**着床後の胞胚**：内細胞塊は受精後約2週間で，**内胚葉**・**外胚葉**から成る2層の細胞層(胚盤)を形成する。同時に羊水(☞ p.389)を入れる**羊膜腔**や，**卵黄嚢**[31]，**胚外体腔**[32]などが出現する。受精後第3週には，内胚葉と外胚葉の間に新しい細胞集団(**中胚葉**)が出現し，これらはまとめて**三胚葉**とよばれる。三胚葉はそれぞれ，**表13-2**の「発生中の名称」に示した構造を経て，右の欄に

Word [27]
桑実胚
「胚」は発育するもととなる部分をさす。多細胞動物で卵割を繰り返し，クワ(桑)の実状となった胚に共通する名称である。

Word [28]
栄養膜
胚胞腔表面をおおう1層の細胞から成り，増殖して外側へ多数の突起(絨毛)の層(絨毛膜)を形成して胎盤となる。

Word [29]
内細胞塊
胚胞腔の一部にある細胞の集団で，胚芽(胚子)となり，胎児の本体へ成長する。

Word [30]
ヒト絨毛性ゴナドトロピン(hCG)
胎盤の栄養膜細胞から分泌される性腺刺激ホルモン(☞ 第7章ワンポイント「ゴナドトロピン〔性腺刺激ホルモン〕の作用と分泌調節」, p.258)。この作用によって，卵巣の黄体は妊娠黄体となって維持される。つまり，下垂体からのLH分泌が減少したあとも月経はおこらず，子宮内膜の分泌状態が維持される。

Word [31]
卵黄嚢
胎児に栄養を与える，一時的に造血巣となる，などいくつかの機能をもち，最終的に消化管の一部となる。

Word [32]
胚外体腔
絨毛膜腔ともいう。羊膜腔の拡大とともに圧排されるが，残存しており，内容液が流出すると破水と間違えられることがある(偽羊水)。

第 13 章　生殖と老化

図 13-11　受精から着床まで（受精卵から胞胚まで）

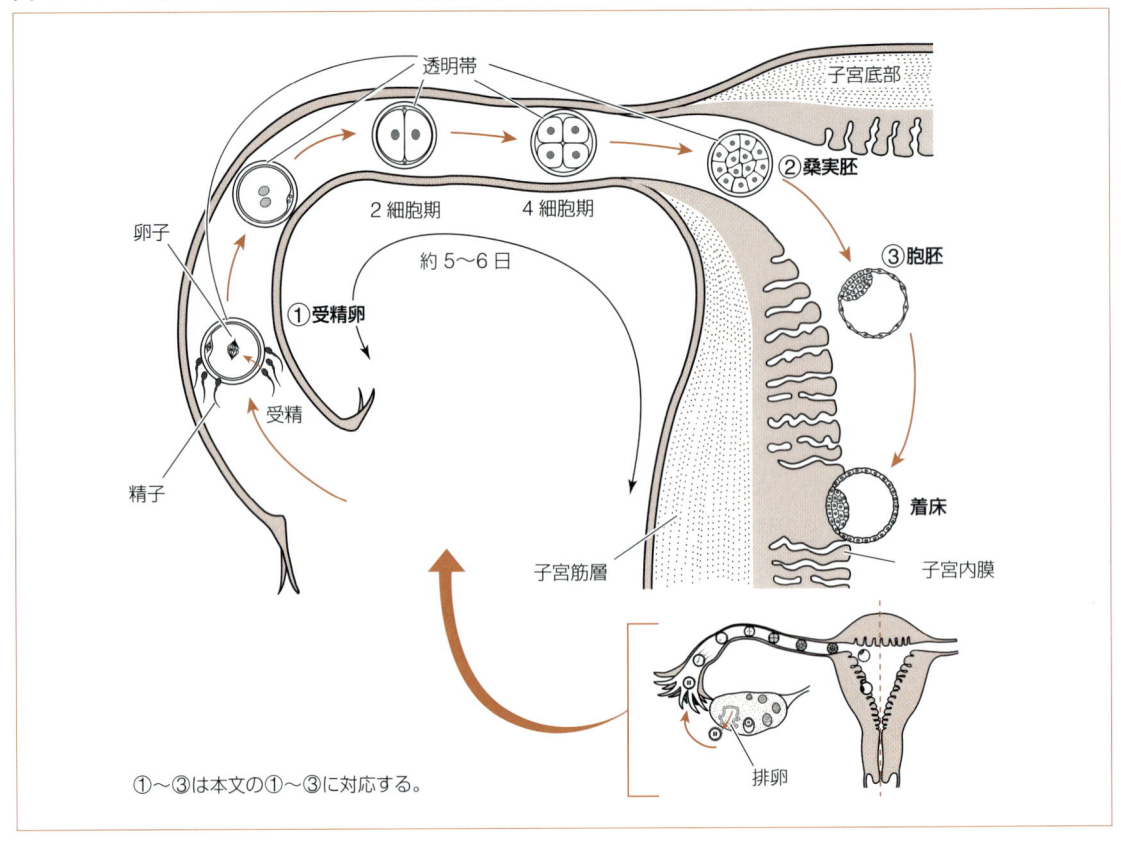

①～③は本文の①～③に対応する。

図 13-12　胎児の発育（胞胚から胎児まで）

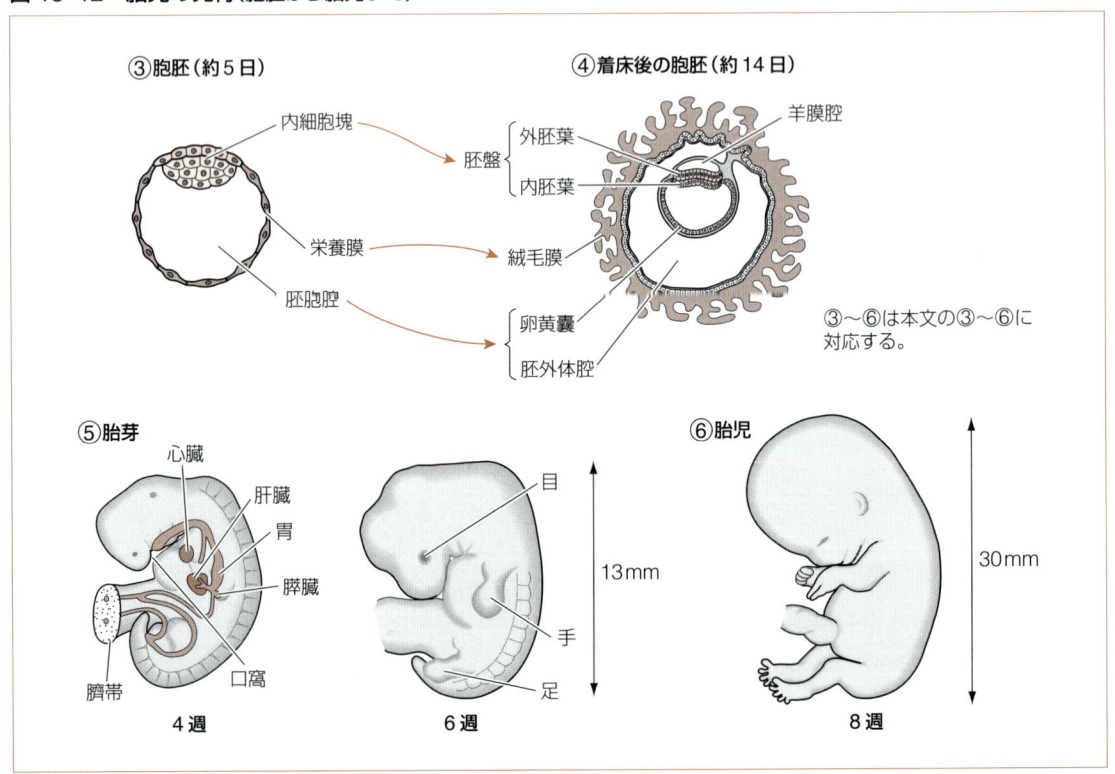

③～⑥は本文の③～⑥に対応する。

表 13-2　胚葉の分化

胚葉	発生中の名称		組織・臓器
外胚葉	神経管・神経堤		神経系
	体表外胚葉		表皮と付属器
中胚葉	体節	椎板(間葉)	骨・軟骨・結合組織
		皮板	真皮・皮下組織
		筋板	骨格筋
	体節茎		腎臓・生殖器
	側板	臓側板	消化管筋層(平滑筋)
		壁側板	腹膜・胸膜, 体壁(横紋筋)
内胚葉	原腸	前腸頭方	外耳道・鼓室・耳管, 甲状腺, 上皮小体, 胸腺, 気管・気管支・肺
		前腸尾方	食道・胃・十二指腸上皮, 肝臓・膵臓
		中腸・後腸	空腸〜肛門
	尿膜嚢		膀胱・上部尿道
	卵黄腸管㉝		

＊ 中胚葉は胎盤の二次絨毛や付着茎も形成する。

Word
㉝ 卵黄腸管 卵黄嚢の残りの部分で, 胎児が屈曲しながら発育していく過程で退化する。回腸メッケル憩室などの形で遺残することがある。

ある組織や臓器へ分化していく。

⑤胎芽(胚子)：受精後 4〜7 週(妊娠 8 週ごろまで)の, ヒトの外観を示さない状態を胎芽とよぶ。第 5 週には頭尾長 5〜10 mm となり, 頭部が明らかになりはじめ, 四肢の原基が出現する。また, 心臓も拍動しはじめる。

ステップアップ

胎児の拍動
　胎児の心音数は毎分 110 から 160 回程度。超音波を用いた方法では, 妊娠 8〜11 週(早ければ 7 週)ごろから確認できるが, 胎児用の聴診器で聞こえるのは妊娠 17〜20 週ごろである。

⑥胎児：妊娠 8 週以後, 分娩までを胎児とよび, 妊娠 8 週で身長は約 3 cm となり, 眼・耳・鼻・口が発生する。11 週で身長約 8 cm, 体重約 20 g となって, 外陰部の性別が区別される。16 週で胎盤が完成し, 四肢の運動が開始するが, 母胎が胎動を感知するのは 17〜20 週である。妊娠 30 週では身長約 40 cm, 体重約 1,500 g で, 子宮外に出ても生存することができる児となる。

2 性の決定

　性は, 性をつかさどる X と Y の 2 種類の**性染色体**によって決定される。男性は X と Y を 1 本ずつ, 女性は X 2 本をもつ。卵子は X, 精子は X または Y のどちらかをもち, どちらの型の性染色体をもつ精子が受精するかによって胎児の性別が決定する(図 13-13)。

　妊娠 6 週ごろまでは男女の生殖原基に差はなく, 男女両方に**ウォルフ管**と**ミューラー管**とよばれる部分がある。男性では Y 染色体がもつ性決定遺伝子によって精巣がつくられ, 男性ホルモン(テストステロン)を分泌するようになる。男性ホルモンにはミューラー管を退化させ, ウォルフ管を精管などへ

図 13-13 性の決定

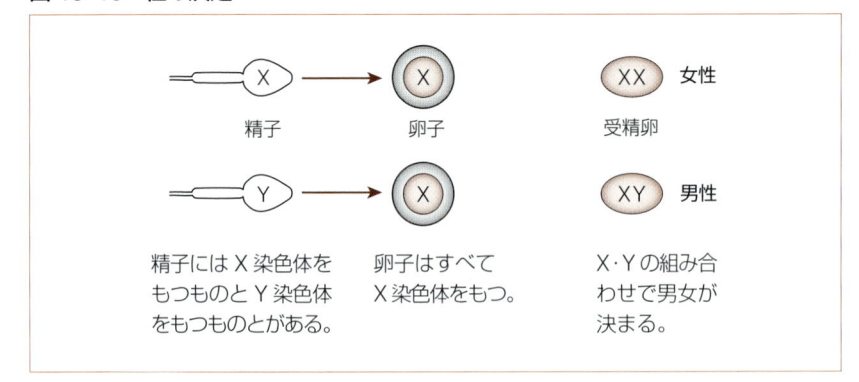

精子にはX染色体をもつものとY染色体をもつものとがある。／卵子はすべてX染色体をもつ。／X・Yの組み合わせで男女が決まる。

分化させる働きがある。男性ホルモンが働かない場合，すなわち女性では，ミューラー管から卵管や子宮が分化し，ウォルフ管は退化する。

3 胎児付属物(図 13-14)

❶ 胎盤

胞胚の栄養膜から発達した**絨毛膜**❸❹の有毛部と中胚葉の一部が，子宮内膜(基底脱落膜)とともに胎盤を形成する。胎盤はあとに述べる臍帯で胎児の腹部とつながっており，出生後に新生児から臍帯が取れた跡が臍である。また，絨毛膜からは**ヒト絨毛性ゴナドトロピン(hCG)**などのホルモンが分泌される。hCG は，妊娠が成立した場合に，下垂体から分泌される LH に代わって卵巣の黄体を**妊娠黄体**として存続させる。妊娠黄体からはひきつづき**プロゲステロン**が分泌され，子宮内膜の血流や内膜腺の分泌を維持して，着床と胚子の成長を助ける。hCG の血中濃度は妊娠初期に急増して 8～10 週で最も

> **Word** ❸❹
> **絨毛膜**
> 胞胚の栄養膜が発達し，表面に絨毛が多い部分を有毛部とよぶ。絨毛がない無毛部(滑絨毛)は，羊膜と癒合して羊膜腔を包み込む。

図 13-14 胎児付属物

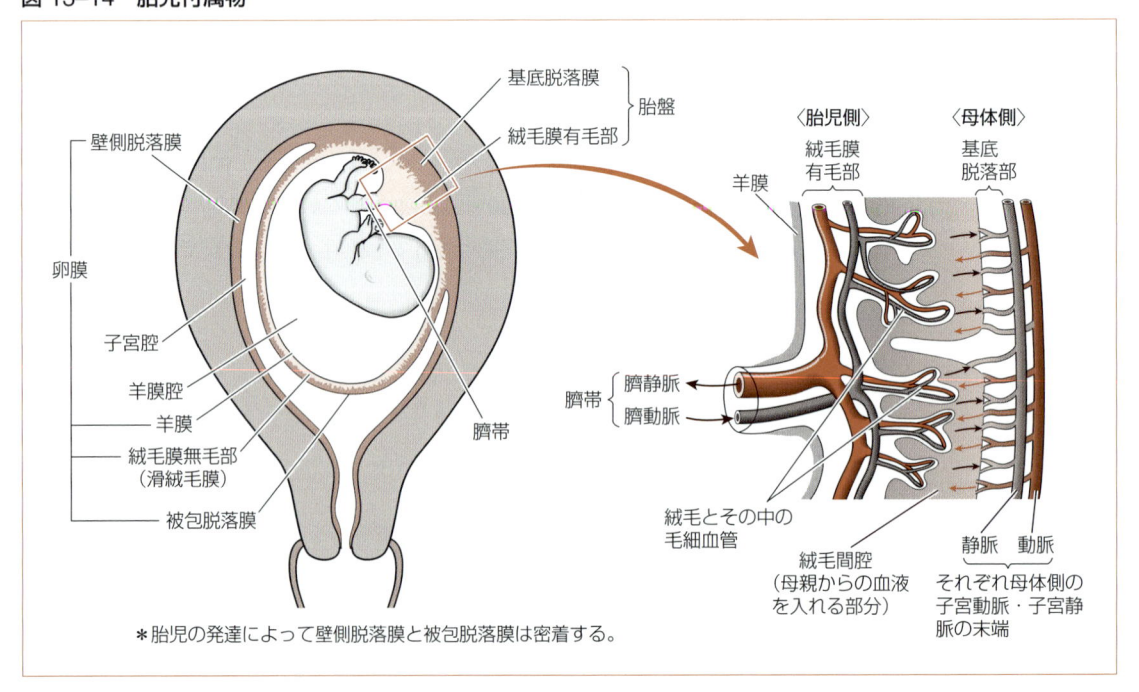

＊胎児の発達によって壁側脱落膜と被包脱落膜は密着する。

表 13-3 胎盤から分泌されるホルモン

ホルモン	作用
ヒト絨毛性ゴナドトロピン(hCG)	プロゲステロン・エストロゲン産生を刺激する
エストロゲン	妊娠の維持
プロゲステロン	妊娠の維持。子宮筋層を弛緩させ，頸部を収縮させる
リラキシン	恥骨結合や仙骨関節の可動性を高め，分娩時に子宮頸管を広げて分娩を円滑にする
ヒト胎盤性ラクトゲン(hPL)	乳腺の発達に関与する

高くなり，尿中に分泌されるため，妊娠の検査に利用される。それ以降 hCG はしだいに減少して，出産後 1 週間程度で消失する。

胎盤の絨毛内には毛細血管が発達している。絨毛は母体の血液が満たされた絨毛間腔に浸されており，毛細血管内を介して母体の血液から酸素・水・栄養分などを吸収し，胎児の血液から二酸化炭素・老廃物を排出する(図 13-14)。

ステップアップ

胎盤から分泌されるホルモン(表 13-3)
胎盤は，hCG のほかに表 13-3 に示すホルモンも分泌する。

胎盤を通過するもの
胎児の血管(絨毛)は母体の血液に接しているが，血液そのものが混ざるわけではない。また母体–胎児間での血液中の物質の移動は選択的に行われ(この仕組みを**胎盤関門**とよぶ)，赤血球や大きな分子などの移動はない。しかし，アルコール・薬剤などの化学物質や，風疹・水痘・麻疹(はしか)などをおこすウイルスは胎盤を通過できて，**先天性異常**[35]の原因となる。一方，免疫グロブリンのうち IgG は胎盤を通過することによって，新生児の免疫機能を助ける(この IgG のことを移行抗体という)。

❷ 卵膜

胎児の発育とともに，胎盤の反対側が向かいの子宮内面と接触し，**壁側脱落膜・被包脱落膜**[36]・**絨毛膜無毛部・羊膜**の 4 層で**卵膜**を形成する。羊膜は臍帯で折り返して，胎児外皮と連続して**羊膜腔**を形成する。羊膜腔には**羊水**が満たされてる。

❸ 羊水

羊水は pH 8～9 で，妊娠 7 か月に最大量の 700 mL，出産時に 500 mL となる。羊膜上皮からの分泌液，母胎血液からの滲出液，胎児の尿などが，胎児に飲み込まれて消化管で吸収され，臍動脈を介して循環すると考えられている。羊水は振動を吸収し，胎児と羊膜の癒着を防止すると同時に，胎児に運動空間を提供する。分娩時には胎胞をつくって**産道**[37]を広げ，卵膜が破れることによって産道を洗浄する働きもある(**破水**[38])。

❹ 臍帯と胎児循環

臍帯は胎児と胎盤のほぼ中央をつなぐひも状の部分で，一般に「臍の緒(お)」とよばれる。出産時には太さ 1.5～2 cm，長さ 50～60 cm である。胎盤から胎児へ動脈血を送る 1 本の**臍静脈**と，胎児の静脈血を胎盤に返す 2 本の**臍動脈**が通る(図 13-14；第 4 章 D-a-1「胎児循環の基本」も参照，p.99)。

Word [35]
先天性異常
出生時にすでに存在している異常で，遺伝子や染色体による異常，胎盤を介した感染などが原因となる。

Word [36]
脱落膜
子宮内膜の機能層で，月経時や出産後に脱落する。胎児が付着する側が基底〔床〕脱落膜，胎児や羊膜腔をおおう部分が被包脱落膜，その反対側の子宮内面をおおう残りの部分が壁側脱落膜である。

Word [37]
産道
分娩時に胎児が通過する部分で，子宮下部から腟口までを軟産道，骨盤内腔を骨産道という。

Word [38]
破水
分娩時，卵膜が破れて羊水が流出すること。

D 成長と老化

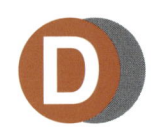

ヒトの成長は、受精卵が分裂した瞬間から始まり、誕生して生殖年齢に達するまで続く。思春期を過ぎたころから成長は止まり、身体の機能は低下しはじめる。この加齢[39]によるすべての変化を老化(広義)とする考え方もあるが、ここでは出生後から成熟するまでの加齢現象を**成長**、その後、生理的機能が不可逆的に減退していく加齢現象を**老化**(狭義)として解説する。

それぞれの器官の加齢速度や成熟時期は一定ではなく、一般型、神経系型、生殖器型、リンパ系型と分けることができる[40](図13-15)。栄養状態や運動量などによる個人差も大きい。成長過程においては、体重は3〜4か月で2倍、1年で3倍、4年半で5倍と、その増加速度は急激で、多くの臓器はこれに並行して成長する。一方、老化による変化は比較的ゆるやかにおこる。

高齢者に発生しやすい疾患については、『コアテキスト2』の第2章B「異常状態(疾病)をひきおこす個体側の要因」を参照。

> **Word** [39]
> **加齢と老化**
> 英語のagingは、加齢、老化の両方に訳されるが、高齢化による機能低下を含む意味を特定する単語としてsenescenceがある。介護の現場では、生涯発達という視点から退行的な意味の「老化」の代わりに「加齢」が使われる。

> **Word** [40]
> **発育型の4型**
> スキャモン(R.E. Scammon)は発育の過程を一般型、神経系型、生殖器型、リンパ系型の4つに分け、「スキャモンの発育発達曲線」として表している(図13-15)。

a 組織および臓器の形態的加齢変化

一般に組織や臓器は出生後に連続的に発育して重量を増し、成熟期を過ぎ

図13-15 スキャモンの発育発達曲線

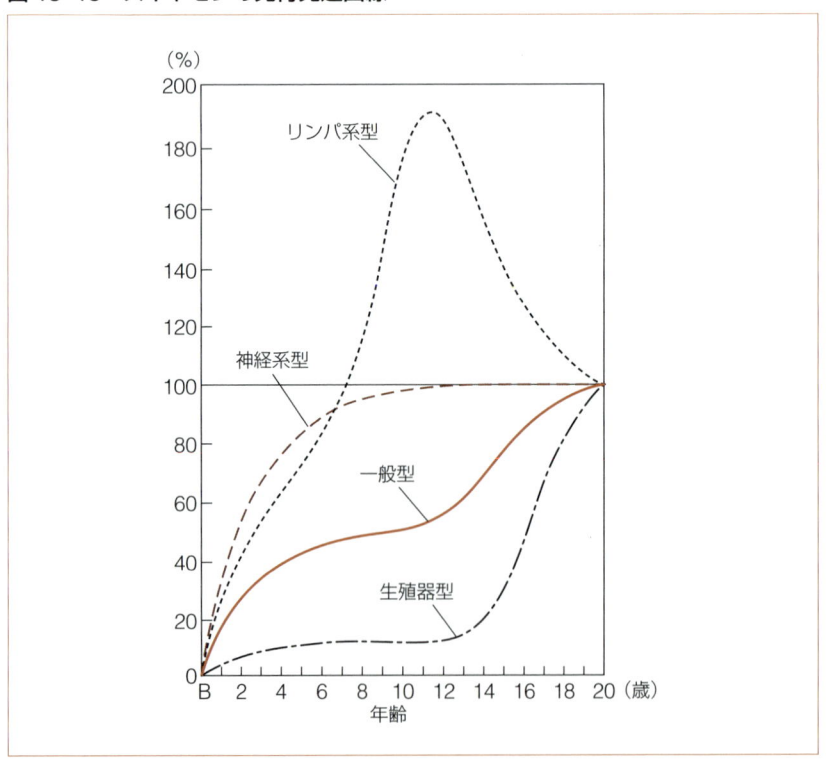

D 成長と老化

Word	㊶
萎縮	

いったん正常な大きさまで成長・発育した組織や臓器の容積が小さくなった状態。加齢以外の原因でもおこる(『コアテキスト2』第2章A-b「受け身の病変」の項参照)。

るとしだいに萎縮㊶しはじめる。生化学レベルでは老化現象の1つとして、細胞内外のタンパク質が非可逆的に結合(架橋)される点があげられる。このため、組織が硬くなり弾力性を失う。外観では皮膚の乾燥・しわ・たるみ、白髪や脱毛などの変化を示す。

1 運動器系の変化

骨格系は出生後から思春期にかけて長さや太さを増し、筋組織もそれに応じて発達する。身長は1年で1.5倍、4年半で2倍となるが、成長ホルモンの分泌が減少すると成長が停止する。

老化現象の1つである骨量(☞ Word「骨塩」, p.261)減少は、女性ではエストロゲンが減少する閉経期ごろから、男性では60歳以降に始まる。筋肉量も成長ホルモンの減少により萎縮するが、運動量にも左右される。老化に伴って関節も変形しやすくなる。

2 神経系の変化

脳重量は乳幼児期に最も急激に増加し、生後1年で約2倍となり、5～6歳には成人の90%に達する。成人期以降はしだいに減少して、80歳に達するまでに最大重量から7～10%減少する。

3 生殖器系の変化

生殖器は本章で述べたとおり、思春期前(女児では10歳ごろ、男児では12歳ごろ)から成熟が急速に進む(第二次性徴)。老化による生殖器の萎縮は女性では男性より早く始まり、かつ高度である。

b 組織および臓器の機能的加齢変化

成長期では、多くの器官は形態的な発育に伴って機能が発達する。老化においては神経反射やホルモン・酵素の分泌などの低下を背景に、日常生活に支障をきたすようなさまざまな身体機能の低下がおこる。

1 運動機能の変化

運動器系と平衡器を含む神経系の発達によって、ヒトは生後2か月で頭を起こし、3か月で頸がすわり、8か月で這い、約1年で立ち上がる。その後も運動機能は青年期までは増強するが、やがて筋線維の萎縮や関節軟骨の変化、運動中枢神経の変化(ドーパミン分泌減少)などの老化現象によって低下しはじめる。上肢に比べて下肢での筋量の減少が強く、男女とも70歳では大腿伸筋群の筋量は20歳代の約60%に減少する。そこに平衡機能や視力の低下も加わり、転倒の危険性が高まる。

2 感覚機能・精神活動の変化

感覚機能では、味覚・嗅覚は新生児期からよく発達している。聴覚は1～3

| Word ㊷
老視(老眼)
水晶体が硬くなるため調節力が低下する。低年齢からも発生する近視では遠距離視力が低下する。

| Word ㊸
難聴
とくに高音域の聴力が顕著に低下する。

| Word ㊹
短期記憶
分以下の単位で時間がたつと忘れてしまう一時的な記憶。これに対して反復して定着した記憶を長期記憶という。

週で明らかとなり，4か月で音の方向を正確に判断できるようになる。視覚に関しては，出生児に対光反射は存在するが，明暗を区別するのは1～2週，動く物を目で追えるの(追視)は3か月ごろ，色調を区別できるのは4～5か月ごろである。一般に視力は40歳くらいから低下しはじめ，75歳を過ぎると急激に低下する。この老視(老眼)㊷や難聴㊸，味覚・嗅覚の低下など，老化による感覚機能の低下は日常生活へも大きく影響する。

身体の成長とともに高度な精神活動が行われるようになり，知識の蓄積による判断力や言語理解能力は，青年期以後も向上することが可能である。しかし，老化により短期記憶㊹が障害されやすく，いわゆる"もの忘れ"が頻発するようになる。

3 免疫機能の変化

リンパ系は，幼児期から学童期にかけて急激に発達する。胸腺は思春期ごろに最大重量となり，その後は萎縮しはじめ，成人期にはほとんど脂肪に置き換わる。免疫機能は13～18歳にピークに達し，40歳代でその半分，70歳代では10%程度にまで低下する。

なお，母親から移行した免疫グロブリン(IgG)が減少し，新生児自身で産生するIgGが十分でない2～3か月ごろ，免疫力が低下する一時期がある。

4 呼吸・循環機能の変化

呼吸・循環器系は一般型の発育を示す。その機能は，喫煙・運動・食事などの生活習慣によって若い時期から個人差が生じる。しかし，老化によって健常人であっても影響が現れ，呼吸筋力の低下による肺活量減少，肺胞腔の拡大による1秒量の減少などが出現する。さらに，その他の要因も加わって肺内ガス交換効率が低下すると，動脈血酸素分圧が低下する。

心臓からの拍出量は高齢化に伴って低下し，収縮期血圧は上昇する。心筋細胞も骨格筋と同様，老化により萎縮するが，高血圧に対する二次的変化と考えられる心筋細胞の肥大や心臓重量の増加を示す高齢者も多い。血管は肥厚し，とくに動脈ではコレステロールや石灰(カルシウム)が沈着し硬度が増して，動脈硬化をおこしやすくなる。以上の変化の結果，全身の諸臓器に送られる血液量はしだいに減少する。

5 消化・吸収機能の変化

消化器系の発達によって，生後約5か月ごろからは乳汁以外の固形食品を摂取することができるようになる(離乳)。乳歯は6～8か月から生えはじめ，2～3歳で20本がそろい，6歳ごろから永久歯に生え替わり，13歳ごろまでに第3大臼歯(親知らず)以外の28本が完成する。

歯は老化によってエナメル質が減少すると，温度に対して過敏となり，歯肉が後退すると脱落しやすくなる。さらに唾液腺の分泌低下・咀嚼筋の筋力低下なども加わると，咀嚼機能が低下する。嚥下においても，咽頭周囲の筋力低下・喉頭蓋の閉鎖不全によって誤嚥がおこりやすくなる。また，消化酵

素や蠕動運動も減少して，消化・吸収機能の低下や排便機能の低下（便秘）がおこる。

6 腎機能（泌尿器系）の変化

自立して排尿が可能となるのは2歳過ぎから3歳にかけてである（排便は4歳以降）。老化によって腎機能は低下し，1回の排尿量は減少して，高齢者は頻尿の傾向が出現する。とくに夜間の排尿回数と排尿量が増加する。

C 代謝機能の加齢変化

基礎代謝量（☞第11章B-b「基礎代謝」，p.314）は，1～2歳では60 kcal/kg/日前後で，15～17歳には25～27 kcal/kg/日と半分以下となり，その後は漸減して50歳以降は20 kcal/kg/日程度となる（『日本人の食事摂取基準』〔2010年版〕，厚生労働省）。このため，体温も低年齢ほど高く，高齢になるにつれて低下する。高齢者の低体温には，筋量減少による筋肉での熱産生低下や，末梢血管収縮反応遅延による余分な放熱など，基礎代謝以外の要因も作用している。

ステップアップ

抗加齢医学

加齢のメカニズムは複雑で不明な点が多いが，特定の遺伝子や酸化ストレスの関与がしだいに明らかになってきている。高齢社会においては，これらを臨床的に応用して加齢に関連する疾患の発症率を低下させることが期待される。そこで，健康長寿を目ざす学問として「抗加齢（アンチエイジング）医学」が登場した。感染症に対する公衆衛生学のように，加齢関連疾患に対する予防医学と位置づけることができる。

本章のまとめ

- ヒトが本来もつ遺伝子の半数ずつを有する卵子と精子とが接合（受精）して，次の個体が発生する。生殖器系は卵子と精子を発育・受精させ，次の個体の出産までの過程を営む器官である。
- 男女で生殖器の構造と機能は大きく異なり，年齢によっても変化する。また，女性では卵巣・子宮が性周期によって変化する。
- 卵巣では，思春期になると，未熟な卵細胞である卵母細胞が卵子へと成熟を開始し，閉経まで成熟・排卵を繰り返す。
- 卵胞は卵細胞を1つずつ包む細胞集団で，卵子の発育に従って，原始卵胞，発育卵胞，胞状卵胞，成熟卵胞（グラーフ卵胞）と成熟していく。妊娠可能な女性の卵巣には，成熟段階の異なる卵胞と卵子が混在する。
- 卵母細胞が卵子にまで成熟をとげると，下垂体ホルモンの分泌に反応して，一定の周期（28～30日）で卵子が卵巣を飛び出る。この現象が排卵である。その周期に従って子宮内膜組織も周期的に変化する（性周期）。
- 卵子は受精したあとは受精卵となり，卵管によって子宮に送られる。子宮は受精卵を保持し，発育させた胎児を膣から娩出する。
- 妊娠した場合は，乳腺が発育して，出産後に乳汁分泌を行う。

- 排卵後，卵胞は黄体に変化してプロゲステロン（黄体ホルモン）を分泌し，妊娠が成立すると子宮内膜の増殖を刺激する。
- 妊娠が成立しなかった場合，黄体は萎縮して白体となりプロゲステロンの分泌をやめ，子宮内膜の表層が剥離する。これによって月経がおきる。
- 受精が成立すると，受精卵は胞胚とよばれる状態で子宮内膜に着床する。受精卵は分裂（卵割）を繰り返して発育し，桑実胚，胞胚，胎芽（胚子），胎児と名称を変える。そして，最終月経初日から37週ないし42週で出産を迎える。
- 胎盤は臍帯で母体と胎児をつなぎ，ここを介して母体側から胎児に酸素や栄養素を送る代わりに，胎児側から二酸化炭素などの不要物を受け取る。さらに，ホルモン産生も行う。
- 精巣は精子が成熟する器官で，それを助けるセルトリ細胞，ライディッヒ細胞も存在する。
- 精子は，精巣から精巣上体（副睾丸），精管，射精管を介して尿道から放出される。これが射精である。
- 精嚢と前立腺でつくられる精液は精子に運動能を与え，腟内の酸を中和する働きがある。
- 加齢は，生殖年齢に達するまでの成長と，その後の退行期である老化（狭義）に分けることができるが，組織や臓器ごとにその進行は異なる。また，個人差も大きい。

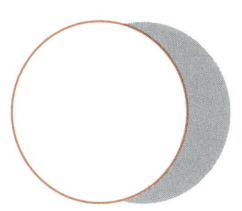

推薦図書・参考文献

第1章（生命と恒常性）
1) 竹内修二：解剖生理学（新クイックマスター；第2版），医学芸術社，2005.
2) 坂井建雄・岡田隆夫：解剖生理学―人体の構造と機能（系統看護学講座 専門基礎分野；第8版），医学書院，2009.
3) 高松 研・堀内ふき 監：新しい解剖生理（NEW 生体のしくみ標準テキスト；第2版），医学映像教育センター，2009.
4) 戸田一雄・木本万里：基礎解剖生理学，おうふう，2009.
5) L.C. Jungueira, J. Carneiro 著/坂井建雄・川上速人 監訳：ジュンケイラ組織学（第2版），丸善，2007.

第2章（血液）
1) 山本一彦ほか：〈カラー図解〉人体の正常構造と機能（坂井建雄・河原克雅 総編）―VII 血液・免疫・内分泌，日本医事新報社，2002.
2) 浅野重隆 ほか：三輪 血液病学（第3版），文光堂，2006.

第3章（免疫系）
1) 宮坂信之 監・編：わかりやすい免疫疾患（日本医師会雑誌第134巻・特別号〈1〉），日本医師会，2005.
2) G-R. Burmester, A. Pezzutto 著/奥村 康・橋本博史 監訳：カラー図解 臨床に役立つ免疫学，メディカル・サイエンス・インターナショナル，2007.
3) J.H.L. Playfair, B.M. Chain 著/田中伸幸 訳：一目でわかる免疫学（第4版），メディカル・サイエンス・インターナショナル，2007.
4) 小安重夫 編：免疫学最新イラストレイテッド（第2版），羊土社，2009.

第4章（循環器系）
1) 藤田恒夫：入門人体解剖学（第4版），南江堂，1999.
2) 藤田尚男・藤田恒夫：標準組織学 総論（第4版），医学書院，2000.
3) F.H. Netter 著/相磯貞和 訳：ネッター解剖学図譜（第2版），丸善，2001.
4) K.L. Moore 著/瀬口春道 訳：ムーア人体発生学（第6版），医歯薬出版，2001.
5) W.F. Ganon 著/岡田泰伸 訳：医科生理学展望（第20版），丸善，2002.

第5章（呼吸器系）
1) 大町弥生 訳：呼吸器系のしくみと看護（種池礼子 総監 訳：目で見る看護シリーズ・1），へるす出版，2000.
2) 牛木辰男・小林弘祐：〈カラー図解〉人体の正常構造と機能（坂井建雄・河原克雅 総編）―I 呼吸器，日本医事新報社，2002.
3) 加濃正人 編：タバコ病辞典，実践社，2004.
4) 堤 寛：完全病理学―各論（呼吸器疾患），学際企画，2007.
5) 日本呼吸器学会肺生理専門委員会 編：臨床呼吸機能検査（第7版），メディカルレビュー社，2008.

第6章（神経系）
1) 馬場元毅：絵で見る脳と神経（JJN ブックス；第3版），医学書院，2009.
2) 坂井 恒：臨床解剖学へのアプローチ―650のプログラム教程，医学書院，1991.
3) 田崎義昭・斎藤佳雄：ベッドサイドの神経の診かた（第16版），南山堂，2004.
4) B. Greenstein, A. Greenstein 著/大石 実 訳：カラー図解 神経の解剖と生理，メディカル・サイエンス・インターナショナル，2005.

5) 山口和克：病気の地図帳, 講談社, 1992.
6) 武田克彦：高次脳機能障害――その概念と画像診断, 中外医学社, 2006.
7) 米本恭三：リハビリテーション医学 Q & A, 医歯薬出版, 2002.
8) F.H. Netter 著/佐野圭司ほか 監訳：ネッター医学図譜――脳・神経系〈Ⅰ〉構造と機能,〈Ⅱ〉神経系および神経筋疾患, 丸善, 2005.

第 7 章（運動器系）

1) 竹田津文：基礎からわかる解剖学, ナツメ社, 2009.
2) 坂井建雄：図解 よくわかる解剖学の基礎としくみ, 秀和システム, 2006.
3) A. Bief 著/医道の日本社編集部 訳：ボディ・ナビゲーション――書いて覚える身体解剖ノート, 医道の日本社, 2009.
4) P.W. Tank, T.R. Gest 著/佐藤達夫 訳：あたらしい人体解剖アトラス, メディカル・サイエンス・インターナショナル, 2009.
5) 松村讓兒：イラスト解剖学(第 6 版), 中外医学社, 2009.

第 8 章（感覚器系；視器）

1) 日本眼科医会 監：医療従事者のための眼科学, 医学書院, 2001.
2) 喜多美穂里・渡部大介：おもしろ看護眼科学, メディカ出版, 2002.
3) 渡邉郁緒・新美勝彦：イラスト眼科(第 6 版), 文光堂, 2000.

第 9 章（内分泌系）

1) 高木矩彦：内分泌代謝学(第 5 版), 金芳堂, 2006.
2) B. Greenstein, D.F. Diana 著/高野幸路 監訳：一目でわかる内分泌学(第 2 版), メディカル・サイエンス・インターナショナル, 2008.
3) 大石正道：絵とき ホルモンの科学, オーム社, 2000.
4) 日本比較内分泌学会 編：生命をあやつるホルモン(ブルーバックス), 講談社, 2003.

第 10 章（消化器系）

1) 藤田恒夫：腸は考える(新書), 岩波書店, 1991.
2) 藤田恒夫：入門人体解剖学(第 4 版), 南江堂, 1999.
3) 藤田尚男・藤田恒夫：標準組織学――総論(第 4 版), 医学書院, 2000.
4) F.H. Netter 著/相磯貞和 訳：ネッター解剖学図譜(第 2 版), 丸善, 2001.
5) 藤田恒夫・牛木辰男：カラー版 細胞紳士録(新書), 岩波書店, 2004.

第 11 章（代謝）

1) W.F. Ganong 著/岡田泰伸 訳：医科 生理学展望(原書 20 版), 丸善, 2002.
2) C.K. Mathews ほか 著/清水孝雄ほか 監訳：カラー生化学, 西村書店, 2003.
3) M.K. Campbell 著/川嵜 敏祐 監訳：キャンベル・ファーレル生化学(第 4 版), 廣川書店, 2004.
4) R.K. Murray 著/上代淑人 監訳：ハーパー・生化学(原書 25 版), 丸善, 2001.
5) 三浦義彰ほか：食卓の生化学, 医歯薬出版, 2002.

第 12 章（泌尿器系）

1) 大地陸男：生理学テキスト(第 5 版), 文光堂, 2007.
2) 河合忠ほか：異常値のでるメカニズム(第 5 版), 医学書院, 2008.
3) 吉田 修 監：新図説 泌尿器科学講座・1, メジカルビュー社, 1999.
4) 坂井建雄・河原克雅：〈カラー図解〉人体の正常構造と機能(坂井建雄・河原克雅 総編)――Ⅴ 腎・泌尿器, 日本医事新報社, 1999.

第 13 章（生殖と老化）

1) 青木康子ほか：人間の性・生殖(助産学大系・2；第 3 版), 日本看護協会出版会, 2003.
2) 青野由利：生命科学の冒険――生殖・クローン・遺伝子・脳(新書), 筑摩書房, 2007.
3) 黒木登志夫：健康・老化・寿命――人といのちの文化誌(新書), 中央公論社, 2009.
4) 田沼精一：ヒトはどうして老いるの？――老化・寿命の科学(新書), 筑摩書房, 2007.
5) 井出利憲：細胞の運命――(4)細胞の老化(新・生命科学ライブラリ), サイエンス社, 2006.
6) 介護福祉士養成講座編集委員会 編：発達と老化の理解(新・介護福祉士養成講座), 中央法規, 2009.

索引

太字数字は主要なページ，斜体数字は図表のページを示します。重要な用語については，日本語索引の語のあとに（ ）で欧語を掲げました。欧語で複数語ある場合は「/」で示しました。

記号・数字・欧字・略語

%1秒量　122
%FEV$_1$　122
%VC　121, *122*
%肺活量　121
I型アレルギー　36, 76, *76*
　── の仕組み　*78*
　── 反応　*73*
I型肺胞上皮　*114*, 115
II型アレルギー　76, 79
II型肺胞上皮　*114*, 116
III型アレルギー　76, 79
IV型アレルギー　76, 79
V型アレルギー　79
1回換気量　121, *121*
1型糖尿病　277
1日の水分出納量　*18*
1秒率　122, *122*
1秒量　121
1,25(OH)$_2$D$_3$　194
1,25-ジヒドロキシビタミンD
　　　　　　　　269, 338
1,25-ヒドロキシビタミンD$_3$　194
2型糖尿病　277
2-モノグリセリド　323
3-ヒドロキシ酪酸　325
α運動神経　180
α細胞　263, *264*, 276, 298
α-アミラーゼ　275, 279, 289, 299
α-ケトグルタル酸　*317*, 328
α-限界デキストリン　289
α-トコフェロール　*309*
α-リノレン酸　323
α$_1$-アンチトリプシン　*38*
α$_1$-酸性糖タンパク質　*38*
α$_1$-グロブリン　*38*
α$_2$-アンチプラスミン　45
α$_2$-プラスミンインヒビター　45
α$_2$-マクログロブリン　*38*
β細胞　263, *264*, 276, 298
β酸化　322
β-ラクタマーゼ　59
β-ラクタム剤　59
γ運動神経　180

γ-アミノ酪酸　142
γ-グロブリン　*37*
δ細胞　*264*
μ（マイクロ）　3
μm　3

A-aDo$_2$　126
Aα線維　180
Aβ線維　180
Aδ線維　179
A/G比　*37*
A細胞，膵島（ランゲルハンス島）
　の　263, *264*, 268, 298, *298*
ABO式血液型　48
　── の凝集原と凝集素　*48*
ACE　351, 357
ACTH　255, 257, 258
ADH　259, 351, 353, 355
ADP　208
ALI　126
ALP　305
ALT　305
ANP　87, 271, 356, 357
ARDS　126
AST　305
ATIII　*45*
ATP　5, 28, 207-209, **304**, 316, 317
　── アーゼ　13
　── 分解酵素　13, 208

B細胞（B cell）　36, 69, **263**, *264*, 268, 276, 298, *298*
　── の分化　*75*
Bリンパ球（B lymphocyte）　36, 69
BNP　87
BUN　328

C細胞　259
C線維　179
Cタンパク質　47
C反応性タンパク質　38, *296*

Ca^{2+}　19, *19*
CCK　288, *299*
CD分類　60
CO$_2$ナルコーシス（CO$_2$ narcosis）　129
-COOH（基）　19
COPD　122
CP　208
CRH　267
CRP　38
CSF　*61*
CVP　96

D抗原　49
D細胞　263, *264*, 298
d-ツボクラリン　185, *186*
DIC　47, 48
DNA　4, 6, **9**, *9*, 328, 329
　── 鑑定　10
　── の構造　*10*
　── の二重らせん構造　*7*, *10*

EPO　39, 40, *41*, *61*
Eq（当量）　19
ERV　121, *121*

Fab
　── 部分　*73*
FAD　319
FADH$_2$　319, 320
Fc
　── 部分　*73*
FDP　45
FEV$_1$　121
FEV$_1$%　122
FF　350
FFA　322, 324
FRC　*121*
FSH　255, 258, 375, *378*
FT$_3$　255, 261
FT$_4$　255, 261

GABA　142
Gc-グロブリン　*38*
G-CSF　40, *41*

GFR 350
GH 255, 257, 258
―― –RH 256
―― 産生細胞 260
GIP 288
GLP 288
GM-CSF 40, 41
Gn 255, 257
―― –RH 256
GVHD 49, 50

H 鎖 72, 73
Hb 30, 31
HbA$_{1c}$ 316
hCG 375, 385, 388, 389
HCO$_3^-$ 19, 19, 28, 124, 126
Hct 30, 31
HDL 251, 323
―― コレステロール 325
HE 染色 257
hPL 389
Ht 30, 30, 31

IC 121
IDL 325
IFN 61
Ig 72
IgA 58, 73, 73
IgD 73, 74
IgE 73, 73
IgG 73, 73, 389
IgM 73, 73
IL 61
IRV 121, 121

JG 細胞 ⇒「糸球体傍細胞」

K チャネル 140
K$^+$ 19, 19, 138

L 鎖 72, 73
LDL 251, 323, 325
LH 255, 258, 375, 378
―― サージ 258

m(ミリ) 3, 32
MALT 65
MCH 31
MCHC 31
M-CSF 41
MCV 31
mEq 19
Mg^{2+} 19, 19
mmHg 125
mOsm/kgH$_2$O 355

mOsm/L 355
MRC 息切れスケール 127
mRNA 9, 10
MRSA 59

n(ナノ) 3, 32
Na$^+$ 19, 19, 138, 353
Na チャネル 140
Na ポンプ 140
Na–K ATP アーゼ 140, 339
Na–K チャネル 339
Na–K ポンプ 140, 339, 359, 360
NA 細胞 268
NAD 319
NADH 319, 320
NEFA 322, 324
–NH$_2$(基) 19
NH$_3$ 327
NK 細胞 56, 56, 57, 58, 60

P 波 87, 88
P$_{a}$O$_2$ 126
pH 19, 340
PIC 45
PO$_4^{2-}$ 19
PP 細胞 263, 264, 298
PQ 間隔 88
PRH 256
PRL 255, 257
PT 46
PTA 44

QRS 88
QRS 群 87
QT 間隔 88

R プラスミド 59
RBC 31
RH 255
Rh 抗原系 48
Rh 式血液型 48
Rho 抗原 49
RNA 4, 9, 328, 329
―― の構造 10
―― の役割 10
RPF 350
RQ 125
rRNA 10
RV 121

S 状結腸(sigmoid colon) 282, 291
S 状結腸下行結腸移行部 282
S タンパク質 47
S$_{a}$O$_2$ 125

SH 基 327
SO$_4^{2-}$ 19, 19
SOD 310
S$_p$O$_2$ 127
ST 部分 87, 88

T 細胞(T cell) 36, 41, 61, 68, 75, 242
―― の種類と機能 75
―― の分化 75
T 波 87, 88
T リンパ球(T lymphocyte) 36, 61, 69, 75
T$_3$ 255, 260
T$_4$ 255, 260
T$_C$ 75
T$_M$ 75
T$_S$ 75
TCA 回路 319
TG 322
Th1 細胞 74
Th2 細胞 74
TIBC 35
TNF 61
Torr(単位) 125
TPO 41, 61
TRH 256
tRNA 10
TSH 255, 257, 258
TV 121, 121

U 波 88
UIBC 35

VC 121, 121
VIP 288, 290
VLDL 323, 325
VRE 59
vWF 43

WBC 36

Z 帯 208
Z 膜 14

索引

日本語（欧語）

あ

アイソザイム　305
アキレス腱　197, 205, 206, *215*, 216
悪性貧血　284, 330
悪玉コレステロール　251
アクチン　5, 13, 206–208
足　197
　——の筋　216
　——の底屈　216
アジソン病　267
アシドーシス（acidosis）　19, **128**, 341
アスコルビン酸　*309*, 330
アストログリア〔細胞〕（astroglia）　136, 147
アスパラギン酸　*317*
　——アミノトランスフェラーゼ　305
アスベスト（asbestos）　116
　——小体　116
アセチル CoA　*317*, *317*, 322, 324
アセチルコリン　136, **142**, 185, *186*, 207, 268
　——受容体　142, **185**, 207
アセトアルデヒド　297
アセト酢酸　325
アセトン　325
　——臭　325
圧覚（pressure sense/baresthesia）　181, *227*
圧受容体　271
圧迫骨折　*150*
圧力の単位　125
アディポネクチン　325
アデノシン三リン酸　5, 28, 208, 304, 316
　——分解酵素　208
アデノシン二リン酸　208
アテローム　100
　——硬化症（atherosclerosis）　100
　——斑　100
アトウォーター係数　324
アドレナリン（adrenaline）　21, 136, *142*, *250*, 263, **268**
　——の作用　268
アトロピン　185
アナフィラキシー（anaphylaxis）　78
　——型アレルギー　76
　——ショック　78

アブミ骨　172, 174, *174*, 237
　——筋神経　172
アポクリン汗腺　*243*
アポフェリチン　33
アポリポタンパク質　323
アミノ基　19
　——転移酵素　328, *328*
　——転移反応　328, *328*, 340
アミノ酸（amino acid）　*321*, *321*, 326
　——の代謝　*328*
　——の分解　328
　——の用途　326
　——誘導体ホルモン　249, *250*
アミノトランスフェラーゼ　328
アミラーゼ（amylase）　275
アミン　327
アラキドン酸　322, 323
アラニンアミノトランスフェラーゼ　305
アルカリ血症　19
アルカリホスファターゼ　305
アルカローシス（alkalosis）　19, **128**, 341
アルコールの解毒　297
アルサス型アレルギー　79
アルサス反応　79
アルツハイマー病　159
アルデヒド基　304
アルドース　304
アルドステロン（aldosterone）　265, **266**, *266*, 331, **351**, 356
　——の作用　356
アルブミン（albumin）　17, 37, *39*, 296
　——/グロブリンの比　37
アレルギー（allergy）　76, 79
　——反応の分類　77
アレルゲン　76
鞍関節　203, *203*　⇒「くら——」
アンギオテンシノーゲン　296, *351*, 357
アンギオテンシン I　*351*, 357
アンギオテンシン II（angiotensin II）　269, **351**, 357
　——の作用　356
アンギオテンシン変換酵素（angiotensin converting enzyme; ACE）　*351*, 357
暗細胞　172, 268
アンチトロンビン III　45, 47, 296
アンドロゲン　265, 268, 270
アンドロステンジオン　266

アンモニア　266, 327, 328, 340

い

胃（stomach）
　——の組織　*284*
　——の粘液　283
　——の部位　*284*
胃液　284
胃液分泌抑制ポリペプチド　288
イオンチャンネル　28, 138, 139, 141
異化　303
　——作用　303
胃角〔部〕（gastric angle/angular incisure of stomach）　283, *284*
閾値　138
医原性尿失禁　*364*
移行抗体　73, 389
移行上皮　10, *10*, 12, 354
　——細胞　3
胃酸　57, 283, 285
胃小窩　*284*
移植片対宿主病　49, 50
異所性　161
石綿肺　116
胃腺　284
イソクエン酸　*317*
イソロイシン　327
胃体部　284
位置覚　181
位置感覚　227, 240
一次応答，免疫の　66
一次極体　376, 377
一次血栓　42
一次構造，タンパク質の　327
一次視覚野　158, 167
一次止血　42, *43*
一次神経細胞　177
一次精母細胞　383
一次胆汁酸　297
一次聴覚野　158, 167, 168
一次ニューロン　177
一次免疫応答　67
一次卵母細胞　376, 377
一次リンパ系器官　63
一酸化炭素中毒　126
一酸化窒素　327
逸脱酵素　305
溢流性尿失禁　*364*
胃底腺　284
胃底部　284
遺伝子（gene）　9, *10*
　——の塩基配列　9, 326

399

索引

遺伝情報 9
　── の伝達 9
遺伝性球状赤血球症 32
伊東細胞 295
胃粘膜 285
　── 関門(gastric mucosal barrier) 285
　── 上皮細胞 284, 285
　── 障壁(gastric mucosal barrier) 285
　── の保護 285
陰窩 292
陰核 374, 374
陰茎(penis) 384
　── 海綿体 361, 384
飲作用 57
飲食作用 57
インスリン(insulin) 250, 263, 264, 264, 275, 276, 299, 320
　── 抵抗性 277
　── の作用 264
インターフェロン 56, 59, 61
インターロイキン(interleukin) 39, 40, 41, 59, 60, 61
咽頭(の)(pharynx/pharyngeal) 105, 105, 106-108, 120
　── の構造 105
咽頭喉頭部 105
咽頭鼻部 105, 281
院内感染 59
陰嚢(scrotum) 381, 384
　── 隆起 374
陰部神経 176, 362, 364
陰部大腿神経 176

う

右　⇒「みぎ」
ウィリス動脈輪 153, 154
ウイルヒョウのリンパ節転移 64
ウィルヒョウ–ロバン腔 146, 153
ウェスターグレン管 39
ウェルニッケ野 167, 168
ウォルフ管 387
右脚枝 89
烏口突起 196
烏口腕筋 213
右心系 84
右心耳 85
右心室(right ventricle; RV) 84, 84, 85, 89
右心不全 95
右心房(right atrium; RA) 84, 84, 85, 89
うっ血性心不全(congestive heart failure) 94, 96
うっ滞 94
裏(ウラ)試験 48
ウロキナーゼ 45
ウロビリノーゲン 33, 33
運動感覚 227, 240
運動器系 15
運動終板 207
運動神経 135, 135, 207
　── 細胞 137
　── 終末 207
　── 伝達経路 135
　── 伝導速度 208
運動神経系 175, 177
運動性言語野 167, 168
運動性失語症 162
運動ニューロン 135
運動野 158, 168

え

永久細胞 8
エイコサトリエン酸 322
エイコサペンタエン酸 322
栄養素 275, 305
栄養膜 385
腋窩温 20
腋窩神経 176
腋窩動脈 93
腋窩リンパ節 98
液性調節 249
液性免疫(humoral immunity) 55, 66, 67, 68, 74
　── 反応 74
エクリン汗腺 243
エコノミークラス症候群 117
エステラーゼ 299
エステル 322
　── 結合 322
エストラジオール 266, 271
エストリオール 271
エストロゲン(estrogen) 250, 254, 270, 375, 377, 378, 379, 389
エストロン 266, 271
エディンガー–ウエストファール核 236
エネルギー(energy) 306
　── 源物質 275
　── 代謝 275, 319
エピネフリン 268
エラスターゼ 299
エラスチン 12
エリスロポエチン(erythropoietin) 39, 40, 40, 41, 61, 269, 338
遠位尿細管 339, 345, 346, 347
　── 曲部 345
　── 直部 345
円回内筋 214
塩化物イオン 19
塩基過剰(base excess) 127
嚥下 281
　── 運動 281
　── 障害 279
嚥下性肺炎 281
塩酸 283
炎症反応促進 70
遠心性神経路 135
延髄 129, 149, 154, 156, 156, 160, 162, 163, 183
塩素イオン 19, 19
円柱上皮 10, 10, 11
　── の特殊型 11
エンドサイトーシス 57
エンテロガストロン 285

お

横隔神経 117, 218
横隔膜 93, 117, 118, 120, 218, 242
横行結腸(transverse colon) 282, 291
黄色骨髄 193
黄色靱帯 150
黄体 270, 373, 376, 377, 378
黄体化ホルモン 255, 375
黄体形成ホルモン(luteinizing hormone) 250, 255, 258, 258, 378
黄体細胞 270
黄体ホルモン 270, 271, 376
黄疸(jaundice/icterus) 35
横突起 195, 196
黄斑(macula lutea) 229, 231, 232
横紋筋(striated muscle) 13, 86, 205
オキサロ酢酸 317, 318
オキシトシン(oxytocin) 250, 254, 255, 258, 259, 380
オキシヘモグロビン 125
オステオン 193, 194
悪阻 379
オッディ括約筋 286, 299
おとがい(頤) 201
　── 結節 200, 201
オプソニン作用 58, 69, 70
表(オモテ)試験 48
オリゴデンドログリア〔細胞〕(oligodendroglia/oligodendrocyte) 136, 147

400

オルニチン　340
温覚(warm sensation)　172, *227*, 240
温暖温度受容器　179
温痛覚　179
温度覚(temperature/thermal sense/sensation)　1, 79, 240
温度感覚　227

か

臥位　220, 221
外因系凝固反応　43
外陰部，女性の　*374*
回外　203, *204*, 214
回外筋　214
外眼筋　234
外頸動脈(external carotid artery)　92, *93*, 154
壊血病　330
開口期，分娩の　379
外肛門括約筋　*282*, 364
外呼吸　123
介在神経　*176*
―― 細胞　166, *167*
介在部　298
外耳腔　*174*
外耳孔　200
概日リズム　22
外耳道　174, *174*
回収式自己血輸血　50
外性器　⇒「外生殖器」
外生殖器　374
――，女性の　374
――，男性の　384
回旋　*203*, 214
外旋　204, *205*, 213
回旋筋　211
回旋枝，左冠状動脈の　85
咳嗽　120
外側楔状骨　*192*
外側溝　157, *157*, 168
外側広筋　*215*
外側膝状体　*160*, *162*, 171, 233
外側大腿皮神経　*176*
外側翼突筋　218
外弾性板　*90*
回腸(ileum)　*282*, 286, *289*
外腸骨動脈(external iliac artery)　92, *93*
外転　203–205, 213
外転神経　171, 235, 236
解糖(glycolysis)　209, 317, *317*
外頭蓋底　199, 200
解糖系(glycolytic pathway)　317
外套細胞　14

回内　*203*, *204*, 214
回内筋　214
外尿道括約筋　361, *361*, 363
外尿道口　*374*, 381
海馬　160
外胚葉　16, 264, 385, *386*, 387
外反　*203*, 204
外板　*90*
外鼻孔　106
外部環境　252
外腹斜筋　212, *212*
外分泌腺　12, 107, *263*, 298, *298*
解剖学的死腔　119
解剖学的真結合線　197, *198*
下位ホルモン　252, 253
外膜，血管壁の　*90*
海綿骨　192, *193*
海綿質　192
海綿体　384
海綿体部尿道　*361*
回盲部　290
回盲弁(ileocecal valve)　*282*, 290
解離性動脈瘤　154, *155*
外肋間筋　117, *118*, 211, 218
下咽頭(hypopharynx)　*105*, 108
カウパー腺(Cowper gland)　384
下顎骨　200, *200*, *278*, 280
化学受容体　129
下顎神経　218
化学的防御機構　55, 57
化学伝達物質　76
過換気症候群(hyperventilation syndrome)　128
下関節突起　195
下気道　119
蝸牛　174, *174*, 237
―― 神経　174, *174*
核(nucleus)，細胞の　3, *4*, *5*, *7*, *14*
核液　4
顎下腺(submandibular gland)　280, *280*
―― 管　*280*
顎関節　200, *278*
拡散　28, 123, 339
核酸(nucleic acid)　305, 328
―― の代謝　328
拡散障害，肺の　126
角質層　242
核小体(nucleolus)　4, *4*, 8
覚醒(wakefulness)　22
角切痕　283
角層　242
拡張期，心室の(diastolic phase)　86

拡張期血圧(diastolic pressure)　97
獲得免疫(acquired immunity)　55, 56, 65
角膜(cornea)　228, 229, *229*
核膜　4, *4*
核膜孔　4, *4*
下行脚，ヘンレの係蹄の　347
下後鋸筋　*211*
下行結腸(descending colon)　*282*, 291
下行大動脈(descending aorta)　92
過酸化水素　310
下肢　197
―― の筋　214, *215*
―― の骨　197
下肢帯　*192*, 197, 212
―― の筋　210, 212, 214
下垂腎　342
下垂体(pituitary gland)　149, *156*, 160, 253, *256*, **257**
―― 細胞の分類　257
―― の構造　257, *257*
―― ホルモン　257, *258*, *378*
下垂体後葉　163
―― ホルモン　255, 259
下垂体前葉　163, *253*, 257
―― ホルモン　257
ガス交換(gas exchange)　92, 105, 113, *114*, 119, 123
―― 部分，気道・肺の　113
ガストリン　284, *288*, 290
ガス分圧　124
下腿　197
―― の筋　215
―― の筋の種類　216
下腿三頭筋　216, *222*
下大静脈(inferior vena cava; IVC)　89, *91*, 94, *96*, 294
下大動脈　84, *85*, 90
肩関節　106, 203　→「けん――」
―― の運動　210
カタラーゼ　310
下腸間膜静脈(inferior mesenteric vein; IMV)　*96*, 97
下腸間膜動脈(inferior mesenteric artery; IMA)　92, *93*
―― 神経節　182
滑液　203, 206
喀血(hemoptysis)　120
滑車神経　171, 235, 236
活性化 T 細胞　*68*
活性型ビタミン D　194, **269**, 338
活性型ビタミン D₃　338
活性化マクロファージ　*68*

活性酸素　310
活動電位　138, *139*, 208
滑膜　*202*, 203, 242
滑面小胞体　*4*, *5*
カテコールアミン　21, 136, 250,
　　　　　　　　251, *252*, 268, 276
カテコール核　251, *251*, 268
果糖　315
可動関節　202
下鼻甲介　200
下鼻道　*105*
下腹間膜神経節　*362*
下腹神経　*362*
下腹部圧迫排尿　364
下部尿路　355
過分極　*139*, 141
花粉症　76
可変部領域　72
鎌状赤血球症　32
下葉，肺の　*111*
ガラクトース(galactose)　315
カリウム　266, *331*
　── イオン　19, *19*, 138
　── 値による心電図変化　360
　── チャンネル　139
カリクレイン-キニン系　338
顆粒球(granulocyte)　36, *40*, 59,
　　　　　　　　　　　　68
顆粒球マクロファージ　*40*
顆粒細胞　164
顆粒層　164, 242
カルシウム　193, *331*
　──，生体内の　*13*
　── イオン　19, *19*, 43, *44*, 47
　── 塩　192, 261
　── の吸収　338
　── の食事摂取基準　*312*
　── の役割と動態　194
カルシトニン　254, 259, *261*, 331
　── の作用　*261*
カルシフェロール　309
カルバミノ化合物　126
カルバミノ結合二酸化炭素　126
カルボキシ基　*19*, 322
カルボキシペプチダーゼA　299
カルボキシペプチダーゼB　299
カルボキシル基 ⇒「カルボキシ基」
肝右葉　*294*
肝円索　*294*
眼窩(orbit)　228, 235
　── 脂肪組織　235
　── の構造　*201*
感覚(sense/sensation)　227
　── の種類　*227*
　── の順応　228

感覚器(sensory organ)　227
感覚器系　15
感覚刺激　227
感覚受容器(sensory receptor)
　　　　　　　　137, 179, 227
感覚神経　135, *135*
　── 細胞　*137*
　── 伝達経路　135
感覚神経系　175
感覚性言語野　167, 168
感覚性失語症　162
感覚点(sense/sensory spot)　240
感覚ニューロン　135
感覚網膜　231
感覚野　158, 168
肝管　294
換気(ventilation)　*105*, 119
　── ・血流比不均等分布　126
　── 時の空気の移動経路　*120*
含気骨　194
眼球(eyeball)　228
　── 運動　22, 236
　── 心臓反射　236
　── 付属器　228, 233
環境ホルモン　251
間隙膜，糸球体濾過膜の　348
還元　319
眼瞼(eyelid)　228, 233
　── 挙筋　233
寛骨　191, 197, *198*
寛骨臼　*198*
感作　78
　── T細胞　*68*, 75, 78
肝細胞　294, *295*
　── 索　*295*
間細胞　381
幹細胞(stem cell)　39
肝左葉　*294*
間質　*4*
間質液(interstitial fluid)　16, *17*,
　　　　　　　　18, 27, 97, 337
杆状核球　36, 41
杆状核好中球　*30*
緩衝系　341
管状骨　194
緩衝作用　128
冠状動脈(coronary artery)　83,
　　　　　　　　　　　85, *85*
冠状縫合　198, *199*
肝静脈(hepatic vein)　91, 97, *294*
眼静脈　235
肝小葉　294, *295*
肝性造血　39
乾性ラ音　117
関節(joint)　201, 202, *206*

　── の運動　203, *203*, 204
　── の機能　201
　── の構造　201, *202*, *202*
　── の種類　203, *203*
　── をつくらない骨　202
関節窩　202, *202*
関節可動域　204
間接喫煙(second-hand smoke)
　　　　　　　　　　　　108
関節腔　202, *202*
関節頭　202, *202*
関節突起　200
関節軟骨　194, 202, *202*
間接ビリルビン　32, 35
関節包　*202*, 203
感染(infection)，病原体の　55
汗腺　241, *242*
完全抗原　70
甘草　360
肝臓(liver)　283, *286*, 293, 321
　── で合成される血漿タンパク
　　　　質　*296*
　── の位置と部位名　*294*
　── の機能　295
　── の組織　*295*
　── の門脈系　96, *96*
肝臓胆汁　297
杆体細胞　231, 232
環椎　195, *196*
眼底　237
肝動脈　293, *294*
　── 枝　294, *295*
冠動脈　85
眼動脈　*154*, 235
カントリー線　*294*
肝内胆管　293
　── 枝　294, *295*
間脳　156, *156*, 163
顔面神経　171, *172*, *173*, 184, 217,
　　　　　　　　　　　　236
　── の分布　*172*
顔面頭蓋　*192*, 198, 200
肝門部　*294*
還流　84
　── 血管　92
　── 静脈　92
眼輪筋　217, 218, 233
肝類洞　97
寒冷温度受容器　179
肝彎曲　282

き

キーゼルバッハ部位　106, *120*
ギームザ染色　36
偽黄体　376

記憶細胞　67, 75, *75*	ギムザ染色　36	胸鎖関節　196
器官（organ）　3, 14, 15	キモトリプシン　299	胸鎖乳突筋　205, 210, 216, *216*, 280
気管（trachea）　105, *109*, **110**, *110*, 113, 120	逆説睡眠　22	凝集反応　72
器官系（organ system）　3, 15	嗅覚（olfactory sense）　*227*, 239	強縮　209
気管支（bronchus）　105, **111**, *113*, 120	── 過敏　239	狭心症（angina pectoris）　86
── 呼吸音　117	── 消失　239	胸水（pleural effusion）　98
── 腺　*107*	── 低下　239	胸髄　*151*, 165
── 動脈　92, *93*, 116	嗅覚野（olfactory area）　170	胸腺（thymus）　61, 64, 74, 111, 271
── 軟骨　110	球関節　203, *203*	── リンパ球　271
── の分岐　*111*	嗅球（olfactory bulb）　*105*, 170, 239	胸腺上皮細胞　271
気管支喘息　76	嗅細胞　170, 239	胸椎　195, *196*, 201
気管支壁の構造　*107*	休止期，細胞分裂　7	胸部下行大動脈　*93*
気管食道瘻　111	吸収, 栄養素の（absorption）　283	胸部大動脈（thoracic aorta）　92
気管軟骨　105, **110**, *110*	吸収細胞　287	胸壁　*120*
気管腕頭動脈瘻　111	吸収上皮　290	胸膜　115, *242*, 244
気胸（pneumothorax）　119	── 細胞　288, *290*	強膜　228, 229, *229*
起座呼吸　95	弓状静脈　*345*, *347*, *348*	胸膜腔　115, *115*, 120
起始　205, *206*	球状帯　264, *265*	胸膜プラーク（pleural plaque）　116
基質　4, 191, 305	弓状動脈　*345*, *347*, *348*	共役　319
── 特異性　305	嗅神経（olfactory nerve）　106, 170, 200	── 塩基　128
希釈，尿の　351	── 末端　*105*	共輸送　28
希釈式自己血輸血　50	求心性神経路　135	協力筋　208
気腫性嚢胞　119	急性冠症候群（acute coronary syndrome; ACS）　86	巨核芽球　*40*
基礎体温　*375*, *378*, *379*	急性硬膜外血腫　153	巨核球　42
基礎代謝　*261*, 314	急性呼吸促迫症候群（acute respiratory distress syndrome; ARDS）　126	棘下筋　210
── 量　314		棘筋　210
拮抗筋　208	急性肺血栓塞栓症　117	棘上筋　210
拮抗支配　184	急性肺障害（acute lung injury）　126	極体　377
拮抗ホルモン　253, 254	吸息　117	棘突起　195, *196*
基底核　161, *173*	── 中枢　129	虚血性心疾患（ischemic heart disease）　86
基底顆粒細胞　269, 284, **288**, 290, *290*	── と呼吸筋の動き　*118*	距骨　*192*, 197
──，胃の　284	吸啜刺激　258	鋸状縫合　198
──，消化管粘膜上皮の　290	吸乳刺激　258	巨人症　258
──，小腸の　*290*	橋　*149*, *154*, 156, *156*, 160, **163**, *183*, 256	巨赤芽球性貧血　35, 284, 330
基底細胞　113, 172	仰臥位　220, 221	距腿関節　197, 203
基底層　*242*, 378	胸郭　117, *191*, *192*, 195, 201	キラー T 細胞　68, 75
基底側, 消化管粘膜の　269	── の構造　*201*	キラー細胞　*75*
基底脱落膜　388, *388*	胸管（thoracic duct）　62, *91*, 98	キロミクロン（chylomicron）　323, *325*
規定度　19	頰筋　217, 218, 278	筋　204
基底膜（basement membrane）　4, 10, *11*, *43*, *107*, *348*, *349*	胸腔　12, 244	──，背側（背部）の　210
気道（airway）　108, *113*, **119**	凝固, 血液の　42	──，腹側の　210
気道上皮　113	凝固因子　28, 43, *44*	── の動きと意志　13
気道部分　113	凝固時間　45	── の緊張　210
希突起膠細胞　⇒「乏突起膠細胞」	凝固阻止因子　44, *45*	── の屈伸と動き　213
キヌタ骨　*174*, *174*, 237	頰骨　200, *200*	── の細胞小器官　206
機能層　378	胸骨　*191*, 201	── の部位　205
機能単位　344	頰骨弓　200	── の分類　205
機能的残気量　121	胸骨体　*201*	── の名称と働き　205
機能的肢位　221	胸骨柄　*201*	── をおおう膜　206
基本肢位　204, *221*		
基本的体位　220		

403

近位尿細管　339, *345*, 346, **347**
　　── 曲部　*345*
　　── 直部　*345*
筋外膜　206
筋群　206
筋系　15
筋原線維　*13*, *14*, **206**, *207*
　　── の微細構造　206
近見反射　236
菌交代現象　59
菌交代症(super infection)　59
筋細胞　3, *13*, *14*, 206
　　── 膜　*14*, 206
筋収縮　207
　　── のエネルギー　208, 209, *209*
　　── の機構　208
　　── の種類　209
筋周膜　*14*, 206
筋鞘　206
筋小胞体　*14*
筋線維　3, *13*, **206**, *207*
　　── の構造　206, *207*
筋線維鞘　206
筋線維束　206, *207*
　　── の構造　206
筋層　283, *284*, 285
金属酵素　305
筋組織　*10*, *12*, **13**, 86
　　── の構造と収縮の仕組み　13
緊張性頸反射　222
緊張性迷路反射　222
筋電図　208
筋頭　205, *206*
筋突起　200
筋内膜　*14*
筋肉束　13
筋肉の疲労　209
筋尾　205, *206*
筋皮神経　*176*, 213
筋疲労物質　209
筋腹　205, *206*
筋紡錘　180, *182*, 207, 227, 240
筋膜　206, *207*

く

区域気管支　112, *113*
区域枝　112
腔　83
隅角　229, *229*
空腸(jejunum)　*282*, 289, *290*
空腹時血糖値(fasting blood suger level; FBS)　275
クエン酸　*317*

クエン酸回路(citrate cycle)　5, *315*, **317**, 318, *319*, *321*
　　── の維持　319
くしゃみ　57
クスマウル〔大〕呼吸(Kussmaul respiration)　129
屈曲　*203*, *205*, 213
屈筋〔群〕　213–216
クッシング症候群　267
クッパー細胞　*295*, 296
クモ膜　148, *149*, 153, *155*
　　── 下腔　148, *149*, 153, *155*, *166*
　　── 顆粒　*149*, 153, *155*
クモ膜下出血　149, 154
グラーフ卵胞　*373*, 375
鞍関節　*203*, *203*
クララ細胞　113
グリア細胞　14
クリアランス　351
グリコーゲン(glycogen)　208, 263, 275, **315**, 320
　　── 顆粒　*4*, 207
グリココール酸　327
クリステ　318
クリスマス因子　44
グリセロール　*321*, *321*, 322, 324
グリソン鞘　*294*, *295*
グルカゴン　*250*, *263*, *264*, 276, 299
　　── の作用　264
　　── 様ポリペプチド　288
グルクロン酸抱合　*32*, *33*
グルコース(glucose)　208, 209, *263*, *275*, 304, **315**
　　── の分解　317
　　── の利用　*315*, 316
グルココルチコイド　263
　　⇒「糖質コルチコイド」
グルタチオン　310, 327
　　── ペルオキシダーゼ　310, 327
グルタミン酸　142
　　── 脱水素酵素　328
　　── デヒドロゲナーゼ　328
くる病　330
クレアチニン　338
　　── ─クリアランス　351, 352
クレアチンキナーゼ　305
クレアチンリン酸　208, 209, 327, 338
クレブス回路　319
グレリン(ghrelin)　277
クロスマッチ-テスト　51
グロビン(globin)　32
グロブリン(globulin)　37

──, に含まれるタンパク質　38
　　── 分画　38
クロマチン　4
クロム親和細胞　268
クロム親和性　268

け

毛　241
系　3, 15
　　──, 人体を構成する　*15*
頸管　373
経口避妊薬　379
脛骨　*191*, 197, 215
脛骨神経　215, 216
軽鎖　*72*, *73*
形質細胞(plasma cell)　*68*, 69
頸神経叢　165
頸髄　*151*, 165
頸椎　*195*, *196*
頸動脈小体(carotid body)　129, *175*, 186
頸部　372
　　── の筋　216, *216*
　　── の神経・血管　217
頸部屈筋群　222
頸膨大　165, *176*
血圧　97
　　── の差　17
血液(blood)　29
　　── 中の電解質の量　*19*
　　── の pH　29, 128
　　── の pH に影響を与える因子　*20*
　　── の凝固　42
血液型(blood group/type)　48
　　── 不適合　50
血液凝固(blood coagulation)　42, 43
血液凝固因子(blood coagulation factor)　42, *44*, 296
　　── の反応　44
血液循環, 胎児の　99
血液循環量　88
血液成分　29
　　── の分布　*29*
血液脳関門(blood-brain barrier)　145, 146
結核　66
血管(blood vessel)　83, 89, 100
　　── の吻合　93
　　── の老化　100
血管極　346, *349*
血管作動性腸管ポリペプチド (vasoactive intestinal polypeptide; VIP)　*288*, 290

血管抵抗　29
血管内凝固　47
血管内皮　42
―― 細胞（endothelial cell）　3, 42, *43*, **89**, *90*, *114*, *124*, *349*
血管壁　*43*
血球　28, *29*, 37
―― の基準値　*30*
血球凝集原　48
血球凝集素　48
血球凝集反応　48
月経（menstruation/menses）　374, 377
―― 期　*375*
―― 周期　375, *375*
月経黄体　376, *378*
結合組織　4, 10, *11*, 12
血漿（plasma）　17, 28, *29*, 37
―― 浸透圧　259
月状骨　*192*
楔状束　181
楔状束核　*182*
血漿タンパク質　17, 37, 295
――, 肝臓で合成される　*296*
血漿トロンボプラスチン前駆物質　*44*
血小板（platelet/thrombocyte）　28, *29*, 30, *30*, 37, 40, **41**, 42
―― の動き　*43*
―― の活性化　*43*
血小板血栓　42
―― の形成　*43*
血小板減少症　48
血清（serum）　28, 37
―― アルブミンの役割　*38*
―― 総タンパク質　*37*
―― タンパク質分画　*38*
―― 鉄　*34*, 34, *35*, *313*
血性髄液　149
血清病　79
血清療法　*79*
血栓（thrombus）　42-45
血中尿素窒素　328
血中ホルモン濃度　*253*
―― の変化, 性周期における　*378*
結腸（colon）　282, *289*, 291
血沈　39
血糖（blood sugar; BS）　275, 316
―― 調節中枢　275
―― の調節　*320*
血糖値　263, 275, 316
血餅　37, 42

結膜（conjunctiva）　228, 229, *229*, 233
血友病　48
血流シャント　126
ケトーシス　325
ケトース　304
解毒　296
ケト原性アミノ酸　327
ケトン基　304
ケトン血症　325
ケトン体　325
ケノデオキシコール酸　297
ゲノム　10
ケミカルメディエーター　76
ケラチン　242
下痢（diarrhea）　293
腱（tendon）　*14*, 205, *206*
牽引糸　*8*
原核細胞　4
原核生物　4
減感作療法　79
肩関節 ⇒「かた――」
嫌気　316
原基　374
肩甲下筋　210
肩甲挙筋　210
肩甲骨　*191*, 196
肩甲上神経　*176*
肩鎖関節　196
嫌色素性細胞　257
原始生殖細胞　376
腱鞘（tendon sheath）　206, 214
剣状突起　*201*
原始卵胞　*373*, 375
減数分裂　6, 377
原尿　337, *346*
原発性高脂血症　325
瞼板　233
腱紡錘　180, 207
腱膜　205

こ

抗A抗体　48
抗B抗体　48
抗アレルギー薬　78
高アンモニア血症　340
好塩基球（basophil）　30, 36, 59, 68
好塩基性細胞　257
抗炎症作用　267
高温期, 性周期における　*378*
構音障害　162
高温相　379
口蓋骨　200
効果器　21

岬角　195, 197, *198*
後角　176
――, 脊髄神経の　*167*
後核　256
高カリウム血症　358
睾丸　381
交感神経　*135*, *183*, 236, 241
交感神経幹　182, *183*
交感神経系　135, 169, **181**, 182
交感神経節　*166*, 182, *183*
好気　316
広筋　214
咬筋　171, 218, *278*, *280*
―― 群　*278*
抗菌薬　59
口腔
―― 咽頭反射　354
―― 温　20
―― 粘膜（oral mucosa）　279
―― の構造　*105*
後屈　205
広頸筋　217
後頸筋　216, 217
後脛骨筋　216
高血圧　353
高血圧性脳内出血　155
抗血友病因子　*44*
抗原（antigen; Ag）　65, 67, **70**
抗原抗体反応（antigen-antibody reaction）　71
抗原抗体複合体　*70*, 71
膠原線維（collagen fiber）　12, 42, *43*, 191
抗原提示（antigen presentation）　65, 67
―― 細胞　36, 67, 242
硬口蓋　*105*
後交通動脈　154
高コレステロール血症　100
後根, 脊髄神経の　*167*
後根神経　*166*
―― 節　165, *166*, *167*, 175, *176*
交叉, 運動神経の　*162*
虹彩（iris）　*229*, 230
後索内側毛帯経路　181
交差性伸展反射　222
交差適合試験　49, *50*, 51
抗酸化作用　310
後産期　380
好酸球（eosinophil）　30, 36, 59, 68
好酸性細胞　257
高脂血症　325
高次構造, タンパク質の　*327*

鉱質コルチコイド（mineral corticoid） *250*, **265**, 266
膠質浸透圧（colloid osmotic pressure） 17, *17*, 29
高次脳機能 163
―― 障害 163
後縦靱帯 *150*
―― 骨化症 *150*
抗重力筋 222
―― の位置 222
拘縮，筋の 209
恒常性 21, 27, 105
――〔の〕維持 249, 337
甲状舌骨膜 *109*
甲状腺（thyroid gland） 253, *253*, 259
―― の位置 260
―― の構造 259, *260*
甲状腺刺激ホルモン *250*, 253, *253*, **255**, 258, *258*
―― 放出ホルモン 253, 256
甲状腺傍濾胞細胞 262
甲状腺ホルモン（thyroid hormone） 21, *250*, 252, 253, *253*, **260**, 261, 322
―― の作用 261
甲状腺濾胞上皮 11
甲状軟骨 105, *109*, 120
―― の下角 *109*
―― の上角 *109*
口唇（lip） 105, 279
高親和性 252
酵素 304
拘束性障害，換気の 121
抗体（antibody; Ab） 65, 69, 70, 74
後大脳動脈 *154*
好中球（neutrophil） 36, 57, 59, 68
高張〔化〕 353
高張尿 354
硬直 209
喉頭（の）（larynx/laryngeal） 105, *108*, *109*, 120, 281
―― の構造 *109*
喉頭蓋 105, *109*, *109*, *120*, 281, *281*
―― の開閉 281
後頭蓋窩 *199*, 200
喉頭筋 110
後頭骨 198
喉頭浮腫 110
抗動脈効果作用 323
後頭葉 *157*, 157
抗トロンビンⅢ 47

抗内因子抗体 35
高尿酸血症 328
広背筋 210, *211*, 213
後鼻孔 *105*, 106
高比重リポタンパク質 251
抗ヒスタミン薬 78
鉤部，膵臓の 298
後腹膜器官 342
後房 *229*, 230
硬膜 148, *149*, **151**, *155*, 156
肛門（anus） 282, 292
肛門挙筋 366
後葉，下垂体の 257
後葉ホルモン，下垂体 258
抗利尿ホルモン（antidiuretic hormone; ADH） *250*, **259**, *351*, *353*, *355*, **356**
口輪筋 *217*, 278
誤嚥性肺炎 281
コール酸 297
股関節 203
呼吸（respiration） 105
―― 運動 117, *118*
―― 機能 119
―― 困難（dyspnea） 127
―― 数 117
―― によるpHの調節 19
―― 量 117
呼吸音 117
呼吸器系 15, 105
呼吸筋 117, *118*, 218
―― の動き *118*
呼吸鎖 320
呼吸細気管支 112, *113*, *114*
呼吸商 125
呼吸性アシドーシス 128, 341
呼吸性アルカローシス 128, 341
呼吸中枢 129, 186
呼吸調節 128
―― 中枢 129
呼吸不全（respiratory failure） 95, 126
黒質 160, *161*, *173*
後骨髄球 41
鼓室 *174*
呼息 117
―― と呼吸筋の動き *118*
孤束核 172
呼息中枢 129
五炭糖 304
骨 191–194, 261
―― の機能 193
―― の吸収 192, 194
―― の形成 192
―― の構造 191, *193*

―― の種類 194
―― の成長 193
―― の発生 193
―― の微細構造 193, *194*
―― の立体構造 192
骨塩 261
骨化（ossification） 193
骨改変 193
骨格 191
―― の構成 *192*
―― の構造 191
骨格筋（skeletal muscle） 10, 13, 14, *86*, 204–206
―― の構造 14, 205, *206*
―― の種類 204
―― の付着と腱 205
骨格系 15
骨芽細胞 192, 193, 261
骨幹 *193*, 194
骨間筋 214, 216
骨幹端 194
―― 部 *195*
骨幹部 *195*
骨基質 261
骨結合 202
骨細胞 192
骨産道 389
骨小腔 *194*
骨髄（bone marrow） 39, 191–193, *193*
―― と造血機能 193
骨髄芽球 41, *40*
骨髄球 41, *40*
骨髄系幹細胞 39, *40*
骨髄系の白血球 68
骨髄性幹細胞 40
骨髄性造血 39
骨組織 10, 12, 191
骨粗鬆症 262
骨端 *193*, 194
―― 部 *195*
骨端線 192, *195*
骨端軟骨 270
骨端軟骨板 192
骨端板 192
骨軟化症 330
骨盤（pelvis） 191, 197
―― 径 *198*
―― 神経 362, *362*, 364
―― の大きさ 197
―― の構造 *198*
―― の男女差 197
骨盤底筋 218, *219*
骨盤底の筋肉 374
骨膜 *149*, 191, 192, 193, *194*

骨密度　261
骨梁　192, 193
骨量　261
固定筋　208
古典的経路(classical pathway), 補体の　69, 70
ゴナドトロピン　255, 258, 375
　——　放出ホルモン　256
コハク酸　317
鼓膜　174, 174, 237
固有示指伸筋　214
固有小指伸筋　214
固有腺　244
固有卵巣索　371, 373
コラーゲン　4, 192
　——　線維　12, 42, 192
ゴルジ腱器官　180, 182, 227, 240
ゴルジ装置　4, 5
ゴルジ体　5
コルチ器　174, 238
コルチコイド　266, 276
コルチコステロイド　266
コルチコステロン　265, 266, 207
コルチゾール　265, 266
　——　の働き　267
コレカルシフェロール　269
コレシストキニン　285, 288, 288
コレステリン結晶　100
コレステロール(cholesterol)　33, 249, 266, 266, 322, 323–325
　——　の代謝　324
コロニー刺激因子　39, 40, 41, 59, 61
混合性障害, 換気の　122
コンプライアンス　117, 121

さ

サーカディアンリズム(circadian rhythm)　22
サーファクタント(surfactant)　116
座位　220, 220, 221
細気管支(bronchiole)　111–113, 113
再吸収(reabsorption)　338, 339, 347
　——　と分泌　339, 351
細隙膜, 糸球体濾過膜の　348
採血　94
　——　に用いられる静脈　95
在住マクロファージ　37
最小血圧　97
細静脈　92
臍静脈　99, 100, 388, 389
再生不良性貧血　48

臍帯(umbilical cord)　388, 388, 389
最大血圧　97
臍帯静脈　100
最長筋　210
最適pH, 酵素反応の　305
最適温度, 酵素反応の　305
臍動脈　99, 100, 388, 389
サイトカイン(cytokine)　39, 41, 59, 60, 74, 249, 269
サイトケラチン　5
サイトスケルトン　5
サイトゾル　3
再分極　87, 139, 141
細胞(cell)　3, 191, 337
　——　の大きさ　3
　——　の形　3
　——　の結合　4
　——　の構成要素　3
　——　の構造　3
　——　の成長　6, 9
　——　の増殖　6
　——　の肥大　9
　——　の分化　6, 9
　——　表面の構造　4
細胞外液(extracellular fluid)　16, 17, 21, 27, 337
　——　の調節機構　354
細胞外基質　4
細胞外マトリックス　4
細胞間基質　4
細胞間結合　10
細胞間結合質　4
細胞間質　4, 12
細胞間マトリックス　4
細胞呼吸　123
細胞骨格(cytoskeleton)　5
　——　の構成成分　5
細胞質　3
　——　ゾル　3
細胞傷害型アレルギー　79
細胞(cell)傷害性T細胞　68, 75, 75
細胞小器官(intracellular organelle)　3, 5
　——　膜　5, 6
細胞性免疫(cellular immunity)　55, 66, 67, 68, 75
細胞体, 神経細胞の　136, 137, 138
細胞内液　16, 17, 18
細網内皮系　16
　——　細胞　32
細胞分裂　6
　——　の周期　7, 8
細胞膜　3, 4, 5, 6, 137

細網細胞　271
細網組織　61
細葉, 肺の　113
サイロキシン　⇒「チロキシン」
サイロキシン結合グロブリン
　　⇒「チロキシン結合グロブリン」
サイログロブリン
　　⇒「チログロブリン」
杯細胞(goblet cell)　106, 107, 107, 113, 287, 288, 292
左脚後枝　89
左脚枝　89
左脚前枝　89
錯嗅覚　239
酢酸　297
鎖骨　191, 196, 216
坐骨　198
鎖骨下筋　210
鎖骨下動脈(subclavicular artery)　92, 93, 154, 217
坐骨神経　176, 214
坐骨尾骨筋　366
左心系　84
左心耳　85
左心室(left ventricle; LV)　84, 84, 85, 87, 89
左心不全　96, 98
左心房(left atrium; LA)　84, 84, 85, 87, 89
嗄声　110
痤瘡　268
作動性　142
サプレッサーT細胞　61, 74, 75, 75
左右の脚枝　89
左葉, 肝臓の　293
酸塩基平衡(acid-base balance)　18, 19, 29, 30, 266, 324, 340
　——　の異常　19
酸化　303, 319
三角筋　205, 210, 211, 213
　——　拘縮症　210
三角骨　192
産科的真結合線　197, 198
酸化的脱アミノ反応　328, 340
酸化的リン酸化　319, 320
残気量　121
酸血症　19
三叉神経　171, 172, 236
産褥〔期〕　379, 380
三尖弁(tricuspid valve)　84, 84, 85
酸素　305
　——　摂取量　318
　——　毒性　310

―― 分圧　126
―― 飽和度　125
酸素化ヘモグロビン　125
三大栄養素　305
三炭糖　304
産道　389
散瞳　230
三頭筋　205
散瞳薬　230
三胚葉　16, 385

し

ジアシルグリセロール　322
シアノコバラミン　309, 330
シェーンライン-ヘノッホ紫斑病　48
ジオプター(diopter)　229
歯牙(tooth)　279
耳介　174
視覚(visual sensation/vision)　227
視覚器　228
視覚野　168
耳下腺(parotid gland)　280, *280*
―― 管　*280*
止渇作用　360
耳管(auditory tube)　108, 174
色覚　232
子宮(uterus)　371, 372, *372*, 373
―― の復古　380
―― の変化, 性周期における　*378*
子宮円索　371, *372*, 373
子宮外妊娠　372
子宮外膜　373
子宮筋層　373
子宮腔　373, *388*
子宮頸腺　374
子宮頸部　*373*
子宮広間膜　371, *373*
糸球体(glomerulus)　337, 344, *345*, 346
―― 基底膜　348
―― の濾過膜　338, 339
―― 傍細胞　269, *346*, 347, *349*
―― 傍装置　347, 357
―― 毛細血管　*349*
糸球体腎炎　79, 350
糸球体嚢　344
子宮体部　*373*
糸球体濾液　337, 338, 346, 348
糸球体濾過　348
―― 値(glomerular filtration rate; GFR)　350
―― 量　350

子宮腟部　373
子宮底部　*373*, 386
子宮内膜(endometrium)　373, 375, **377**, *378*, 385, *386*
―― の変化　377
死腔(dead space)　119
軸索　136, *137*, 138, 145, 162, *170*
軸椎　195, *196*
刺激閾値　227
刺激伝導〔系〕, 心臓の　89, *89*
刺激ホルモン　253
止血(hemostasis)　42
―― 機構　42
―― 血栓　42
視交叉　171, 233
自己血輸血　50
自己抗体　261
死後硬直　209
指骨　*197*, 197
篩骨　199, 200
篩骨洞　106, *106*, 201
自己免疫疾患　261
自己輸血　50
視細胞　231
視索　233, *256*
視索上核　255, *256*
視索前核　255, *256*
時差ぼけ　22
四肢
―― の筋　213
―― の骨　196
支持細胞　381
支持組織　10, 12
脂質(fat/lipid)　305, 306, **322**
―― の消化・吸収　323
―― の食事摂取基準　308
―― の代謝　322
―― の利用　324
脂質異常症　325
脂質二重層　5, *6*
思春期　371
視床　160, 161, 163, *256*
視床下核　160, **161**, 163
視床下部(hypothalamus)　*160*, 163, *173*, 253, *253*, 255, *256*, *257*, 277
―― の位置　256
―― ホルモンの種類　256
視床間橋　256
耳小骨　174, 237
視床上部　163
矢状縫合　198, *199*
視神経(optic nerve)　**171**, 228, *229*, 231, 233, 236

視神経管　235
視神経交叉　*256*
視神経乳頭(optic disc)　*229*, 231
シスアコニット酸　317
姿勢(position)　219
―― 反射　222
指節間関節　203
脂腺　241, *242*, *243*
自然気胸　119
自然免疫(innate immunity)　55, 56
歯槽　200
歯槽突起　201
歯槽部　*200*
持続吸息中枢　129
舌(tongue)　173, 279, *280*
⇒「ぜつ」
羊歯葉状結晶　379
市中感染　59
視中枢(visual center)　228
膝　⇒「ひざ」
膝窩　*215*
膝蓋腱　205, *214*
―― 反射　214
膝蓋骨　*191*, 194, 202
膝蓋靱帯　214
室間孔　156
膝関節　*215*
失語症　162
湿性ラ音　117
室傍核　255, *256*
シトクロム *c*　320
シナプス(synapse)　136, *137*, 141, 207
―― 間隙　*137*, 141, 142
―― 後膜　136, *137*, 141
―― 小胞　136, *137*, 141
―― 前膜　*137*, 141
―― の可塑性　142
歯肉(gingiva)　279
篩板　*105*, 200
ジヒドロキシアセトンリン酸　321
ジペプチド　326
脂肪細胞　3, 12, *324*, 325
脂肪酸　322–324
視放線　162, 233
脂肪組織　325
脂肪滴　*4*
脂肪被膜　343
シムス位　220
視野(visual field)　232
シャーピー線維　193
斜角筋群　216, *217*
斜筋　205
尺側手根屈筋　*213*, 214

索引

尺側手根伸筋　*213*, 214
尺側皮静脈　*95*
視野欠損　*232*
尺骨　*191*, 196
──神経　214
車軸関節　203, *203*
射精　384
射精管　*381*, 382
縦隔（mediastinum）　111
──，肺と　*112*
自由下肢　*191*, *192*, 197
──の骨　*197*
集合管（collecting duct）　*170*, *339*, *345*, *346*, **347**
重鎖　72, *73*
収縮期，心室の（systolic phase）　86
収縮期血圧（systolic pressure）　97
収縮〔性〕タンパク質　207
重症筋無力症　79, 142
舟状骨　*192*
自由上肢　*191*, *192*, 196
──の骨　*196*
重心，体の　*222*
自由神経終末　239
重心線の位置　*223*
縦走筋　286
重層扁平上皮　11, *11*, 283
重炭酸イオン　19, 31, 126
重炭酸塩緩衝系　341
終動脈（end artery）　86, 92, 93, *94*
──の梗塞　*93*
十二指腸（duodenum）　*282*, *284*, 286, *286*, *296*
──の機能　288
──の構造　286
十二指腸液　288
十二指腸球部　*286*
十二指腸腺　288
十二指腸提筋　286
終末肝静脈　295
終末細気管支　112, *113*, *114*
絨毛　287, 290
絨毛間腔　*388*
絨毛膜　*386*, 388
──腔　385
──無毛部　*388*, 389
──有毛部　*388*
主気管支　111, *113*, *120*
粥腫　100
宿主　59
粥状硬化症（atherosclerosis）　100
縮瞳　230
──薬　230
手根間関節　203

手根骨　197, *197*
手根中手関節　203
主細胞，胃の　*283*, *284*
主試験，交差適合試験の　*50*, 51
種子骨　194, *197*
樹状細胞　60, 67, 68
樹状突起　136, *137*, 138
主膵管　286, *286*, *296*, 298
受精（fertilization）　371, **377**, *379*, *385*, *386*
受精卵（fertilized ovum）　264, 371, 377, 379, 385, 386
出血　42
出血傾向　47, 330
出血時間　45, *46*
出血性素因　47
出産　379
術前貯血式自己血輸血　50
主働筋　208
受動免疫　57
受動輸送　27, 138
手背静脈網　*95*
主肺動脈　*84*
腫瘍壊死因子　59, *61*
受容器（receptor）　21, 227
受容体（receptor）　141, 252
シュワン細胞　14, 136, *137*, 138, 144, **146**, *147*, 165
循環（circulation）　83
循環器系　15, 83
──の発達　99
──の老化　99
循環系　91
瞬目反射　236
上位ホルモン　252, 253
小陰唇　*373*, 374, *374*
上咽頭（nasopharynx）　*105*, 108
漿液（serous fluid）　106, 107
小円筋　210
消化（digestion）　283
消化管　*261*, 269
──の構造　*282*
消化管系　15
消化管ホルモン　283
──の種類と作用　*288*
消化器系　15
──と消化・吸収　*289*
上顎骨　200, *200*
上顎洞　106, *106*, 201
消化酵素　283
消化性潰瘍　285
消化腺系　15
松果体　156, *160*, 163, 271
──細胞　271
上眼窩裂　*199*, 235

上関節突起　195
小気管支　111, 112
上気道　119
小球性　31
小胸筋　210, *211*
掌屈　205
上行脚　347
上後鋸筋　*211*
上行結腸（ascending colon）　*282*, 291
小膠細胞　136, 145, 147
上行大動脈（ascending aorta）　*84*, *85*, *92*, *93*
踵骨　*192*, 197
常在細菌　59
──叢（normal bacterial flora）　56, 58, 59
──の意味　59
鞘細胞　138, 146
上肢　196, 213
──の筋　213, *213*
──の骨　196
小指外転筋　214
小趾球筋　216
上矢状静脈洞　*149*, 156
硝子体（vitreous body）　*229*, 230
上肢帯　*191*, 196, 212
──の筋　210, *211*, 213
小指対立筋　214
硝子軟骨　12, 108, 202
小十二指腸乳頭　*286*, *296*
小循環系　92
脂溶性ビタミン　309, 329
小泉門　199
上大静脈（superior vena cava; SVC）　*85*, *89*, *91*, 94
小唾液腺（minor salivary gland）　280, *280*
小腸（small intestine）　275, *282*, *283*, 286
──の基底顆粒細胞　*290*
上腸間膜静脈（superior mesenteric vein; SMV）　*96*, *97*, *296*
上腸間膜動脈（superior mesenteric artery; SMA）　*92*, *93*
──神経節　182
小腸粘膜の組織　*287*
小殿筋　218, 219
上橈尺関節　203
小脳　*149*, 156, *156*, 161, 163, 164
──の機能　165
小脳虫部　165

409

索引

小脳テント　*149*, 152
小脳半球　165
上皮　10
　──細胞　10, *11*
　──組織　10, 12, 107
　──の種類　*11*
上皮小体　262　⇒「副甲状腺」
　──の構造　262
上鼻甲介　105
上部尿路　354, 355
小胞体（endoplasmic reticulum）
　　　　　　　　　　4, 5, *5*
漿膜　83, **244**, 285, *290*, 373
　──下層　*244*, *285*, *290*
静脈（vein）　83, 90, *90*, 91, 92
静脈角（venous angle）　*62*, *91*, 98
静脈管　99, *100*
静脈還流　83, 84
静脈系　90
静脈血　84, 91, 92
静脈洞　151
静脈弁　90, *90*
睫毛　228, *229*, 233
小葉　113
　──，肝の　294
　──，腎の　344
　──，肺の　113
上葉，肺の　*111*
小葉間動脈　347, *348*
小葉細気管支　113
小葉内静脈　*348*
小葉内動脈　*348*
小菱形骨　*192*
小彎　283, *284*
上腕　196
　──の筋　213
上腕筋　213
上腕骨　*191*, 196
上腕三頭筋　205, 208, 213, *213*, 214
上腕二頭筋　205, 208, 213, *213*, 214
食細胞（phagocyte）　55–57
　──系　56
食作用　57
食事摂取基準，日本人の　306
食道（esophagus）　110, 282, *282*, 283, *284*
　──の構造　282
　──の組織　283
食道胃接合部　*284*
食道静脈瘤　97
触媒　304
植物機能　136
食胞　60

食物繊維（dietary fiber）　306, 312, 314
　──の食事摂取基準　*314*
　──の摂取量　312
食欲　275
食欲中枢　277, *277*
食欲調節の中枢　277
鋤骨　200
処女膜　374
女性ホルモン　270, *270*
所属リンパ節　*62–64*
触覚（tactile sense/sensation）
　　　　　　172, 181, *227*, 239
ショ糖　304
徐波睡眠　22
自律神経　241
　──中枢　186
自律神経系　21, 135, *135*, 169, 175, **181**, *183*, *185*
　──における伝達物質　186
　──の機能　*184*
糸粒体　5
視力（visual acuity）　232
シルビウス溝　157, *157*, 168
腎盂（renal pelvis）　*343*, 354
真黄体　376
心音　87
真核細胞　4, *5*
真核生物　4
深吸気量　*121*
深胸筋　211
心筋（cardiac muscle/ myocardium）　*10*, 13, **86**, *86*, 204, 206
　──細胞　89
　──組織　*86*
真菌　4
伸筋〔群〕　213–215
心筋梗塞（myocardial infarction）
　　　　　　　　　　　　86
伸筋支帯　213, *215*
腎筋膜　342, 343, *343*
心腔　83, 84
神経因性膀胱　363, *364*
　──の原因　*363*
神経筋接合部　*137*, 141, 207
　──の構造　207, *208*
神経筋単位　208
神経系　15, 21
　──の成り立ち　135
　──の発達　161
　──の分類　*135*
　──を構成する細胞　136
神経膠細胞　14, 136, **145**, 271
神経膠フィラメント　5

神経細胞　3, 14, **136**, *137*
　──間の連絡　*144*
神経細胞体　137
神経周膜　170
神経終末　136, *137*, 141
神経節　161
神経線維　*137*, **138**, 170
　──の分類　*145*
神経線維束　169, *170*
神経叢　176
神経組織　10, 12, 13
神経伝達物質（neurotransmitter）
　　　　　136, 142, 249, **268**
神経頭蓋　*192*, 198
神経内分泌細胞（neuroendocrine cell）　113
神経内膜　170
神経フィラメント　5
神経網膜　231
真結合線　198
腎血漿流量　350
人工呼吸　119
深指屈筋　214
心室　84, 86
　──の動き　86
心室中隔　84
腎小体（renal corpuscle）　344, *349*
腎静脈　*343*, 347, *348*
腎髄質　344
腎性糖尿　352
腎性貧血　39
心臓（heart）　83, 271
　──の位置と大きさ　83
　──の運動　86
　──の機能　86, 88
　──の構造　83, *84*
　──の刺激伝導〔系〕　89, *89*
　──の組織学　86
　──の弁　85
　──のポンプ機能　86
腎臓　261, 269, 337
　──の位置　*342*
　──の機能　337
　──の血管系　347
　──の構造　342
深層筋　211
心臓血管系　83
心臓弁（valve）　83, 84, 86
靭帯　*202*
　──結合　202
腎単位（nephron）　344, *345*
腎柱　344
伸張反射　222
伸展　203–205, 213

心電図（electrocardiogram; ECG） 87
腎洞 343, *343*
浸透圧（osmotic pressure） 29
── の発生 *30*
浸透圧受容体 356
浸透圧平衡 18
振動覚 181
振動感覚 227, 240
腎動脈（renal artery） 92, *93*, 343, 347, *348*
腎乳頭 *343*, 344, 354
心嚢（pericardium） 83
心嚢腔 12, 244
心嚢水 84
腎杯（renal calices） *343*, 354
深背筋 211
心拍（heart beat） 88
心拍数（heart rate） 88
腎盤 354
真皮（dermis） 241
腎皮質 343
腎被膜 343
深部感覚（deep sense/sensation） 179, 227, 240
心不全（heart failure） 94, 98
心房 84
── の動き 87
心房性ナトリウム利尿ペプチド 87, 271, 356, 357
心房中隔欠損症 99
心膜 83, 115, *242*, 244
心膜腔 *115*
蕁麻疹 76
腎門部 343, *343*
腎葉 347

す

随意筋 13, 206
膵液 288
── の分泌調節 *299*
髄液 148, 153, 156 ⇒「脳脊髄液」
── の循環 *149*
水解小体 5
膵管 286
膵鉤部 *286*
水酸化リン酸カルシウム 192
髄質 264, 344
──，腎臓の *343*, 344
──，副腎の 264, *265*
髄鞘 136, *137*, 138, 144, 146, 147, 162, *170*, 260
水晶体（lens） *229*, 230
水素 266, 305

水素イオン濃度（hydrogen ion concentration） 19
膵臓（pancreas） 286
── の区分 *263*
── の構造 297
── の消化酵素 299
── の組織 *298*
膵体 263
── 部 286
錐体外路 178
錐体交叉 177
錐体細胞 231
錐体路 177
推定エネルギー必要量 306, 307
膵頭 263
── 部 286
膵島（pancreatic islets） 262, 276, *298*, 298
── の構造 262, *263*
── の細胞 264
── ホルモン 263
水頭症 149
膵島門脈系 298
膵尾 263
── 部 286
水分出納バランス，生体内での 18
水分出納量，1日の *18*
膵ポリペプチド 264
髄膜腫 146
睡眠（sleep） 22
睡眠呼吸障害 119
睡眠時無呼吸症候群（sleep apnea syndrome; SAS） 119, 186
水溶性ビタミン 309, 329
スーパーオキシドジスムターゼ 310
スーパーラジカル 310
頭蓋 ⇒「とうがい」
スクロース 304
スチュアート因子 *44*
ステアリン酸 323
ステルコビリノーゲン 33, *33*
ステルコビリン 33, *33*
ステロイド 267, 324
ステロイド骨格 *251*, 267
ステロイド剤 267
ステロイドホルモン（steroid hormone） 5, *249*, *252*, 266, 276
── の合成経路 *266*
ストレス 267
ストレプトキナーゼ 45
スパイロメトリー 121
水分出納 18
スリット膜 348

スルフヒドリル基 327
スレオニン 327

せ

精液 384
正円孔 *199*
精管（spermatic duct） 381, *381*, 382, *382*
精丘 *381*, 382
正球性 32
性決定遺伝子 387
精細管 381, *382*
星細胞 145, *295*
精〔子〕細胞 381, *382*, *382*, 383
精子（spermatozoon/spermium） 371, 381, **382**, *383*
── の形成 *382*
── の成熟 *383*
正色素性 32
静止電位 138, 359
静止膜電位 138, 359
性周期（sexual cycle） 371, 375, *375*
成熟卵胞 *373*, 375
星状膠細胞（astrocyte） 136, **145**, *146*, 147
星状膠細胞腫 146
星状細胞 136, 145
星状静脈 *348*
星状体 *8*
生殖器系 15
──，女性の 371
──，男性の 381
生殖結節 374
生殖細胞 371
生食水 19
生殖隆起 374
性腺 270
性腺刺激ホルモン 254, *255*, 258, *258*
性染色体 387
精巣（testis） 270, 381, *381*
── の構造 *382*
精巣上体（epididymis） 381, *381*, *382*
精巣上体管 *382*
精巣網 *382*
精祖細胞 *382*, *382*, 383
生体のリズム 22
声帯 108
生体恒常性 249
生体内での水分出納バランス 18
生体内のカルシウム分布 13, 194
声帯ヒダ 108
生体防御機構 55

正中環軸関節　203
正中神経　214
成長（growth）　9, 390
　——，細胞の　9
成長軟骨板　192, *195*
成長ホルモン　250, *253*, *255*, **257**, *258*, 263
　—— 放出ホルモン　*253*, 256
精嚢（seminal vesicle）　381, 383
性の決定　387, *388*
正のフィードバック　21, 254
生物学的防御機構　55, 57
生物の進化と脳・神経系の発達　161
成分輸血　50
精母細胞　382
性ホルモン　250, 265, 268, **270**
　——の分泌細胞　270
声門（glottis）　*105*, 109
声門裂　108
生理学的死腔　119
生理活性アミン　327
生理食塩水　19, 353
生理的狭窄，食道の　282
生理的食道狭窄部　282
せき（咳）（cough）　57, 120
赤芽球（erythroblast）　3, 40
赤核　160
赤筋　206
　—— 線維　206
赤色骨髄　193
脊髄　135, *151*, 156, *156*, 161, 165, 175, *195*
　—— と椎体骨のずれ　*150*
　—— の構造　165
脊髄円錐　151
脊髄後根神経節　*183*
脊髄視床路　180
脊髄小脳路　181
脊髄神経　135, *166*, 169, **175**, *176*, 184
　—— の後枝　211
　—— の前枝　210
脊髄前角　175
　—— 細胞　*178*, 207
脊髄の後索　240
脊髄反射　135, 166
脊柱　192
　—— の生理的彎曲　195
脊柱管　195
脊柱起立筋　210
脊柱起立筋群　222
赤沈　39
脊椎（spine）　191, *195*
　—— と神経　*150*
　—— の構造　*196*

　—— の部位表示　195
脊椎骨　191
脊内側核　256
赤脾髄　62
セクレチン　285, *288*, 289
舌咽神経　172, *173*, 184
舌下神経　175
舌下腺（sublingual gland）　280, *280*
赤血球（red blood cell/erythrocyte）　3, 28, *29*, 30, *30*, **31**, 40, *40*, 318
　—— 数　31
　—— の分解　*33*
赤血球凝集原　48
赤血球凝集素　48
赤血球凝集反応　48, 71
接合子　385
節後神経細胞　183, *186*
節後神経線維　*183*
舌骨　*105*, 109, 120, 200, 202, *216*, 281
　—— に関与する筋群　217
舌骨下筋群　*216*, 217
舌骨上筋群　*216*, 217
節後ニューロン　183
舌根沈下　109
舌根部　109
摂食中枢　277
接触皮膚炎　79
節前神経細胞　183, *186*
節前神経線維　*183*
節前ニューロン　183
絶対的不応期　140
接着結合　4
切迫性尿失禁　364
セミファウラー位　220, 221
セリエ　249
セルトリ細胞（Sertoli cell）　258, 381, 382
セルラーゼ　314
セルロース　314
セルロプラスミン　*38*, 296
セロトニン　136, 142, 269
腺　12
　—— 細胞　249
線維芽細胞　3, 12, 243
線維性結合　202
線維性結合組織　107
線維素　43, 45
　—— 溶解（fibrinolysis）　42, 45
線維素原　28
線維軟骨　12
線維被膜　343
遷延性排尿　364

苒延性排尿　364
前角　176
　—— 細胞　*167*, 176
前下行枝　85
全か無かの法則　138, *139*
浅胸筋　211
前胸部の筋　211
前鋸筋　210, *211*
前駆細胞　39
前屈　205
前脛骨筋　*215*, 216, 222
全血凝固時間　45
前交通動脈　154
仙骨　*191*, 196, 197
前骨髄球　41
前根神経　165, *166*
浅指屈筋　214
全失語症　162
線条体　161
腺上皮（glandular epithelium）　283
　—— 細胞　283
　—— 組織　106, 107
染色質　4
染色体（chromosome）　6, 7, 10
全身の骨格　191
　—— の構成　*192*
仙髄　151, 165
前赤芽球　*40*
浅層筋　211
前大脳動脈　154
選択的透過性　5
善玉コレステロール　325
仙腸関節　*198*, 203
仙椎　195
穿通枝　153
　—— 動脈　153, *155*
前庭神経　171, 174, *174*, 175
前庭神経節　*174*
前庭動眼反射　236
前庭ヒダ　108
前庭部　283, *284*
先天性異常　389
蠕動運動　281
前頭蓋窩　200
前頭筋　217, *217*
前頭骨　198
前頭洞　*105*, 106, *106*, 201
前頭葉　157, *157*, 161
浅背筋　211
尖弁　84
腺房　*298*, 298
　—— 細胞　262, *298*, 299
　—— 中心細胞　298, *298*, 299
前房　229

喘鳴（wheezing） 117
線毛 *107*
── 運動 57, *107*, 115
線毛円柱上皮（ciliated columnar epithelium） 11
── 細胞（ciliated columnar epithelial cell） 147
泉門 199
線溶（fibrinolysis） 42, 45, *45*
前葉，下垂体の 253, 257
前葉ホルモン 258
前立腺（prostate） 361, 381, *381*, 383
── 部尿道 361
前立腺がん 384
前立腺肥大症 384
前腕 196
── の筋 214

そ

走化性 69
総肝管 286, 294
総肝動脈 *93*
臓器 3, 15
── の前後・左右 84
臓器感覚 227, 241
双極細胞 231
総頸動脈（common carotid artery） 92, *93*, 154
造血（hematopoiesis） 39, *41*, 192
造血因子 *61*
造血幹細胞（hematopoietic stem cell） 39
造血器 193
造血器官 39
爪根 243
総指伸筋 214
桑実胚（morula） 385, *386*
爪床 243
増殖期 *375*, 377
臓側胸膜（visceral pleura） 115, *115*
臓側漿膜 244
臓側腹膜 115
爪体 243
相対的不応期 141
総胆管 286, *286*, 294, *294*, 296
総腸骨動脈（common iliac artery） 92, *93*
総鉄結合能 35
僧帽筋 205, 210, *211*, 213, 216
僧帽弁（mitral valve） 84, *84*, *85*
側臥位 *220*, 221
即時型アレルギー 36, 76
── 反応 73

束状帯 264, *265*
足底腱膜 216
足底方形筋 216
側頭筋 205, 218, *278*
側頭骨 198
側頭葉 157
足突起 348
側脳室 *149*, 156, *160*, 256
── 脈絡叢 149
側副血行路 92
鼠径管 212, 382
鼠径靱帯 212
鼠径ヘルニア 212
組織（tissue） 3, 4, 10
── の分類 *10*
組織因子 44, *44*, 47
組織間液 16, 27, 97
組織球（histiocyte） 36, 67, 68
組織鉄 313
組織トロンボプラスチン 44, 46, 47
組織プラスミノーゲン活性化因子 45
咀嚼 278
── 運動 218, 279
── 筋 218
疎性結合組織 *10*, 12
足骨 191
足根骨 197
ソマトスタチン 253, 254, 256, *264*, *288*
ソマトメジン 258
粗面小胞体 *4*, *5*

た

ダーマトーム 179, *179*, 227
体位（posture） 220
──，特殊な 221
── の種類 220, *220*
第一経路，補体の 69
第一次性徴 270
大陰唇 *373*, 374, *374*
体液（body fluid） 16
── の移動 17
── の緩衝作用 19
── の区分 16
── の酸塩基平衡 19
── の体重に占める割合 *17*
── の電解質 18
── の電解質組成 *359*
── の比率 16
体液浸透圧の調節 355
体液量の調節 356
大円筋 210, *211*, 213
対応輸送 28

体温（body temperature） 20
── の基準値 20
── の性差 20
── の違い 20
── の年齢差 20
── の平衡 20
体温調節中枢 20
胎芽（embryo） *386*, 387
体幹 195
── の骨格 195
大気内のガス分圧 *124*
大球性 31
大胸筋 210, *211*, 216
体腔 12
大後頭孔 *199*, 200
対光反射 236
体細胞分裂 6
第 3 大臼歯 279
第三脳室 *149*, 156, *256*
── 脈絡叢 149
第 3 腓骨筋 216
胎児（fetus） 371, 385, *386*, 387
── の血液循環 99
── の発育 385, *386*
胎児循環 99, *100*, 389
──，病的状況と 99
胎児付属物 388, *388*
代謝 303, 306
代謝水 *18*, 324
代謝性アシドーシス 128, 341
代謝性アルカローシス 128, 341
代謝性代償 341
大十二指腸乳頭 286, *286*, 288
体循環系（systemic circulation） *91*, 92
大循環系 92
耐性遺伝子 59
耐性因子 59
耐性獲得 59
体性感覚（somatic sensation/somesthesia） 227, 239
── の伝達経路 *167*
体性感覚系 179
耐性菌 59
体性神経系 135, *135*, 169, 175
体性神経支配 363
大前庭腺 *373*, 374
大泉門 199
大腿 197
── の筋 214
大腿屈筋群 215
大腿骨 *191*, 197
大腿骨頸 197
大腿骨頭 197

大腿四頭筋　205, **214**, **215**, *215*, 222, *222*
　――の役割　215
大腿神経　*176*, 214
大腿直筋　214, *215*
大腿内転筋　215
大腿二頭筋　215, *215*, *219*, 222
大唾液腺(major salivary gland)　280
体タンパク質　326
大腸(large intestine)　282, 289, 291
　――の組織　*292*
大殿筋　215, 218, *219*, 219, 222
　――の役割　219
耐糖能　275
大動脈(aorta)　84, 89–91, **92**, *93*
大動脈弓(aortic arch)　92, *93*
大動脈小体(aortic body)　129, 186
大動脈弁(aortic valve; AV)　84, *84*, *85*
第二経路(alternative pathway), 補体の　69, *70*
第二次性徴　270
大脳　**156**, *156*, 161, 163
　――の機能局在　*168*
大脳鎌　*149*, *152*, 156
大脳基底核　*152*, *160*, 161, **178**
大脳縦裂　156, *157*
大脳動脈輪　153
大脳半球　156, *157*
大脳皮質　162
胎盤(placenta)　99, *100*, 270, **388**, *388*, 389
　――関門　389
体部
　――, 胃の　283
　――, 子宮の　372
　――, 膵臓の　*297*
タイプ-アンド-スクリーニング　49
大腰筋　219
耐容上限量　311
第四脳室　*149*, 156, *160*, 256
　――脈絡叢　*149*
大菱形骨　*192*
大彎　283
唾液腺(salivary gland)　280, *280*
楕円関節　203, *203*
ダグラス窩　371, *372*
多剤耐性菌　59
多相性睡眠　22
立ち直り反射　222
脱核　3, 41
脱顆粒　76

脱分極　87, 138, *139*, 360
脱落膜　389
多糖類　304
多能性幹細胞(pluripotent stem cell)　28, **39**, *40*, 74, *75*
多量ミネラル　306, 310, 330
多裂筋　211
多列線毛円柱上皮 (pseudostratified columnar epithelium)　107, 108, 113, 115
　――細胞(pseudostratified columnar epithelial cell)　106
多列線毛上皮　11, *11*
単位膜　5
単芽球　*40*, 41
単核性食細胞系　16
胆管(bile duct)　293
単関節　203
胆管胆汁　297
短期記憶　392
単球(monocyte)　16, *30*, **36**, *40*, 59, 68
短骨　194
炭酸塩　13
炭酸塩緩衝系　341
炭酸カルシウム　192
炭酸緩衝系　128
炭酸水素イオン　19, *19*, **31**, 114, *124*, **126**, 288
炭酸水素塩緩衝系　341
炭酸脱水酵素(carbonic anhydrase)　31, 126
炭酸デヒドラターゼ　31, 126
短趾屈筋　216
短趾伸筋　216
胆汁(bile)　33, **286**, 288, **295**, 297
　――の分泌調節　*299*
胆汁酸　33, **296**, 324
　――の腸肝循環　*33*
　――の働き　296
胆汁色素　34
単収縮　209
短掌筋　214
短小指屈筋　214
炭水化物(carbohydrate)　275, 306, 315
　――の代謝　*276*, 315
男性生殖器系　*381*
弾性線維(elastic fiber)　12
弾性軟骨　12, 108
男性ホルモン　268, 270
炭素　305

単層円柱上皮　*11*
淡蒼球　*160*, 161, *173*
単相性睡眠　22
単層扁平上皮　*11*
単層立方上皮　*11*
単糖　304
胆道　294
短橈側手根伸筋　214
胆嚢(gall bladder)　*286*, 294, *296*, **297**
胆嚢管　297
胆嚢胆汁　297
タンパク質(protein)　305, 306, **326**–**328**
　――イオン　*19*, 19
　――緩衝系　128
　――の合成　9, *9*
　――の構造　327
　――の消化・吸収　326
　――の食事摂取基準　308
　――の代謝　261, 326
　――の代謝回転　308, 327
　――の電気的性質　19
短腓骨筋　216
短母指外転筋　214
短母指屈筋　214
短母指伸筋　214
短母趾伸筋　216
淡明層　242

ち

チアノーゼ(cyanosis)　126
チアミン　309, 329
チェーン-ストークス呼吸(Cheyne-Stokes respiration)　129
遅延型アレルギー　76
遅延型反応　79
チオール化合物　327
チオール基　327
恥丘　*374*
恥骨　*198*
恥骨結合　197, *198*, 202
腟(vagina)　373, **374**
　――の自浄作用　374
腟円蓋　*373*, 374
腟口　*374*
腟前庭　374
窒素　305
　――出納　327
　――平衡　327
緻密骨　192, *194*
緻密質　192
緻密斑　346, 347, *349*
チモシン　250, 271

索引

着床（implantation） *378*, 379, *385*, *386*
中咽頭（oropharynx） *105*, 108
中間径フィラメント 5
中間楔状骨 *192*
中間広筋 *215*
中間細胞 172
肘関節 *196* ⇒「ひじ──」
中間比重リポタンパク質 325
中耳炎 174
中耳腔 *174*
中手骨 *197*, 197
肘正中皮静脈 *95*
中心溝 *157*, *157*, *160*, 168
中心後回 *157*, *157*, 158, *160*, 172
中心小体 *4*, *5*, *8*
中心静脈 294, *295*
── 圧（central venous pressure；CVP） *95*, 96
── カテーテル 96
中心前回 *157*, *157*, 158, *160*
虫垂（appendix） *282*, 291
中枢神経 13
中枢神経系 *10*, 135, *135*, *151*, 156
── の各部 *156*
中枢リンパ系器官 63
中性脂肪 322, 324, 325
中足骨 *197*
中大脳動脈 *154*
中殿筋 *215*, 218, 219, *219*
── 注射 219
肘頭 *196*, 213
中頭蓋窩 200
肘動脈 *97*
中脳 *149*, *156*, *156*, *160*, **163**, *183*
中胚葉 *16*, 264, 385, 387
中皮 12
── 細胞（mesothelial cell） 115
中皮腫（mesothelioma） 116
中鼻道 *105*
中膜 *90*
中葉，肺の *111*
虫様筋 214, 216
中和 71
腸陰窩 *287*, 291
腸液 291
聴覚（audition/hearling） 227
聴覚野 168
長管骨 194
── の構造 *195*
── の部位と骨質 *192*
腸肝循環 *33*, *97*, 297
──，胆汁の 297

──，ビリルビンの 33
腸間膜 286, *286*
腸間膜静脈（mesenteric vein） *97*, 291
腸間膜動脈（mesenteric artery） *91*
長期増強 143
長期抑制 143
蝶形骨 *199*, 200, *200*
── のトルコ鞍 257
蝶形骨洞 *105*, 106, *106*, 201, 257
長骨 194
腸骨 *198*
腸骨下腹神経 *176*
腸骨筋 218, *219*
腸骨鼠径神経 *176*
長趾屈筋 216
長趾伸筋 216
長掌筋 214
腸上皮細胞 *290*
調節 230
調節中枢 21
調節ホルモン 253
腸腺 291
超低比重リポタンパク質 325
長橈側手根伸筋 *213*, 214
腸内細菌 310
蝶番関節 *203*, *203*
長腓骨筋 216
聴放線 162, 174
長母指外転筋 214
長母趾屈筋 216
長母指伸筋 214
長母趾伸筋 216
跳躍伝導 136, **144**, *144*, 145
腸腰筋 *215*, 218, *219*, 222
腸肋筋 210
直細静脈 *348*
直細動脈 347, *348*
直接ビリルビン *32*, 35
直腸（rectum） *282*, *280*, 201
直腸温 20
貯蔵鉄 *34*, *313*
チロキシン *250*, *255*, 260
── 結合グロブリン *38*
チログロブリン 259
沈降反応 72
チン小帯 230

つ

椎間関節 203
椎間板（intervertebral disk） 195, *196*, 202
椎間板ヘルニア *150*
椎弓 195, *196*

椎孔 195, *196*
椎骨
── の大きさ 195
── の形 195
椎骨動脈（vertebral artery） 92, *93*, 153, *154*
椎前筋群 217
椎体 195, *196*
椎体骨 148
── のずれ，脊髄との *150*
痛覚（pain sensation/algesthesia） 172, 179, 227, 239
── 受容器 179
ツチ骨 174, *174*, 237
ツベルクリン反応 79
爪 241
── の構造 *243*
つわり 379

て

手 *196*
── の筋 214
── の骨 *197*
低アルブミン血症 38, 98
低カリウム血症 360
底屈 *203*, 216
低血糖の影響 278
低酸素血症（hypoxemia） 126
停止 205, *206*
低色素性 32
定常部領域 73
低張 353
低張尿 354
低ナトリウム血症 98
低比重リポタンパク質 251, *325*
底部 283, 372
底部 283, 372
──，胃の 283
──，子宮の 372
停留睾丸 381
停留精巣 381
デーデルライン杆（桿）菌 58, 59, 374
デオキシコール酸 297
デオキシコルチコステロン 265
デオキシリボ核酸（deoxyribonucleic acid；DNA） *4*, *6*, *9*, 328
テストステロン（testosterone） *250*, *266*, 270, *270*
デスミン 5
デスモソーム *4*
テタニー 331
鉄 *32*, 331
── の食事摂取基準 312, *313*

索引

──の代謝回転　34
──の体内分布　313
鉄過剰　332
鉄欠乏性貧血　32, 34
テトロース　304
テノン嚢　235
デヒドロエピアンドロステロン
　　　265, 266, 268, 270
デューク法　46
転移 RNA　10
電解質(electrolyte)　18, 19, 330
──の浸透圧　17
──の量，血液中の　19
──平衡　358
電解質コルチコイド
　⇒「鉱質コルチコイド」
てんかんの治療　161
殿筋群　218
電子伝達系　317, 320
転写　9, 10
テント下脳腫瘍　152
デンプン　316
伝令 RNA　10

と

同位酵素　305
同化　304
島回　157, 160, 172
頭蓋　191, 198, 200
──の骨　198
頭蓋冠　198
──の骨　199
頭蓋骨(skull/cranial bone)　148, 149, 198
頭蓋底　198, 199, 199
頭蓋内の出血　153
同化作用　304
導管，膵外分泌腺の　298
導管細胞　298, 298
動眼神経　171, 184, 235, 236
洞結節　89
糖原性アミノ酸　321, 321
瞳孔(pupil)　229, 229
瞳孔括約筋　230
瞳孔散大筋　230
瞳孔反応　236
橈骨　191, 196
──神経　176, 213, 214
──動脈　97
橈骨手根関節　203
糖質　275, 305, 315
糖質コルチコイド(glucocorticoid)
　　　250, 263, 265, 267
等尺性収縮　209, 210
豆状骨　192

動静脈奇形(arteriovenous malformation; AVM)　93
動静脈吻合　93
糖新生(gluconeogenesis)　260, 320, 321
──の反応　321
橈側手根屈筋　214
橈側皮静脈　95
糖代謝　261
糖タンパク質　315
等張　353
頭頂骨　198
等張性収縮　209
等張尿　354
頭頂葉　157, 157
糖尿病(diabetes mellitus)　264, 275, 277, 316, 352
──の診断基準　316
糖尿病網膜症　237
頭皮　148
頭部，膵臓の　297
動物機能　136
洞房結節(sinoatrial〔SA〕node)
　　　87, 89, 89
動脈(artery)　83, 90, 90, 91, 92
動脈管(aortic duct/Botallo's duct)　99, 100
動脈管開存症　99
動脈系　90
動脈血　84, 91, 92, 99
──ガス分析(arterial blood gas analysis)　127
──酸素分圧　125
──酸素飽和度　125
動脈硬化症(arteriosclerosis)　100, 326
動脈弁　84, 86
透明帯　377, 386
同名半盲　232
洞様毛細血管　293
当量　19
──濃度　19
ドーパミン　136, 142, 250, 256
特異性　252
特異的生体防御機構　55
特異的生体防御反応　65
特殊感覚(special sensation)　227
特殊な体位　220, 221
吐血(hematemesis)　120
努責　365
突起，神経細胞の　138
トライツ靱帯(Treitz ligament)　282, 286, 286, 290
トランスアミナーゼ　328
トランスコルチン　38

トランスファー RNA　10
トランスフェリン(transferrin)
　　　33, 34, 35, 38, 296
トリアシルグリセロール　322, 324, 325
トリオース　304
トリカルボン酸回路　319
トリグリセリド(triglyceride)　322
トリプシン　299
トリプトファン　327
鳥目　330
トリヨードサイロニン
　⇒「トリヨードチロニン」
トリヨードチロニン　250, 255, 260
努力性呼気曲線　121, 122
努力性肺活量　122
トルコ鞍　199, 200, 257
トレオニン　327
トロンビン　45, 46, 47
トロンボキサン　322
トロンボプラスチン　47
トロンボポエチン　39, 40, 41, 61
貪食　55
──機能　16

な

ナイアシン　309, 329
ナイーブ T 細胞　78
内因系凝固反応　44
内因子　35, 283, 284
──－抗内因子抗体複合体　35
内頸動脈(internal carotid artery)　92, 93, 153, 154
内肛門括約筋　364
内呼吸　123
内細胞塊　385
内耳腔　174
内耳孔　199
内性器　374
内生殖器　374
内旋　204, 205, 213
内臓　15
──感覚(visceral sense/sensation)　227
──痛覚(visceral pain sense)　227, 241
内臓頭蓋　198
内側楔状骨　192
内側広筋　215, 215
内側膝状体　160, 162, 174
内側毛帯　181, 182
内側翼突筋　218
内弾性板　90
内腸骨動脈(internal iliac artery)　92, 93

内転 *203–205*, 213
内転筋〔群〕 214
内頭蓋底 199
内軟骨性骨化 192, 193
内尿道括約筋 360, *361*, 362
内胚葉 16, 264, 385, *386*, *387*
内反 *203*, 204
内板 90
内皮 12
内部環境（internal environment）
　　　21, 27, 249, 252, **337**
　―― の恒常性 16, 27, 337
内腹斜筋 212, *212*
内分泌攪乱物質 251
内分泌器官 249
　―― の構造と機能 255
内分泌系 15, 21, 249
内分泌細胞 **249**, 269, 288
内分泌腺 12, 107, *263*, 298
内分泌臓器 249
　―― とホルモン 250
内包 **160**, 162
内膜 90
　―― 腺 378
内肋間筋 117, *118*, 218
長さの単位 3
ナチュラルキラー細胞（natural killer cell） 56–58, 60, 75
ナトリウム 266, 330
　―― イオン 19, *19*, 138, 353
　―― チャンネル 139
　―― の食事摂取基準 311
　―― 利尿 358
軟口蓋 105
軟骨基質 12
軟骨結合 202
軟骨細胞 12
軟骨組織 *10*, 12, 191
軟産道 389
難治性てんかん 161
難聴 392
軟膜 148, 153, *155*

に

ニコチンアミドアデニンジヌクレオチド 319
ニコチン性受容体 185
二酸化炭素分圧 19
二次応答，免疫の 66
二次極体 *376*
二次血栓 42
二次止血 42, 43
二次神経細胞 177
二次精母細胞 *383*
二次胆汁酸 297

二次ニューロン 177
二次免疫応答 67
二重支配 184
二重らせん構造 10
二次卵母細胞 *376*, 377
二次リンパ系器官 63
日内変動 267
　――，体温の 20
日内リズム（circadian rhythm） 22
二頭筋 205
二糖類 304
乳管 380
乳酸 209, **317**, *317*, 318, 321, *321*
乳汁分泌刺激ホルモン 258
乳腺（mammary gland） 380, *380*
乳頭層 243
乳び 63, 323
乳び管 98
乳び〔性〕腹水 98
乳房 380
乳幼児突然死症候群（sudden infant death syndrome; SIDS） 127
乳輪 380
ニューロン *137*, 138
尿（urine） 337, 338
　―― の濃縮 354
　―― の濃縮能 354
　―― への排出 19
尿管 *343*, 354
　―― の生理的狭窄部位 355
尿細管（renal tubule） 337–339, 344, **347**
尿細管極 346, *349*
尿酸 328
　―― の代謝 329
尿失禁 364
尿生殖ヒダ 374
尿素 326, **328**, *328*
尿素回路 328, *328*, 340
尿道（urethra） 381, 382
　―― の構造 361
尿道海綿体 *361*, *381*, 384
尿道球腺 381, *381*, 384
尿道ヒダ 374
尿閉 364, *364*
尿路系 354
尿路上皮 12
　―― 細胞 3
妊娠（pregnancy） 379
　―― 黄体 376, 388
　―― 期 *375*
　―― 週数 379

ぬ

ヌクレアーゼ 299
ヌクレオソーム 7

ね

ネガティブ–フィードバック 253, 254
熱の産生，放散 21
ネフローゼ症候群 350
ネフロン（nephron） 344, *345*
粘液（mucus） 106, 107, *107*, 283, 285, 377
　――，胃の 283, 285
　――，子宮頸部の 377
粘液漿液混合腺 107
粘液線毛エスカレーター 115
粘液層 107, *107*
燃焼価 323, 324
燃焼水 18, 324
粘膜（mucous membrane/mucosa） **107**, *107*, 113, 244, 283
　――，胃の 285
　―― の構造 244
粘膜下層 244, *244*, 284, 285, 290
粘膜筋板 244, *244*, 284, 285, 290
粘膜固有層 107, **244**, *244*, 284, 285, 290
粘膜上皮 244, 285
　―― 細胞 3
粘膜付属リンパ組織 65
粘膜免疫 58, 65, 73

の

脳 135, 140, 156
　―― で消費されるエネルギー 140
　―― の血管系 154
　―― の高次機能障害 162
　―― の断面 *160*
　―― の動脈 155
　―― の発達，生物の進化と 161
脳回 157
脳幹 156, *156*, 163, 236
脳幹網様体 163, *164*
　―― 賦活系 163, *164*
脳弓 256
脳溝 153, 157
脳室 148, **156**
脳室上衣細胞 145, 147, *148*
濃縮，尿の 339, 351
脳出血 154
嚢状動脈瘤 154, *155*
脳神経 135, 169, **170**

脳神経核　175
脳性ナトリウム利尿ペプチド　87
脳脊髄液　17, **148**, 149, 153, 156
　――の基準値，成分の　*150*
　――の循環　*149*
脳底動脈　153, *154*
脳頭蓋　198
脳動脈瘤　154, *155*
能動免疫　57, 66
能動輸送　**28**, *28*, 138, *139*, 304, 339
濃度勾配　339
脳内出血　154
脳梁　*156*, *160*, **162**, *256*
ノルアドレナリン（noradrenaline）　21, 136, 142, 185, *186*, 250, 268
　――の作用　268
ノルエピネフリン　268
ノンレム睡眠　22

は

パーキンソン病　142, 165
ハーゲマン因子　*44*
バーター症候群　360
肺（lung）　105, **111**, *111*, 112–117
　――と縦隔　*112*
　――の構造　111
パイエル板　64
胚外体腔　385, *386*
肺拡散能　126
肺活量（vital capacity）　121, *121*
肺がん（lung cancer）　116
肺機能検査　120
肺気量分画　121, *121*
背筋〔群〕　210, 222
肺区域　112
配偶子　371
背屈　*203*, *205*, 216
肺高血圧症（pulmonary hypertension）　95
肺呼吸　123
肺サーファクタント　116
胚子　387
肺循環　116
肺循環系（pulmonary circulation）　*91*, 92
肺静脈　*91*
　――血内のガス分圧　*124*
肺水腫（pulmonary edema）　95
肺尖　120
　――部　111, *111*, 112
肺線維症（pulmonary fibrosis）　116
肺底　*120*

――部　111, *111*, 112
肺動脈　*91*
　――血内のガス分圧　*124*
　――楔入圧　96
肺動脈弁（pulmonary valve）　84, *84*, *85*
排尿　360
　――異常　364
　――困難　363, *364*
　――の仕組み　*362*
排尿反射中枢　362
胚盤　385
胚盤胞　385
背部
　――の筋　210, *211*
排便中枢　365
排便の仕組み　365
排便反射中枢　365
肺胞　112, *113*, *113*, *114*
　――呼吸音　117
　――死腔　119
　――内のガス分圧　*124*
　――の構造　*114*
肺胞管　112, *113*, *114*
肺胞気-動脈血酸素分圧較差　126
肺胞上皮　115
肺胞囊（alveolus）　112, *114*
肺胞マクロファージ　115
肺迷走神経呼吸反射　129
肺門　112
肺葉　112
胚葉　16, 264
　――の分化　387
排卵　254, *373*, *375*–377, *378*
　――期　*375*
　――痛（ovulatory pain）　377
ハウシップ窩　192
バウヒン弁（Bauhin valve）　*282*, *290*
麦芽糖　304
白筋　206
　――線維　206
薄筋　*215*
白質　*149*, **162**, *164*
白線　*212*
薄束　*181*
薄束核　*182*
白体　*373*, *376*, *377*, *378*
白内障　230
白脾髄　62
破骨細胞　192, 261
播種性血管内凝固症候群（disseminated intravascular coagulation; DIC）　47, 48
破水　389

バセドウ病　79, 261
バソプレッシン（vasopressin）　255, *258*, **259**, 351, 353, **355**, 356
パチニ小体　181, *227*, 240
発育型の4型　390
発育卵胞　*373*, *375*, 376
発芽　143
白血球（white blood cell/leukocyte）　3, 28, **29**, 30, *30*, 36, 41
　――数　36
　――の分類　36, 68
　――百分率　36
　――分画　36
　――分類　36
白血病　48
ハバース管　193, *193*, *194*
馬尾　*151*, 165
ハプテン　70
ハプトグロビン　*38*, *296*
ハムストリング　215, 222
パラソルモン　250, 254
　⇒「副甲状腺ホルモン」
パラトルモン
　⇒「副甲状腺ホルモン」
バリン　327
バルトリン腺　374
パルミチン酸　323
反回神経　110
　――麻痺　110
半関節　203
半規管　*174*, 175, 238
半棘筋　211
半月　243
半月弁　84
半腱様筋　215, *215*
バンコマイシン耐性腸球菌　59
半座位　221
反射性尿失禁　*364*
板状筋　210
半側空間無視　159
ハンチントン病　165
半透膜　29
パントテン酸　309, 330
反応原性　70
反応特異性　305
半ファウラー位　221
反復刺激後増強　143
判別性，感覚の　227
半膜様筋　215, *215*

418

ひ

非エステル型脂肪酸
　（non-esterified fatty acid；
　NEFA） 322, 324
ビオチン 309
被殻 160, 161, 173
皮下組織（subcutaneous tissue）
　　　241
鼻筋 217, 218
鼻腔（nasal cavity） 105, 106, 120
　── の構造 105, 201
鼻甲介 106
腓骨 191, 197, 215
　── 神経 215, 216
尾骨 191, 196, 197
鼻骨 200, 200
腓骨筋群 215, 216
微細糸 4
膝関節 196 ⇒「しつ──」
膝の屈筋 215
皮脂腺 241, 243
皮質 149, 159, 164
　──，大脳の 159
　──，副腎の 264
　──，腎臓の 343, 343
皮質骨 192, 193, 194
比重 326
微絨毛 4, 4, 287, 290
尾状核 160, 161, 173
微小管 5
非上皮組織 10, 12
脾静脈（splenic vein） 97, 296
尾状葉 293
ヒス束（bundle of His） 87, 89, 89
ヒスタミン 76, 136
ヒスチジン 327
非ステロイドホルモン
　（nonsteroidal hormone） 249
ヒストン 7
脾臓（spleen） 61, 62, 294
肥大，細胞の 9
ビタミン（vitamin） 305, 306, 329
　── の欠乏症状 309
　── の食事摂取基準 309
　── の生理作用 309
　── の代謝 329
ビタミン A 330
ビタミン B_1 329
ビタミン B_2 329
ビタミン B_3 329
ビタミン B_5 330
ビタミン B_6 330
ビタミン B_{12} 35, 284, 330
ビタミン C 330

　── の抗酸化作用 310
ビタミン D 194, 269, 330, 331, 338
ビタミン D_3 324
ビタミン E の抗酸化作用 310
ビタミン K 44, 330
　── 依存性凝固因子 47
ビタミン過剰症 329
左冠状動脈回旋枝 85
左冠状動脈前下行枝 85
左静脈角 62
鼻中隔 105, 106
尾椎 195
必須アミノ酸 327
必須脂肪酸 323
非電解質 19
鼻道 106
脾動脈 93
非特異的生体防御機構 55
非特異的防御機構 56
非特異的免疫 55
ヒト絨毛性ゴナドトロピン 375, 379, 385, 388, 389
ヒト胎盤性ラクトゲン 389
ヒドロキシアパタイト 192, 261
ヒドロキシ基 322
ヒドロキシラジカル 310
泌尿器系 15, 337
ピノサイトーシス 57
非必須脂肪酸 323
皮膚 55, 57, 241
　── 痛覚 227, 239
　── の構造 242
　── の神経終末 243
　── 付属器（skin adnexa） 241
尾部，膵臓の 297
皮膚温 20
皮膚感覚（cutaneous sensation）
　　　227, 239
腓腹筋 215, 216, 219
皮膚腺の種類 243
皮膚分節 179, 179, 227
飛蚊症 230
非抱合型ビリルビン 32
被包脱落膜 388, 389
肥満 325
肥満細胞 73
ビメンチン 5
百日咳 66
病院〔内〕感染 59
描円 203
病原体の感染 55
表在感覚（superficial sensation）
　　　179, 227, 239
表情筋 172, 217, 217

標的器官，ホルモンの 252
標的細胞（target cell），ホルモンの 252
標的臓器，ホルモンの 252
表皮（epidermis） 241
表面感覚 179
日和見感染症（opportunistic infection） 59
日和見病原体 59
ヒラメ筋 215, 216
ビリベルジン 32, 33
ピリミジン 328
微量元素 310
微量ミネラル 306, 310, 330
　── の摂取量 311
ビリルビン（bilirubin） 32, 33, 34
　── 代謝 33
　── の腸肝循環 33
ピル 379
鼻涙管（nasolacrimal duct） 106, 234
ピルビン酸 317, 317, 318
　── カルボキシラーゼ 317, 319, 321
披裂軟骨 109
脾彎曲 282

ふ

ファーター乳頭（papilla of Vater）
　　　286, 286, 288, 296, 299
ファーテル-パチニ小体 181, 240, 242, 243
ファウラー位 221
ファゴサイトーシス 57
ファブリキウス嚢 64, 74
　── 相同器官 64, 74
ファロピウス管 372
フィードバック（feedback） 253
　── 機構（── mechanism）
　　　21, 22, 253, 254
フィブリノーゲン（fibrinogen） 28, 37, 44, 296
フィブリン 42, 43, 45, 45
　── 安定化因子 44
　── 分解産物 45
　── 網 43
　── 溶解（fibrinolysis） 42, 45
フィラメント 13
フィロキノン 309
ブースター効果 66
フェニルアラニン 327
フェリチン（ferritin） 33, 34, 312, 313
フォルクマン管 194
フォン=ウィルブランド因子 42

不快嗅覚　239
不感蒸泄　18
不完全抗原　70
不規則〔形〕骨　194
不規則抗体　49
腹圧性尿失禁　*364*
腹横筋　212, *212*
腹臥位　220, *221*
複関節　203
腹腔　12, 244
──液　*17*
腹腔神経節　182
腹腔動脈(celiac artery/trunk)
　　92, *93*
副睾丸　382
副交感神経　135, **184**, *185*, 241
副交感神経系　135, 169, 181
副甲状腺(parathyroid gland)
　　262
──の構造　262
副甲状腺ホルモン　262, 331
　　──とカルシトニンによるカル
　　　シウム濃度の調整　262
　　──の作用　261
副細胞　283, *284*
副雑音　117
副試験，交差適合試験の　*50*, 51
副腎(adrenal gland)　**264**, 343
──とホルモン　265
──の位置　265
──の構造　265
副神経　175
副腎髄質(adrenal medulla)　268
──の構造　268
副腎髄質ホルモン
　　(adrenomedullary hormone)
　　268, 276
副腎皮質(adrenal cortex)　253,
　　253, **264**, 265, 267
──細胞　270
──の構造　264
──の分泌ホルモン　265
副腎皮質刺激ホルモン　250, 253,
　　255, 258, *258*
──放出ホルモン　253, 256
副腎皮質ステロイド　266
副腎皮質ステロイド剤　267
副腎皮質ホルモン(adrenocortical
　　hormone)　21, 253, **266**, *266*,
　　276
腹水(ascites)　98
副膵管　*286*, 296
複製　9
腹直筋　212, *212*
腹内側核　256

副鼻腔(paranasal sinuses)　106,
　　106, 201
腹部下行大動脈　*93*
腹部大動脈(abdominal aorta)　92
腹部の筋　210
腹壁　212
──の筋群　212, *212*
腹膜　115, 242, 244
腹膜後器官　342
腹膜反転部　*282*
浮腫(edema)　38, 94, 98
不随意筋　13, 206
付属生殖腺　383
腹筋群　222
物理的防御機構　*55*, 57, *58*
不適合輸血　79
不動関節　202
ブドウ糖　275, 315
　　⇒「グルコース」
ぶどう膜　230
負のフィードバック　21, 254
不飽和脂肪酸　323
不飽和鉄結合能　*34*, 35
フマル酸　*317*
ブラ　119
プラズマ細胞(plasma cell)　69
プラスミノーゲン　*45*, *45*
──活性化因子　45
プラスミン(plasmin)　42, *45*, *45*
フラビンアデニンジヌクレオチド
　　319
プリン　328
プリン体　328
プルキンエ細胞　164
プルキンエ線維　89, *89*
フルクトース(fructose)　315
ブルンネル腺(Brunner's gland)
　　287, 288, *291*
プレグネノロン　*266*
フレッチャー-ヒュー-ジョーンズ
　　分類　*127*
ブレブ　119
プロアクセレリン　*44*
ブローカ野　167, 168
ブロードマンの脳機能局在図　*158*
プロゲステロン　250, 266, 270,
　　270, **271**, *375*, *376*, *377*, *378*,
　　379, 388, *389*
プロコンバーチン　*44*
プロスタグランジン〔類〕　322, 383
プロテインC　*45*, 47
プロテインS　*45*, 47
プロテオグリカン　4
プロトロンビン　*44*, 46
──時間　46, *47*

プロビタミンD　269, 338
プロプラノロール　185
プロラクチン　250, 255, **258**, *258*,
　　380
──放出ホルモン　256
分圧　123, 124
分化，細胞の　9
分画　36
分極　138, 360
吻合　90, 92, 153
──，血管の　*93*
分子層　164
分節核球　36
分泌(secretion)　338, 339
分泌型IgA　288
分泌顆粒　*4*, 5
分泌期　*375*, 377
分娩(delivery)　254, 379
噴門(cardia)　282, 283, *284*
分葉核球　36
分葉核好中球　30
分裂間期，細胞分裂の　7
分裂期，細胞分裂の　7

へ

平滑筋(smooth muscle)　*10*, 13,
　　86, *86*, *107*, 204, 205
──細胞　13
平均赤血球恒数　31
平均赤血球指数　31
平均赤血球ヘモグロビン濃度　31
平均赤血球ヘモグロビン量　31
平均赤血球容積　31
閉経　271, 371
平衡〔感〕覚(sense of equilibrium)
　　174, *227*, 238
閉鎖神経　*176*, 214
閉塞性黄疸　35
閉塞性障害，換気の　122
平面関節　203
ヘーリング-ブロイエル反射
　　(Hering-Breuer reflex)　129
壁細胞　283, *284*
ヘキソース　304
壁側胸膜(parietal pleura)　115,
　　115
壁側漿膜　244
壁側脱落膜　388, *389*
壁側腹膜　115
臍　388
別経路(alternative pathway)，補
　　体の　69
ペニシリナーゼ　59
ペプシノーゲン　283
ペプシン　283

ペプチド　249, 326
　——結合　249
　——ホルモン　249, *250*, *252*
ペプチドグリカン　59
ヘマトキシリン-エオジン染色　257
ヘマトクリット(hematocrit)　30, 31
ヘム(hem)　32, 35
ヘムタンパク質　31, 35
ヘモグロビン(hemoglobin)　31, 125
　——の酸素解離曲線　125
ヘモグロビン A_{1c}　316
ヘモグロビン鉄　*313*
ヘモシデリン　⇒「ヘモジデリン」
ヘモジデリン　34, *313*
ヘモジデリン沈着症　34
ヘモジデローシス　34
ヘモペキシン　*38*
ペラグラ　330
ベルクロラ音　117
ヘルパー T 細胞　60, 61, *68*, 74, 75, *75*
弁　83
　——, 心臓の　83, 84, 86
　——リンパ管の　98
娩出期　380
ヘンダーソン-ハッセルバルヒの式　128, 341
扁桃　64
ペントース　304
便秘(constipation)　293, 340
扁平骨　194
扁平上皮　10, *10*, 11
扁平足　198
ヘンレの係蹄(Henle loop)　339, *345*, 346, 347
ヘンレのループ　⇒「ヘンレの係蹄」

ほ

方形回内筋　214
抱合　32
縫合　198
　——, 骨の　198
膀胱(urinary bladder)　360
抱合型ビリルビン　32, *33*
縫工筋　215
膀胱三角　360, *361*
傍細胞　283, *284*
傍糸球体細胞　⇒「糸球体傍細胞」
傍糸球体装置　347, 357
房室結節(atrioventricular〔AV〕node)　87, 89, *89*
房室弁　84, 86
放出ホルモン　255, *256*

房水　229
紡錘体　*8*
乏突起膠細胞　136, **144**, *144*, 145–147, 165
胞胚　385, *386*
　——, 着床後の　385
ボウマン腔　346, *349*
ボウマン囊(Bowman capsule)　344, *345*, 346
　——臓側上皮　348
傍濾胞細胞　259
飽和脂肪酸　323
ボーア効果　126
ほおぼね　200
ボールドウィンの肺活量予測式　121
補欠分子族　309
補酵素　305, 329
　——作用　309
母趾球筋　216
母指対立筋　214
ポジティブ-フィードバック　254
　——の機能　255
母指内転筋　214
ホスホエノールピルビン酸　*321*
　——カルボキシキナーゼ　*321*
ホスホクレアチン　209, 327, 338
ホスホリパーゼ　299
補体(complement)　58, 69
　——と機能, 活性化した　70
　——の活性化　70
補体系　56
補体結合反応　72
ボタロー管　99
骨(bone)　⇒「こつ」
ホメオスタシス(homeostasis)　21, 27, 105, 249, **337**
　——の維持　249
ポリペプチド　249, 326
ポルフィリン症　35
ホルモン(hormone)　107, 249
　——の化学構造　*251*
　——の化学的性質　249
　——の作用機序　252
　——の受容体　252
　——の定義　249
　——の分類, 化学構造による　*250*
　——の略号　255
ホルモン感受性リパーゼ　324
ホルモン結合性血漿タンパク質　*38*
ホルモン分泌
　——の調節　252, *253*
ホロ酵素　309
ポンプ機能, 心臓の　86

翻訳　*9*, 10

ま

マイクロフィラメント　5
マイスナー小体　181, *227*, 242, 243
マイスネル小体
　⇒「マイスナー小体」
膜, 人体に存在する　*242*
膜性骨化　193
膜性壁　110
膜タンパク質　5, *6*
　——分子　*6*
マグネシウムイオン　*19*, 19
マクロファージ(macrophage)　16, 36, *40*, 55, 57, 60, **67**, 68, *68*, 242
マジャンディー孔　*149*
麻疹　66
末梢神経　13, 169
　——伝導速度　208
　——の構造　169, *170*
末梢神経系　*10*, 135, *135*
末梢リンパ系器官　63
末端肥大症　258
マトリックス, ミトコンドリアの　318, *318*
マルトース　289, 304
マルトトリオース　289
マルピーギ小体(Malpighian corpuscle)　344, *349*
慢性硬膜下出血　153
慢性呼吸不全　126
慢性閉塞性肺疾患(chronic obstructive pulmonary disease; COPD)　122
満腹中枢　277

み

ミエリン　260
ミエリン鞘　136, 138, 260
ミオグロビン　305
ミオグロビン鉄　*313*
ミオシン　5, 13, 206–208
　——線維　13
味覚(gustation/taste sense)　227, 238, 280
右冠状動脈　*85*
右静脈角　62
ミクログリア　136, 145, 147
味孔　172, *173*
水　29
　——, 体内環境の　16
水利尿　356
ミセル　296

密性結合組織 *10*, 12
密着結合 4
ミトコンドリア（mitochondria）
　　　　4, 5, 10, *14*, 209, 318, *318*
　―― 内膜 *320*
ミネラル 330
　―― の摂取量 310
　―― の働き *331*
ミネラルコルチコイド
　　⇒「鉱質コルチコイド」
耳の構造 *174*
脈圧 97
脈管系 15
脈拍 97
脈絡叢 *147*, *149*, 153, *156*, *256*
　―― 細胞 147, *148*
脈絡膜 *229*, 230
ミューラー管 387
味蕾 172, *173*, 238, 279
ミリグラム当量 19

む

無機質 310
無糸分裂 7
無漿膜野 293
無髄神経線維 145
ムスカリン性受容体 185
無線毛円柱上皮 113
ムチン 288

め

明細胞 172, 268
迷走神経 173, *173*, *175*, 184, 241, 285
迷走神経核 *299*
メサンギウム基質 346, *349*
メサンギウム細胞 346, *349*
メチオニン 327
メチシリン耐性黄色ブドウ球菌 59
メッセンジャーRNA 10
メドゥサの頭（caput medusae）
　　　　　　　　　　　　99
メナキノン 309
メニエール病 175
メモリーT細胞 75
メラトニン 163, *250*, 271
メラニン 242
　―― 細胞 242
メルケル小体 *181*, 227
免疫（immunity） 55
　―― の一次応答 *66*
　―― の二次応答 *66*
免疫応答 67, 242
免疫寛容 65
免疫記憶 55

免疫グロブリン
　（immunoglobulin） 37, *56*,
　　　　　　65, *70*, 72, *73*
　―― の基礎単位 *73*
　―― の機能と構造 *73*
　―― の血中濃度 *73*
免疫グロブリンA 58
免疫系 55, 67
　―― 細胞の働き *68*
　―― の進化 *69*
免疫原性 70
免疫染色 257
免疫担当細胞 65, 67
免疫反応 67
　――, 検査で利用される 72
　―― を用いた組織診断 71

も

毛幹 242
毛球 *242*, 243
毛細血管（capillary vessel） 83,
　　　　　90, *91*, *92*, *94*
　―― 内皮 *348*
毛細リンパ管 98
　―― 網 98
網〔状〕赤血球 3, *40*, 41
網状層 243
網状帯 264, *265*
盲腸（cecum） *282*, *289*, 291
網内系 16
　―― 細胞 32
毛乳頭 *242*, 243
毛包 *242*, 243
　―― 受容器 181
網膜（retina） 228, *229*, 230
　―― の構造 *231*
網膜色素上皮 231
網膜中心静脈 235
網膜中心動脈 235
毛様小帯 *229*, 230
毛様体 229, *229*, 230
　―― 筋 230
網様体 163
モチリン 288
モノアシルグリセロール 322
門脈（portal vein） *91*, 96, 97,
　　　　275, 283, 293, *294*, *296*
門脈圧亢進症（portal
　hypertension） 97, 99
門脈域 294
門脈系 96, 97
　――, 肝臓の *96*
門脈枝 294, *295*
モンロー孔 *149*, 153, 156

や

薬剤耐性因子 59
薬剤耐性菌 59
夜盲 232

ゆ

優位半球，大脳皮質の 159
有機酸イオン 19, *19*
有棘層 242
有鉤骨 *192*
有酸素運動 318
有糸分裂（mitosis） 7, *8*
有髄神経線維 145
有線外皮質 167
融像 237
遊走腎 342
有頭骨 *192*
有毛細胞 238
幽門（pylorus） 283, *284*
幽門輪 *282*, *284*, *286*
遊離型ビリルビン 32, *33*
遊離脂肪酸（free fatty acid; FFA）
　　　　　　　322, 324
遊離鉄 34
遊離リボソーム 4, *5*
輸血（blood transfusion） 49
　―― の副作用 *50*
輸出管 382
輸出細動脈 *345*, *346*–*348*
輸送担体 326
輸入細動脈 344, *345*, *347*, 348
ユビキノン 320

よ

葉間静脈 *347*, *348*
葉間動脈 *347*, *348*
葉気管支 112
腰筋 218
溶血（hemolysis） 32
溶血性貧血 32, 79
溶血反応 49
葉酸 35, *309*
腰神経叢 165
腰髄 *151*, 165
羊水（amniotic fluid） 385, 389
腰仙骨神経叢 177
腰椎 195, *196*
　―― 穿刺 *151*
腰膨大 165, *176*
羊膜（amnion） *388*, 389
羊膜腔 385, *386*, *388*, 389
ヨード化フェノール誘導体 *250*
抑制ホルモン 253, *256*
予測肺活量 121

予備吸気量　121, *121*
予備呼気量　121, *121*
予防接種　66
四炭糖　304
四頭筋　205

ら

ライディッヒ細胞（Leydig cell）　258, 270, *270*, 381, *382*
ラ音　117
落屑　9
ラッセル音　117
ラムダ縫合　198, *199*
卵円孔　99, *100*, 199
卵黄腸管　387
卵黄嚢　385, *386*
卵管（fallopian tube/uterine tube/oviduct）　371, 372, 373
卵管采　372
卵管膨大部　372
ランゲルハンス細胞　67, 68, 242
ランゲルハンス島（islets of Langerhans）　262, 298, *298*
── の A 細胞　276
── の B 細胞　276
卵細胞　371, *373*, 385
卵子（ovum）　371, 377
── の成熟　376
卵巣（ovary）　270, 371, *373*
── の割面　*373*
── の周期的変化　375
── の変化, 性周期における　*378*
卵巣周期　375
卵巣提索　371, *373*
卵祖細胞　371, 376, *376*
ランビエ絞輪　137, 144, 145, 170
卵胞　254, 372, *373*
── の変化, 性周期における　*378*
卵胞腔　*373*
卵胞細胞　270, 376
卵胞刺激ホルモン（follicle stimulating hormone）　250, 255, 258, *258*, 375, *378*
卵胞上皮細胞　376
卵胞ホルモン（follicle hormone）　*270, 378*
卵母細胞　371, 377
卵膜（fetal membrane）　388, 389

り

リーベルキューン陰窩　291
リシン　327

リジン　327
リソソーム　*4*, 5, 60
リゾチーム　56, 57
立位　220, *220*, 221
立体視　237
立方骨　*192*
立方上皮　11
立毛筋　*242*, 243
リトコール酸　297
利尿　356
リノール酸　323
リパーゼ　296, 299, 323, 324
リボ核酸（ribonucleic acid; RNA）　*4*, 9, 328
リボソーム（ribosome）　5, *9*
── RNA　10
リボタンパク質　*296*, 323
── リパーゼ　324
リボフラビン　*309*, 329
リモデリング　192
隆起核　256
硫酸イオン　19, *19*
両眼性複視　236
菱形筋　205, 210
良肢位　221, *221*
両耳側半盲　232
緑内障　233
リラキシン　389
リン　193
リンゴ酸　317, 321
リン酸イオン　19, *19*
リン酸塩　13
リン酸カルシウム　192
リン酸緩衝系　128
リン脂質　322
── 分子　*6*
輪状筋　285
輪状甲状靱帯　*109*
輪状声帯膜　*109*
輪状軟骨　105, *109*
輪状ヒダ　287, *287*
輪状披裂靱帯　*109*
鱗状縫合　199
鱗屑　9
リンパ（lymph）　62, 97
── のうっ滞　98
── の流れ　98
── の働き　97
リンパ液　17, 62, 97
リンパ管　62, 98
── の走行　98
リンパ管系　83
リンパ器官　63
リンパ球（lymphocyte）　30, 36, 41, 61, 68, **98**, 242

リンパ系幹細胞　39, *40*, 41
リンパ節（lymph node）　61, *62*, 63, 64, *91*, 98
── の構造　*63*
リンパ装置　61, 63

る

涙液（tears/tear fluid/lacrimal fluid）　228, 234
── の排出経路　*234*
涙器　234
涙骨　*200*, 200
涙小管　234
涙腺　234
涙点　234
類洞　293, *295*, 296
── 内皮細胞　*295*
涙嚢　234
ルシュカ孔　*149*

れ

レアギン　76
冷覚（cold sensation）　172, 227, 240
レセプター　⇒「受容体」,「受容器」
レチノール　309
劣位半球, 大脳皮質の　159
レニン（renin）　269, 347, 351, 357
── の分泌刺激　356
── －アンギオテンシン－アルドステロン系　267, 338, 350, 356, 357
レム睡眠　22
連結結合　4
連合野　158
攣縮, 筋の　209
レンズ核　161
連続糸　8

ろ

ロイコトリエン　322
ロイシン　327
老化（aging）　390
──, 加齢と　390
老眼　230, 392
老視　392
漏斗核　256
ローランド溝　168
濾過（filtration）　337–339
濾過圧　350
濾過膜（filtration membrane）　348
濾過率（filtration fraction; FF）　350
六炭糖　304

肋軟骨　201, *201*
肋間筋　117, 218
肋間神経　117
肋間動脈　92
肋骨　*191*, 201
肋骨突起　*196*
ロドプシン　232
濾胞　62, 259, *260*

濾胞腔　*260*
濾胞構造　259
濾胞細胞　259
濾胞上皮細胞　*260*

わ

ワルダイエルの咽頭輪　64, 108
腕尺関節　203

腕神経叢　176, 217
腕橈骨筋　*213*, 214
腕頭静脈　91, *112*
腕頭動脈（branchicephalic artery）　92, *93*